全球暢銷百萬的

The
Complete Book
of Essentials Oils and Aromatherapy

芳香療法寶典

25 週年最新版

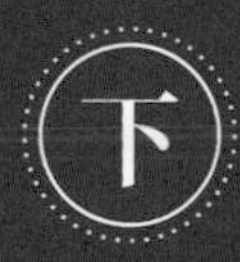

Valerie
Ann Worwood
瓦勒莉・安・沃伍德 著

鄭百雅 譯

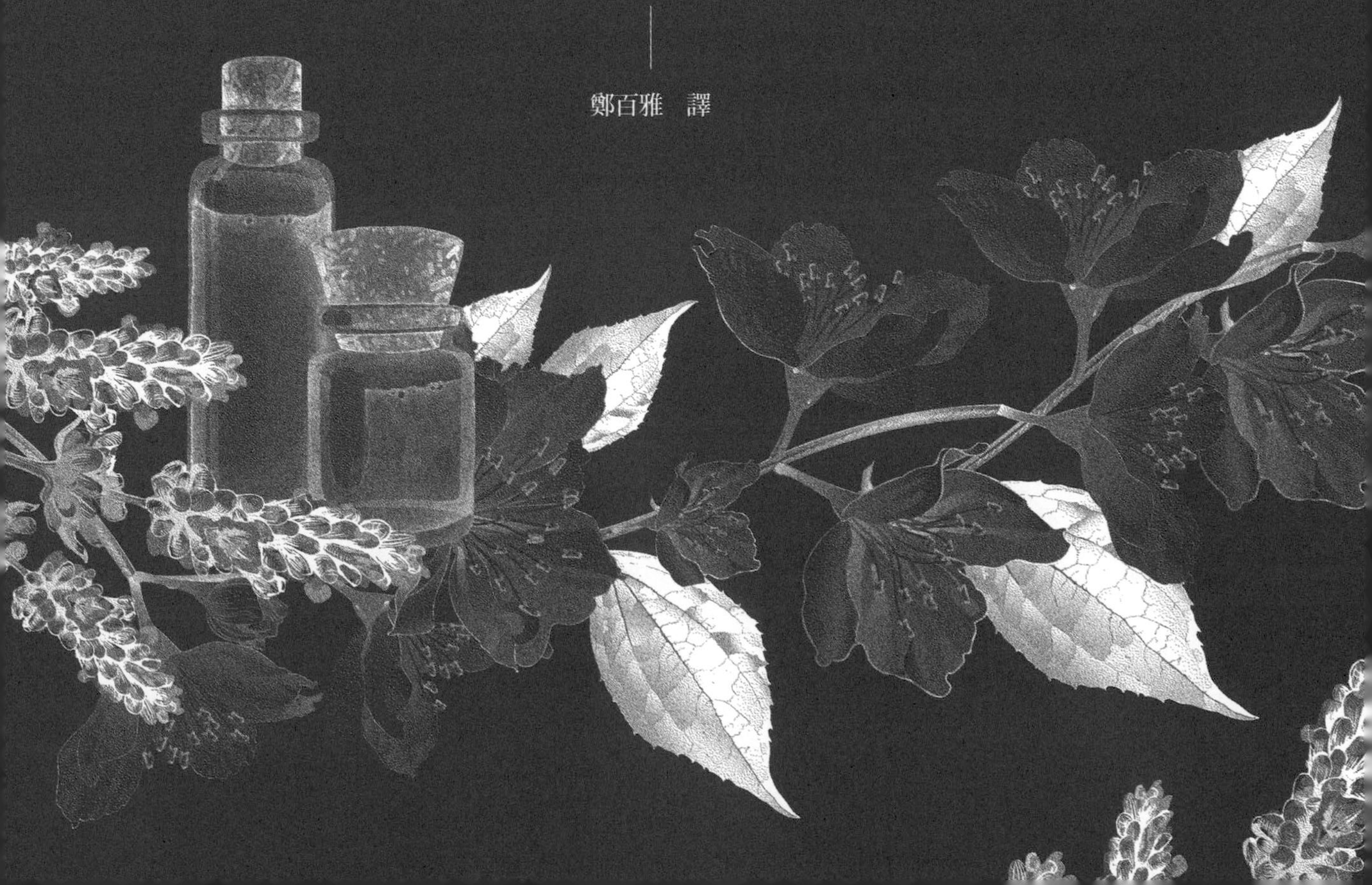

獻給我的母親

——維拉・瑪萊翁・浩登・沃伍德（*Vera Marion Howdown Worwood*），

是她讓我明白無條件的愛的真正價值；

也獻給我的女兒——愛瑪（*Emma*），是她讓我樂而忘憂。

推薦語
Preface

沈莉莎（愛裡・時芳療學院創辦人）

從事 IFA 芳香教學近二十年歲月中，看著初走入芳香療法世界的同學，帶著對植物神秘療癒能量的崇敬與嚮往展開學習，當他們嗅聞到每一款陌生的植物氣味時，驚訝的眼神彷彿在說：「啊！太有趣了，我認識你了。」但是，當芳療學習從感性的喜愛，走向理性的運用時，學生開始產生困惑——在龐大的精油世界，如何選擇，如何調配，如何使用？除了熟悉植物精油不同化學成分與功效外，對於疾病的成因與表現症狀也需要深刻的理解，甚至是日常生活上的保養與不同精油運用的方式，這些都是通過 IFA 英國國際芳療認證考試必須具備的基本能力。

很高興見到《全球暢銷百萬的芳香療法寶典》最新版問世，二十五年來陪伴過無數芳療愛好者後，重新編排並加入最新的芳療知識，對新手芳療師與 IFA 認證課程學習者，這是一本非常實用必備的芳香書籍。

李嘉菱（馥芊中醫診所院長、英國 IFA 高階芳療師）

《全球暢銷百萬的芳香療法寶典》這套書收錄了免疫提升、情緒救援、兒童、女性保健、男性保健等章節。除了有大師的諄諄教誨之言，還包含了科學研究、養生學等。許多尋求芳香療法的人常有共通問題，只想治療卻不想改變不良習慣，是時候該改變生活型態了，營養及環境會反應在身體上，壓力會藉由荷爾蒙而對皮膚帶來負面的影響，精油則能調節壓力，可以從臉上看到因心情放鬆而帶來的回春光彩。

閱讀到「外出旅行精油藥箱」及「體育競賽、舞蹈與日常運動的精油支持」兩個章節時，讓人眼睛為之一亮。我熱愛世界民俗舞蹈，認識許多舞友，也去過許多特別的國家旅遊，在這些地方，醫療院所並不是非常普遍，隨身攜帶的精油也因此幫助了同行的家人及舞友。對於熱愛運動的人來說，芳香

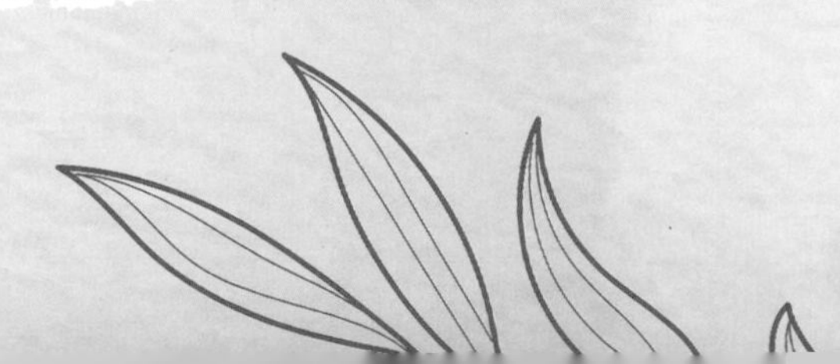

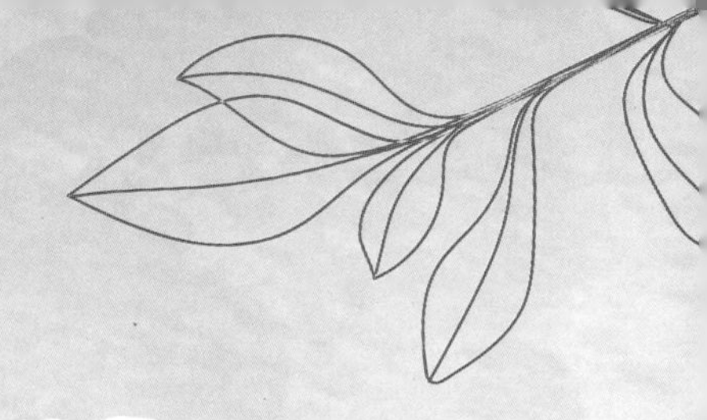

療法可以縮短受傷復健的時程。短短幾句話無法詳述這套書，但絕對精彩可期。

靳千沛（芳香學苑 SPAATM 創辦人＆法、英、美系國際芳香療法認證校長）

我初學芳香療法時，是在求知若渴的九〇年代，瓦勒莉・安・沃伍德（Valerie Ann Worwood）的精油寶典中文版初版在 1998 年問世。當時亞洲對於芳香療法和國際認證都處於懵懂不知的時期，但她早已將芳香療癒的概念透過完整的系統性架構，指引大家向前邁進，她可謂芳香芳療界的重要貢獻者之一。

令人驚豔的是，英文版持續熱賣 25 年之後，今年推出中文版最新版，作者更靈活地加入國際的最新研究和實際驗證的新發現，加碼 200 種配方和數個新章節！她無私分享知識，從芳香基礎、調香方法、注意事項到 800 種臨床應用，這絕對是初學者與熱愛芳香精油的您值得珍藏的重要指南。

蔡嘉瑩（香港梓燁國際芳療學院校長）

大約在 20 年以前，我已經拜讀過 Valerie 的經典名作——《全球暢銷百萬的芳香療法寶典》。我驚訝於它涵蓋的內容如此豐富廣泛，好像所有可以運用精油的場景早已為讀者料想到。那時我充滿了好奇心，究竟是怎樣一位芳療先驅人物，可以寫下這本流傳數十年仍然有口皆碑，歷久彌新的佳作呢？在我創辦自己的 IFA 學校以後，我與當時還是 IFA 協會主席的 Valerie 見過幾次面，通過簡單溝通，我很快就找到了當年令我好奇的答案。

Valerie 她是一位有著豐富臨床研究經驗的芳香治療師，不僅擁有輔助療法博士學位，多年以來她還親身參與精油研究和臨床服務工作，觀察人與植物和精油的關係，獲得大量前沿的實證資料。我想正是因為這些實務經歷，讓她建立起了不可撼動的經驗根基！

我的芳療從業經驗告訴我，這本書對於新手，是一本能幫助樹立正確觀念的教材；對於愛好者，是一本全能實用的百科；對於從業者，更是一本豐富寶貴的經驗指南！

當我得知此書更新了多樣的經驗內容，出版為 25 週年最新版的精裝本，我非常驚喜並且鄭重向各位朋友推薦，因為將有更多人通過 Valerie 的文字體會到芳香療法的神奇魅力，您一定會愛上充滿芳香的生活！

鄭雅文（黛田國際芳療學苑、英國 IFA 國際芳療認證校長）

大自然療癒是一場多變相的魔幻之旅，各種植物馨香擁有神奇的療癒驅動，伴隨居家日常且賦予身心莫大的支持力量。再次翻閱這本 25 年前陪伴我旅居英國的芳療寶典，猶如開啟記憶的時光寶盒，回溯那初見時的驚喜與讚嘆；其內容廣泛且實用，不但探討身心靈病徵及病症與各類族群之臨床實證，更提供了安全有效的芳療處方與多樣的實踐技巧，也成為您維護健康的重要良方，25 週年最新版《全球暢銷百萬的芳香療法寶典》，比初版多收錄 200 種配方，並修訂錯誤，這是一本在芳療學習路上不可或缺的寶典，誠摯推薦給您。

12 CHAPTER 重大疾病

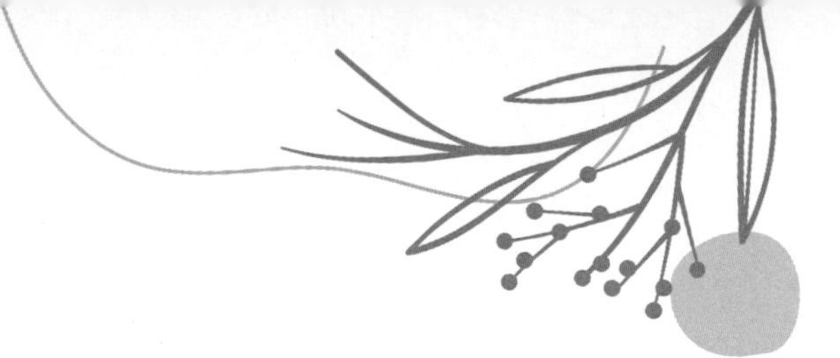

13 CHAPTER 芳香美容之道

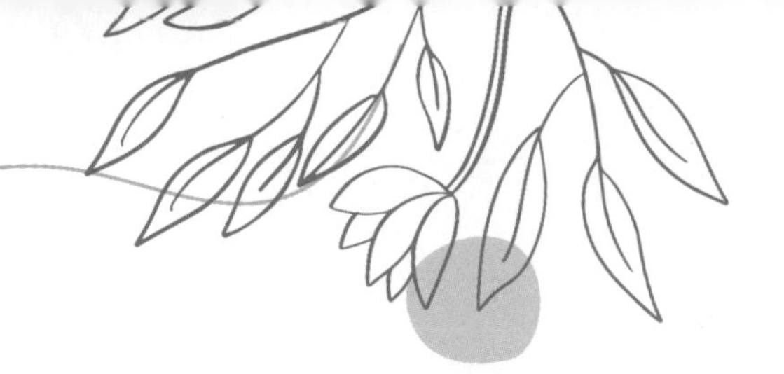

14 CHAPTER 居家SPA——精油美體妙方

15 CHAPTER 芬芳精油照顧我的家

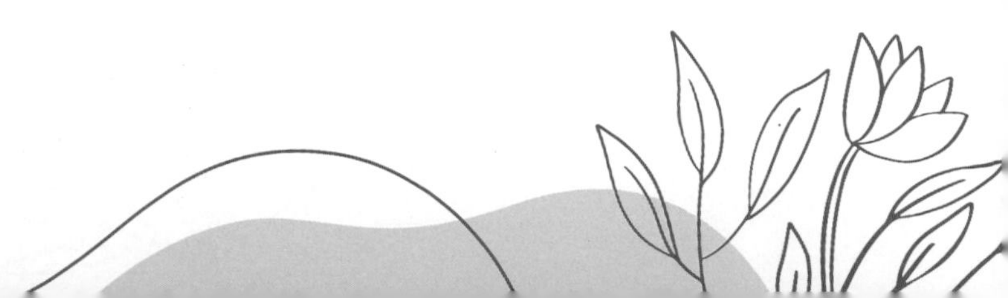

16 CHAPTER 廚房裡的精油法寶

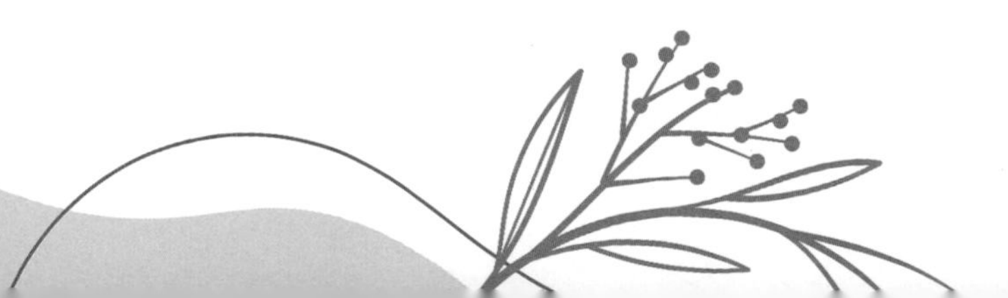

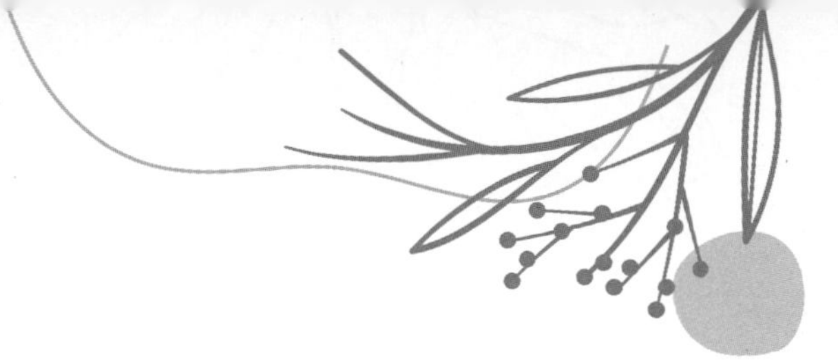

17 CHAPTER 動物的天然保健之道

18 CHAPTER 明日花園

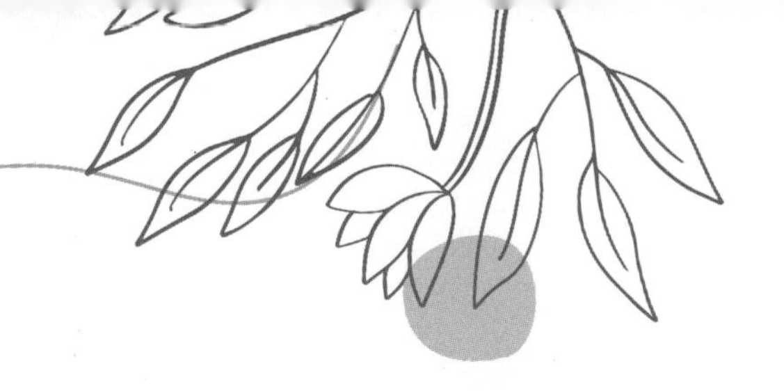

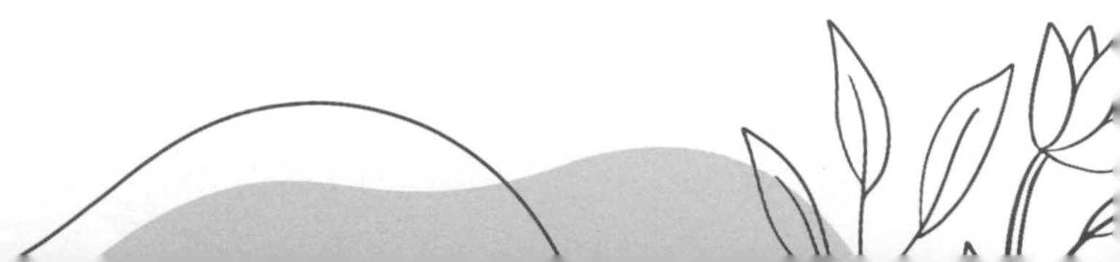

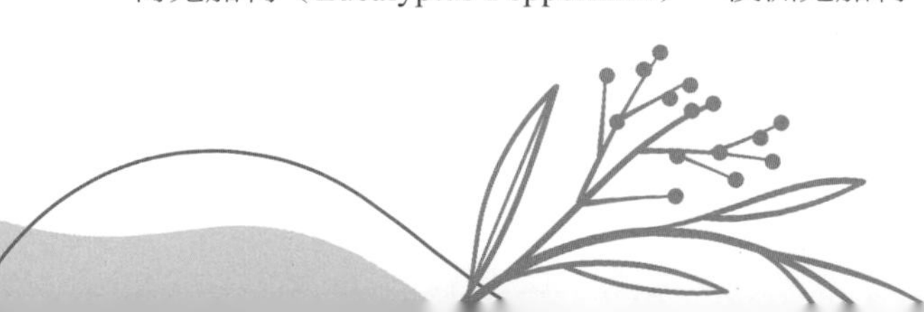

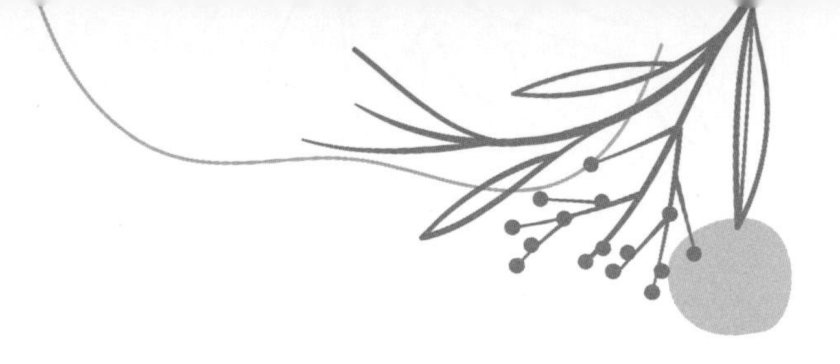

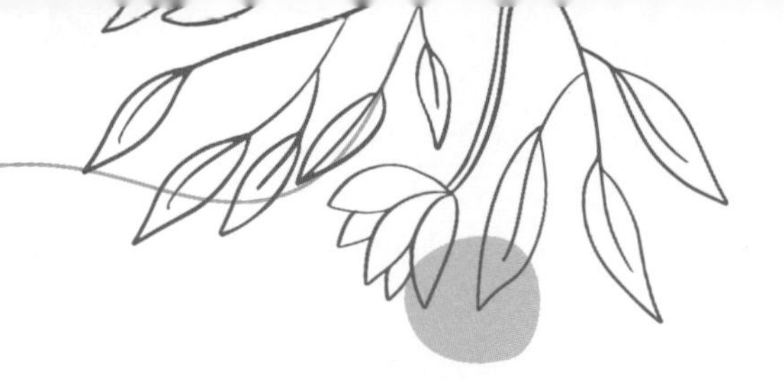

CHAPTER 12

重大疾病

本章提及的內容包含癌症、心臟疾病、中風、慢性阻塞性肺部疾病、多發性硬化症，以及慢性疲勞症候群。顯然，上述每一個疾病都是非常嚴重的情況，任何想用精油照顧自己的患者，都必須先知會自己的醫療服務提供者。

癌症

目前，人們多半認為癌症有三個階段：首先，單一或多個細胞出現基因突變，而後這些癌前細胞（*premalignant* cells）開始增生，最終發展到下一階段，開始侵略周圍組織，並透過血液和淋巴擴散到身體其他部位。當癌細胞經由血液與淋巴，從最初發生癌症的位置，移動到其他部分，就是所謂的轉移（metastases）。通常到這時，才表示癌症從一種發生在單一部位的細胞增生，演變成一種生命的威脅。

各式各樣的原因，都可能觸發第一階段的細胞基因突變。包括：接觸化學物質、放射線，以及遺傳因素等等。想降低罹癌風險，可能的作法是根據身高控制體重在正常範圍、規律運動、攝取健康的食物、避免接觸汙染源，以及不抽菸，這樣做家族遺傳的風險就會降低。因為即便有所謂的遺傳學（genetics），也有表觀遺傳學（epigenetics）——這是基因系統的一部分，說明基因的表現能被啟動，也能被關閉。大家熟知的基因密碼，就環繞在組織蛋白外圍，而這兩者之間的連結方式，將決定基因是否能夠被啟動。DNA 甲基化（DNA methylation）能觸發基因的「啟動」或「抑制」機制，而透過食物攝取甲基（methyl groups），就能觸發 DNA 甲基化。人類隨時都可以透過這樣的表觀遺傳學機制，為自己帶來改變，無論是子宮裡的胎兒、年幼的孩童，或是年長的老人，而這樣的機制也可能受到藥物、藥品與環境中的化學物質所影響。表觀遺傳學是一個非常重要的學科，研究者正深入探討它對於許多健康問題能帶來的影響，包括癌症、自體免疫疾病到心理疾

病等。

如何防止第二階段的細胞增生，是目前大部分科學研究聚焦的主題，尤其是其中與發炎有關的部分。許多位癌症研究的專家都表示，當先天免疫系統辨識出基因變異的癌細胞，就會大量衝向癌細胞所在的位置（先天免疫系統包含基本的防禦細胞系統；而後天免疫系統則是由更多特定細胞所組成）。於是，身體就會出現發炎現象。這是非常正常的現象，也是一個好徵兆，因為這表示身體的防禦系統與修復系統都在正常運作著。然而，由於一些目前尚待釐清的原因，癌細胞能說服免疫細胞帶來協助，而不是消滅它們。因此，本來應該為身體助陣的細胞，卻變成投靠敵營，幫助癌細胞增長。目前，研究者認為，當身體的發炎情況轉為慢性炎症——也就是持續太長的一段時間——就會讓癌細胞有機會脅持免疫細胞，並將它們重新導引到幫助癌細胞存活與增長的方向。

不過，發生在某些人身上的許多癌症，卻是來自其他成因。例如，幽門桿菌（*Helicobacter pylori*）會導致胃癌，B 型肝炎病毒與 C 型肝炎病毒能導致肝癌，而結腸炎會造成大腸癌。一開始，身體對應這些症狀的方式，就是觸發免疫反應，也就是發炎——而參與發炎過程的細胞，就有可能成為癌細胞（基因受損的細胞）的手下兵。因此，減輕炎症變成抗癌的首要措施，因為當炎症減輕，癌細胞就不再有機會擁有大量為自己工作的工兵了。控制炎症可以作為預防癌症的手段，而對此，精油可有大展身手之處。預防感染或快速消滅感染，都能幫助消炎。同樣地，精油也非常擅長有效控制感染。

癌症可能發生在身體的任何一處——包括腦部腫瘤，到腳指甲或手指甲的黑色素瘤。早期發現對癌症防治來說至關重要，只要發現任何不尋常的病徵或症狀，都應該及時尋求專業醫師診療。任何人都不應該因為恐懼而不去看醫生，尤其因為大部分的症狀，無論看起來和某些癌症症狀有多麼吻合，最終都很可能不會構成什麼危害。

不應受到忽視的症狀包括：沒來由的重複瘀青；身上出現堅硬的隆起或腫塊；臉部或頸部有沒來由的腫脹；血尿、血便、血痰、唾液帶血、精液帶血；大腸運作頻繁或散漫；久久不癒的口腔潰瘍或舌頭潰瘍；久久不癒或變換方式的咳嗽；沒來由且長期持續的聲音粗啞或失聲；沒來由的無法呼吸（這也可能是心臟問題）；排尿困難；吞嚥困難；痣的形狀、大小或顏色出現變化；沒來由的疼痛；持久不癒的疼痛；沒來由的腹部、胸腔或肩膀疼痛；沒來由的持續疼痛，加上其他不尋常的症狀；胸腔重複感染；沒來由的體重驟降；感覺比平常更加疲倦或精疲力竭；夜裡盜汗……呼！真的很多需要注意的，對吧！

這些症狀同時也是許多其他病症的常見症狀，所以或許很難分辨什麼時候需要做詳細檢查。不過，當任何症狀持續兩週未見改善，讓專業醫師做些檢查會是比較明智的作法。男性出現以下症狀時，尤其需要告知醫師：睪丸腫脹、射精疼痛、持續夜尿（且排尿量小）、因疼痛而排尿不順、排尿困難或結束不暢、漏尿。上述症狀是好幾種癌症的部分徵兆，因此應該謹慎對待，盡快尋求專業醫師診療。及早診斷並採取治療，能避免之後必須進行侵入性的治療手段。

目前，科學界已在癌症藥物和治療手段的研究上，達到許多優秀的成果，但人類的抗癌之路仍是長路迢迢。關於提高癌症風險的因素，有許多說法和理論，包括壓力、感染、現代農耕方式與添加物、電磁場、各種汙染、日曬過度，以及個人生活型態選擇（例如抽菸）和基因等等。不過，癌症更可能是許多因素加總起來的結果，而其中有許多都不是我們能夠掌握的。現在，人們普遍為了健康，不鼓勵過量飲酒，但問題是：怎麼樣才算過量？答案眾說紛紜。壓力也顯然會讓身體以有害健康的方式運作，而某些人罹癌確實與壓力有關。此外，要避免現今世界上多如牛毛的汙染源，根本是不可能的事！汙染源就在我們呼吸的空氣裡，在我們飲用的水裡，甚至在食物的生產、處理過程中，就早已被這些食物、食材所吸收。

我們每一個人能做的，只有盡可能在生活的各方面，降低與這些汙染源的接觸，同時盡可能減輕自己的壓力。我們都可以控制自己的體重，讓體重維持在正常的理想區間，並且規律運動。「垃圾食物」之所以獲得這樣的稱號，是因為它們經過了太多的處理過程，並且顯然對健康沒有多大益處。讓飲食回歸到最基本的食材，並以適當的方式烹煮調理，或許也是我們每一個人要採取的第一步——這不只是為了預防癌症，也是為了在癌症當頭時，更妥善照顧自己。

關於精油與癌症的研究探討

目前在全球各地，已有越來越多研究，致力於探討精油與其中植物化學成分的抗癌效果。這些研究多半用組織細胞或嚙齒動物（如鼠類）來進行研究，目前為止，人體實驗還相當稀少。有些國際研究特別探討萃取自當地原生藥用植物的精油，試圖辨識出其中的特殊療癒成分。也有研究者不只探討精油或其中單一成分降低細胞活性的效果，更進一步討論它們作用於細胞週期的哪一階段。此外，由於癌症的種類是如此之多，於是這雖然是令人興奮的研究主題，但同時也相當複雜。另外，不可忽略的是，精油雖然在實驗室裡發揮抗癌效用，卻不一定代表在

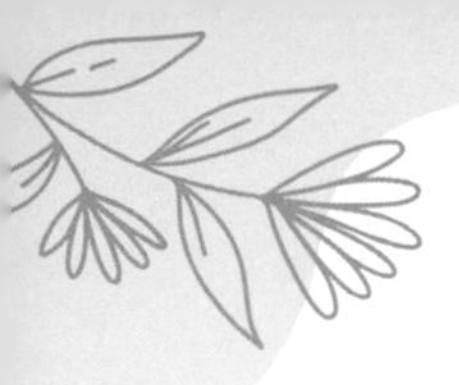

人體癌細胞也能有同樣的抑制效果。

話雖如此，前瞻性的癌症研究曾探討過的精油種類包括：黑胡椒、藏茴香、大西洋雪松、德國洋甘菊、羅馬洋甘菊、香茅、快樂鼠尾草、古巴香脂、尤加利、乳香、薑、葡萄柚、格陵蘭喇叭茶、茉莉、真正薰衣草、頭狀薰衣草、檸檬、檸檬香茅、橘（桔）、甜馬鬱蘭、熏陸香、香蜂草、沒藥、苦楝、甜橙、胡椒薄荷（歐薄荷）、迷迭香、奧圖玫瑰、花梨木、檀香、綠薄荷、百里香、薑黃與岩蘭草。

有趣的是，這些研究經常發現精油或其中的植物化學成分，能對癌細胞造成抑制作用。科學家經常掛在嘴邊的一句話，就是說他們正研究的某一支精油或某一種成分「值得更深入研究」。由於人類的抗癌研究才剛起步，至今仍有許多精油與成分的細胞毒性潛力有待更多的探討。

上述精油中，雖然不是全部，但有許多精油都是芳香療法中經常用到的精油，同時也可以調配在幫助身心愉悅、紓壓和舒緩身體不適的配方中。舉例來說，用真正薰衣草搭配乳香，對幾乎所有人來說，都會是非常放鬆的組合。而似乎沒有任何理由，阻止任何一位被診斷出罹患癌症的患者同樣如此使用（唯有在化療期間，為防止目前尚不明確的藥物相互作用，建議避免使用）。

癌症與精油使用

一個整體性的癌症治療計畫，可能包括營養攝取、生活型態的改變，以及用某些精油來舒緩癌症症狀，或緩解癌症治療引發的副作用。如果你打算以此方式使用精油，請務必知會你的腫瘤科醫師，確保對方清楚並支持你的做法。

在這一章，我們會探討的主題包括：營養；用精油照顧心情與情緒（包括放鬆、身心安好的感受，以及失眠）；特殊症狀與副作用，例如感染、疼痛、肌肉痠痛、便祕、疲倦、頭痛、消化不良、噁心、神經痛、呼吸不暢、淋巴水腫、男女生殖系統問題等；美容護膚；癌症與按摩，以及緩和療護。

營養

根據世界衛生組織的說法，體重過重是導致多種癌症的成因之一，包括乳癌、子宮內膜癌、大腸直腸癌、腎臟癌與食道癌等。這是為什麼，癌症的預防建議總是從維持健康體重、建立規律運動習慣談起。此外，諸多國際研究也證實了食物與特定癌症的關聯。舉例來說，在肉類攝取率低的奈及利亞，鮮少有女性大腸癌的例子，而在患病率最高的紐西蘭，肉類攝取率確實相當高。此外，飲食脂肪攝取率低的泰國，乳癌病例並不多，而患病率最高的荷蘭，攝取率確實相當高。研究數據也顯示，避免攝取乳製品似乎是明智的選擇，但乳製品卻是人體所需的鈣與維生素 D 的來源。不過，許多植物性來源也能提供鈣質，而只要身體暴露在陽光底下，就能自然生成維生素 D，油脂豐富的魚類更是另一攝取來源。

提到癌症與營養，必定和以下兩個主題脫不了關係：如何透過食物預防癌症，以及癌症治療的飲食選擇。這是兩個完全不同的主題，因為食物、香草與香料，以及營養補充品都有可能干擾癌症治療期間的藥物效用。舉例來說，迷迭香就是有抗癌潛力的藥草，也經常被建議納入癌症預防的飲食當中，但迷迭香當中的植物化學成分，卻有可能在治療期間帶來反效果。薑黃也是類似的情況。

因此，關於營養的建議，首先是適量（*moderation*），再來是多樣化（*variety*），第三是有機（*organic*）。適量意味著均衡攝取各種食物類別，包括蛋白質、纖維、水果和蔬菜。如果你知道自己蔬菜水果吃得不夠，就多吃一點。多樣化意味著勇於嘗試。走到超市裡販賣蔬菜水果的走道，根據顏色挑選食材：紅色、橘色、黃色、綠色、白色與棕色。如果你能找到粉紅色或紫色的食物，不管三七二十一，先放進購物籃裡吧！回到家再慢慢想想要怎麼料理。

天然的 β-胡蘿蔔素已被證實對身體相當有益，並且能透過胡蘿蔔，以及其他紅色、黃色與深綠色葉菜植物攝取。

照理來說，標示為有機的食材，是在生產過程中未使用殺蟲劑、除草劑和殺菌劑的商品。雖然這類商品單價更高，但攝入體內的化學物質也會更少。由於脂肪會吸收並攜帶化學物質，因此，首先把脂肪攝取來源換成有機的產品。麵包是許多人每天必備的食物，但現在，市售的麵包多半經過太多處理程序；請找找住家附近是否有親手製作手工麵包的店家，或試著自己做做看。

所謂的免疫，就是身體對抗、消滅不應存在的細胞，以及清除其殘留物的過程。當癌症來臨，強健的免疫系統就是最好的防禦武器。因此，最好多多食用能增強免疫的食物，例如家常雞湯或熬煮的高湯。

適合加入日常飲食的食材包括：

來自十字花科的植物：高麗菜、青花椰菜、菠菜、白花椰菜、球芽甘藍、羽衣甘藍。

其他植物：紅蘿蔔、地瓜、甜椒（尤其是紅椒）、茄子、南瓜、洋蔥。

豆類：小紅豆、紅腎豆、斑豆（pinto beans）、青豆、扁豆。

香草、香料與調味料：大蒜、薑、薑黃、野馬鬱蘭。

水果：藍莓、蔓越莓、黑莓、覆盆莓、

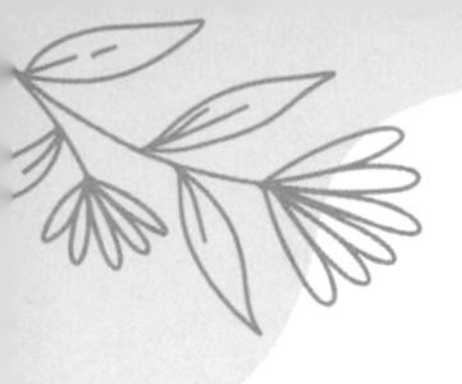

草莓、黑葡萄、瓜類、杏桃、無花果、銀杏果、番茄。

除此之外，還有許多有益抗癌的食物與飲料，例如富含抗氧化物的山胡桃（pecan nuts）；奇亞籽、大麻籽、亞麻籽和南瓜籽等種子；海藻；香菇；品質優良的綠茶；橄欖油——地中海健康飲食的主要成分；燕麥粥，以及大麥。避免攝取精製的糖分，減少加工碳水化合物的攝取，用來自全穀物的纖維來取代。

照顧心理與情緒

精油和芳香療法調適情緒的功效最為人所知，而無論是哪一種癌症，多數病患都無可避免會在情緒上經歷極大的痛苦。確認患病之後，有些人的回應方式，是進入一個毫無情緒的模式，哭不出來，或甚至不願承認現狀。這樣情緒麻木的狀態，就是他們應對現狀的方式。然而，有些人卻可能完全歇斯底里地崩潰。此外，任何病患也都可能感覺非常孤獨與孤立。即使聽人們說，這樣的癌症一般對治療反應良好，病患仍可能對治療不抱希望。

有些人會出現情緒上瘋狂的過度反應：他們會開始急著把手邊的事情安排好、寫遺囑、向老朋友道別、為孩子準備回憶紀錄、列出自己一直想做卻沒有做的夢想清單——然後就去做。也有些人只想默默保守這個患病的秘密，除了自己和醫生以外，不告知任何人，只想盡可能像平常一樣生活。這麼一來，他們能把全部的精力用來幫助自己療癒，而不用花力氣應付家人的情緒。是啊，癌症伴隨的情緒議題，無疑是人生中可能面臨的最大情緒狀態之一。

精油的香氣，已幫助許多不同種類的癌症病患調適自己的情緒——例如恐懼、悲傷、憤怒、緊張、焦慮、擔憂、憂鬱和悲痛——並為人們帶來患病期間最需要的紓壓與放鬆效果。

❖ 放鬆

對某些人來說，就算身在人生最安穩無憂的時刻，放鬆都可能不是件容易的事。而身為癌症病患，想要享受片刻的休息與放鬆，更是難上加難，因為病患不只要在看診、工作和家庭責任間取得平衡，還需要調適自己的情緒。下列精油適合多數人使用，能有助於放鬆心情：

放鬆心情適合使用的精油

佛手柑（*Citrus bergamia*）
快樂鼠尾草（*Salvia sclarea*）
苦橙葉（*Citrus aurantium*）
岩蘭草（*Vetiveria zizanoides*）
羅馬洋甘菊（*Anthemis nobilis*）

天竺葵（*Pelargonium graveolens*）
乳香（*Boswellia carterii*）
葡萄柚（*Citrus paradisi*）
檸檬（*Citrus limon*）
甜橙（*Citrus sinensis*）
真正薰衣草（*Lavandula angustifolia*）
檀香（*Santalum album*）
廣藿香（*Pogostemon cablin*）
野洋甘菊（摩洛哥洋甘菊）（*Ormenis multicaulis*）

這些精油可以單獨使用，或調製成複方。可以將未稀釋的純精油滴在擴香器具裡，或用其他擴香方式為空間增添香氣。不過如要用於泡澡、淋浴或塗擦在身上，請務必先行稀釋。參考本書其他章節內容，找到其中最適合你的精油，然後為自己調配量身訂做的配方。當情緒更穩定了，就可以更換配方，這麼一來，你的每一個配方，都表示自己已往身心安好的幸福更前進一步。

❖ 身心安好的幸福感

下列精油是為帶來身心安好的幸福感，特別設計的配方。它對應的情況多元廣泛，有很好的效果，能幫助情緒維持在穩定狀態。這是一個能發揮協同作用的配方，使用的方法也非常多元。首先，均勻混合上述精油，裝在瓶子裡保存；這麼一來，無論以何種方式使用，都能取出精準的滴數。無論你習慣如何使用，建議仍備好一小罐在手邊，因為情緒隨時都可能翻攪波動。

身心安好配方

檀香	20 滴
乳香	30 滴
綠花白千層	4 滴
真正薰衣草	4 滴
羅馬洋甘菊	3 滴
天竺葵	8 滴
玫瑰草	3 滴
檸檬	10 滴
檸檬香茅	5 滴
甜橙	4 滴

精油嗅聞：將 1 滴精油滴在紙巾上，隨時視需要嗅聞。

身體按摩油：在每 1 小匙（5 毫升）基底油中，調入 1 至 3 滴精油。

精油泡澡：用少許基底油稀釋 1 至 3 滴精油，加入泡澡水中均勻攪散。

淋浴：將 1 或 2 滴精油滴在擦澡巾上。

空間擴香：按照平時習慣的擴香方式，每次使用 4 至 6 滴精油。

上述配方是較專業的配方調配方式，一次調配較大的量，讓不需多用的精油，也能在配方中呈現出正確的比例。也因此，能讓配方中所有精油發揮協同作用。

調製上述配方時，請按照配方羅列的順

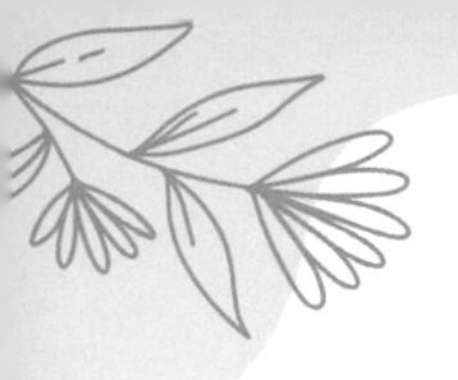

序，一一滴入每一種精油。接著，將精油瓶放在雙手掌心之間滾動，幫助精油混合，同時一邊想著積極、美好的念頭——將正能量注入瓶中。

如果需要進行手術，請將「身心安好配方」調製成按摩油，每天取少量使用，直到手術當天。配製的比例是每 1 小匙（5 毫升）基底油中，加入 1 或 2 滴精油。在治療過程中，可改用下列對應特殊症狀的精油配方，但請務必尋求主治醫師的同意。

這個「身心安好配方」，也是一種我之稱為**基調**（*accord*）的配方。這樣的配方可以隨時加入其他配方當中：每個配方加入 1 或 2 滴就可以了。

❖ 量身訂做自己的身心安好配方

香氣的喜好是非常個人的感受，以下列出的精油，都可以作為調製個人配方的選擇。

鎮定安撫的精油

真正薰衣草（*Lavandula angustifolia*）
乳香（*Boswellia carterii*）
羅馬洋甘菊（*Anthemis nobilis*）
甜橙（*Citrus sinensis*）
檸檬（*Citrus limon*）
苦橙葉（*Citrus aurantium*）
天竺葵（*Pelargonium graveolens*）
奧圖玫瑰（*Rosa damascena*）
橙花（*Citrus aurantium*）
檀香（*Santalum album*）
橘（桔）（*Citrus reticulata*）
大西洋雪松（*Cedrus atlantica*）
快樂鼠尾草（*Salvia sclarea*）
花梨木（*Aniba rosaeodora*）
芫荽籽（*Coriandrum sativum*）
德國洋甘菊（*Matricaria recutita*）
穗甘松（*Nardostachys jatamansi*）
荳蔻（*Elettaria cardamomum*）
玫瑰草（*Cymbopogon martinii*）
岩蘭草（*Vetiveria zizanoides*）

上述某些精油也可以重複出現在下列精油當中。然而，之所以分成兩個類別，是因為鎮定安撫的精油更能幫助放鬆、穩定情緒，而下列增添幸福感的精油，則主要能全方位地讓人幸福。精油可以單獨使用，或選擇 3 種調配在一起。將選擇（或調配好）的精油，取 1 至 3 滴按平時習慣的方式使用。

增添幸福感的精油

乳香（*Boswellia carterii*）
檸檬（*Citrus limon*）
香蜂草（*Melissa officinalis*）
檸檬香茅（*Cymbopogon citratus/flexuosus*）
岩蘭草（*Vetiveria zizanoides*）
奧圖玫瑰（*Rosa damascena*）
葡萄柚（*Citrus paradisi*）
甜橙（*Citrus sinensis*）

檀香（*Santalum album*）
桉油樟（羅文莎葉）（*Cinnamomum camphora* ct. *cineole*）
天竺葵（*Pelargonium graveolens*）
義大利永久花（*Helichrysum italicum*）
廣藿香（*Pogostemon cablin*）
迷迭香（*Rosmarinus officinalis*）
薑（*Zingiber officinale*）
古巴香脂（*Copaifera officinalis*）

❖ 失眠

對於任何確診癌症或正接受治療的病患來說，夜晚都可能是大腦最瘋狂運轉的時刻，腦袋裡充滿各種關於未來的思緒。然而大家都同意，晚上獲得充分的睡眠，才會更有力氣面對接下來新的一天。

下列精油或許不見得適合每一個人，但絕對值得一試。精油能透過輕柔溫和的方式，幫助人們進入睡眠。先從少量開始——將 1 或 2 滴精油，滴在枕頭角落，或者用任何一種擴香的方式來使用。

幫助一夜好眠適合使用的精油

真正薰衣草（*Lavandula angustifolia*）
香蜂草（*Melissa officinalis*）
快樂鼠尾草（*Salvia sclarea*）
橙花（*Citrus aurantium*）
橘（桔）（*Citrus reticulata*）
穗甘松（*Nardostachys jatamansi*）
乳香（*Boswellia carterii*）
苦橙葉（*Citrus aurantium*）
羅馬洋甘菊（*Anthemis nobilis*）
岩蘭草（*Vetiveria zizanoides*）
甜橙（*Citrus sinensis*）
纈草（*Valeriana officinalis*）

減輕症狀與副作用

下列症狀與對應的精油建議，在本書其他章節也有提及。不過，在此列出的精油，是特別適合在癌症治療期間使用的精油。此處提到的建議劑量範圍（例如 1 至 3 滴），則表示敏感的病患建議從最低劑量開始使用，而大部分病患可以從 2 滴開始嘗試。

❖ 感染控制

能夠控制感染情況的精油

沉香醇百里香（*Thymus vulgaris* ct. *linalool*）
芳香羅文莎葉（*Ravensara aromatica*）
桉油樟（羅文莎葉）（*Cinnamomum camphora* ct. *cineole*）
茶樹（*Melaleuca alternifolia*）
松紅梅（*Leptospermum scoparium*）
芳枸葉（*Agonis fragrans*）
真正薰衣草（*Lavandula angustifolia*）
玫瑰草（*Cymbopogon martinii*）

感染控制配方

沉香醇百里香	20 滴
桉油樟（羅文莎葉）	10 滴
松紅梅	10 滴
真正薰衣草	10 滴
茶樹	5 滴

首先，均勻混合上述精油。接著，在每小匙（5 毫升）基底油中，調入 1 至 3 滴精油，作為身體按摩油使用。或者，將 12 至 18 滴精油調入 1 液體盎司（30 毫升）的蘆薈膠中。如想製成噴霧，可將 18 滴精油調入 1 液體盎司（30 毫升）的水中，每次使用前大力搖晃。用純精油作精油嗅吸，或空間擴香。擴香時根據不同器具的使用方式來使用——請遵照製造商的指示。

❖ 紓解疼痛

紓解疼痛適合使用的精油

泰國蔘薑（*Zingiber cassumunar*）
義大利永久花（*Helichrysum italicum*）
德國洋甘菊（*Matricaria recutita*）
羅馬洋甘菊（*Anthemis nobilis*）
天竺葵（*Pelargonium graveolens*）
真正薰衣草（*Lavandula angustifolia*）
胡椒薄荷（歐薄荷）（*Mentha piperita*）
甜馬鬱蘭（*Origanum majorana*）
穗甘松（*Nardostachys jatamansi*）
薑（*Zingiber officinale*）
迷迭香（*Rosmarinus officinalis*）
絲柏（*Cupressus sempervirens*）

疼痛也是一種很個人的經驗，並且有許多影響的因素。下面的「疼痛紓解配方」，可以用來紓緩一般性痠痛與疼痛，並且可以塗在身體的任何地方。

紓解疼痛配方

義大利永久花	12 滴
羅馬洋甘菊	5 滴
甜馬鬱蘭	5 滴
真正薰衣草	6 滴
胡椒薄荷（歐薄荷）	2 滴

首先，均勻混合上述精油。接著，在每小匙（5 毫升）基底油中，調入 1 至 3 滴精油，作為身體按摩油使用；或者，將 12 滴精油調入 1 液體盎司（30 毫升）的蘆薈膠中。每次取少量調配好的按摩油或蘆薈膠，擦在疼痛的部位。

❖ 肌肉痠痛

肌肉痠痛適合使用的精油

泰國蔘薑（*Zingiber cassumunar*）
義大利永久花（*Helichrysum italicum*）
羅馬洋甘菊（*Anthemis nobilis*）
天竺葵（*Pelargonium graveolens*）
真正薰衣草（*Lavandula angustifolia*）
胡椒薄荷（歐薄荷）（*Mentha piperita*）
甜馬鬱蘭（*Origanum majorana*）
迷迭香（*Rosmarinus officinalis*）
薑（*Zingiber officinale*）
絲柏（*Cupressus sempervirens*）

肌肉痠痛配方

泰國蔘薑	10 滴
迷迭香	5 滴
真正薰衣草	8 滴
胡椒薄荷（歐薄荷）	1 滴
薑	1 滴
義大利永久花	10 滴

首先，均勻混合上述精油。接著，在每小匙（5 毫升）基底油中，調入 1 至 3 滴精油，作為身體按摩油使用；或者，將 12 滴精油調入 1 液體盎司（30 毫升）的蘆薈膠中。每次取少量調配好的按摩油或蘆薈膠，擦在痠痛的部位。

❖ 便祕

飲用大量的水，讓身體維持足夠的含水量。此外，吃大量新鮮的蔬菜水果，從飲食中攝取更多纖維。

便祕適合使用的精油

黑胡椒（*Piper nigrum*）
廣藿香（*Pogostemon cablin*）
葡萄柚（*Citrus paradisi*）
甜橙（*Citrus sinensis*）
甜羅勒（沉香醇羅勒）（*Ocimum basilicum* ct. *linalool*）

便祕配方

葡萄柚	5 滴
甜橙	5 滴
黑胡椒	2 滴
甜羅勒（沉香醇羅勒）	3 滴

首先，均勻混合上述精油。接著，在每小匙（5 毫升）基底油中，調入 1 至 3 滴精油，以順時針方向按摩下腹部。

❖ 疲倦

疲倦適合使用的精油

真正薰衣草（*Lavandula angustifolia*）
香蜂草（*Melissa officinalis*）
甜馬鬱蘭（*Origanum majorana*）

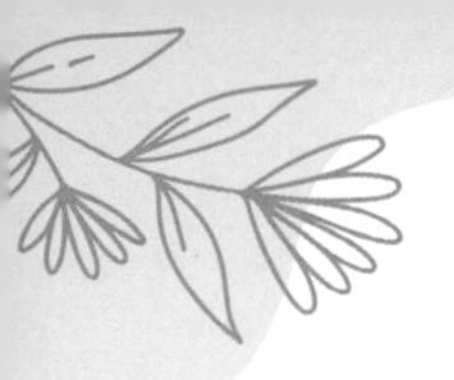

迷迭香（*Rosmarinus officinalis*）
沉香醇百里香（*Thymus vulgaris* ct. *linalool*）
澳洲尤加利（*Eucalyptus radiata*）
玫瑰草（*Cymbopogon martinii*）
岩蘭草（*Vetiveria zizanoides*）
檀香（*Santalum album*）
歐洲赤松（*Pinus sylvestris*）
胡椒薄荷（歐薄荷）（*Mentha piperita*）
甜橙（*Citrus sinensis*）
葡萄柚（*Citrus paradisi*）

疲倦也有嚴重程度之分。用精油改善疲倦，並不是在於增進活力，而是創造平衡。在非常疲累的時候，過度刺激身體系統反而不是明智的作法，這時需要的是為身體和心靈提供更多支持。

一般性疲勞適用配方

真正薰衣草	5 滴
甜馬鬱蘭	3 滴
澳洲尤加利	2 滴
葡萄柚	2 滴

首先，均勻混合上述精油。接著，在每小匙（5 毫升）基底油中，調入 1 至 3 滴精油，取少量塗抹在太陽神經叢、後腰與雙腳。

❖ 頭痛

頭痛適合使用的精油

真正薰衣草（*Lavandula angustifolia*）
香蜂草（*Melissa officinalis*）
胡椒薄荷（歐薄荷）（*Mentha piperita*）
穗甘松（*Nardostachys jatamansi*）
甜羅勒（沉香醇羅勒）（*Ocimum basilicum* ct. *linalool*）
甜橙（*Citrus sinensis*）
羅馬洋甘菊（*Anthemis nobilis*）
迷迭香（*Rosmarinus officinalis*）

頭痛配方

羅馬洋甘菊	4 滴
胡椒薄荷（歐薄荷）	2 滴
澳洲尤加利	3 滴
沉香醇羅勒	1 滴
真正薰衣草	5 滴

首先，均勻混合上述精油，然後全數調入 4 小匙（20 毫升）的基底油，或 20 毫升的蘆薈膠中。每次使用時，取少量塗在後頸或腳底。

❖ 消化不良

消化不良適合使用的精油

乳香（*Boswellia carterii*）
甜馬鬱蘭（*Origanum majorana*）
黑胡椒（*Piper nigrum*）
萊姆（*Citrus aurantifolia*）
檸檬（*Citrus limon*）
荳蔻（*Elettaria cardamomum*）
薑（*Zingiber officinale*）
芫荽籽（*Coriandrum sativum*）

請注意：這個配方不是用來口服的。使用精油時，不可任意口服！以下配方只可以外用方式使用。

消化不良配方

荳蔻	10 滴
芫荽籽	5 滴
薑	2 滴
乳香	1 滴

首先，均勻混合上述精油。接著，在每小匙（5 毫升）基底油中，調入 1 至 3 滴精油，視需要塗抹在整個腹部。

❖ 噁心

噁心是癌症治療期間常見的副作用。然而，嗅聞特定幾種精油就有可能帶來緩解。每個人經驗到的噁心程度不同，能幫助每個人改善情況的精油氣味也不同；患者會需要多實驗看看。以下是三種建議：

1. 等量混合胡椒薄荷（歐薄荷）與檸檬。
2. 等量混合薑與檸檬。
3. 等量混合荳蔻與甜橙。

適合幫助止吐的精油包括：乳香、胡椒薄荷（歐薄荷）、綠薄荷、薑、黑胡椒與檸檬。每次使用時，滴 1 滴在紙巾上，視需要嗅聞。

❖ 神經痛

神經痛是神經受損或某種身體刺激導致的疼痛，痛感就像沿著神經的路徑走。

神經痛適合使用的精油

羅馬洋甘菊（*Anthemis nobilis*）
天竺葵（*Pelargonium graveolens*）
甜馬鬱蘭（*Origanum majorana*）
薑（*Zingiber officinale*）
黑胡椒（*Piper nigrum*）
真正薰衣草（*Lavandula angustifolia*）
義大利永久花（*Helichrysum italicum*）
泰國蔘薑（*Zingiber cassumunar*）

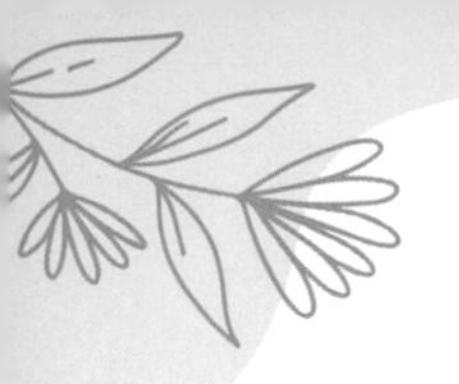

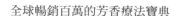

神經痛配方

甜馬鬱蘭……………………5 滴
黑胡椒………………………3 滴
天竺葵………………………6 滴
泰國蔘薑……………………6 滴

首先，均勻混合上述精油。接著，在每小匙（5 毫升）基底油中，調入 1 至 3 滴精油；或者，將 12 滴精油調入 1 液體盎司（30 毫升）的蘆薈膠中。每次取少量調配好的按摩油或蘆薈膠，擦在神經痛的部位。

❖ 護膚保養

外部放射線治療有可能導致放射性皮膚炎，皮膚就像曬傷了一樣，看起來又紅又腫。此時，肌膚可能變得又乾又癢，甚至脫屑、脫皮，長出水泡，或併發感染症狀。如果放射線治療能夠事先安排好，最好從治療前幾週開始，就用滋養的油品為皮膚做好準備。這不僅能讓肌膚更好地承受治療，也能幫助更快復原。

這段時間你打算在皮膚上使用的所有產品，都請知會放射科醫師；聽從醫師或專業護理人員的建議，明白什麼時候可以在皮膚上使用哪些產品。顯然，每一個人的情況都是不同的。進行放射線治療時，皮膚必須保持乾燥，不可使用任何產品，並需要在治療前洗去所有殘餘的油質。或許從治療前 12 小時，就最好不要在皮膚上使用任何產品，除非醫護人員提出其他建議。

癌症治療的護膚保養又分為三個階段：

1. 開始放射線治療之前。
2. 放射線治療療程期間。
3. 放射線治療完全結束之後。

開始放射線治療之前：這時適合用優質而滋潤的有機基底油，讓肌膚更柔軟而強健。例如以下選擇：

甜杏仁油（*Prunus amygdalus var. dulcis*）
摩洛哥堅果油（*Argania spinosa*）
杏桃核仁油（*Prunus armeniaca*）
酪梨油（*Persea americana*）
大麻籽油（*Cannabis sativa*）
荷荷芭油（*Simmondsia chinensis*）
山茶花油（*Camellia japonica*）
石栗果油（Kukui）（*Aleurites moluccana*）
昆士蘭堅果油（*Macadamia ternifolia*）
玫瑰果（籽）油（*Rosa rubiginosa*）
芝麻油（*Sesamum indicum*）

除此之外，幾種植物浸泡油也可能帶來幫助。例如有機金盞菊浸泡油（*Calendula officinalis*）與胡蘿蔔浸泡油（*Daucus carota*）。

放射線治療療程期間：此時，可以在每次療程過後，塗抹品質優良的有機蘆薈膠。

另外，在不治療的日子，可以使用上述的護膚油。

放射線治療完全結束之後：一旦放療療程完全結束，就可以使用精油。以下是此時適合使用的精油建議。精油可以單獨使用或調製成複方，然而必須稀釋於基底油中，基底油可以根據個人喜好，從上述列表中選擇。除此之外，也可以使用蘆薈膠——可以單獨使用蘆薈膠、將蘆薈膠調入滋潤的基底油，或是調和精油使用。

放療後的肌膚非常敏感，因此，此時使用的精油務必仔細挑選，並選擇有機的產品。從下列建議精油中選擇品項，取 2 至 3 滴稀釋於 2 小匙（10 毫升）的有機基底油中（基底油品項可見上述建議）。

幫助療程後美容護膚的精油

羅馬洋甘菊（*Anthemis nobilis*）
德國洋甘菊（*Matricaria recutita*）
真正薰衣草（*Lavandula angustifolia*）
苦橙葉（*Citrus aurantium*）
橙花（*Citrus aurantium*）
天竺葵（*Pelargonium graveolens*）
白千層（*Melaleuca Cajuputi*）
綠花白千層（*Melaleuca quinquenervia*）
橘（桔）（*Citrus reticulata*）
芳樟（*Cinnamomum camphora* ct. *linalool*）

療程後護膚配方

真正薰衣草	10 滴
德國洋甘菊	10 滴
羅馬洋甘菊	5 滴
苦橙葉	3 滴

首先，均勻混合上述精油。接著，在每小匙（5 毫升）基底油中，調入 1 至 2 滴精油；或者，將 12 滴精油調入 1 液體盎司（30 毫升）的蘆薈膠中。每次取少量調配好的按摩油或蘆薈膠，塗抹於患部。等量混合以下三種基底油，就是一個非常好的基底油組合：山茶花油、酪梨油和金盞菊浸泡油。或者，也可以用單一油品，例如荷荷芭油、甜杏仁油、石栗果油（Kukui）或摩洛哥堅果油。

❖ 呼吸不暢

呼吸不暢，或呼吸系統的問題，經常會發生在來日有限的患者身上——無論是疾病本身的症狀，或是治療帶來的副作用。下列精油可以用在治療過後，以幫助緩解因呼吸系統問題造成的不適：

呼吸不暢適合使用的精油

絲柏（*Cupressus sempervirens*）
乳香（*Boswellia carterii*）
安息香（*Styrax benzoin*）

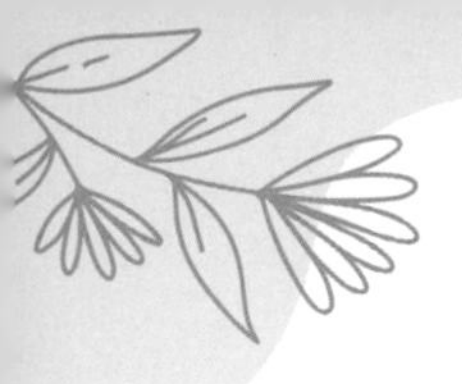
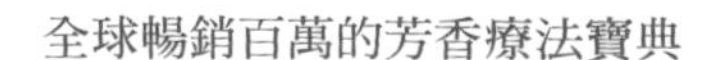

白千層（*Melaleuca Cajuputi*）
芳香羅文莎葉（*Ravensara aromatica*）
迷迭香（*Rosmarinus officinalis*）
沉香醇百里香（*Thymus vulgaris* ct. *linalool*）
桉油樟（羅文莎葉）（*Cinnamomum camphora* ct. *cineole*）
澳洲尤加利（*Eucalyptus radiata*）
綠花白千層（*Melaleuca quinquenervia*）
沼澤茶樹（*Melaleuca ericifolia*）
欖香脂（*Canarium luzonicum*）

此時，精油的選擇很大程度會因呼吸問題的種類而有不同。以下是一個廣泛適用的呼吸調理配方，可以視需要當作基調配方來使用（也就是加入 1 或 2 滴到其他配方當中）。

呼吸調理配方

乳香……10 滴
芳香羅文莎葉……10 滴
綠花白千層……10 滴

均勻混合上述精油。透過擴香儀器在空間中擴香，或在紙巾上滴 1 至 2 滴嗅聞，或者取 2 至 4 滴調入 1 小匙（5 毫升）的基底油中，塗抹在胸背。每次只需要使用少量就可以了。

❖ 淋巴水腫

淋巴水腫是一種因移除淋巴腺或其他治療手段，造成局部水腫或組織腫脹的情形。這時，最好由專業的醫療淋巴引流師協助處理；不過這樣的人選並不容易找到。因此，最容易的辦法，或許是非常輕柔地按摩患部（就像輕輕撫過一樣）。

輕撫的方式請務必由下往上。舉例來說，如果腫脹發生在手臂，就從手部往上輕撫到腋窩；如果發生在腿部，就朝著鼠蹊部的方向撫過。此時，患部通常非常柔軟，而肌膚也因為過度拉伸而顯得脆弱。因此，用滋養肌膚的基底油來保養肌膚是很重要的（請參照前述第 30 頁的基底油列表）。在醫療照護者的同意之下，可以用下列精油或精油配方稀釋在基底油中，按上述方式來按摩。

如選用下列精油，只需取 1 滴精油加入 1 小匙（5 毫升）的基底油中，每次視需要取用。

淋巴水腫適合使用的精油

葡萄柚（*Citrus paradisi*）
杜松漿果（*Juniperus communis*）
甜橙（*Citrus sinensis*）
絲柏（*Cupressus sempervirens*）
大西洋雪松（*Cedrus atlantica*）
義大利永久花（*Helichrysum italicum*）

松紅梅（*Leptospermum scoparium*）
泰國蔘薑（*Zingiber cassumunar*）

如果想用精油配方，以下是兩個建議配方。配方 2 更適合患部出現發紅或紅腫等情況。

淋巴水腫：配方 1

杜松漿果........................ 5 滴
葡萄柚........................... 2 滴
絲柏.............................. 2 滴
甜橙.............................. 5 滴

首先，均勻混合上述精油。接著，在每小匙（5 毫升）基底油中，調入 1 至 3 滴精油。每次取需要的量，按上述方式使用。

淋巴水腫：配方 2

真正薰衣草..................... 6 滴
杜松漿果........................ 3 滴
德國洋甘菊..................... 6 滴

首先，均勻混合上述精油。接著，在每小匙（5 毫升）基底油中，調入 1 至 3 滴精油。每次取需要的量，按上述方式使用。

男女生殖系統問題

撰寫這個段落的原因，是想消除許多癌症患者使用產品的疑慮，例如身體按摩油、洗浴產品和空氣清新劑等等。只要大略看一眼市售產品的成分表，就會發現其中有很多我們幾乎不瞭解的成分。有些人希望對自己用在身上的產品有更高的掌握度，而現在就是最好的時機。

許多女性會用身體保養品，來幫助肌膚保持彈性，要是少了這些產品，生活中的幸福感就會大大降低。我們都需要偶爾任性地寵愛自己一回，對癌症患者來說更是如此。許多市售產品都含有精油成分，不過某些含有植物荷爾蒙（或植物生長調節劑（plant growth regulators，PGRs）的精油——例如甜茴香、鼠尾草、八角茴香和藏茴香——最好還是避免使用。雖然從荷爾蒙干擾的角度來看，目前沒有證據顯示這些植物荷爾蒙真的會對人體造成傷害，但另尋替代產品或許會是更明智的作法。不過，當然，植物生長調節劑是天然植物的一部分，並且也存在於我們每天食用的食物中。

世界衛生組織（WHO）曾於 2012 年發表一份名為＜化學物質干擾內分泌的科學陳述報告＞（*State of the Science of Endocrine Disrupting Chemicals*）的報告。其中針對將近 800 種存在於個人護理產品、殺蟲劑、金

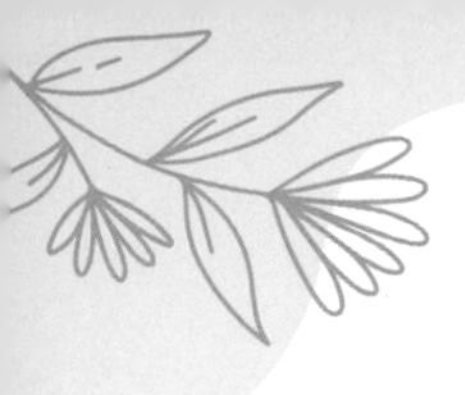

屬，和食物添加劑與食物汙染源的合成化學物質，檢驗它們對人體健康帶來的傷害。然而最驚人的是，根據 WHO 的說法：「目前最被商業產品廣泛使用的化學成分，在過去從未經過檢測」。你我身邊充斥著大量干擾內分泌的化學物質，而似乎卻只有罹患內分泌相關癌症的患者，才會想到尋求替代產品來使用。

❖ 子宮癌

子宮癌這個名稱底下，又包含許多不同的癌症種類。這些癌症有時也用「子宮內膜癌」（endometrial cancer）來表示，因為它們多半是源於子宮內膜的病症（雖然有時也可能涵蓋周圍肌肉）。一般來說，尚未進入更年期的女性較不容易罹患相關疾病，但只要出現非經期的出血，或是令人不適的分泌物，就需要盡早尋求醫師諮詢。

如果已確定罹患子宮癌，可以透過精油，帶給你情緒上的支持，幫助提升整體的幸福感。精油可以透過任何把香氣擴散到環境的方式來使用，例如空間擴香，或是泡澡，或調配成按摩油。基底油可以從本章第 30 頁「護膚保養」列出的建議中，挑選其中滋潤的植物油使用。用在空間擴香或泡澡時，只要按一般用量使用就可以了，這部分可以參考第 1 章「使用方法」的內容（上冊第 37 頁）。調製按摩油時，在 1 小匙（5 毫升）的基底油中，只加入 1 至 3 滴的精油。這樣的量就足以塗抹在身體上了；只要塗到雙手能及之處就好，例如上胸、腹部和後腰。進行化療與放療時避免使用身體按摩油，除非你的癌症治療團隊同意你這麼做。

天竺葵（*Pelargonium graveolens*）
奧圖玫瑰（*Rosa damascena*）
橙花（*Citrus aurantium*）
乳香（*Boswellia carterii*）
沒藥（*Commiphora myrrha*）
檸檬（*Citrus limon*）
羅馬洋甘菊（*Anthemis nobilis*）
真正薰衣草（*Lavandula angustifolia*）
苦橙葉（*Citrus aurantium*）
甜橙（*Citrus sinensis*）
橘（桔）（*Citrus reticulata*）

❖ 子宮頸癌

現在，無論女性是否有活躍的性行為，都被鼓勵定期進行子宮頸抹片檢查，因為發現得越早，只要在尚未惡化的階段，要發展成子宮頸癌的機會就越低。子宮頸抹片檢查同時也能檢測出是否感染人類乳突病毒（papillomaviruses，HPV），大約有 70%的子宮頸癌是由這類病毒造成。子宮頸癌的症狀包括不正常出血、非經期間排出穢物，或者是膀胱問題、性交疼痛等。某些女性只覺得體內「感覺不舒服」。只要出現任何不正常的徵兆，都表示需要尋求醫師診療。

目前已發現，子宮頸癌和壓力指數過高有關，因為高度的壓力會削弱免疫系統。因此，相關的精油建議主要在於減輕壓力。

天竺葵（*Pelargonium graveolens*）
奧圖玫瑰（*Rosa damascena*）
胡蘿蔔籽（*Daucus carota*）
綠花白千層（*Melaleuca quinquenervia*）
安息香（*Styrax benzoin*）
真正薰衣草（*Lavandula angustifolia*）
檸檬（*Citrus limon*）
薑（*Zingiber officinale*）
甜橙（*Citrus sinensis*）
大西洋雪松（*Cedrus atlantica*）
乳香（*Boswellia carterii*）
絲柏（*Cupressus sempervirens*）
檀香（*Santalum album*）
大花茉莉／摩洛哥茉莉（*Jasminum grandiflorum/officinale*）
依蘭（*Cananga odorata*）
苦橙葉（*Citrus aurantium*）
橘（桔）（*Citrus reticulata*）

從上述精油中調配出能讓心情愉悅的精油組合，或者，就挑選一種精油來使用。取 1 至 3 滴加入泡澡水中。或者，在每小匙（5 毫升）滋潤的基底油中（見第 30 頁）調入 2 至 3 滴精油，作為身體按摩油使用。上述精油選項中，不乏氣味討喜的選擇，只要稍微實驗一下，就能為自己打造出符合個人特色又有助於放鬆的組合。以下是幾個供你參考的配方建議：

泡浴配方

天竺葵……10 滴
真正薰衣草……5 滴
乳香……5 滴
安息香……7 滴
檸檬……10 滴

首先，均勻混合上述精油，每次泡澡時，取 1 至 3 滴調入少許基底油中。

身體按摩油配方

絲柏……5 滴
檀香……10 滴
天竺葵……10 滴
薑……2 滴
胡蘿蔔籽……2 滴

首先，均勻混合上述精油。而後以每 1 小匙（5 毫升）基底油加入 2 至 3 滴精油的比例，調製成按摩油。或者，也可以將上述配方中所有精油，全數調入 60 毫升的基底油中，每次取少量使用。使用的方式如常，只要塗到雙手能及之處就好，例如上胸、腹部和後腰。進行化療與放療時，請避免使用

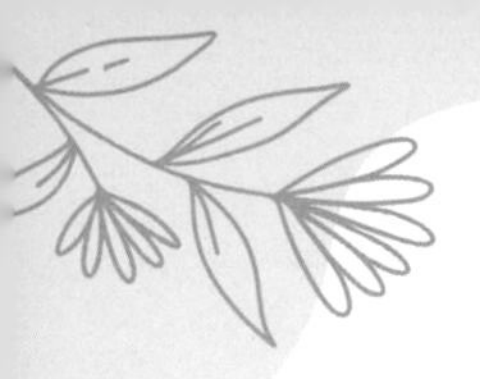

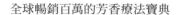

身體按摩油，除非你的癌症治療團隊同意你這麼做。盡可能保持樂觀，透過放鬆壓力、多吃營養健康的有機食物，來幫助免疫系統運作。

❖ 乳癌

無論你是否像模範生一樣生活，總是吃得正確健康、不抽菸、不喝酒、還經常運動：任何女性都可能罹患乳癌。因此，經常檢查胸部和腋下部位，是否出現任何像豆子大小的硬塊、腫塊，或是乳房組織或乳頭是否出現任何變化，都應該成為每位女性定期自我照顧的程序。

當被確診罹患乳癌、出現癌前細胞，或甚至是在基因上有罹癌體質（genetic predisposition），都可能引發一連串的問題和需要決定的選擇，讓女性困惑、充滿壓力，或感覺自己對生活失去控制。這時，在日常生活中透過整合醫學的方式照顧自己，或許能幫助你找回一些控制感。患病的壓力和焦慮，可以透過精油擴香、泡澡和身體按摩油的使用來達到緩解。以下是這段時期適合使用的精油選擇，可以單獨使用或調製成配方：

乳香（*Boswellia carterii*）
檸檬（*Citrus limon*）
檸檬香茅（*Cymbopogon citratus/flexuosus*）
沒藥（*Commiphora myrrha*）
迷迭香（*Rosmarinus officinalis*）
真正薰衣草（*Lavandula angustifolia*）
羅馬洋甘菊（*Anthemis nobilis*）
德國洋甘菊（*Matricaria recutita*）
檀香（*Santalum album*）
大西洋雪松（*Cedrus atlantica*）
苦橙葉（*Citrus aurantium*）
橙花（*Citrus aurantium*）
杜松漿果（*Juniperus communis*）
橘（桔）（*Citrus reticulata*）

單獨使用一種精油，或選擇 2 到 3 種調製成複方。從上述建議列表中選擇使用的精油，透過擴香器具或其他擴香方式使用在空間中，或者在泡澡水裡加入 2 至 3 滴精油——記得先用少許基底油稀釋。調配身體按摩油時，將 2 至 3 滴精油，調入 1 小匙（5 毫升）的基底油中使用。如果正接受放射線治療，可以參考本章「護膚保養」的段落（參見本書第 30 頁）。除非獲得癌症治療團隊的允許，否則在化療或放療期間，應避免使用上述身體按摩油。如果需要接受切除手術，下面這個配方或許能幫助到妳：

手術前適用配方

真正薰衣草	5 滴
德國洋甘菊	2 滴
苦橙葉	4 滴
迷迭香	2 滴

上述配方可以在手術前每天使用，幫助皮膚維持在良好狀態。首先，均勻混合上述精油，在每 1 小匙（5 毫升）基底油中，調入 2 至 3 滴精油；基底油可以選用玫瑰果（籽）油或金盞菊浸泡油，或者從本章「護膚保養」段落中列出的滋潤基底油中選擇（參見本書第 300 頁）。蘆薈膠也是合適的基底產品，如果混入少許滋潤的基底油一同使用會更好。調配完成後，取少量塗抹在腹部與上胸，避開胸部。手術後需暫時停用任何基底油，直到傷口完全復原，才繼續使用。如果手術後出現傷口感染的情況，而你想要透過精油來協助，請知會你的癌症治療團隊。

❖ 前列腺癌

大部分的前列腺癌患者，一開始都沒有任何徵兆，但事實上，前列腺癌是很常見的疾病，患病機率也會隨著年紀增加。前列腺癌的症狀，通常與排尿和性交有關。要注意的徵兆包括：頻繁感覺到尿意卻只排出少量、排尿疼痛、血尿、後腰疼痛、射精疼痛或出現不熟悉的體感。這些症狀也可能是其他疾病的徵兆。家中若有父親或兄長罹患前列腺癌，都會提高患病風險。無論是何種情況，只要出現一或多個上述徵兆，都請尋求專業醫師診療。

關於篩檢攝護腺特異抗原（prostate-specific antigen，PSA）的作法利弊，目前仍有巨大的爭議，不只醫生抱持不同的看法，國家之間的政策立場也有所不同。舉例來說，慈善機構英國癌症研究中心（Cancer Research UK）認為這項篩檢降低了前列腺癌的死亡率，而美國預防服務工作小組（US Preventive Services Task Force）卻不建議進行這項檢測，認為可能篩檢出偽陽性結果，並導致組織切片併發症或治療副作用，而對於病程進展緩慢並無死亡危險的患者來說，這些原本是可避免的。針對各據一方的說詞，要做出正確的判斷或許並不容易——尤其前列腺癌在英國和美國，都是造成男性死亡的第二大癌症疾病。對此，每一位男性都需要醫療諮詢和建議，因此醫生扮演相當重要的角色。

無論是來自治療或症狀本身，前列腺癌都有可能造成患者的壓力，因為這項疾病使人們失去對某些基本生存功能的控制感，包括排尿和性交。下列精油能紓解這樣的壓力，並且可以以多種方式使用。精油可以單獨使用，或者選取其中 2 到 3 種調和使用。可以按照一般空間擴香方式使用，或用來泡澡、淋浴，或者調製身體按摩油。調配按摩油時，將 2 至 3 滴精油，調入 1 小匙（5 毫升）的基底油中使用就可以了。

天竺葵（*Pelargonium graveolens*）

大西洋雪松（*Cedrus atlantica*）
乳香（*Boswellia carterii*）
檸檬香茅（*Cymbopogon citratus/flexuosus*）
德國洋甘菊（*Matricaria recutita*）
羅馬洋甘菊（*Anthemis nobilis*）
檀香（*Santalum album*）
真正薰衣草（*Lavandula angustifolia*）
綠花白千層（*Melaleuca quinquenervia*）
芳枸葉（*Agonis fragrans*）
杜松漿果（*Juniperus communis*）
苦橙葉（*Citrus aurantium*）

如果患者預計接受手術，以下配方可以在手術前的日子使用。將此配方塗抹在下腹部和後腰處，觸及臀部下緣，但不需要塗抹到肛門：

手術前適用配方

檀香……5 滴
大西洋雪松……5 滴
乳香……5 滴
杜松漿果……5 滴
德國洋甘菊……5 滴

首先，均勻混合上述精油，取 2 至 3 滴調入 1 小匙（5 毫升）的有機金盞菊浸泡油，或 1 小匙（5 毫升）的蘆薈膠中。或者，也可以從本章「護膚保養」的段落（參見本書 30 頁），挑選合適的基底油使用。

如果手術後出現傷口感染的情況，而你想要透過精油來協助，請知會你的癌症治療團隊。手術當天請勿使用精油。

癌症與按摩

按摩對於被按摩者來說，是一個非常舒服的過程——按摩本身就是一個非常有愛且療癒的體驗。對癌症患者來說，按摩也意味著一份支持和理解，能帶來安心的感受。有時，癌症患者會和自己的身體失去連結——感覺自己的身體被入侵，或者感覺身體讓自己很失望。按摩能幫助人們重新連結到自己的身體，而來自他人充滿愛的撫觸，能讓患者感覺自己和整個世界，重新建立起正面的連結。

除此之外，結合適合的精油進行按摩，能讓患者放鬆、減輕肌肉或四肢的身體疼痛、幫助消化功能正常運作、促進睡眠，同時增強疤痕組織周圍的彈性。選對正確的精油來按摩，能減輕化療的副作用，幫助身體更有能力承受接下來的治療。

精油按摩在心理上帶來的影響包括：降低焦慮、改善憂鬱、釋放負面想法（包括有可能離開所愛之人的悲傷）。精油按摩能為情緒帶來許多正面的影響，對於癌症病患來說，感覺到自己正在療癒和修復當中，會比完全想置身事外來得好。

在為癌症患者按摩時，最重要的是必須把所有曾經從他人身上看到、學到的按摩技巧拋諸腦後。為癌症病患按摩，每一次長推都不加上任何力道，輕柔撫觸卻安穩紮實。這裡所指的輕柔（gentle）與紮實（firm），意思是按摩的手並非無力或懶散的，而是帶著正面的支持力量，讓患者能透過被觸碰，感受到這一點。

專業的治療師有足夠的訓練技巧，不僅了解按摩的生理效益，也能根據不同癌症種類，或患者正接受、曾接受的治療方式去調整。非專業人士則要注意避開任何剛接受過手術或剛接受放療的部位。為癌症患者按摩時，少即是多。記得時時詢問：「現在感覺還好嗎？」或「我可以繼續嗎？」讓患者有機會說「現在這樣可以了。」這樣的問句就像打開一扇門，讓患者有機會表達對於按摩的感覺。

首先，在手上倒入一些用基底油稀釋過的精油配方，均勻抹在雙手掌心。接著，用溫柔的方式把油塗在被按摩者的身上。這樣的動作會更像是輕撫或輕揉，而不是一般想像中的按摩。根據患者情況的不同，決定只把油塗在身體某部分，或全身塗抹。如果可以的話，從背部開始準沒錯。

還有其他方式可以讓稀釋過的精油接觸到身體，卻不涉及按摩動作。例如，把手放在患部，不施加任何壓力，只是放在那裡幾秒鐘或幾分鐘。你的手可能感覺越來越溫暖，這就是正在傳遞正能量的象徵。如果患者臥床不起、吊點滴，或因為任何其他原因難以移動，也可以只用雙手握持患者的一腳，接著再握持另一腳。

為癌症患者按摩的作法，多年來存在許多迷思。這些迷思現在都已一一破除。只要你使用的精油種類合適，並且是品質精純、有機的精油，就不需要猶豫不前。注意不在化療或放療時使用精油、記得知會醫療團隊，並且按上述方式來使用就可以了。

緩和療護（Palliative Care）

現在，全球各地的緩和療護，都漸漸加入精油與芳香療法的使用——包括在收容所、醫院、安養中心，以及患者的住家。現在，人們普遍歡迎用芳香療法輔助照護工作。為已知生命有限的患者提供一個能被支持的空間是緩和療護重要的前提，其中可以含納多種身心支持方案，或者什麼也不做。無論患者需要什麼，緩和療護的重點都在於提供支持，並且讓生命的最後這段時間，能更好過一些。當然，對於臨終患者尤其如此，但患者家人親屬的需求和感受，也可以列入考量。

當患者的照護進入到這個階段，很可能先前的治療都由醫療團隊全權掌握，而患者

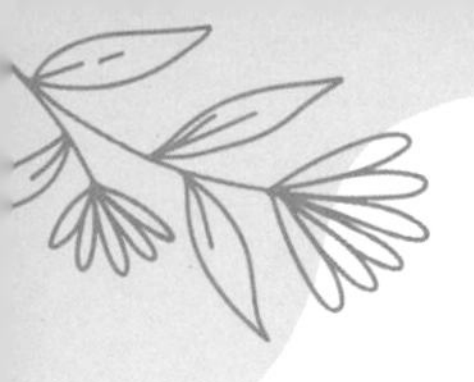

的親屬家人也可能感覺必須克服自己的無助。畢竟，醫院的治療更多在於身體，而未能緩解個人在情緒或靈性面向的感受。現在，能帶著關懷與愛為患者準備特製的精油配方，或是給予輕柔的按摩，讓家人親友有機會傳達自己心中的愛。透過精油香氣照顧患者，能幫助每個人共同度過這段艱難的時光。

一個好的緩和療護，不僅會兼顧患者的希望與需求，也會盡可能讓他們感到舒服。天然精油的香氣則為此增加了另一個面向。因為在這樣的情境裡，精油香氣能幫助個人的情緒和靈性面向都更安穩下來。在這樣的時刻，精油的作用更重於提振個人狀態，而不是發揮身體上的療癒效果。這並不是說，不需要根據療癒效果來選擇精油，例如止痛、控制感染或緩解特定症狀；而是此時必須意識到，精油還可以在情緒和靈性的面向上，滿足患者的需要。每一支精油都有著豐富的面向，因此，一定能找到兼顧多種效果，甚至能滿足多樣需求的選擇。

此時，精油使用的主要目的在於改善生活品質。因此，建議選擇能減輕壓力和緊張感、緩和恐懼與悲傷，並帶來放鬆、幸福感受的精油。許多人都發現，某些特定的香氣，在靈性層面上對自己有極大的意義。確實，香氣在許多文化的靈性儀式中，扮演著相當重要的角色，相當於人類世界與靈性層級的橋樑。

香氣喜好是一種非常個人的感受，或許某一種香氣，曾經和記憶深處的場景有所連結，因此能喚起遺忘已久的感受。這些都是非常精微卻真實的體驗，即便身為最親近的家屬，我們也不見得知道患者潛意識裡埋藏著什麼。因此，這時必須盡可能更細心觀察，確保我們關心的對象，確實願意接受這樣的精油香氣出現在身邊。而這樣的細心觀察包括花時間讓對方指出自己喜歡或不喜歡哪些香氣。當然，如果你本來就知道對方喜歡橙花、玫瑰或雪松，那就是另一回事了；這時，即便患者無法表達自己的喜好，你還是知道對方會喜歡這樣的香氣。

善加選擇對方喜歡的精油，帶來的效果可能超乎想像。精油可能釋放對於未知的恐懼，或是深愛之人將獨留人世的擔憂；並且帶來安慰、安心、接納的感受。同時，精油也可能深深地改善患者的自我形象。這些都是個人內心很深的需要，而世界上沒有多少東西能像香氣這樣，從一種最深邃的層次對個人帶來影響。

香氣還有另一項特質：能打開溝通的大門。你所照顧的對象或許有一些你不曾發現的想法。他們或許不是從自己為出發點去思考，而是在為他人著想；他們也可能很在意自己無法保護家人不遭受痛苦。或許，他們不敢表達真實的需求，因為擔心他人可能被觸怒。精油的天然香氣，就像雙通的導管，能促進雙向溝通；同時，精油也能幫助每個人，去完成某些生命中最重要的對話。

由於香氣能喚起人們對地點和某些經驗的記憶，因此香氣能讓人們有機會談談自己的過往。此時，我們的角色是傾聽者，只要安靜聆聽就好了。讓患者充分表達自己的盼望、懊悔和愛。即便某些緩和療護的患者看起來沒有意識，但仍要記得表達你的愛。這是生命中一段原諒或請求原諒的時光。

緩和療護最常用到的精油

奧圖玫瑰（*Rosa damascena*）
橙花（*Citrus aurantium*）
檀香（*Santalum album*）
乳香（*Boswellia carterii*）
大西洋雪松（*Cedrus atlantica*）
佛手柑（*Citrus bergamia*）
檸檬（*Citrus limon*）
甜橙（*Citrus sinensis*）

這些精油都可以用來空間擴香、洗澡或泡澡，也可以調製成身體按摩油。精油可以滴在枕頭角落，或滴在紙巾上隨時嗅聞。

❖ 芬芳的空間

透過常見的空間擴香方式來做精油擴香，可以創造更平靜的氛圍，帶來安撫和寧靜的感受。擴香除了可以去除空間中不舒服的氣味，芬芳的香氣更能減輕壓力，提升家人、訪客，甚至是護理人員、照護人員的環境氣氛。

❖ 緩和療護按摩

緩和療護的按摩很少是關於身體本身。它更多是在於撫觸、照顧、安撫和溝通，有些時候也在於為特定區域紓解疼痛。一般來說，緩和療護的按摩只會在小範圍進行：臉部、手、腳或肩膀。關鍵字是輕柔（*gentle*）、細心（*thoughtful*）和體貼（*caring*）。開始按摩之前，確保接受按摩的患者處於舒服的姿勢，並且確實願意接受按摩。按摩的時間大概只要 1 分鐘，或差不多 15 分鐘就好。輕輕地觸碰，小心照顧嬌嫩的皮膚。

觸碰可以帶來美妙的安心感受，也比語言還更能傳達出兩人之間的愛意。世界上沒有什麼，比帶著愛傳達出來的撫觸能量更能滋養人心了。按摩時精油劑量要低，每次只要取用少量就可以了。

用於成人：1 小匙（5 毫升）基底油中，加入 2 滴精油。

用於兒童：1 小匙（5 毫升）的甜杏仁油中，加入 1 滴精油。

❖ 為家屬提供支持

當某人去世，家人和親友是留在人間悲

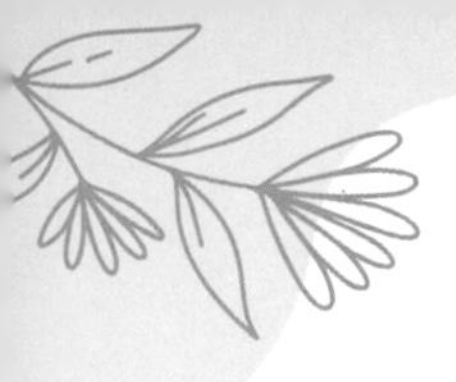

傷流淚的人。有些人會想向他人訴說已逝者對自己的影響；有些人則安靜不語，看起來不為所動。這段時間需要完成的事情很多，有些人的對應機制，就是讓自己忙得停不下來，對這樣的人來說，失去所愛的震驚很可能之後才會到來。每一個人的反應方式都不一樣，可以參考上冊第 5 章「情緒救援」關於「喪親之痛」的段落（第 161 頁）。

芳香療法能對人的身、心、靈帶來影響，包括在人生的最後這段路程。這是為什麼，精油在此時能帶來獨特且深刻的安慰。只要能事先了解患者對於香氣的喜好，在緩和療護中使用精油將帶來莫大的幫助。因此，稍微事先做點計畫，把精油調配好，就能避開後續的許多不確定性。同一個精油配方也可以在故人身後用來擴香，幫助喚回對所愛之人的記憶。這樣的香氣連結，或許能讓失去所愛的悲傷更容易度過一些。

❖ 靈性連結

自古至今，香氣在許多文化中，一直是靈性儀式中的重要角色。在我的另一本著作《靈魂的芳香療法：透過精油香氣療癒心靈》（*Aromatherapy for the Soul: Healing the Spirit with Fragrance and Essential Oils*）中，特別探討了這個主題。每一個文化在靈性儀式裡，都透過不同香氣的運用，達到人與神的連結。即使是無神論者，也可能感覺到某種特定的香氣，能幫助自己與自我內在的靈性核心進行連結。

在緩和療護中透過精油進行靈性連結，是另一個需要細心體察的面向。也就是說，即將離世的患者，可能感謝有這樣的香氣陪伴，幫助搭起連結天人兩界之間的靈性橋梁。此時，患者正面臨每個人都終需面對的玄秘旅程，適當選擇的精油能為患者帶來走向前路的昂揚自尊，少有其他方式能夠比擬。

心臟問題

從古到今，詩人與作曲家總是把心與愛連結在一起：「它讓我的心歡唱」、「當他／她進到房間，我的心撲通跳了一下」、「我的心因為愛而疼痛」、「我心碎了」、「我正跟隨心的指引」。我不知道為什麼這個獨特的器官會成為愛和情感的象徵，但顯然正是如此。對我來說，心的能量毫無疑問在每個人的情緒與靈性面向上，扮演著重要的角色，實際的器官就更不用說了。

這個了不起的肌肉組織——心臟，每天跳動 100,000 次，持續不斷地抽泵，讓血液能無時無刻在全身流動。每天、每天，心臟把含氧量充足的血液運送到身體的每一個部位。毫無疑問，心肌是全身上下最奮力工作的肌肉；當它不再正常運作，也是最恐怖的一件事。現在，全球的心臟疾病患者逐年增加，在西方世界，甚至是人們的主要死因之一。現代人久坐不起、由工具代步的生活型態，使得原本就不輕鬆的心臟更是雪上加霜。長時間坐在電腦前工作，或者久坐於家中，用各種便利機械代替實際勞動、與日俱增的生活壓力，都讓心臟健康更岌岌可危。體重過重更使得心臟病的風險提高（尤其是在身體中段和腹部累積的脂肪），此外，抽菸、飲酒過量、攝取過多的紅肉、高飽和脂肪的垃圾食物、鹽與糖，蔬菜水果攝取不足、每日運動量不足，也都是心臟病的成因。

當我們隨便對待自己的心臟，它確實會發出警告。心臟弱化的跡象包括高血壓、低血壓、胸腔中心的不舒服或疼痛（無論是輕微或強烈的）、左手臂突然沒來由的痠痛或疼痛、下巴／頸部與上背部痠痛、呼吸短淺、噁心、胃灼熱、持續感覺疲倦、咳嗽、心悸、失去食慾等。許多人只有等到心臟出問題時，才開始擔心自己的心臟健康。直到這時，他們才意識到心臟是自己的重要朋友，並心懷感激。這時，規律的心跳聲，成了最令人安心的聲響。

許多問題都可能影響到這個重要的器官，但多數時候，我們能做的並不多。我們能幫助自己的一個方式，是多照顧支援心臟肌肉、將含氧血液傳送到身體各處的動脈。這些動脈當中，有可能累積一種叫做斑塊（*plaque*）的脂肪物質，這個過程就叫做動脈粥樣硬化，隨著時間過去，動脈會越來越窄，於是便無法運送足夠的血液去到心臟。

說到心臟和動脈的自我照護，一切都和預防有關。我們都知道自己該做什麼，預防措施包括——戒菸、減少「壞」膽固醇攝取、降低血壓（控制在正常範圍內）、避免體重過重、持續運動。如果可以的話，最好能降低工作時數，全方位減輕壓力。思考能如何改變生活模式，讓自己的壓力更減輕一些，同時注意以更健康的方式飲食，搭配足夠的運動，讓生活多點樂趣！

心臟保健

精油可以幫助減輕壓力和緊張，進而改善循環系統和神經系統的健康。

心臟保健：配方 1

羅馬洋甘菊	5 滴
天竺葵	10 滴
佛手柑	3 滴
真正薰衣草	10 滴
檸檬	2 滴

首先，將上述精油調和在一起，接著，取 2 至 3 滴泡澡，或使用 1 至 2 滴搭配淋

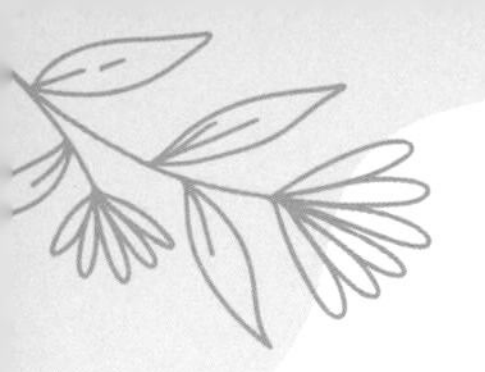

浴。

或者將上述精油調和在一起，在每小匙（5 毫升）的基底油中，調入 2 至 5 滴精油，當作身體按摩油使用。

心臟保健：配方 2

天竺葵	8 滴
胡椒薄荷（歐薄荷）	1 滴
迷迭香	2 滴
薑	5 滴
澳洲尤加利	2 滴

首先，將上述精油調和在一起，接著，取 2 至 3 滴泡澡，或使用 1 至 2 滴搭配淋浴。

或者將上述精油調和在一起，在每小匙（5 毫升）的基底油中，調入 2 至 5 滴精油，當作身體按摩油使用。

心臟保健的預防措施也包括控制膽固醇指數，並時時觀察血壓。飲食習慣是關鍵——過量服用高脂肪食物，或高含糖、高含鹽食品，都會損害心臟健康。顯然，從天然食品中攝取足夠的纖維，能降低心臟發病的機率。此外，攝取足夠的新鮮蔬菜水果，對於維持心臟健康，也扮演著重要的角色。盡可能少吃紅肉與加工肉食品，多吃富含脂肪的魚肉，戒掉垃圾食物。營養補充品也能帶來一定程度的幫助，例如必需脂肪酸（尤其是 omega-3），以及維生素 C、E 與 D。

目前已知，心臟病或心絞痛患者體內的必需脂肪酸含量，比心臟健康的人們來得更低。這是個人選擇帶來的結果。從心臟保健的角度來看，多吃魚肉與蔬菜，比選擇牛排和薯條更為有利。

已經出現心臟問題的患者，不只應該遵從上述飲食建議，也最好每個月撥時間做一次芳香療程。如果這麼做很困難，那麼請至少每週為自己按摩一次，並且至少每週兩次用精油搭配泡澡或淋浴使用。千年以來，薑在亞洲被認為是有強心作用的植物，薑精油也正好是最適合心臟保健使用的精油選擇。

請從下列兩個精油建議列表中，選擇你喜歡的精油種類。可以單一使用，或調製成複方。用於泡澡或淋浴時，最多使用 3 滴，或者將 2 至 5 滴精油調入 1 小匙（5 毫升）的基底油中，作為按摩油使用。塗抹精油時，總是以朝向心臟的方向推送。如要透過精油幫助心臟保健，塗抹重點在後背肩胛骨之間、肩膀、後頸，以及兩側手臂等區域。

心臟保健適合使用的精油

天竺葵（*Pelargonium graveolens*）
乳香（*Boswellia carterii*）
迷迭香（*Rosmarinus officinalis*）
黑胡椒（*Piper nigrum*）
奧圖玫瑰（*Rosa damascena*）

荳蔻（*Elettaria cardamomum*）
千葉玫瑰（摩洛哥玫瑰）（*Rosa centifolia*）
薑（*Zingiber officinale*）
綠花白千層（*Melaleuca quinquenervia*）

幫助紓解壓力和絞痛感的精油

佛手柑（*Citrus bergamia*）
絲柏（*Cupressus sempervirens*）
快樂鼠尾草（*Salvia sclarea*）
甜羅勒（沉香醇羅勒）（*Ocimum basilicum* ct. *linalool*）
岩蘭草（*Vetiveria zizanoides*）
大西洋雪松（*Cedrus atlantica*）
花梨木（*Aniba rosaeodora*）
檀香（*Santalum album*）

心臟保健：配方 3

荳蔻............................ 2 滴
天竺葵.......................... 1 滴
快樂鼠尾草 .... 2 滴
佛手柑.......................... 1 滴
薑................................ 1 滴

首先，將上述精油調和在一起，接著，取 3 至 4 滴用一點基底油稀釋後加入泡澡水中，或在擦澡巾上滴入 1 至 2 滴，在淋浴時使用。

或者將上述精油調和在一起，在每小匙（5 毫升）的基底油中，調入 3 至 5 滴精油使用。

動脈粥樣硬化與動脈硬化

這兩種動脈問題，通常是相互關聯的。動脈硬化（或說是動脈血管壁的增厚、變硬）通常是動脈粥樣硬化造成的結果，也就是有膽固醇或其他脂肪物質堆積在動脈內壁當中。這兩種情形都可能威脅生命、影響動脈輸送血液的效率，並增加動脈血管壁囤積的脂肪脫落、阻塞動脈的可能性。當支持心臟血流的動脈出現血液凝塊，就可能形成冠狀動脈血栓（coronary thrombosis），而當支持腦部血流的動脈出現血栓栓塞，就可能造成中風。動脈輸送血液的效率降低，也可能造成各種嚴重問題，包括心絞痛或腎功能不全等。

最理想的狀態，是請合格芳療師或精油療癒師幫你配製個人專用的精油配方，但你仍然可以為自己做些事，幫助維持動脈健康。例如，每天做溫和的運動。如果能游泳會非常理想。好好睡覺，每天練習瑜伽的呼吸法。或者，可以練習打太極拳、氣功，或任何其他幫助能量平衡的運動。

動脈粥樣硬化和動脈硬化適合使用的精油

杜松漿果（*Juniperus communis*）
薑（*Zingiber officinale*）
迷迭香（*Rosmarinus officinalis*）

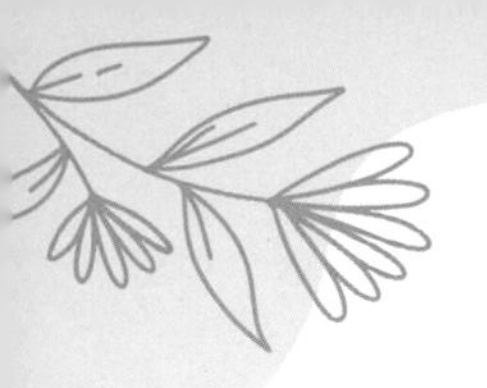

檸檬（*Citrus limon*）
黑胡椒（*Piper nigrum*）
奧圖玫瑰（*Rosa damascena*）
天竺葵（*Pelargonium graveolens*）

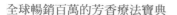

動脈粥樣硬化與動脈硬化：身體按摩油

薑	8 滴
迷迭香	5 滴
葡萄柚	5 滴
天竺葵	8 滴
黑胡椒	2 滴

首先，均勻混合上述精油，取 2 至 5 滴調入 1 小匙（5 毫升）的基底油中。

中風

中風（*stroke*）這個字可能代表兩種相當不同的情況，這兩種情況都會影響腦部的固定血流。目前，最常見的中風型態叫做大腦梗塞（*cerebral infarction*），或是大腦缺血（*brain ischemia*），也就是大腦血流供應降低的情況。另一種造成中風的情況是腦部血流過多，造成這種情況的成因有許多。這類型的中風可以用出血（*hemorrhage*）來形容，從這個字就能大概明白大腦發生了什麼事。出血型中風可能來自頭部損傷、主動脈或靜脈破裂，或大腦表層或內裡的血管損傷。頭痛可能是徵兆之一。但大部分的中風，都是因為靜脈中有血凝塊——也就是所謂的血栓（*thrombosis*）；也可能是動脈粥樣硬化造成梗塞，也就是剝落的纖維或斑塊（所謂的栓塞）阻擋了通往腦部的血流。

中風會對患者的身體和心理層面造成影響，範圍非常廣泛。暫時性腦缺血（transient ischemic attack，TIA）是一種小型的中風，可能持續幾分鐘到幾小時，是血氧短暫受到干擾所導致，呈現出來的症狀和中風發作一樣。患者只會在迅速恢復之後，回想起當時的情況，因此暫時性腦缺血可以算是一種發作完就過了的事件。靜默性腦梗塞（silent cerebral infarct，SCI）沒有任何可察覺的症狀，患者甚至不知道自己已經發作。然而，像這樣的腦梗塞會造成長期的影響，通常是心理層面的變化。還有另一種和中風有關的腦部情況，叫做腔隙性腦梗塞（*lacunar infarction*）或小血管疾病（*small vessel disease*），這是大腦裡細小的動脈出現微小阻塞所造成，患者容易進一步出現暫時性腦缺血的情況。

中風發作的徵兆可以從臉部看出，患者的臉通常會左右不平衡。除此之外，患者的手臂也無法長時間抬起，或者會有言語不清或語意不明等情況。患者也可能出現身體癱瘓，但通常只會發生在身體的某一側；從癱瘓的部位可以看出大腦何處受到影響，以及可能出現什麼症狀。當中風發作，重要的是必須盡快就醫，因為能施以抗凝血藥的機會可能非常短暫。

防治中風的注意事項和防治心臟病的作法非常接近——就是盡可能減少動脈的脂肪堆積，避免造成動脈破裂，或形成栓塞。因此，請避免吸菸，多做運動，維持均衡、新鮮的飲食，少鹽少糖，並控制體重不超過正常標準。50%的中風是高血壓導致，顯然血壓是必須持續觀察控管的項目之一；此外，血糖濃度若有快速變化，也需要多加注意——可能表示出現糖尿病；你的膽固醇指數和飲酒量，也都需要留心。那些以玩耍心態吸食古柯鹼或安非他命等娛樂性藥物的年輕人，必須知道這麼做正使得自己成為中風的高危險群。讓這些孩子到中風患者病房做幾天志工，或許比送進毒品勒戒所還有效。

除了身體上的醫療措施之外，加上精油的輔助，能為因中風而行動不便的患者帶來更多幫助。專業按摩可以幫助肌肉維持彈性，也能讓中風患者更快康復。

用來調製中風患者身體按摩油的精油，會因個人症狀而有不同。請參照本書提供的內容，選擇與個人症狀最相關的精油。中風的恢復可能是長期緩慢的過程，而精油按摩可以在康復過程中提供協助。在受影響的四肢部位輕柔按摩將帶來很大的幫助，後背按摩和足部按摩也會帶來良好的效果。如果患者的臉部也受到中風影響，也可以在臉部輕柔按摩，只要小心不可誤觸眼睛。若想在中風的康復過程中使用精油，請務必諮詢主治醫師，因為每位患者的獨特情況與開立的藥物，都需要一併列入考量。

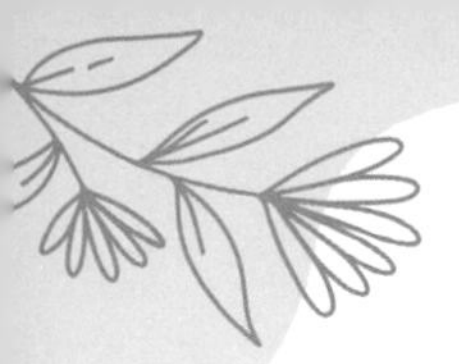

表 10：適合協助中風恢復的精油

關注焦點	適用精油
力氣	黑胡椒（*Piper nigrum*） 大西洋雪松（*Cedrus atlantica*） 歐洲赤松（*Pinus sylvestris*） 荳蔻（*Elettaria cardamomum*） 義大利永久花（*Helichrysum italicum*） 八角茴香（*Illicium verum*） 綠花白千層（*Melaleuca quinquenervia*） 甜羅勒（沉香醇羅勒）（*Ocimum basilicum ct. linalool*）
肌肉	薑（*Zingiber officinale*） 黑胡椒（*Piper nigrum*） 快樂鼠尾草（*Salvia sclarea*） 沉香醇百里香（*Thymus vulgaris ct. linalool*） 歐洲赤松（*Pinus sylvestris*） 甜羅勒（沉香醇羅勒）（*Ocimum basilicum ct. linalool*） 迷迭香（*Rosmarinus officinalis*） 甜馬鬱蘭（*Origanum majorana*） 丁香花苞（*Syzygium aromaticum*） 八角茴香（*Illicium verum*） 義大利永久花（*Helichrysum italicum*） 胡椒薄荷（歐薄荷）（*Mentha piperita*）
發炎	德國洋甘菊（*Matricaria recutita*） 羅馬洋甘菊（*Anthemis nobilis*） 真正薰衣草（*Lavandula angustifolia*） 胡椒薄荷（歐薄荷）（*Mentha piperita*） 義大利永久花（*Helichrysum italicum*）

關注焦點	適用精油
消化問題	薑（*Zingiber officinale*） 胡椒薄荷（歐薄荷）（*Mentha piperita*） 甜橙（*Citrus sinensis*） 芫荽籽（*Coriandrum sativum*） 檸檬（*Citrus limon*） 八角茴香（*Illicium verum*） 澳洲尤加利（*Eucalyptus radiata*） 荳蔻（*Elettaria cardamomum*） 甜羅勒（沉香醇羅勒）（*Ocimum basilicum ct. linalool*）
循環不良	天竺葵（*Pelargonium graveolens*） 薑（*Zingiber officinale*） 迷迭香（*Rosmarinus officinalis*） 沉香醇百里香（*Thymus vulgaris ct. linalool*） 奧圖玫瑰（*Rosa damascena*） 千葉玫瑰（*Rosa centifolia*） 黑胡椒（*Piper nigrum*） 大西洋雪松（*Cedrus atlantica*） 甜馬鬱蘭（*Origanum majorana*）
情緒支持	奧圖玫瑰（*Rosa damascena*） 千葉玫瑰（*Rosa centifolia*） 真正薰衣草（*Lavandula angustifolia*） 橙花（*Citrus aurantium*） 依蘭（*Cananga odorata*） 葡萄柚（*Citrus paradisi*） 檸檬（*Citrus limon*） 檀香（*Santalum album*）

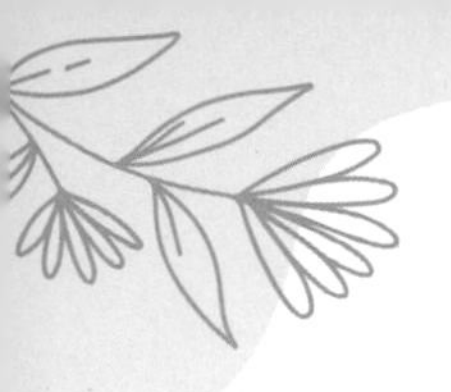

雖然癱瘓的四肢通常不會有任何知覺，但對於中風患者來說，並不總是如此。如果患者失去了溝通表達的能力，在按摩時，請確保所有施加的壓力不會造成肌肉不適或疼痛，並確認患者確實願意接受按摩。並不是每個人都樂意被撫觸——尤其是來自陌生人，或被自己不喜歡的人觸碰。如果在中風前，患者和家中某些成員關係不佳，患病後也不會變得喜歡對方。為患者按摩應該要帶著愛、關懷與理解的能量。

為中風患者進行按摩時，使用的精油和手法，必須根據患者類型做調整。其中，最能促進康復的方式，就是每天為特定部位進行精油按摩。這些部位可能包括四肢、身體兩側、臉部或背部。在中風發作的前幾個月，全身按摩的效果不會比每天針對特定部位按摩來得好。按摩的最佳時機在早上——因為早上有時是肢體特別僵硬的時候——以及晚上睡覺前。如果患者正住院，也可以在手臂或腿部、手或腳進行按摩。如果你不太確定如何幫助中風患者最為恰當，可以從輕柔按摩足部開始。對於面部受到中風影響的患者來說，臉部按摩也很合適，而且恢復速度相當驚人！——記得從下往上、從中間向外，朝耳朵方向按摩。為四肢按摩時，從輕柔的力道開始，慢慢增加施加的壓力。如果患者無法言語，記得觀察面部表情，看看是否露出痛苦的樣子。患者的表情會告訴你力道是否過重，或按摩的時間是不是太長了。盡可能以輕柔但紮實的手法，永遠以朝向心臟的方向進行按摩。也就是說，做腿部按摩的時候永遠從腳底按摩到鼠蹊部，而在手臂按摩的時候，永遠是從手腕朝向肩膀的方向。千萬別放棄按摩，即使看起來一點進展也沒有，也務必堅持下去。

自己調製配方時，可以根據上述列表選擇適合的精油。均勻混合精油，然後在 1 小匙（5 毫升）的基底油中，調入 3 至 5 滴精油進行個人按摩。如果想調製一罐多用途的按摩油，可以在 30 毫升的基底油中，調入最多 18 至 30 滴精油來使用。剛開始使用時，稀釋的濃度以較低的滴數為主，隨著時間過去，可以逐漸增加——但不得超過上述說明的上限。時時留意患者目前使用的藥物，在你打算開始為患者進行按摩時，記得知會醫療團隊。

中風：身體按摩油配方

甜橙	5 滴
義大利永久花	5 滴
甜馬鬱蘭	2 滴
真正薰衣草	3 滴
天竺葵	10 滴
迷迭香	5 滴

首先，均勻混合上述精油，取 18 至 30

滴精油調入 1 液體盎司（30 毫升）的基底油中。前幾次按摩療程，請使用 18 滴精油就好，而後隨時間逐漸增加到 30 滴。每次按摩只取用少量配方油，此配方不可用於臉部。臉部按摩配方請參考下述內容。

中風：臉部按摩油配方

天竺葵........................ 1 滴
真正薰衣草.................... 1 滴
花梨木........................ 1 滴

將上述精油調入 2 小匙（10 毫升）玫瑰果（籽）油中，每次取少量按摩。

針對不同患者的情況選用不同精油，是處理中風時的重要原則（對於本章提到的多項重要疾病亦是如此），許多情況都需要列入考量。除了疾病情況之外，其他需要考量的也包括患者具體的症狀與需求、患者的整體幸福狀態，以及是否有細菌感染，或近期曾遭受嚴重的病毒感染等等。在配方中加入能改善心情與情緒的精油，總是很好的做法。中風發作時，患者會失去對身體的控制，這是非常令人挫折的感受。我發現，天竺葵精油很適合加入任何一種中風患者配方，除此之外，佛手柑或迷迭香也是很好的選擇——這兩種精油用在中風患者身上反應都相當好。

精油也可以直接塗在患者腳底，稀釋或不經稀釋都可以。如果使用純精油，請先確認過本書第 20 章的精油檔案內容，確保你使用的精油不會刺激皮膚。無論你選用的精油是否經過稀釋，都先從一個腳底使用 1 滴開始。

慢性阻塞性肺部疾病

許多情況都可能造成呼吸困難——其中有些是相當嚴重的疾病——因此，無論是急性或慢性的呼吸困難，都需要接受正確診斷。慢性阻塞性肺部疾病（Chronic Obstructive Pulmonary Disease，COPD）是好幾種肺部問題的統稱，其中每一種疾病都和呼吸困難有關。這些疾病包含肺氣腫和慢性支氣管炎，但不包括氣喘或肺炎。氣喘和肺炎被歸類為另一種肺病，原因是這兩種疾病能被治療，而慢性阻塞性肺部疾病通常會隨著時間持續惡化。正如它的名稱所示，慢性阻塞性肺部疾病是一種慢性、持續的疾病，而阻塞（*obstructive*）與肺部（*pulmonary*）二字，則表示肺功能有所損傷。這一切和心臟衰竭、貧血或肺栓塞等原因造成的呼吸困難（dyspnea）是不同的。任何一種呼吸困難，都務必要謹慎對待。

未診斷出慢性阻塞性肺部疾病的人數，或許和已被診斷的人數一樣多。輕忽個人呼吸問題的人數，比想像中高出許多。慢性阻

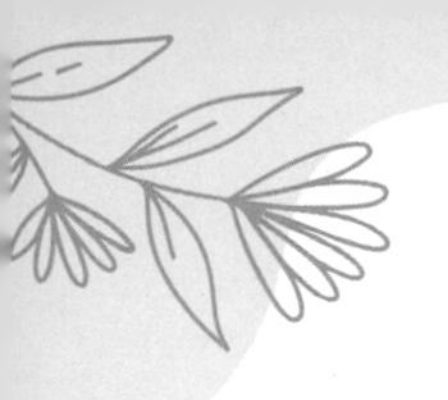

塞性肺部疾病的症狀包括呼吸困難（例如吸不到空氣或無法深呼吸）、有痰或無痰的慢性咳嗽、胸部悶緊、呼吸有聲，以及疲憊倦怠。單單只是日常生活中的動作，例如爬樓梯，都可能變得困難。

肺部透過支氣管獲得空氣，支氣管在肺部又延伸為成千上萬的小管道，也就是小支氣管（*bronchioles*），在小支氣管的尾端，大約有 3 千萬個細小的氣囊，稱為肺泡（*alveoli*）。當空氣進入肺泡，就會進行氣體交換——氧氣透過血液進入細小的微血管，而二氧化碳則從血液中被帶走。這些細小的肺泡很有彈性，就像氣球一樣，吸氣時脹大、吐氣時縮小。當這過程中出現一種或多種功能障礙，就會造成慢性阻塞性肺部疾病典型的呼吸困難。觀察慢性阻塞性肺部疾病患者的肺部損傷情況時，經常能看到氣囊的囊壁受到損傷，因此氣囊數量變少，同時也變得更大——於是氣體交換效率就會變差。於是，氣囊或呼吸道的彈性也可能變差。或者，也可能是呼吸道管壁發炎，使得呼吸道變厚。還有另一個問題是，呼吸道可能被痰液阻塞。

造成這些損傷的原因有許多，問題的源頭甚至可能追溯到幾十年前，難以明確被指認出來。其中可疑的因素之一是抽菸，但也有許多慢性阻塞性肺部疾病患者一輩子從沒抽過一根菸。於是，我們可進一步推斷出第二個可疑因素——二手菸。同時，又可進一步推斷第三個可疑因素——空氣中的微粒。空氣微粒可能包括天然物質，例如花粉、霉或霉菌孢子，但也很可能是我們無法控制的環境汙染物，例如車輛廢氣、工業微粒，或者是可由我們掌控的汙染源，例如居家化學產品，包括空氣清新劑和噴霧清潔劑等。另一大罪魁禍首可能來自工作場所，從烘焙坊紛飛的麵粉，到工廠地面的塵埃等。某些人則是因為基因缺陷而罹患慢性阻塞性肺部疾病，例如缺乏α1-抗胰蛋白酶（alpha-1 antitrypsin，AAT）。

人體細小的支氣管道和肺泡，無法承受現代世界空氣中大量的化學物質與微粒。空氣中的微粒，無論是塵埃或廢棄，都會使沿支氣管分布的痰液腺分泌出過多痰液。當肺泡運作良好，會因注入空氣而擴張，並在氣體交換完成後彈回，以將空氣推出。然而，肺泡若受損，注入了空氣之後，便無法回彈。因此空氣就只是待在那兒，就像是困在肺泡中，這樣的過程又叫做肺部過度充氣（*hyperinflation*）。要是肺泡壁受損破裂，就會整合成數量更少但體積更大的氣囊，而不是為數眾多，體積小卻有彈性的狀態。要是演變至此，氣體交換就不會那麼有效率。

許多不同的工作環境型態，都可能使人們的呼吸系統遭受損傷，然而在長長的工作生涯當中，要完全避開並不容易。關鍵在於意識到場所環境的問題，可以的話採取必要的措施。戴口罩可能看起來像個膽小鬼，但 20 年後你會感謝自己曾經這麼做。我們最能控制的就是自己的居家環境，而慢性阻塞性肺部疾病患者可以詳細完整地評估所有風險來源。這包括可能聚集了塵埃的地毯、家具、暖氣和空調系統，以及各種居家產品含有的化學香精，從香氛蠟燭到烘乾機用的香衣片等等。霉是另一個使慢性阻塞性肺部疾病加劇的可疑來源，更不用說也可能是致病原因之一。因此，詳細檢查每一個櫥櫃背後，針對發霉的位置進行清理。精油也可以幫助處理霉，許多人都有使用多種精油除霉的成功經驗，因此非常值得一試。先從那些過了有效期限、只能拋棄、無法用在身體上的精油開始，試試檸檬香茅、百里香、香茅、野馬鬱蘭、丁香花苞或錫蘭肉桂葉。

每當被診斷出慢性阻塞性肺部疾病的個案來尋求我的協助，我第一個提出的疑問總是：「在此之前有什麼症狀？」因為，雖然慢性阻塞性肺部疾病和特定呼吸道問題有關，例如慢性支氣管炎或肺氣腫，但也可能伴隨其他症狀，例如氣喘。我也遇過一開始是肺炎、胸膜炎、心臟疾病，以及伴隨呼吸道創傷的其他健康問題等例子。

因此，精油的選擇很大程度需要視患者的健康狀態，以及特定病史來決定。使用精油的目標在於找到一種精油或配方，讓症狀更能受到控制，幫助患者不那麼受到病情影響，能更全然地生活。另一個需要考慮的因素是患者的情緒反應。只需要想想，情緒是如何令氣喘患者發作，就知道心靈對身體的影響有多大。同樣地，慢性阻塞性肺部疾病也會因為壓力、緊張、焦慮或憂鬱而發作。

使用具有消炎作用的精油，搭配傳統用來改善各種呼吸道問題的精油，通常都有助於改善慢性阻塞性肺部疾病的症狀。如果呼吸困難的症狀還包含久咳不癒，加入有抗痙攣效果的精油也會帶來幫助。有些精油具有祛痰效果，能幫助身體排出痰液。如果曾經出現（或正發生）細菌或病毒的感染，便可考慮使用有抗微生物作用的精油。請同時參考本書上冊第 3 章「免疫提升精油藥箱」的內容。每一個慢性阻塞性肺部疾病的狀況都是獨一無二的，因此，雖然下列建議精油與配方能帶來一般性的協助，或許在本書其他篇章，會有更對應到患者身體症狀或心理狀態的精油選擇。

慢性阻塞性肺部疾病：一般性呼吸道適用精油

乳香（*Boswellia carterii*）
檸檬尤加利（*Eucalyptus citriodora*）
白千層（*Melaleuca Cajuputi*）
綠花白千層（*Melaleuca quinquenervia*）
芳枸葉（*Agonis fragrans*）
安息香（*Styrax benzoin*）

沉香醇百里香（*Thymus vulgaris* ct. *linalool*）
欖香脂（*Canarium luzonicum*）
澳洲尤加利（*Eucalyptus radiata*）
芳香羅文莎葉（*Ravensara aromatica*）
荳蔻（*Elettaria cardamomum*）
桉油樟（羅文莎葉）（*Cinnamomum camphora* ct. *cineole*）
絲柏（*Cupressus sempervirens*）
香桃木（*Myrtus communis*）
達米阿那（*Turnera diffusa*）
松紅梅（*Leptospermum scoparium*）
甜橙（*Citrus sinensis*）

慢性阻塞性肺部疾病：祛痰精油

澳洲尤加利（*Eucalyptus radiata*）
白千層（*Melaleuca Cajuputi*）
桉油樟（羅文莎葉）（*Cinnamomum camphora* ct. *cineole*）
綠花白千層（*Melaleuca quinquenervia*）
欖香脂（*Canarium luzonicum*）
古巴香脂（*Copaifera officinalis*）
大西洋雪松（*Cedrus atlantica*）
丁香花苞（*Syzygium aromaticum*）
藍膠尤加利（*Eucalyptus globulus*）
華澄茄（爪哇胡椒）（*Piper cubeba*）
芳枸葉（*Agonis fragrans*）
高地牛膝草（*Hyssopus officinalis var. decumbens*）

慢性阻塞性肺部疾病：暖身精油

錫蘭肉桂葉（*Cinnamomum zeylanicum*）
黑胡椒（*Piper nigrum*）
荳蔻（*Elettaria cardamomum*）
丁香花苞（*Syzygium aromaticum*）
薑（*Zingiber officinale*）
華澄茄（爪哇胡椒）（*Piper cubeba*）
甜馬鬱蘭（*Origanum majorana*）

慢性阻塞性肺部疾病：消炎精油

德國洋甘菊（*Matricaria recutita*）
羅馬洋甘菊（*Anthemis nobilis*）
胡椒薄荷（歐薄荷）（*Mentha piperita*）
穗花薰衣草（*Lavandula latifolia*）
義大利永久花（*Helichrysum italicum*）
穗甘松（*Nardostachys jatamansi*）
芳枸葉（*Agonis fragrans*）

一般性輪替配方

下列這個輪替配方，適合每天交替使用。請勿使用超過兩週，連續使用兩週後須休息一週。這樣算是一次療程。進入第二次療程時，休息的日子需增加兩天，也就是這次不只休息七天，而是要休息九天。透過這樣的方式，逐漸增加未使用精油的天數，直到不使用的天數多過實際使用精油的天數。接著，請持續這麼做，直到使用精油的天數為零——這麼做的目的，是為了不對精油產生依賴。

「慢性阻塞性肺部疾病：一般性配方

（第一天）」是特別為了改善呼吸困難所設計，而「慢性阻塞性肺部疾病：一般性配方（第二天）」則有助於消炎，也能降低焦慮與壓力。這兩個配方都可以調配成按摩油，塗擦在整個肺部區域——也就是上胸、肋骨與上背部。如果沒有人能協助你塗擦背部，就盡可能塗抹你能觸及的部位就好。

慢性阻塞性肺部疾病：一般性配方（第一天）

檸檬尤加利 …… 6 滴
綠花白千層 …… 3 滴
白千層 …… 4 滴
芳枸葉 …… 5 滴
沉香醇百里香 …… 5 滴

均勻混合上述精油，而後調入 45 毫升的基底油中。每次使用不超過½小匙（2½毫升）的量。

慢性阻塞性肺部疾病：一般性配方（第二天）

天竺葵 …… 6 滴
荳蔻 …… 2 滴
德國洋甘菊 …… 6 滴
乳香 …… 4 滴
甜橙 …… 4 滴

均勻混合上述精油，而後調入 45 毫升的基底油中。每次使用不超過½小匙（2½毫升）的量。

慢性阻塞性肺部疾病：慢性咳嗽配方

義大利永久花 …… 5 滴
甜馬鬱蘭 …… 5 滴
安息香 …… 3 滴
香桃木 …… 5 滴
綠花白千層 …… 3 滴
桉油樟（羅文莎葉） …… 4 滴

這是特別針對久咳不癒設計的配方。首先，均勻混合上述精油。如要製作身體按摩油，將精油調入 45 毫升的基底油中，每次取用½小匙（2½毫升），塗在胸腔、肋骨和上背部。或者，也可以調和上述精油，用蒸氣嗅吸法或製成空間噴霧來使用。蒸氣嗅吸法只需要在一碗冒著蒸氣的熱水中，滴入 2 至 4 滴精油，放在房間的角落或桌子上，讓芳香分子飄散到空間中就可以了。

慢性阻塞性肺部疾病：環境改善配方

澳洲尤加利 …… 8 滴
羅馬洋甘菊 …… 2 滴
白千層 …… 4 滴
天竺葵 …… 2 滴

首先，均勻混合上述精油。這個配方可以用上述的蒸氣吸聞，或製成空間噴霧使

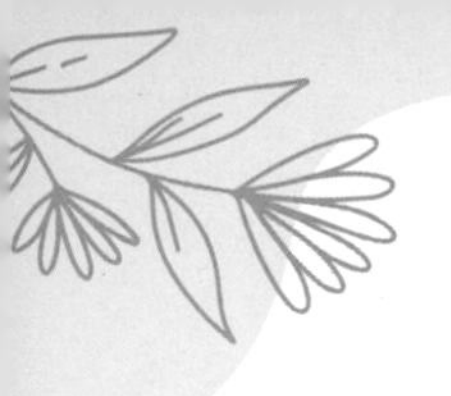

用。在全新的噴霧瓶中，用 120 毫升的溫水稀釋 12 滴精油，然後搖晃均勻。這樣的量足夠使用好幾天。每次使用時都再加入一點熱水，搖晃均勻後再使用。均勻噴灑在房間，然後在房裡待約 5 分鐘後再離開。

某些慢性阻塞性肺部疾病患者發現，睡前這樣使用的效果很好，尤其可以在配方中加入幾滴真正薰衣草精油。空間噴霧法也可以參考第 53 頁列出的「慢性阻塞性肺部疾病：一般性呼吸道適用精油」任意組合搭配，一樣以 120 毫升的溫水稀釋 12 滴精油，每次少量使用。

精油是具有揮發性的分子，可以被吸入體內。顯然，慢性阻塞性肺部疾病患者可能對某些揮發性分子特別敏感，因此在考量是否使用精油時，請務必謹記這一點。

多發性硬化症

沒有人知道多發性硬化症（Multiple Sclerosis，MS）為什麼會發生，也不知道為什麼某些人比其他人更容易患上這種疾病。學界曾提出幾種推論，包括環境因素、細菌或病毒感染和營養不全等，然而這或許是諸多因素共同造就的結果。無論病因為何，多發性硬化症是一種發生在中樞神經系統的疾病，也就是包括大腦和脊椎，以及散布全身、負責來回傳導訊息的神經系統，都是影響的範圍。多發性硬化症的發病位置非常具體，就是中樞神經系統中，負責保護神經纖維的髓鞘（*myelin sheath*）。多發性硬化症會使髓鞘退化，進而讓神經的訊息傳導變得困難。於是許多症狀會接著被引發，根據損害發生的位置，和患者個人的生理狀態而有所不同。患者有可能感覺肌膚像被針刺，或有刺痲、灼燒或痲木的感覺。隨著肌膚敏感度的喪失，可能接著出現肌肉無力、無法控制肌肉，或肌肉痙攣的現象，進而使行動變得困難。協調與平衡變成一件難以控制的事。視力、言語和吞嚥也可能變得困難。多發性硬化症的病症是如此艱難，可以想見，患者可能出現極端的情緒、情緒擺盪、嚴重的憂鬱、身心俱疲與完全被耗盡的感覺。

多發性硬化症名稱中，「多發性」（*multiple*）這個字指的是神經受損可能發生在許多不同位置，而「硬化」（*sclerosis*）則是髓鞘出現結疤、增厚、變硬的情況。每一個患者的發病症狀都是獨一無二的，沒有人會完全相同。

顯然數十年來，人們一直在尋找緩解多發性硬化症症狀的方法，每位患者都有自己的獨到建議可提供其他病友參考。近年的發現之一，是最好確保體內有充足的維生素 D，一般人只要能曬到太陽，就能做到這一點。不過，對某些人來說，問題不在於曬不曬得到太陽，而是身體無法處理維生素 D。

維生素 B_1（硫胺素，thiamine）是維持細胞運作的重要養分之一。天然的維生素 B_1 是水溶性的，因此能輕易通過全身；這就是為什麼，對多發性硬化症來說，每天妥善補充營養是很重要的一件事。據說，維生素 B_1 也能改善患者的疲憊狀態，即使患者體內的維生素 B_1 濃度處於正常值也是一樣。某些研究者認為，多發性硬化症患者可能在細胞中，有一種尚不明確的酵素功能或酵素活動問題。天然的維生素 B_1 來源包括酵母和酵母萃取物；螺旋藻與海藻；開心果、夏威夷果、山胡桃和松籽等堅果；葵花籽、芝麻和中東芝麻醬（*tahini*）；鮭魚和鮪魚等魚類；某些肉類，例如豬肉；某些香草與香料；糙米；黑豆、斑豆（pinto）、皇帝豆（lima beans），以及新鮮或乾燥的青豆等豆類；自然日曬的番茄乾。

研究發現，多發性硬化症的出現和演變，與高脂肪的飲食習慣有關，因此多發性硬化症患者必須認真考慮降低脂肪攝取，盡量選擇不飽和脂肪。盡可能以魚肉取代肉類，試著在飲食中多多攝取卵磷脂，包括小麥胚芽、酪梨、黃豆和蛋，尤其是蛋黃。轉換成有機飲食，攝取天然、非轉基因、未加工食品的益處，實在多到說也說不完。

多發性硬化症的許多症狀，都可以透過精油協助改善。包括肌肉痙攣、肌肉疲勞、失眠、疼痛，以及帶來情緒面向的支持，包括憂鬱。你可以從本書中找到許多更適合個人症狀的精油使用建議。如果患者正服用大量的藥物，在嘗試使用精油緩解症狀之前，最好先知會醫師。下列是一般來說能改善多發性硬化症患者症狀的精油建議：

多發性硬化症適合使用的精油

天竺葵（*Pelargonium graveolens*）
羅馬洋甘菊（*Anthemis nobilis*）
真正薰衣草（*Lavandula angustifolia*）
杜松漿果（*Juniperus communis*）
義大利永久花（*Helichrysum italicum*）
泰國蔘薑（*Zingiber cassumunar*）
甜橙（*Citrus sinensis*）
葡萄柚（*Citrus paradisi*）
絲柏（*Cupressus sempervirens*）
胡椒薄荷（歐薄荷）（*Mentha piperita*）
迷迭香（*Rosmarinus officinalis*）
甜羅勒（沉香醇羅勒）（*Ocimum basilicum* ct. *linalool*）
澳洲尤加利（*Eucalyptus radiata*）
芳枸葉（*Agonis fragrans*）
檸檬（*Citrus limon*）
苦橙葉（*Citrus aurantium*）
檸檬香茅（*Cymbopogon citratus/flexuosus*）
綠花白千層（*Melaleuca quinquenervia*）
甜馬鬱蘭（*Origanum majorana*）
荳蔻（*Elettaria cardamomum*）
快樂鼠尾草（*Salvia sclarea*）
沉香醇百里香（*Thymus vulgaris* ct. *linalool*）

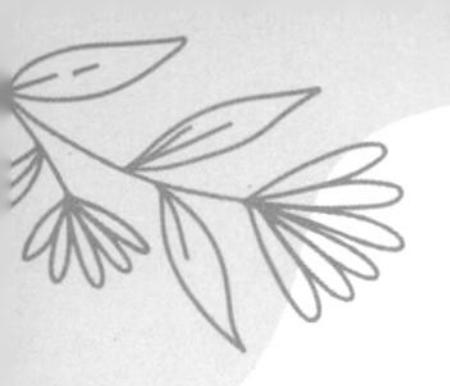
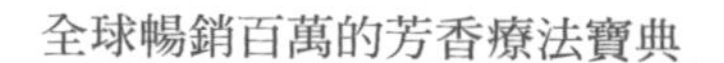

玫瑰草（*Cymbopogon martinii*）
大西洋雪松（*Cedrus atlantica*）
檀香（*Santalum album*）
檸檬尤加利（*Eucalyptus citriodora*）
黑胡椒（*Piper nigrum*）
岩玫瑰（*Cistus ladaniferus*）

多發性硬化症：肌肉疲勞

迷迭香……10 滴
胡椒薄荷（歐薄荷）……2 滴
黑胡椒……4 滴
天竺葵……8 滴
甜羅勒（沉香醇羅勒）……6 滴
香桃木……5 滴

首先，均勻混合上述精油，取 3 至 5 滴調入 1 小匙（5 毫升）的基底油中。塗抹在任何感到疲倦的部位，以及整個下背部。

多發性硬化症：肌肉疼痛

義大利永久花……10 滴
泰國蔘薑……8 滴
真正薰衣草……7 滴
甜馬鬱蘭……5 滴
快樂鼠尾草……5 滴
檸檬尤加利……5 滴

首先，均勻混合上述精油，取 4 至 5 滴調入 1 小匙（5 毫升）的基底油中。疼痛時隨時塗抹在發作的部位。

多發性硬化症：失去身體知覺

天竺葵……8 滴
快樂鼠尾草……3 滴
綠花白千層……10 滴
黑胡椒……3 滴
檸檬尤加利……8 滴
檸檬香茅……8 滴

首先，均勻混合上述精油，在每 1 小匙（5 毫升）基底油中調入 3 至 5 滴精油。每當感覺到失去知覺，就立刻塗抹在發作的部位。

多發性硬化症：疲累卻無法入睡

甜馬鬱蘭……6 滴
岩蘭草……2 滴
快樂鼠尾草……4 滴
檸檬……2 滴
甜羅勒（沉香醇羅勒）……2 滴
甜橙……9 滴

首先，均勻混合上述精油。取 1 至 2 滴滴在紙巾上嗅聞，或取 3 至 5 滴進行空間擴香。如果想塗擦在身體，就在每 1 小匙（5 毫升）基底油中，調入 5 滴精油。這個配方也可以用來泡澡——取 4 滴精油，稍微用點基底油稀釋後加入浴缸中。

慢性疲勞症候群

慢性疲勞症候群（Chronic Fatigue Syndrome，CFS），或說是肌痛性腦脊髓炎（Myalgic Encephalomyelitis，ME）是一系列症狀的總和，每當醫療從業人員要試著解釋成因時，總是很傷腦筋。這一系列的症狀包括令人虛弱的肌肉疼痛和炎症，使人出現無力、極端且長期的日常疲倦感，並且伴隨一種或多種以下症狀：肌肉疼痛、組織按壓時的痠痛或疼痛、身體組織過度敏感、發炎、腸躁症、頭痛、偏頭痛、下疤疼痛、失眠、難以專心集中、記憶力衰退、思緒不清、易怒、憂鬱，以及平衡感、視力和聽力受損等情況。許多患者都是先遭受到嚴重的病毒感染，身體免疫反應被觸發之後，才演變成慢性疲勞症候群。患者在感染後並沒有日漸康復，而是稍為活動就異常疲憊，並出現一連串其他症狀，且會隨著時間變化——使得患者和醫師都摸不清頭緒。

在確診慢性疲勞症候群之前，醫生通常會先試著排除其他可能造成長期疲憊的原因。這些原因包括：貧血、糖尿病、化學物質過敏、甲狀腺亢進，以及長期巨大壓力造成的精神問題等。

情緒壓力會使慢性疲勞症候群症狀加劇。但對任何人來說，要避開壓力都不是一件容易的事，對患者而言更是困難。每個人每天都可能遭遇的煩心事，更會使患者大受影響，可能造成嚴重的身體敏感、精力耗竭，引起多種症狀的爆發。慢性疲勞症候群是一種長期病症，可能使人失去活力和經濟上的安全感，對於孩子的養育與人際關係憂心忡忡。

透過芳香療法使用精油，可以緩解症狀、提高患者的身心幸福感，幫助患者更好應對病況。順其自然接受症狀的發生，用適合的精油來幫助處理。在這部分，我們會分別討論幾種慢性疲勞症候群的主要症狀；至於未被列出的症狀，可以參考本書其他部分的內容。下列是適用於大部分慢性疲勞症候群症狀的精油：

慢性疲勞症候群適合使用的精油

天竺葵（*Pelargonium graveolens*）
羅馬洋甘菊（*Anthemis nobilis*）
真正薰衣草（*Lavandula angustifolia*）
杜松漿果（*Juniperus communis*）
義大利永久花（*Helichrysum italicum*）
泰國蔘薑（*Zingiber cassumunar*）
甜橙（*Citrus sinensis*）
葡萄柚（*Citrus paradisi*）
絲柏（*Cupressus sempervirens*）
胡椒薄荷（歐薄荷）（*Mentha piperita*）

迷迭香（*Rosmarinus officinalis*）
甜羅勒（沉香醇羅勒）（*Ocimum basilicum* ct. *linalool*）
澳洲尤加利（*Eucalyptus radiata*）
檸檬（*Citrus limon*）
苦橙葉（*Citrus aurantium*）
檸檬香茅（*Cymbopogon citratus/flexuosus*）
綠花白千層（*Melaleuca quinquenervia*）
甜馬鬱蘭（*Origanum majorana*）
荳蔻（*Elettaria cardamomum*）
快樂鼠尾草（*Salvia sclarea*）
沉香醇百里香（*Thymus vulgaris* ct. *linalool*）
芳香羅文莎葉（*Ravensara aromatica*）
大西洋雪松（*Cedrus atlantica*）
檀香（*Santalum album*）
檸檬尤加利（*Eucalyptus citriodora*）
香桃木（*Myrtus communis*）

肌肉疲勞

如果你看過卡通人物累到邊喝湯邊打瞌睡的畫面，他很可能就是慢性疲勞症候群患者！除非我們跑了一趟馬拉松，或是為了照顧哭鬧的孩子而連續好幾夜沒睡，否則正常人很少能真正體會，慢性疲勞患者的那不由自主的肌肉疲勞是怎麼一回事。肌肉疲勞可能來得快、去得也快，每個人經驗的方式都不一樣，甚至每一天的表現形式也可能不一樣。那感覺可能很像四肢綁著鉛塊，或像重感冒一樣全身痠痛，或是骨頭痛，或只是稍為覺得虛弱無力。

如果慢性疲勞症候群已經伴隨你很長一段時間，或許你能捉摸出自己疲勞的模式；這樣的話，請善用這些資訊，在疲勞發作前，用合適的精油協助你。如果不幸地，你的肌肉持續地處在疲勞狀態，那麼就找一個不需要做其他事情的空閒時間，只為自己塗抹精油。把精油放在隨手能拿到的地方，這麼一來，在需要的時候就能隨時使用。

慢性疲勞症候群：肌肉疲勞適合使用的精油

葡萄柚（*Citrus paradisi*）
泰國蔘薑（*Zingiber cassumunar*）
迷迭香（*Rosmarinus officinalis*）
胡椒薄荷（歐薄荷）（*Mentha piperita*）
檸檬尤加利（*Eucalyptus citriodora*）
荳蔻（*Elettaria cardamomum*）
絲柏（*Cupressus sempervirens*）
杜松漿果（*Juniperus communis*）
綠花白千層（*Melaleuca quinquenervia*）

慢性疲勞症候群：肌肉疲勞配方

絲柏	2 滴
甜橙	8 滴
荳蔻	10 滴
綠花白千層	5 滴
檸檬尤加利	6 滴
胡椒薄荷（歐薄荷）	3 滴

首先，均勻混合上述精油。這個配方的量可以使用好幾天。在 1 小匙（5 毫升）的基底油中滴入 3 至 5 滴精油，用來塗抹肌肉。光是想到要用就覺得累嗎？也可以把配方滴在紙巾上嗅聞香氣，或者塗抹在腳底就好。這個配方也可以加入泡澡水使用——用少許基底油稀釋 2 至 4 滴精油，再加入泡澡水中。

失眠

聽起來很矛盾，但即使是極度疲倦的人，依然可能為失眠所苦。極度疲倦卻又睡不著，可以說是慢性疲勞症候群最讓人難受的地方了。

慢性疲勞症候群：失眠適合使用的精油

纈草（*Valeriana officinalis*）
快樂鼠尾草（*Salvia sclarea*）
甜馬鬱蘭（*Origanum majorana*）
檀香（*Santalum album*）
羅馬洋甘菊（*Anthemis nobilis*）
檸檬（*Citrus limon*）
穗甘松（*Nardostachys jatamansi*）
岩蘭草（*Vetiveria zizanoides*）

在泡澡前，先以按摩油塗抹全身，並為自己按摩。在 1 小匙（5 毫升）的基底油中加入 5 滴你所選擇的精油，或者預先準備更多的分量，在 2 小匙（10 毫升）的基底油中，加入 10 滴精油。按摩全身，包括肩膀和頸部。可以一邊放泡澡水一邊進行。接著，將 4 滴你所選的精油或配方加入泡澡水中，水溫不可太熱，也不可太冷。進入泡澡水裡，好好放鬆。如果你還有精力，可以讀點不費腦力的小說——但請注意不能在泡澡時睡著喔！

慢性疲勞症候群：失眠配方

岩蘭草 .... 8 滴
纈草 .... 2 滴
穗甘松 .... 2 滴
甜橙 .... 10 滴
去光敏性佛手柑（FCF）..... 6 滴

首先，均勻混合上述精油。在泡澡水中滴入 1 滴精油，或取 2 至 3 滴調入 1 小匙的基底油中，取少量塗抹在上胸與背部。這個配方的香氣非常強烈，不見得每個人都喜歡，但它似乎確實能幫助極度疲倦卻難以成眠的人好好入睡。也可以參考本書第 59 頁「多發性硬化症：疲累卻無法入睡」的配方。

憂鬱

要解釋為什麼慢性疲勞患者經常會伴隨

憂鬱，就像要說明為什麼他們會罹患這種病症一樣困難。慢性疲勞症候群是一種複雜的病症，有可能帶來種種挫折，光是想到前方的路不知如何走下去，就可能令人陷入憂鬱。而關於慢性疲勞症候群的說法，又存在著許多相左的意見。不過，這個遍及多重器官的病症，牽涉到許多不同的生理因素。因此，任何一個身體上的變化，都可能造成大腦化學狀態的改變，進而使人陷入憂鬱。因此，患者的憂鬱不只是慢性疲勞症候群的症狀之一，也是身體諸多系統運作機制改變所造成的結果。

慢性疲勞症候群：心情憂鬱適合使用的精油

葡萄柚（*Citrus paradisi*）
奧圖玫瑰（*Rosa damascena*）
柑（*Citrus reticulata*）
天竺葵（*Pelargonium graveolens*）
橙花（*Citrus aurantium*）
苦橙葉（*Citrus aurantium*）
去光敏性佛手柑（FCF）（*Citrus bergamia*）
廣藿香（*Pogostemon cablin*）
檀香（*Santalum album*）
大西洋雪松（*Cedrus atlantica*）

由於每個患者的症狀表現都不一樣，每個人每天的情況也可能有所不同。因此，最適合的方式是根據上述建議列表多多嘗試。精油可以單獨使用，也可以調製成複方，根據你的選擇，以常見的方式使用就可以了。

記憶力衰退

腦霧（foggy brain）是慢性疲勞患者最痛恨的症狀之一——那感覺就像腦袋只有一片漿糊，無法清楚思考，更不用說要記得什麼事了。患者永遠不知道什麼時候會發作，但通常在長時間承受壓力、需要立即做出調整的時候，尤其在工作上有一大串待辦事項需要完成時，就可能突然爆發。看到在過去如此簡單的小事，現在卻像登天一樣困難，確實會令人沮喪或甚至生氣，但你可以試著學習調整。試著意識到你每天的日常規律，包括心理層面和肌肉的疲勞狀態；也試著更意識到心情的高低，看看其中有無規律可言。由於這是一種病狀因人而異的疾病，在某人身上有效的方式，不見得適用於其他人。同樣地，患者今天感覺有用的精油，明天也不見得同樣有效。

慢性疲勞症候群：改善專注力和記憶力適合使用的精油

迷迭香（*Rosmarinus officinalis*）
葡萄柚（*Citrus paradisi*）
去光敏性佛手柑（FCF）（*Citrus bergamia*）
真正薰衣草（*Lavandula angustifolia*）

胡椒薄荷（歐薄荷）（*Mentha piperita*）
檸檬（*Citrus limon*）
甜羅勒（沉香醇羅勒）（*Ocimum basilicum* ct. *linalool*）

盡量在辦公桌的抽屜，或是你的工作場所裡放一小罐稀釋過的精油，在需要的時候隨時嗅聞精油香氣，或取少量塗抹在太陽穴和後頸處。你也可以帶著一個隨身用的精油香氛機，在辦公桌上隨時使用。你可以決定精油的使用方式——配合晨間淋浴，或在上班路上嗅聞。

慢性疲勞症候群：改善專注力和記憶力

羅勒	8 滴
葡萄柚	10 滴
胡椒薄荷（歐薄荷）	7 滴
迷迭香	5 滴

按照配方比例均勻混合上述精油，並裝入瓶中，視需要使用。

其他症狀

慢性疲勞症候群還可能伴隨其他症狀，這是一個極度因人而異的病症，患者很可能會需要自己設計專屬的精油配方。對某些人來說，壓力是尤其需要被控管的一項因素。多試試各種幫助自己放鬆的方法，包括靜心冥想。正確地呼吸，多吸入新鮮空氣，吃新鮮有機的食物。如果你吃的是會在海裡游的、在天上飛的、在地上跑的東西——那沒問題；但如果你的食物是從袋子、盒子、罐裡拿出來的加工食品——這可不行喔！多攝取維生素和礦物質：維生素 B、D 和 C 都很好，也可以注意攝取鋅、硒和鍺。在英國，主要推行健康指導方針的政府組織——國家健康照護專業組織 NICE（National Institute for Health and Care Excellence），建議慢性疲勞患者進行麩質過敏的血液篩檢。慢性疲勞和麩質不耐（乳糜瀉，celiac disease）之間的關聯，值得進一步觀察。患者只需要在一段時間內，避免食用小麥、黑麥與大麥製品，看看有沒有改善症狀就知道了。

CHAPTER 13

芳香美容之道

如果眼睛是靈魂之窗，那麼我們的臉，就像是靈魂的一面鏡子，反映內在世界的高低起伏。一個人的臉，寫著自己的喜悅和幸福，也寫著內心的失望與痛苦。臉上可能有愛笑的法令紋，也可能有憂心的眉毛線。嘴角或許開心上揚，也可能因長年的憂鬱和不快樂而顯得下垂。愛能讓面容充滿光彩，但壓力和緊張，也可能使皮膚乾燥、緊繃。睡眠不足會讓臉色黯沉，出現斑點、泛油的大毛孔，以及黑眼圈。皮膚狀態反映我們吃下的食物，也反映我們的思想和內心感受；若是健康出問題，也會反映在臉色上。人們說，臉就像是一本書，一本寫著你我生命的書。

皮膚心理學（psychodermatology）就是一門研究心理狀態如何影響皮膚的學科。皮膚是人體面積最大的器官，因此情緒問題可能展現在臉龐，也可能出現在身體的許多部位。例如，有些人的壓力完全展現在皮膚狀態上，有些人則反映於頭痛或胃腸問題。大腦、神經系統和皮膚的關聯是如此緊密，以至於科學家從皮膚中是否含有α-突觸核蛋白（alpha-synuclein），就可以判定對方是否患有帕金森氏症。

身體是以一個整體在運作。女性都知道，在每月經期循環的不同階段，身體釋放的荷爾蒙是如何影響著皮膚的情況。另外一個同時影響男性和女性皮膚狀況的荷爾蒙是皮質醇（cortisol，又稱為可體松）。皮質醇是一種由腎上腺分泌的荷爾蒙，它負責在人們感受到壓力的時候，觸發身體的戰逃反應（fight-or-flight）。壓力會啟動身體的戰逃反應機制，由於身體預期到即將大難臨頭，因此皮膚的血液會被導引到重要的內部器官，幫助器官隨時準備好做出緊急應變。若是壓力一直持續，身體內的皮質醇就會不斷累積，組織胺也會被釋放出來，導致皮膚能更輕易感受到壓力，整體來說也變得更敏感。壓力還會使膠原蛋白和彈力蛋白生成速度變慢，這是為什麼肌膚不再平滑有彈性，看起來不再年輕如昔。睡眠不足對身體來說也是一種壓力訊號，身體會因此生成更多皮

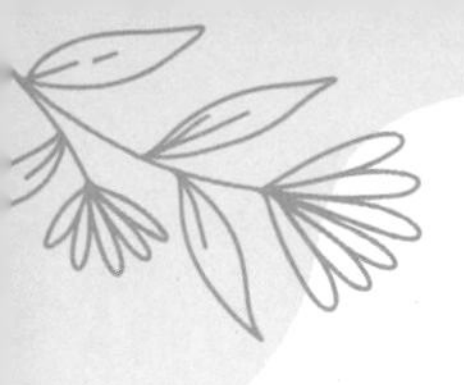

質醇，進而對皮膚帶來負面的影響。

若攝取的糖分太多，就會出現糖化反應（glycation）。體內過多的葡萄糖分子，會和膠原蛋白或彈力蛋白等蛋白質鏈結橋接；這樣的鏈接會讓皮膚分子重組，變得僵硬，並無法成為強壯、有彈力的纖維，也較難重新再生。糖化的最終結果，就是肌膚不再順滑、有彈性，肌膚變薄、變得黯沉無光，變得鬆垮、出現皺紋，這麼一來，就會看起來比實際年齡老。攝取過多糖分、脂肪或加工食品，造成最終的糖化結果，不只會影響肌膚狀態，更可能引發多種健康問題，包括眼睛與肝臟的疾病。

攝取過量的咖啡因，也會使血糖濃度升高。皮脂腺因此分泌過多皮脂，造成皮膚發炎或膚質不均。除此之外，咖啡因也會刺激皮質醇生成，使膠原蛋白和彈力蛋白受到破壞。因此，每天的飲食習慣會大大影響肌膚的外觀，也會影響身體的健康狀態。

自來水也可能對肌膚造成不良的影響。這和你居住的區域，以及當地用什麼樣的化學物質來處理水源有關。在某些地方，洗臉時最好用洗面乳或膠束水（micellar water）來進行。電磁波汙染是新世代的肌膚殺手，電子設備不停散發肉眼看不見的頻率，使肌膚在不斷轟炸之下變紅；這還是看得見的影響，除此之外還有許多深層的影響，是眼睛看不見的。交通污染對皮膚從來就沒有好處，以後也不可能有。烈日炎炎的天氣可能使肌膚長東長西，形成乾燥和皺紋，潮濕的空氣則能讓肌膚較為水潤。

當我們看著鏡中自己的臉，有太多因素需要列入考量。難怪各大美妝保養產品，都忙著上山下海，尋找更有效的保養成分。然而這些廠商就像你我一樣，轉而從精油與滋潤的植物油中，尋找所謂的「有效成分」，幫助肌膚從四面楚歌的現代生活裡獲得修復。

皮膚主要分為三層。眼睛所見的是表皮層（epidermis），表皮也是最薄的一層——全身最薄之處是眼皮，而最厚之處是腳底。表皮也是身體免疫系統的一部分，保護身體不受到傷害。表皮之下是最厚的一層，也就是真皮層（dermis）。真皮層中有血管、淋巴管、汗腺和毛孔，也包含髮根與皮脂腺。最下面一層則是皮下脂肪，負責保護內部組織、調節體溫、傳輸血液、淋巴，也包含神經細胞和結締組織，幫助皮膚連結到肌肉和骨骼。每一平方吋的肌膚當中，就可能有將近 100 條皮脂腺、60 根毛髮、620 條汗腺、1,200 個神經末梢、20 條血管，以及將近 6 萬個黑色素細胞（負責生成決定膚色的黑色素），和大約 9 百萬個細胞。如果這數字聽起來很驚人，讓我告訴你，每一平方吋的面部肌膚，還可能含有 5 億個細菌呢！結締組織裡面包含兩個對肌膚外觀極重要的元素，

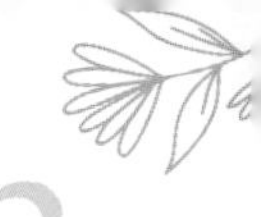

也就是——被稱為是肌膚腳架的膠原蛋白，以及讓肌膚具有彈性的彈力蛋白。

精油能透過多種方式改善肌膚。大部分精油都或多或少有抗菌消毒的作用，其中某些特別有抗細菌的效果，能控制細菌活動情況。任何因發炎造成的肌膚問題，都可以透過特定消炎精油帶來緩解。短期的發炎是正常反應，但當肌膚每天接觸環境中大量的化學物質與污染物，就有可能形成某種長期的炎症，這可能導致皮膚過敏或刺激，也會讓皮膚老化。某些精油有激勵循環的特質，能確保充分供給肌膚修復與新生過程需要的氧氣。精油也被證實有抗氧化的效果，對於預防自由基帶來的損傷，有不可或缺的重要作用。當人們開始用精油來紓解一般性的壓力和緊張，就算不是針對臉部使用，也可以從臉上看到因心情放鬆而帶來的回春光彩。

用精油為人們工作，還有一個特別了不起的效果，就是：假設個案是為了某種身體狀況前來預約療程（例如想改善背痛），經過六週的療程之後，他們很有可能看起來像年輕了十歲。一部分的原因是因為疼痛減輕了，但決不只是這樣而已。對方全身的肌膚質地，包括臉部，都會像是發生根本性的轉變，而我則一次又一次見證精油的效用是多麼全面。如果療程是專為臉部設計，隨著時間過去——只要有夠長的時間讓細胞更新——得到的成果通常能堪稱奇蹟。

那些最昂貴的肌膚保養品，其中主要的有效成分，都必定包含一種或多種植物萃取物（也就是來自精油、植物幹細胞、植物油或其他的植物成分），然而市售產品必須有較長的保存期限，要能耐存放、耐運輸、維持一定的販售週期，因此無可避免會添加防腐劑。某些防腐成分會對人體造成傷害，好險這類防腐劑現在已經越來越少人使用。不過，即使有天然的防腐成分可以選擇，許多產品仍然選擇使用這類防腐劑和其他的化學防腐添加物。本章將提到許多純露和花水，關於這些水性產品的區別，在本書第 19 章「基底油與純露」的章節，會有更多詳細的說明。本章提出的配方精油用量已經調整過，從專業芳療配方改為適合居家使用的比例。專業的讀者或許會想參考我的另一本著作《美容護理師的芳香療法》（*Aromatherapy for the Beauty Therapist*）；這本書在英國、法國和日本等諸多國家，都是美容訓練課程會用到的參考書。

本章將以下面這個頂級滋養面部精華液配方作為開頭。這是每個人保養程序中不可或缺的產品，能滋潤並平衡肌膚、幫助預防老化，讓皮膚呈現美麗的光澤。這款精華液可以單獨使用，或添加精油，可以視個人喜好來決定。這款精華液也適合所有年齡層使用，不分性別，男女都適合。在配製這款精華液時，請確保所有材料都是按照配方順序

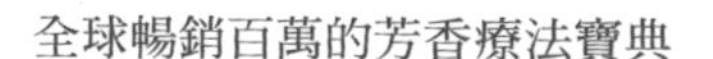

加入。

頂級滋養面部精華液

山茶花油........3 小匙（15 毫升）
酪梨油............1 小匙（5 毫升）
摩洛哥堅果油..2 小匙（10 毫升）
橄欖角鯊烯油...1 小匙（5 毫升）
琉璃苣油（或月見草油）.....20 滴
玫瑰果（籽）油...............20 滴
沙棘油.........................10 滴

臉部清潔

「很久很久以前，有一位美麗的公主，她總是在城堡旁邊的小河，用新鮮得冒泡的天然純淨水，清洗她美麗的臉蛋。」像這樣的日子，已經久遠到不可考了！現在，水龍頭裡流出來的水，大部分都流經數百哩的管道、重複處理多次，還添加了化學物質，才成為適合飲用的安全用水。氯是自來水中用來抗細菌的消毒劑；在許多大量使用殺蟲劑的區域，水源中也可能含有汞或砷的殘留物。自來水的水質，很大程度和個人所在的區域有關，而不同區域的水質，也有可能有極大的差異。這或許是為什麼，有些人覺得自來水用在臉上沒什麼問題，有些人卻覺得自來水會讓臉變乾——這很可能是因為，含有大量添加物的自來水，會帶走保護皮膚的脂肪與脂質。

於是，我們不得不來談談臉部清潔產品。許多清潔保養品的成分表中，列在第一位，也是佔最大比例的主要成分，就是 *aqua*——水。被火山岩過濾過的冰河水（glacial water）或礦泉水，都會先經過蒸餾消毒才添加進市售產品，以確保它們品質穩定，不會和其他化學成分起作用。居家使用者，可以用過濾過的自來水，或蒸餾水來洗臉。但這個段落建議的清潔產品，並不會用到水，而且可以輕鬆調整成最適合你個人膚質的產品，也可以根據全年不同氣候、不同環境條件來使用。

潔面油與潔面霜

自己製作潔面油與潔面霜是非常容易的事——你需要的不過是好好選擇基底油，以及製作霜膏需要的材料罷了。最重要的是，要選擇質地清爽，卻有滋潤效果的基底油；基底油要能除去髒汙，又不會阻塞毛孔。令人驚訝的是，好的潔面油不會讓皮膚更油，也不會讓長了痘痘、疙瘩或紅斑的肌膚變得更嚴重。許多人反而發現使用以水為基底的洗面乳，或用洗面皂加上自來水洗臉時，會讓肌膚更油、長更多東西；有些人發現，當他們不再使用肥皂和水，改用潔面油取代時，洗臉的感覺變得不那麼清爽；但只要在潔面後使用純露或花水，就能帶來同樣清爽的效果，臉部也不會覺得太乾。

適合添加在潔面油中的精油

迷迭香（*Rosmarinus officinalis*）
澳洲尤加利（*Eucalyptus radiata*）
羅馬洋甘菊（*Anthemis nobilis*）
真正薰衣草（*Lavandula angustifolia*）
大西洋雪松（*Cedrus atlantica*）
快樂鼠尾草（*Salvia sclarea*）
茶樹（*Melaleuca alternifolia*）
松紅梅（*Leptospermum scoparium*）
藏茴香（*Carum carvi*）
大花茉莉／摩洛哥茉莉（*Jasminum grandiflorum/officinale*）
去光敏性佛手柑（FCF）（*Citrus bergamia*）
天竺葵（*Pelargonium graveolens*）
檸檬香茅（*Cymbopogon citratus/flexuosus*）
檀香（*Santalum album*）
玫瑰草（*Cymbopogon martinii*）
依蘭（*Cananga odorata*）
綠薄荷（*Mentha spicata*）
芫荽籽（*Coriandrum sativum*）

下列基底油可以用來作為潔面油。蠟質含量越高的油（例如荷荷芭油，它基本上就是一種液體蠟），越能溶去臉上濃濃的妝和汙染物。

適合用來製作潔面油與潔面霜的植物油

椰子油（*Cocos nucifera*）
甜杏仁油（*Prunus amygdalus* var. *dulcis*）
榛果油（*Corylus avellana*）
杏桃核仁油（*Prunus armeniaca*）
水蜜桃仁油（*Prunus persica*）
葵花籽油（*Helianthus annuus*）
荷荷芭油（*Simmondsia chinensis*）
葡萄籽油（*Vitis vinifera*）
米糠油（*Oryza sativa*）
紅花籽油（*Carthamus tinctorius*）

基本潤膚潔面油：所有膚質適用

甜杏仁油……30 毫升
杏桃核仁油……30 毫升
椰子油……2 小匙（10 毫升）
葵花籽油……1 大匙（15 毫升）
荷荷芭油……1 大匙（15 毫升）

將配方中所有植物油調和在一起，充分混拌均勻。這罐油可以單獨使用，如果你想要，也可以添加精油使用（請參照下方內容）。

❖ 如何使用潔面油

使用潔面油的方法，就像平常使用卸妝油一樣。均勻塗在臉上之後，可以用沾了熱水的濕布或化妝棉擦去。接著，用純露或花水當作爽膚水，使用在清潔後的肌膚上。

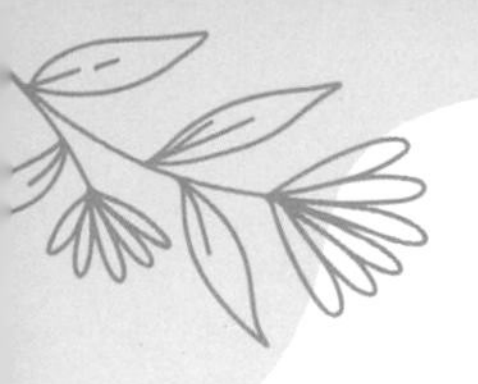
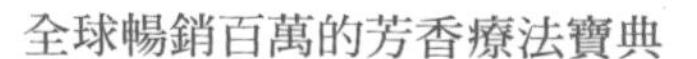

❖ 適合加入潔面油的精油配方

晨間活力配方

迷迭香 …… 4 滴
綠薄荷 …… 1 滴
檸檬香茅 …… 1 滴
松紅梅 …… 1 滴
真正薰衣草 …… 2 滴

均勻混合上述精油，接著加入 100 毫升的潔面油中。

夜間放鬆輕潔配方

真正薰衣草 …… 3 滴
甜橙 …… 3 滴
羅馬洋甘菊 …… 1 滴
花梨木 …… 2 滴
天竺葵 …… 3 滴

均勻混合上述精油，接著加入 100 毫升的潔面油中。

❖ 潔面膏

潔面膏既有清潔效果，又可以為臉部、頸部和肩部去角質。其中含有乾性材料，能使肌膚輕潔、滑順，帶來溫和去角質的效果。一般來說，一週使用一次潔面膏，就是很好的肌膚保養方法。

製作潔面膏時，首先將精油與植物油調和在一起，確保完全混拌均勻。接著，把所有乾性材料放進調理機中打勻，或是用手拌勻。慢慢把加了精油的植物油加入乾性材料中，直到成為滑順的膏狀。如果材料出現分離，就再一次好好攪拌，直到均勻。製作完成的潔面膏，放在密封的罐子裡冷藏，可以保存 3 個月。

使用方法：每次取約 2 小匙的潔面膏塗在臉上，避開眼部周圍。手指在臉部畫圈，而後用沾了熱水的濕布擦拭乾淨。清潔後，用純露或花水保養肌膚。

適合添加在潔面膏的精油包括：天竺葵、真正薰衣草、甜橙、檸檬、奧圖玫瑰、茉莉和依蘭。

杏仁潔面膏

你喜愛的單方或複方精油 .. 10 滴
甜杏仁油 …… 10 小匙（50 毫升）
磨碎的杏仁粉 …… 60 公克
粉紅石泥粉（選擇性添加）..5 公克
蘋果醋 …… 5 小匙（25 毫升）
泉水 …… 5 小匙（25 毫升）

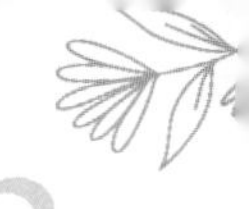

杏桃去角質潔面膏

你喜愛的單方或複方精油..10 滴
杏桃核仁油...10 小匙(50 毫升)
杏仁粉........................½小匙
磨碎的杏仁粉.............60 公克
白色石泥粉(選擇性添加).5 公克
蘋果醋...........5 小匙(25 毫升)
泉水..............5 小匙(25 毫升)

荷荷芭清潔去角質潔面膏

你喜愛的單方或複方精油..10 滴
荷荷芭油......10 小匙(50 毫升)
磨碎的杏仁粉.............60 公克
天然荷荷芭微粒............1 小匙
白色石泥粉(選擇性添加).5 公克
蘋果醋...........5 小匙(25 毫升)
泉水..............5 小匙(25 毫升)

❖ 潔面霜

潔面霜是蠟、植物油和精油混合製或的產物。清潔用的潔面霜質地比較軟，不是堅硬的油膏。

基本潔面霜

甜杏仁油........4 小匙(20 毫升)
杏桃核仁油.....4 小匙(20 毫升)
蜂蠟...........................5 公克
你喜愛的單方或複方精油...5 滴

用隔水加熱鍋，或取兩個鍋子隔水加熱來製作潔面霜。首先，在鍋中融化蜂蠟，接著慢慢加入植物油，期間持續攪拌。離開熱源，加入精油，攪拌均勻。倒入存放的罐子裡，靜置放涼。如果希望潔面霜可以是更硬的質地、更呈固體狀，就在上述配方之外，再額外加入少量的蜂蠟與可可脂。存放時避免接觸熱源，那會使潔面霜融化。

臉部去角質

去角質的作用在於去除老廢肌膚細胞，讓臉部肌膚看起來光亮水嫩。每次只要用一點點——一次大約 1 小匙就夠了。廚房櫃子裡的許多食材都可以是去角質霜的基本材料，除此之外，專業人士會用的是天然的荷荷芭蠟微粒(jojoba wax beads)——一種由荷荷芭油製成的小球。許多保養產品當中仍會使用燕麥，因為它有舒緩肌膚的作用，並且可以搭配磨碎的杏仁粉，讓臉部變得光滑。

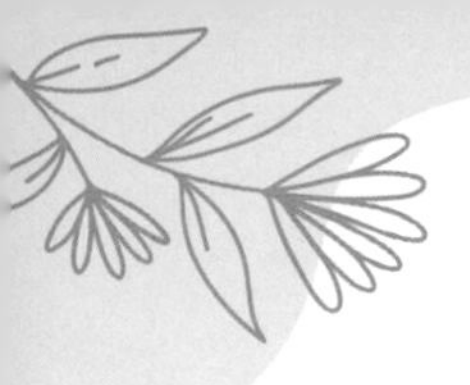

燕麥和杏仁去角質霜

這個去角質霜適合正常或油性肌膚使用。其中加入甜羅勒（沉香醇羅勒）和檸檬精油，可以幫助臉色更加明亮。

複方精油 .... 1 滴
磨碎的杏仁粉 ....5 公克
磨碎的細燕麥粉 ....5 公克
甜杏仁油 .... ½小匙（2½毫升）
蘋果醋 .... ½小匙（2½毫升）
鹽（海鹽或喜馬拉雅岩鹽）..... 1 撮

要調製配方中的複方精油，請把 1 滴檸檬精油和 1 滴甜羅勒（沉香醇羅勒）精油調配在一起，混合後只取 1 滴使用。首先，把磨碎的杏仁粉和細燕麥粉混拌均勻，放在一旁。將 1 滴精油調入甜杏仁油中，再加入醋和鹽，最後才加入杏仁粉與細燕麥粉。把所有材料混合均勻，然後用沾濕的手指輕輕在肌膚上畫圈，最後用水洗淨，或用沾了熱水的濕布擦去。清潔完成後，如果你願意的話，可以用純露、爽膚水或面部保養油做後續保養。

臉部去角質可以使用的材料

請根據個人膚質，來選擇要加入臉部去角質產品中的精油或植物油。相關資訊可以參考本章其他段落的內容。以下是可以用來幫助去角質的材料：

磨碎的花瓣粉：例如玫瑰、茉莉、薰衣草和橙花等等。

水果粉：例如杏桃、鳳梨、蔓越莓、石榴、古布阿蘇果（cupuaçu）等。

無花果籽。

荷荷芭微粒。

細砂糖。

各種鹽。

面膜

大家都知道使用面膜可以改善膚色與膚質，但如果能針對個人需要量身訂做配方——也就是根據你獨一無二的需要！——那麼面膜能做到的還有更多更多。舉例來說，面膜可以讓肌膚獲得滋潤、回春與振奮的效果；可以深度清潔、使肌膚細緻；可以舒緩、安撫肌膚炎症；可以改善疙瘩、紅斑和痘痘；或者抗皺抗老，帶來天然的拉提效果。

面膜中的有效成分包括維生素、礦物質、礦石泥、水果與花朵萃取物、食物萃取物、奇特的膠質、金、銀和珍稀的精油成分。乾性材料可以透過花水、純露或純礦泉水或泉水來混合，添加植物油是為了其中含有的脂肪酸。雖然只使用單一精油有許多好處，但如果你能預先調配好精油複方，並且靜置幾天讓精油能充分相互作用，也會是很好的選擇。這個段落列出的基本配方，可以視個人膚質，調入合適的精油來使用。

礦石泥面膜

礦石泥的形成需要千年時間，它不僅浸潤過來自大地的礦泉水、來自植物的養分，更飽含陽光的能量。來自世界各地的礦石泥，有白泥、粉泥、紅泥、橘泥、黃泥、綠泥、棕泥、黑泥，甚至還有藍泥，但不是每一種都適合用於臉部保養。每一種礦石泥都含有獨特的礦物質成分，對肌膚有不同的作用，只有溫和的礦石泥才適合用於保養。長久以來，人們都懂得用礦石泥來為肌膚美容，並看重它的回春與抗老的效果。

將礦石泥調入純露、花水、花草蒸餾液、各種純水、蘆薈膠或牛奶，就是可以用於臉部的礦石泥面膜了。除此之外，還可以加入水果粉、奶粉、蜂蜜粉或海藻粉。礦石泥一般不溶於油，但可以先調成滑順的膏狀後，再加入植物油。將精油加入礦石泥面膜，能帶來很好的效果；精油可以先與植物油調勻，再加入調好的礦泥當中。

白石泥（高嶺土）：幾乎適合所有膚質使用，就連脆弱敏感的肌膚，也不例外。白石泥粉相當細緻、柔軟，許多保養品中都添加了白石泥，以帶來舒緩和細緻肌膚的作用。白石泥還有輕微的收斂、緊實效果，就像大部分的礦泥一樣，它能去除肌膚髒汙，同時帶來清潔和促進循環的效果。

法國粉石泥（玫瑰泥）：適合大部分的膚質，包括敏感肌、乾燥肌和常見的混合肌。粉石泥有調理、軟化膚質的作用，可以讓疲憊暗沉的肌膚亮白起來，也可以帶來溫和的去角質效果。

法國綠石泥（伊利石泥，illite clay）：綠石泥富含鈣、鎂、鉀、鈉，可以用於大部分膚質，但不適合敏感、脆弱或乾燥肌膚使用。綠石泥能為熟齡肌膚帶來活力，作為面膜使用時，特別能改善長了疙瘩或痘痘的肌膚。綠石泥也可以為混合性肌膚帶來平衡，降低環境污染對肌膚造成的傷害。法國綠石泥有潤膚、抗菌消毒和療癒的效果，使用後能讓肌膚像絲綢般滑順。它能溫和刺激血液與淋巴流動，讓氧氣加速肌膚排出廢物。

摩洛哥火山泥（Rhoussel clay）：大部分膚質都適合使用。由於用在肌膚上好處多多，因此經常用在臉部美容療程裡。摩洛哥火山泥可以和其他保養產品共同使用，它能很好地混入其他礦石泥與其他粉類當中。

富勒土（Fuller's earth）：有可能對皮膚造成過度刺激，因此不建議敏感、脆弱或乾燥肌膚使用，更適合正常或油性膚質。富

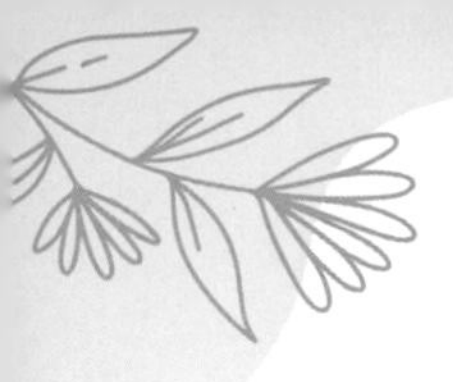

勒土是一種柔軟的棕色石泥土，以強大的吸收力與皮膚亮白效果著稱。它有極佳的清潔效果，還能幫助老廢細胞剝離。

礦石泥還可以用於醫療，在世界各地的傳統療法都有長年的使用歷史，其中最常見的作法，就是製成療癒敷包或敷膏，用在身體特定部位，幫助舒緩各種症狀。然而，對熱愛石泥的石泥粉絲來說，恐怕只有全身浸在泥漿中洗個泥漿浴，才是真正的滿足。幸好我們不是要開美容美體中心，因此只要在日常生活中用上一點石泥粉，就能讓肌膚更加美麗。

只要是未經混摻的純石泥粉，基本上沒有保存期限的問題。然而，就像精油一樣，石泥粉的品質也很重要。一般來說，在敷用泥膜的時候，請記得少即是多的原則——並不需要使用太多。

將不同礦泥調和在一起，也可以對特定臉部膚質帶來很好的效果。舉例來說：

敏感、乾性或熟齡肌：可以用白泥加上粉紅石泥粉（有些粉紅石泥粉本來就是以白泥粉和紅泥粉調和出來的）。

想要舒緩抗老的效果：可以用摩洛哥火山泥，加上白泥和粉紅石泥粉。

想要清潔淨化的效果：可以用摩洛哥火山泥，加上綠石泥粉。

油性或混合性肌膚：可以用綠泥加上白泥。

痘痘肌：痘痘肌通常伴隨著發炎的情況，但人們卻常把焦點放在青春痘，而忽略了肌膚正在發炎。一開始，先用白泥調和粉紅石泥使用，接著再改用綠泥混合白泥。為防止留下疤痕，最好用溫和的方式調理，而不是像市售的青少年產品那樣，採用質地較粗的材料。

自己動手做面膜，需要的時間不過幾分鐘。對於生活繁忙、沒時間好好照顧自己，卻仍然渴望能有快速解決辦法的人來說，非常合適。只要把需要的基本材料預先裝在罐子裡，面膜隨時就可以取來使用，而且完全根據個人膚質需求量身訂做。隨著肌膚當下感受的不同，可以再加入其他的材料做調整。

❖ 隨手可用的面膜粉

以下是礦泥和其他粉類的混拌配方，調製完成後，可以當作基底面膜粉使用；你可以隨時加入其他成分調成面膜，達到更具體的療效。礦泥粉很輕，所以為了不造成混淆，下列配方以匙計量，而不用重量來計算。以下配方的分量足夠使用好幾次，根據每次面膜使用的厚度而有不同。這些材料能製成溫和淨化的面膜，帶來調理膚質、使肌膚質地滑順的效果，並且可以調整變化，成為更有具體功效的面膜配方。

基底面膜石泥粉

法國綠石泥 ....2 大匙
白石泥........................4 大匙
粉紅石泥粉（加強抗老可改用摩洛哥火山泥）........................4 大匙
有機玉米澱粉 ....2 大匙

將石泥粉調和在一起，再加入玉米澱粉。

每次要使用多少基底面膜石泥粉，和你希望的面膜厚度、臉的大小、膚質狀況，以及稍後是否會加入其他材料有關。上述配方均為乾性材料，可以事先準備並調配好，放在有蓋的罐子裡能存放許久。

製作面膜時，只需要取上述基底面膜石泥粉 1 大匙，加入適量的水或純露，直到達到你理想的濃稠度就可以了。如果最後調好的面膜分量太多，可以妥善覆蓋後冷藏在冰箱。礦石泥有天然的抗微生物特性，許多精油也有這樣的效果，因此，調配好的石泥面膜大約可保存一週左右。

❖ 調製具有特殊效果的面膜

製作面膜時，記得總是先把配方中的乾性材料混合均勻，再加入液體材料。這麼做是為了確保每一種材料都能均勻混合在面膜中。取 1 大匙混合好的材料，調入足夠的液體成為泥膏狀，如下列配方所示。需要用到多少液體和礦石泥的特性有關，也和你希望面膜多麼濃稠有關。如果面膜太稠，就多加點水，要是太稀，就再加些石泥粉。礦石泥面膜在濕潤的臉上比較容易抹開，因此，可以從面膜配方中，挑選一種純露來沾濕臉部。除非有其他指示，否則礦石泥面膜一週最好不使用超過一次。

一般性肌膚：活力再生面膜

乾性材料：
基底面膜石泥粉 ....4 小匙

液體材料：
植物甘油 ....1 小匙（5 毫升）
橙花純露或花水 ....1 小匙（5 毫升）
玫瑰純露或花水 ....1 小匙（5 毫升）
迷迭香純露或花水..........1 小匙（5 毫升）
複方精油（配方如下）........ 1 滴

複方精油配方：
天竺葵.......................... 2 滴
芳樟............................. 1 滴

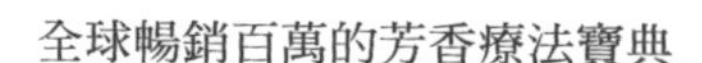

乾性肌膚的礦石泥面膜配方

乾性材料：

基底面膜石泥粉 …………4 小匙
粉紅石泥粉 ………………3 小匙
磨碎的細燕麥粉 …………1 小匙

液體材料：

植物甘油 ………1 小匙（5 毫升）
荷荷芭油 ………1 小匙（5 毫升）
月見草油 ………1 小匙（5 毫升）
玫瑰純露或花水 …………1 大匙（15 毫升）
複方精油（配方如下）……… 1 滴

複方精油配方：

羅馬洋甘菊 ………………… 1 滴
奧圖玫瑰 …………………… 1 滴

油性肌膚的礦石泥面膜配方

乾性材料：

基底面膜石泥粉 …………1 小匙
法國綠石泥粉 ………… 1½大匙
啤酒酵母粉 ……………… ¼小匙

液體材料：

迷迭香純露 …..1 大匙（15 毫升）
真正薰衣草純露 …………2 小匙（10 毫升）
複方精油（配方如下）……… 1 滴

複方精油配方：

迷迭香 ………………………… 1 滴
真正薰衣草 ………………… 1 滴
檸檬 …………………………… 1 滴

逆齡抗老：活力再生面膜

乾性材料：

基底面膜石泥粉 …………1 大匙
摩洛哥火山泥 ……………1 大匙
榆樹皮粉（Slippery elm powder）……1 小匙
啤酒酵母粉 ……………… ¼小匙

液體材料：

玫瑰果（籽）油…. 1 小匙（5 毫升）
胡蘿蔔根浸泡油 …………1 小匙（5 毫升）
橙花純露 ……..1 大匙（15 毫升）
玫瑰純露 ……..1 大匙（15 毫升）
乳香精油 …………………… 1 滴
義大利永久花精油………… 1 滴
奧圖玫瑰精油 ……………… 1 滴

啤酒酵母粉含有維生素 B 群和微量元素；榆樹皮粉則有舒緩安撫的效果。這個面膜配方至多只能 7 天使用一次，持續使用 6 週；6 週結束後，請每 1 個月使用一次。

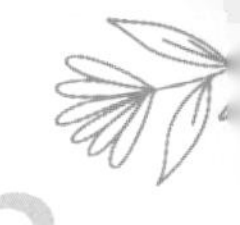

痘痘肌的礦石泥面膜配方

乾性材料：

基底面膜石泥粉............1 大匙
綠石泥粉......................2 大匙
啤酒酵母粉..................1 小匙

液體材料：

蘆薈液...........1 大匙（15 毫升）
百里香純露.....1 大匙（15 毫升）
真正薰衣草純露............1 大匙（15 毫升）
液態膠性銀（colloidal silver）..1 小匙（5 毫升）
德國洋甘菊精油.............1 滴
玫瑰草精油....................1 滴
芳樟精油.......................1 滴

首先，每 5 天敷用一次，持續 6 週。6 週結束後，改為每 15 天或每 1 個月使用一次。請將百里香和真正薰衣草純露調和在一起，每次敷完臉後，用來滋潤肌膚。

凝膠面膜

凝膠面膜適合所有膚質與膚況使用，只是加入凝膠的成分不同。市售的凝膠產品，通常是以複雜過程調和有效保養成分的成品，其中可能包含玻尿酸到海洋膠原蛋白等成分。要想自己做出這樣的產品實在有難度，但我們依然可以用簡單的方式，製作單純的面部凝膠來使用。這個段落介紹的面部凝膠，必須放入冰箱冷藏保存，即使沒有額外添加防腐劑，也可以存放至少一週。

可以加入面膜的食材包括：來自木薯（cassava，*Manihot esculenta*）的木薯澱粉（tapioca starch）、來自許多水果的果膠（pectin）、榅桲籽（quince seeds），以及野油菜黃單孢菌（*Xanthomonas campestris*）發酵生成的三仙膠（xanthan gum）。鹿角菜膠和洋菜則是兩種來自海洋植物的凝膠介質——鹿角菜膠（carrageen，也叫做愛爾蘭海草膠，Irish moss）是來自鹿角菜（*Chondrus crispus*）；而洋菜（agar agar）是來自石花菜（*Gelidium amansii*）和江蘺（*Gracilaria verrucosa*）。如果你想購買海草製品，請只選購天然未經混摻的海草片，也就是在食品工業用來作為增稠劑的產品。

不過，光是有機蘆薈膠，就可以用來作為凝膠的基底；再加入精油與純露，就能製作成凝膠面膜。你可以根據個人喜好選擇精油，不過我會建議你參考本書第 83 頁「美容護膚油」段落中，根據不同膚質分別列出的精油建議。

蘆薈膠基本面膜

蘆薈膠......................60 毫升
植物油..........1 大匙（15 毫升）
精油..............................2 滴

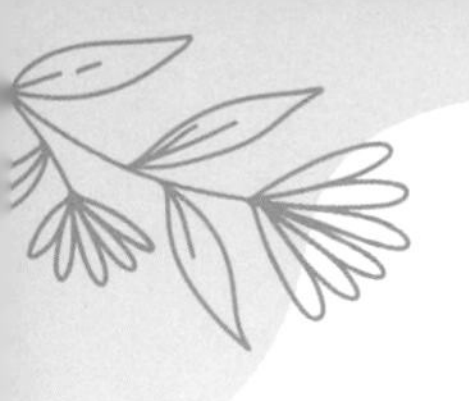
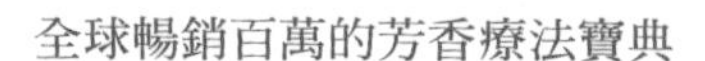

蘆薈膠純露凝膠面膜

蘆薈膠……………………60毫升
純露…………1大匙（15毫升）
植物油…………1小匙（5毫升）
精油…………………………2滴

想知道該使用哪種純露好，可以參考本書第79頁起，在「臉部噴霧和爽膚水」段落，根據不同膚質提出的純露建議。將蘆薈膠與純露混合均勻，再將精油調入植物油，然後把兩者混合，就完成了。

蒸臉

蒸臉一直是專業美容療程中不可或缺的項目，尤其在高汙染的城市地區，更是格外受到人們重視。蒸臉時，溫和的蒸氣來到臉部，有時蒸氣中還包含臭氧與離子，能幫助臉部毛孔張開，進一步排出髒汙、毒素和環境汙染物。蒸氣清潔後，臉部肌膚能看起來更加細緻。

在家做蒸氣療程是非常容易的一件事——你只需要準備一碗冒著蒸氣的純水、一條大毛巾，以及任何你想加入水中的材料，例如精油、純露、花水和花草蒸餾液，就可以了。把精油或其他添加物放入水中，均勻攪散，然後用毛巾蓋住頭，確保沒有任何露出的縫隙。或許你會需要時不時透透氣，但基本上要閉著眼睛，在毛巾裡待上5分鐘左右。

有一些情況不適合蒸臉，包括：臉部微血管破裂、青春痘、酒糟性皮膚炎、曬傷和極度敏感的肌膚，都應避免這麼做。相對的，蒸臉也非常適合各種過度出油、長疙瘩與紅斑的肌膚，用於一般性肌膚，則可以改善肌膚質地與膚況。以下是針對各種膚質提出的精油使用建議：

一般性膚質適合使用的精油

甜茴香（*Foeniculum vulgare* var. *dulce*）
真正薰衣草（*Lavandula angustifolia*）
檸檬（*Citrus limon*）
甜橙（*Citrus sinensis*）
橙花（*Citrus aurantium*）
迷迭香（*Rosmarinus officinalis*）
杜松漿果（*Juniperus communis*）
大西洋雪松（*Cedrus atlantica*）
天竺葵（*Pelargonium graveolens*）
大花茉莉／摩洛哥茉莉（*Jasminum grandiflorum/officinale*）

精油建議：2滴真正薰衣草＋1滴檸檬精油。

在一碗冒著蒸氣的水裡加入2至4滴精油，蒸臉之後仔細清潔臉部，接著使用臉部噴霧或爽膚水。

乾性膚質適合使用的精油

羅馬洋甘菊（*Anthemis nobilis*）
奧圖玫瑰（*Rosa damascena*）
德國洋甘菊（*Matricaria recutita*）
橙花（*Citrus aurantium*）
天竺葵（*Pelargonium graveolens*）
快樂鼠尾草（*Salvia sclarea*）
真正薰衣草（*Lavandula angustifolia*）
檀香（*Santalum album*）

精油建議：2 滴天竺葵＋1 滴快樂鼠尾草精油。

在一碗冒著蒸氣的水裡加入 2 至 4 滴精油，蒸臉之後仔細清潔臉部，接著使用臉部噴霧或爽膚水。

油性膚質適合使用的精油

佛手柑（*Citrus bergamia*）
羅馬洋甘菊（*Anthemis nobilis*）
絲柏（*Cupressus sempervirens*）
澳洲尤加利（*Eucalyptus radiata*）
杜松漿果（*Juniperus communis*）
依蘭（*Cananga odorata*）
乳香（*Boswellia carterii*）
檸檬香茅（*Cymbopogon citratus/*
flexuosus）
葡萄柚（*Citrus paradisi*）
迷迭香（*Rosmarinus officinalis*）
玫瑰草（*Cymbopogon martinii*）
義大利永久花（*Helichrysum italicum*）

精油建議：1 滴佛手柑＋2 滴迷迭香精油。

在一碗冒著蒸氣的水裡加入 2 至 4 滴精油，蒸臉之後仔細清潔臉部，接著使用臉部噴霧或爽膚水。

痘痘肌適合使用的精油

羅馬洋甘菊（*Anthemis nobilis*）
德國洋甘菊（*Matricaria recutita*）
岩玫瑰（*Cistus ladaniferus*）
快樂鼠尾草（*Salvia sclarea*）
沉香醇百里香（*Thymus vulgaris* ct. *linalool*）
真正薰衣草（*Lavandula angustifolia*）
玫瑰草（*Cymbopogon martinii*）
杜松漿果（*Juniperus communis*）
絲柏（*Cupressus sempervirens*）
葡萄柚（*Citrus paradisi*）
義大利永久花（*Helichrysum italicum*）

精油建議：1 滴杜松漿果＋1 滴快樂鼠尾草＋1 滴玫瑰草精油。

在一碗冒著蒸氣的水裡加入 2 至 4 滴精油，蒸臉之後仔細清潔臉部，接著使用臉部噴霧或爽膚水。

臉部噴霧和爽膚水

溫和的臉部噴霧有許多作用，可以帶來清涼感、安撫不適，也能讓肌膚清新一振。

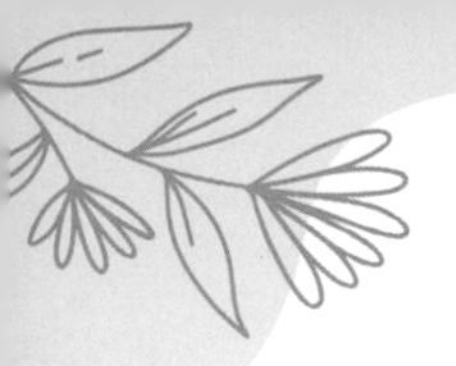

有些噴霧有調理的作用，有些能收縮毛孔——但所有噴霧都能為人帶來神清氣爽的感覺。噴霧可以使張大的毛孔變小，讓不均勻的肌膚變得滑順。臉部噴霧一般在清潔過後使用，以確保所有乳霜和乳液的殘留物都已完全被去除；此外，也可以用在白天或晚上，為肌膚帶來清新的感受。要製作臉部噴霧，可以直接使用一種純露，或混合多種純露；或者，也可以用一種純露加上一種花水或蘆薈液，再加上品質純良的水（非自來水）。

臉部爽膚水，則是用純露加上精油來製作。將純露、甘油或蘆薈膠和精油加入瓶子裡，大力搖晃混合。靜置 24 小時後，再一次搖晃瓶身，用未經漂白的咖啡濾紙過濾表面的精油油點，然後放在冰箱中冷藏。

❖ 製作臉部爽膚水的純露和其他液體材料*建議

一般性肌膚

液體材料：純露、精油水或花草蒸餾液

真正薰衣草（*Lavandula angustifolia*）
天竺葵（*Pelargonium graveolens*）
義大利永久花（*Helichrysum italicum*）
綠薄荷（*Mentha spicata*）
檸檬（*Citrus limon*）
矢車菊（*Centaurea cyanus*）
橙花（*Citrus aurantium*）
大馬士革玫瑰／千葉玫瑰（*Rosa damascena/centifolia*）

臉部爽膚水：一般性肌膚

天竺葵純露／花水........ 90 毫升
真正薰衣草純露／花水.. 30 毫升
植物甘油 .... 1 小匙（5 毫升）
天竺葵精油 .... 2 滴
綠薄荷精油 .... 1 滴
真正薰衣草精油 .... 1 滴

製作方法：將純露、甘油和精油加入瓶子裡，大力搖晃混合。靜置 24 小時後，再一次搖晃瓶身，用未經漂白的咖啡濾紙過濾表面的精油油點，然後放在冰箱中冷藏。

一般至乾性肌膚

液體材料：純露、精油水或花草蒸餾液

大馬士革玫瑰／千葉玫瑰（*Rosa damascena/centifolia*）
真正薰衣草（*Lavandula angustifolia*）
羅馬洋甘菊（*Anthemis nobilis*）
德國洋甘菊（*Matricaria recutita*）
矢車菊（*Centaurea cyanus*）
天竺葵（*Pelargonium graveolens*）

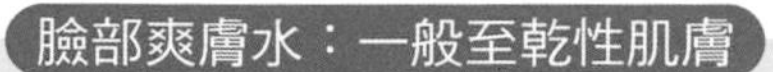

臉部爽膚水：一般至乾性肌膚

玫瑰純露／花水 .... 60 毫升
洋甘菊純露／花水........ 60 毫升
植物甘油 .... 1 小匙（5 毫升）
檀香精油 .... 4 滴
芳樟精油 .... 2 滴

製作方法：將純露、甘油和精油加入瓶子裡，大力搖晃混合。靜置 24 小時後，再一次搖晃瓶身，用未經漂白的咖啡濾紙過濾表面的精油油點，然後放在冰箱中冷藏。

一般至敏感性肌膚

**液體材料：純露、精油水或花草蒸餾液*
羅馬洋甘菊（*Anthemis nobilis*）
真正薰衣草（*Lavandula angustifolia*）
德國洋甘菊（*Matricaria recutita*）
矢車菊（*Centaurea cyanus*）
快樂鼠尾草（*Salvia sclarea*）
西洋蓍草（*Achillea millefolium*）
金盞菊（*Calendula officinalis*）

臉部爽膚水：一般至敏感性肌膚

羅馬洋甘菊純露／花水.. 60 毫升
真正薰衣草純露／花水.. 60 毫升
蘆薈液............ 1 小匙（5 毫升）
德國洋甘菊精油 .... 1 滴
真正薰衣草精油 .... 2 滴

製作方法：將純露、蘆薈液和精油加入瓶子裡，大力搖晃混合。靜置至少 24 小時，再一次搖晃瓶身，用未經漂白的咖啡濾紙過濾表面的精油油點，然後放在冰箱中冷藏。

一般至痘痘／疙瘩／紅斑肌

**液體材料：純露、精油水或花草蒸餾液*
歐洲赤松（*Pinus sylvestris*）
迷迭香（*Rosmarinus officinalis*）
百里香（*Thymus vulgaris*）
松紅梅（*Leptospermum scoparium*）
茶樹（*Melaleuca alternifolia*）
月桂（*Laurus nobilis*）
真正薰衣草（*Lavandula angustifolia*）
鼠尾草（*Salvia officinalis*）
香蜂草（*Melissa officinalis*）

臉部爽膚水：一般至痘痘／疙瘩／紅斑肌

迷迭香純露／花水........ 90 毫升
真正薰衣草純露／花水.. 30 毫升
蘆薈液............ 1 小匙（5 毫升）
杜松漿果精油 .... 2 滴
天竺葵精油 .... 2 滴

製作方法：將純露、蘆薈液和精油加入瓶子裡，大力搖晃混合，靜置至少 24 小時。再一次搖晃瓶身，用未經漂白的咖啡濾紙過濾表面的精油油點，然後放在冰箱中冷藏。

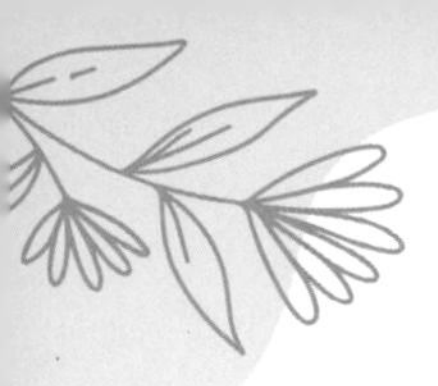
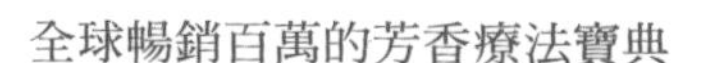

一般至油性肌膚

**液體材料：純露、精油水或花草蒸餾液*

絲柏（*Cupressus sempervirens*）
綠薄荷（*Mentha spicata*）
快樂鼠尾草（*Salvia sclarea*）
檸檬（*Citrus limon*）
迷迭香（*Rosmarinus officinalis*）
歐洲赤松（*Pinus sylvestris*）
香桃木（*Myrtus communis*）
大馬士革玫瑰／千葉玫瑰（*Rosa damascena/centifolia*）
橙花（*Citrus aurantium*）
苦橙葉（*Citrus aurantium*）

臉部爽膚水：一般至油性肌膚

橙花純露／花水 .... 90 毫升
玫瑰純露／花水 .... 30 毫升
蘆薈液............ 1 小匙（5 毫升）
苦橙葉精油 .... 4 滴
甜橙精油 .... 2 滴

製作方法：將純露、蘆薈液和精油加入瓶子裡，大力搖晃混合，靜置至少 24 小時。再一次搖晃瓶身，用未經漂白的咖啡濾紙過濾表面的精油油點，然後放在冰箱中冷藏。

熟齡至老年肌膚

**液體材料：純露、精油水或花草蒸餾液*

岩玫瑰（*Cistus ladaniferus*）
天竺葵（*Pelargonium graveolens*）
大馬士革玫瑰／千葉玫瑰（*Rosa damascena/centifolia*）
熏陸香（*Pistacia lentiscus*）
乳香（*Boswellia carterii*）
香蜂草（*Melissa officinalis*）

臉部爽膚水：熟齡至老年肌膚

玫瑰純露／花水 .... 60 毫升
香蜂草純露／花水........ 30 毫升
乳香純露／花水 .... 30 毫升
植物甘油 .... 1 小匙（5 毫升）
蘆薈液............ 1 小匙（5 毫升）
乳香精油 .... 1 滴
玫瑰草精油 .... 1 滴

製作方法：將純露、甘油、蘆薈液和精油加入瓶子裡，大力搖晃混合，靜置至少 24 小時。再一次搖晃瓶身，用未經漂白的咖啡濾紙過濾表面的精油油點，然後放在冰箱中冷藏。

使用建議：將化妝棉浸在爽膚水或蘆薈液中，然後分撕成薄片，裝入可密封的盒子裡，再多灑上幾小匙爽膚水——嘿！你看！這就是專屬於你的純天然面部爽膚棉片，隨時可用來提振精神。

收斂水

有時候我們需要效果更強的爽膚水，例如有收斂作用，能縮小毛孔的收斂水。像這樣的爽膚水，會加入醋，可以用在一般性肌膚、油性肌膚，以及長疙瘩、紅斑或痘痘的肌膚。將配方中的液體材料加在一起，再加入精油搖晃均勻。靜置 24 小時後再次搖晃。用未經漂白的咖啡濾紙過濾表面的精油油點，然後放在冰箱中冷藏。

一般性收斂水

金縷梅純露 .... 30 毫升
橙花純露／花水 .... 90 毫升
有機蘋果醋（選擇性添加）
.... ½小匙（2½毫升）
杜松漿果精油 .... 3 滴
檸檬精油 .... 1 滴
葡萄柚精油 .... 1 滴

激勵提振收斂水

金縷梅純露 .... 30 毫升
玫瑰純露／花水 .... 90 毫升
有機蘋果醋（選擇性添加）
.... ½小匙（2½毫升）
迷迭香精油 .... 2 滴
綠薄荷精油 .... 1 滴
去光敏性佛手柑
（FCF）精油 .... 1 滴

疙瘩／紅斑／油性肌與毛孔粗大收斂水

泉水............ 3½大匙（50 毫升）
橙花純露／
花水.............. 5 小匙（25 毫升）
有機白酒醋 ..... 3 小匙（15 毫升）
玫瑰草精油 .... 2 滴
綠薄荷精油 .... 1 滴

美容護膚油

美容護膚油是保養皮膚的最佳方式，而且隨時可以根據當下生命狀態的改變進行調整，例如壓力值、健康狀態、生活型態和心情等。以上各方面的狀態，或許每個月都會有所不同。調配自己的美容護膚油，可以針對受身體、環境和心情影響的皮膚狀態進行調整。

在決定該使用什麼樣的護膚程序之前，得先明白自己屬於哪一種膚質。接著，如果你正經歷某些情緒困擾，那麼除了參考膚質之外，也可以查閱本書第 5 章「情緒救援」的內容，交叉對比，找到既適合你的個人膚質，也對應當下情緒需求的精油。

許多人認為自己的膚質，是多種膚質的混合。混合性肌膚是既有一般性肌膚，又有油性與乾性肌膚的情況；通常，油性的部位出現在前額、鼻子與下巴。肌膚可能隨時演變成這樣的膚質，健康狀態、生活型態、工

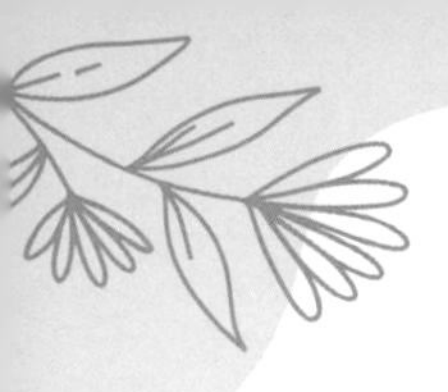
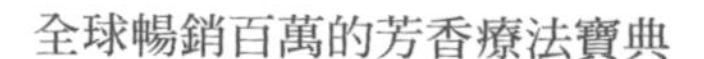

作型態和……沒錯！壓力等級，都是造成影響的可能因素。基本上，用對待一般性肌膚的方式來調理混合性肌膚就可以了，如果油性的部位出油嚴重，可以特別在這些位置使用油性肌膚的配方。當膚質越來越平衡，就可以視情況調整保養方式。我們的膚質變化很快，所以記得觀察皮膚的變化，隨時視需要調整用油。

平衡的一般性肌膚

說真的，沒有什麼是所謂的正常膚質（normal skin）。或者，嚴謹一點來說，孩子擁有的就是正常膚質，而我們其他人只能眼巴巴盼望自己能夠擁有！進入青春期之前，那完美的肌膚狀態是澎潤有彈性的，那時肌膚細胞堅挺結實，不會太乾也不會太油，質地細緻、沒有眼睛看得到的毛孔、斑點或疙瘩，觸感如絲絨般滑順、柔軟，也沒有皺紋。像這樣的完美境界，成年人只能望之興嘆。當我們用「正常」這個字來形容膚質，指的是比較接近這完美狀態的皮膚情況——要是能有一半就很了不起了！因此，在我們討論的這個段落，用正常（normal）來形容是不適當的，比較恰當的用字應該是「平衡」（*evenly balanced*）。

如果你的膚質屬於這個類別，幾乎任何精油都可以加在你的保養產品裡面。唯一注意的是，避免使用調理青春痘、肌膚問題或疙瘩、紅斑的精油配方，除非在你荷爾蒙旺盛、莫名長出痘痘的時候。

平衡的一般性肌膚適合使用的基底油

甜杏仁油（*Prunus amygdalus* var. *dulcis*）
杏桃核仁油（*Prunus armeniaca*）
榛果油（*Corylus avellana*）
荷荷芭油（*Simmondsia chinensis*）
摩洛哥堅果油（*Argania spinosa*）
山茶花油（*Camellia japonica*）

平衡的一般性肌膚適合使用的特殊植物油

月見草油（*Oenothera biennis*）
玫瑰果（籽）油（*Rosa rubiginosa*）
琉璃苣油（*Borago officinalis*）
胡蘿蔔浸泡油（*Daucus carota*）
小黃瓜籽油（*Cucumis sativus*）
石榴籽油（*Punica granatum*）
沙棘油（*Hippophae rhamnoides*）
百香果籽油（*Passifloria incarnata*）
奇異果籽油（*Actinidia chinensis*）

平衡的一般性肌膚適合使用的精油

德國洋甘菊（*Matricaria recutita*）
檸檬（*Citrus limon*）
玫瑰草（*Cymbopogon martinii*）
橙花（*Citrus aurantium*）
天竺葵（*Pelargonium graveolens*）
大花茉莉／摩洛哥茉莉（*Jasminum grandiflorum/officinale*）

真正薰衣草（*Lavandula angustifolia*）奧圖
玫瑰（*Rosa damascena*）
乳香（*Boswellia carterii*）
羅馬洋甘菊（*Anthemis nobilis*）

日間護理油：平衡的一般性肌膚

奧圖玫瑰	14 滴
天竺葵	3 滴
羅馬洋甘菊	2 滴
真正薰衣草	3 滴
檸檬	3 滴
每30毫升的基底油中，可再額外添加：	
玫瑰果（籽）油	20 滴
胡蘿蔔浸泡油	10 滴

首先，均勻混合上述精油，然後在每小匙（5 毫升）的榛果油或甜杏仁油中，調入 2 至 3 滴精油。取少量塗抹在沾濕的肌膚上，按摩臉部與頸部，避開眼周部位，然後用紙巾輕輕將多餘油脂按乾。

夜間護理油：平衡的一般性肌膚

天竺葵	9 滴
玫瑰草	5 滴
花梨木	5 滴
甜橙	3 滴
真正薰衣草	5 滴
30毫升的基底油中，可再額外添加：	
玫瑰果（籽）油	20 滴
沙棘油	10 滴

首先，均勻混合上述精油，然後在每小匙（5 毫升）的亞麻薺油中，加入 5 滴月見草油，再調入 2 至 3 滴精油。取少量塗抹在沾濕的肌膚上，按摩臉部與頸部，避開眼周部位，然後用紙巾輕輕將多餘油脂按乾。

一般至乾性肌膚

位在皮膚最表層的細胞，基本上處在皮膚脫落更新的最終階段，這個過程也稱為脫屑（*desquamation*）。這些細胞是由皮脂膜牽繫在一起；皮脂膜的組成，包括來自汗液的氨基酸和乳酸，以及來自皮脂的脂肪酸，以及角化作用（keratinization）過程中生成，能滋潤肌膚的副產品。（角化作用是肌膚表層細胞脫落，底層細胞向上遞補的過程）。當皮脂層因為某些原因受到干擾，皮膚就會感覺乾燥。這可能是因為正常的酸鹼值遭到破壞、油脂分泌不足、肌膚因為暖氣而失去水分，或者也可能是身體荷爾蒙的變化、藥物破壞了皮膚防護系統的平衡，或其他更多的原因。

當肌膚變得乾燥，就不再澎潤有彈性，也更容易生成皺紋，甚至可能出現脫皮、脫屑的樣子。隨著時間流逝，肌膚會變得敏感、容易發炎，也容易因為風吹日曬而缺水。這類肌膚容易在壓力龐大時，出現脫皮、搔癢的情況。洗完臉也容易緊繃。有時

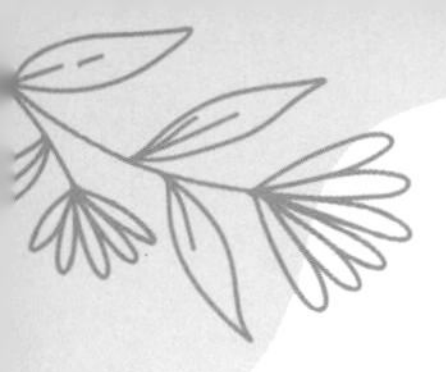

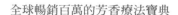

候，荷爾蒙變化和更年期，也會導致肌膚成為乾性。

一般至乾性肌膚適合使用的基底油

甜杏仁油（*Prunus amygdalus* var. *dulcis*）
酪梨油（*Persea americana*）
杏桃核仁油（*Prunus armeniaca*）
摩洛哥堅果油（*Argania spinosa*）
大麻籽油（*Cannabis sativa*）
白芒花籽油（*Limnanthes alba*）
米糠油（*Oryza sativa*）
昆士蘭堅果油（*Macadamia ternifolia*）
山茶花油（*Camellia japonica*）

一般至乾性肌膚適合使用的特殊植物油

月見草油（*Oenothera biennis*）
琉璃苣油（*Borago officinalis*）
紅覆盆籽油（*Rubus idaeus*）
巴西莓果油（acai berry）（*Euterpe oleracea*）
橄欖角鯊烯油（*Olea europaea*）
玫瑰果（籽）油（*Rosa rubiginosa*）
沙棘油（*Hippophae rhamnoides*）
蔓越莓籽油（*Vaccinium macrocarpon*）
胡蘿蔔浸泡油（*Daucus carota*）

一般至乾性肌膚適合使用的精油

德國洋甘菊（*Matricaria recutita*）
羅馬洋甘菊（*Anthemis nobilis*）
真正薰衣草（*Lavandula angustifolia*）
檀香（*Santalum album*）
天竺葵（*Pelargonium graveolens*）
奧圖玫瑰（*Rosa damascena*）
玫瑰草（*Cymbopogon martinii*）
胡蘿蔔籽（*Daucus carota*）
芳樟（*Cinnamomum camphora* ct. *linalool*）
橙花（*Citrus aurantium*）
快樂鼠尾草（*Salvia sclarea*）
乳香（*Boswellia carterii*）

日間護理油：一般至乾性肌膚

德國洋甘菊 .... 3 滴
檀香 .... 15 滴
橘（桔） .... 3 滴
芳樟 .... 4 滴
每 30 毫升的基底油中，可再額外添加：
橄欖角鯊烯油 .... 20 滴
覆盆莓籽油 .... 10 滴

首先，均勻混合上述精油，然後在每小匙（5 毫升）的亞麻薺油中，加入 2 滴月見草油，再調入 2 至 3 滴精油。取少量塗抹在沾濕的肌膚上，按摩臉部與頸部，避開眼周部位，然後用紙巾輕輕將多餘油脂按乾。

夜間護理油：一般至乾性肌膚

胡蘿蔔籽 .... 5 滴
檀香 .... 8 滴
真正薰衣草 .... 3 滴
快樂鼠尾草 .... 3 滴
玫瑰草 .... 4 滴

在 30 毫升的杏桃核仁油或甜杏仁油中，可再額外添加：

橄欖角鯊烯油 .... 20 滴
玫瑰果（籽）油 .... 30 滴

一般至油性肌膚

油性肌膚是油脂腺過度分泌的結果。這經常是荷爾蒙變化所導致，也是為什麼青少年的肌膚通常是油性。皮脂腺如果過度活躍，就可能形成脂漏性皮膚炎，然而油性肌膚的問題，通常只是皮膚某些部位容易出油，讓臉看起來油亮亮的。很諷刺的是，油性肌膚可能是過度清潔導致的結果——包括用太粗糙的洗面產品或肥皂摩擦肌膚，或是用了含有酒精的收斂水。許多市售的控油乳液，實際上反而會刺激皮脂腺分泌更多油脂。幸好，精油可以平衡肌膚，卻不會刺激皮脂分泌，因此似乎是這惱人問題的最佳解決良方。

一般至油性肌膚適合使用的基底油

榛果油（*Corylus avellana*）
葡萄籽油（*Vitis vinifera*）
紅花籽油（*Carthamus tinctorius*）
大麻籽油（*Cannabis sativa*）
葵花籽油（*Helianthus annuus*）
荷荷芭油（*Simmondsia chinensis*）
摩洛哥堅果油（*Argania spinosa*）

一般至油性肌膚適合使用的特殊植物油

琉璃苣油（*Borago officinalis*）
胡蘿蔔浸泡油（*Daucus carota*）
玫瑰果（籽）油（*Rosa rubiginosa*）
奇異果籽油（*Actinidia chinensis*）
沙棘油（*Hippophae rhamnoides*）
藍莓籽油（*Vaccinium corymbosum*）
藍薊籽油（Echium seed）（*Echium plantaginoum*）
草莓籽油（*Fragaria ananassa*）

一般至油性肌膚適合使用的精油

德國洋甘菊（*Matricaria recutita*）
真正薰衣草（*Lavandula angustifolia*）
天竺葵（*Pelargonium graveolens*）
乳香（*Boswellia carterii*）
杜松漿果（*Juniperus communis*）
絲柏（*Cupressus sempervirens*）
玫瑰草（*Cymbopogon martinii*）
苦橙葉（*Citrus aurantium*）
佛手柑（*Citrus bergamia*）
廣藿香（*Pogostemon cablin*）

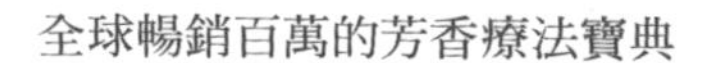

綠花白千層（*Melaleuca quinquenervia*）
甜橙（*Citrus sinensis*）
檸檬（*Citrus limon*）
甜馬鬱蘭（*Origanum majorana*）
萊姆（*Citrus aurantifolia*）
迷迭香（*Rosmarinus officinalis*）
大花茉莉／摩洛哥茉莉（*Jasminum grandiflorum/officinale*）
依蘭（*Cananga odorata*）

日間護理油：一般至油性肌膚

杜松漿果 .... 8 滴
天竺葵 .... 10 滴
苦橙葉 .... 10 滴
迷迭香 .... 2 滴

每 30 毫升的基底油中，可再額外添加：

奇異果籽油 .... 10 滴
琉璃苣油 .... 10 滴

首先，均勻混合上述精油，然後在每小匙（5 毫升）的荷荷芭油或葵花籽油中，加入 10 滴胡蘿蔔浸泡油，再調入 2 至 3 滴精油。取少量塗抹在沾濕的肌膚上，按摩臉部與頸部，避開眼周部位，然後用紙巾輕輕將多餘油脂按乾。

夜間護理油：一般至油性肌膚

杜松漿果 .... 10 滴
苦橙葉 .... 15 滴
乳香 .... 5 滴
甜馬鬱蘭 .... 5 滴
甜橙 .... 10 滴

每 30 毫升的基底油中，可再額外添加：

玫瑰果（籽）油 .... 10 滴
藍莓籽油 .... 10 滴
月見草油 .... 5 滴

首先，均勻混合上述精油，然後在每小匙（5 毫升）的榛果油中，調入 2 至 3 滴精油。取少量塗抹在沾濕的肌膚上，按摩臉部與頸部，避開眼周部位，然後用紙巾輕輕將多餘油脂按乾。

敏感性肌膚

每個人的肌膚都可能在任何時候變得敏感。即使原本是正常的一般性肌膚，也可能在感染病毒、吃了特定食物、接觸到化學香精或保養品中的化學成分（例如防腐劑）之後，變得敏感。

有些肌膚只有在極端氣候條件下才會變得敏感——例如太冷、太熱或遭遇強風。有些肌膚的變化跟情緒狀態有關，例如痛失所愛、搬家、更換工作、遭受壓力，或只是生活型態的轉變。另外，肌膚也可能因為再也無法承受環境中的壓力，例如工作場所過熱、太多電磁波干擾或汙染物等等。敏感性肌膚也可能是一種遺傳。皮膚也可能一夕之間突然過敏，要想了解肌膚對什麼過敏，在使用產品前先進行皮膚測試，就可能帶來一些線索。

如果你對一般的美容保養產品變得敏感，那麼你也有可能會對某些植物油或精油過敏。這是為什麼，在臉上塗抹任何東西之前，先進行皮膚測試，是一件非常重要的事。取少量的植物油或稀釋過的精油，塗在手肘內側或耳後，觀察 24 小時的時間。如果沒有出現發癢、發紅、疼痛或腫脹的反應，那麼這就是你可以放心使用的產品。

高度敏感的皮膚，最好使用水性產品，例如純露、花草蒸餾液或花水等等。只以極低的劑量使用精油，唯有在你越來越肯定皮膚不會有不良反應時，才慢慢增加劑量；也要注意只使用溫和的基底油。另外，由於過敏是一種非常因人而異的情況——每個人的過敏原和過敏反應都不同——因此以下的建議也可能不一定完全適合你。請只選擇有機的產品使用。

敏感性肌膚適合使用的純露

羅馬洋甘菊（*Anthemis nobilis*）
德國洋甘菊（*Matricaria recutita*）
真正薰衣草（*Lavandula angustifolia*）
大馬士革玫瑰／千葉玫瑰（*Rosa damascena/centifolia*）

敏感性肌膚適合使用的精油

真正薰衣草（*Lavandula angustifolia*）
德國洋甘菊（*Matricaria recutita*）
羅馬洋甘菊（*Anthemis nobilis*）
天竺葵（*Pelargonium graveolens*）
檀香（*Santalum album*）
橙花（*Citrus aurantium*）

敏感性肌膚適合使用的植物油

甜杏仁油（*Prunus amygdalus* var. *dulcis*）
米糠油（*Oryza sativa*）
荷荷芭油（*Simmondsia chinensis*）
金盞菊浸泡油（*Calendula officinalis*）
葡萄籽油（*Vitis vinifera*）
山茶花油（*Camellia japonica*）

皺紋與熟齡肌

人們並不容易發現自己變老的痕跡，就算是身邊親近的朋友和家人也是一樣。然而，當我們遇上多年不見的朋友，就會發現他們變老了，而他們對我們的感受很可能也一樣。這時，我們才真正明白，什麼叫歲月悄悄在臉上留下了痕跡。

青春永駐是自古至今人們不變的追求。

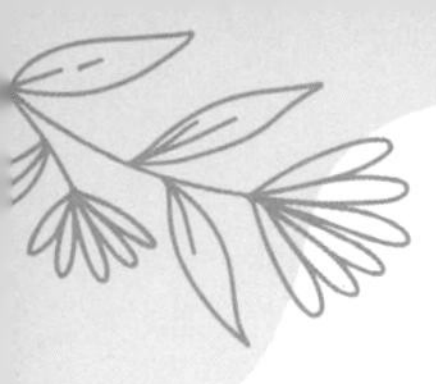

古老的典籍中，滿是鍊金術士竭力滿足統治者追求長生不老的各種故事。現在，有專門的診所為負擔得起的客戶提供純天然保養療程，而上門的明星名流，則把自己維持青春的方式，視為不隨意外傳的秘密。畢竟，要是每個人都像他們一樣青春美麗，那就失去了要年輕到羨煞眾人的初衷了啊！現在，醫美手術相當普遍，注射療程更是家常便飯，以至於人們甚至在家就可以施打。投資銀行都知道，要是哪間新創公司能以最新的方式，回答這個自古至今的莫大疑問——如何永保青春？——這筆投資一定穩賺不賠！

天然精油一直在這個前仆後繼的狂熱現象背後，默默扮演著自己的角色。芳香療法始於歐洲，在當地融入人們生活的方方面面，包括成為頂級瑞士診所提供給客戶的私人療程。細胞更新是肌膚年輕的關鍵，由於肌膚細胞時時刻刻在更新，要維持青春的美貌，並非癡心妄想。細胞需要氧氣，而某些精油有激勵循環的效果，能幫助帶入更多氧氣。精油也有抗氧化的作用，能對付自由基，防止自由基損害各皮層的肌膚分子。除此之外，某些精油也含有植物荷爾蒙，因此能帶來如同荷爾蒙一樣的效果，長期使用將使肌膚看來更緊實、更年輕。

熟齡肌適合使用的精油

許多精油都可以預防肌膚出現老化的警訊。專業芳療師經常用下列精油做各種搭配，來處理膚況逐漸衰老的問題。其中，某些精油的效果特別強大，因此經常用在配方當中。然而，還有一些精油——例如橙花、穗甘松、玫瑰和大花茉莉／摩洛哥茉莉——通常被單獨添加在奢華的抗老產品中。

防止肌膚老化適合使用的精油

奧圖玫瑰（*Rosa damascena*）
玫瑰原精（千葉玫瑰／摩洛哥玫瑰）（*Rosa centifolia*）
杜松漿果（*Juniperus communis*）
甜馬鬱蘭（*Origanum majorana*）
紫羅蘭葉（*Viola odorata*）
熏陸香（*Pistacia lentiscus*）
快樂鼠尾草（*Salvia sclarea*）
橙花（*Citrus aurantium*）
穗甘松（*Nardostachys jatamansi*）
荳蔻（*Elettaria cardamomum*）
花梨木（*Aniba rosaeodora*）
德國洋甘菊（*Matricaria recutita*）
胡蘿蔔籽（*Daucus carota*）
乳香（*Boswellia carterii*）
義大利永久花（*Helichrysum italicum*）
白玉蘭花（*Michelia alba*）
天竺葵（*Pelargonium graveolens*）
玫瑰草（*Cymbopogon martinii*）
苦橙葉（*Citrus aurantium*）

依蘭（*Cananga odorata*）
真正薰衣草（*Lavandula angustifolia*）
檀香（*Santalum album*）
甜橙（*Citrus sinensis*）
岩玫瑰（*Cistus ladaniferus*）
大花茉莉／摩洛哥茉莉（*Jasminum grandiflorum/officinale*）
廣藿香（*Pogostemon cablin*）
迷迭香（*Rosmarinus officinalis*）
芫荽籽（*Coriandrum sativum*）

這個段落，我將依照年齡層，提出四種不同臉部調理配方；這是因為，在不同生命階段，肌膚的需要也會有所不同。要想為面部精華液或護膚油選擇正確的精油，不只要把膚質列入考量，還要思考期望達到的效果。在為個人調製抗老臉部精華油之前，熟悉精油保養的整體療法美容師，會先檢測肌膚，同時考量你的心情狀態、整體健康狀態、壓力指數，以及任何可能影響個人膚況和老化速度的情緒因子。因此，在選擇使用的精油之前，請先從本書其他內容進行交叉比對，找到最適合自己的精油選擇。

此外，自己調配產品的居家使用者可以根據個人情況，隨著時間做調整。每種精油都有自己獨特的效用特質。舉例來說，天竺葵可以改善特定肌膚問題，例如乾性膚質、局部乾燥、出油增加、毛孔增大、皺紋與細紋、黑眼圈、肌膚失去彈性等——這一切都可能和個人正經歷影響情緒的困境有關。同時，天竺葵也可以透過降低壓力、疲倦和焦慮，來改善內心深處的創傷和心結——這些不安的感受，有可能讓人夜不成眠，進而使得肌膚老化。

生活總有高低起伏，甚至以每天為單位在發生；多數的現代人都必須兼顧工作、人際關係和育兒責任，更不用說還得維持經濟的穩定收入。任何隨之而來的焦慮感，都可能抑制了免疫、消化和淋巴系統的功用——而這些都可能反映在肌膚的外觀。除此之外，別想什麼優雅的老去了！沒有人想要自己的外貌真實反映出年齡，我從來沒有遇過一個人——無論男女——不想盡可能保持青春。所以，持續加油，別放棄！

能加強臉部保養效果的特殊植物油

你聽過淘金熱嗎？嘿，歡迎來到淘油熱！現在，世界各地的專利局都不斷從美容保養公司實驗室收到專利申請，試著在市場上圈下一塊地，保有自己處理某些植物油或用作商業行為的專利權——各式各樣的申請項目，鋪天蓋地到超乎你的想像！好在，這種追求權利獨佔的商業行為，並不影響一般使用者的使用權利——你我依然可以自由地善用這些油品。

在介紹各年齡層適用的抗老配方之前，

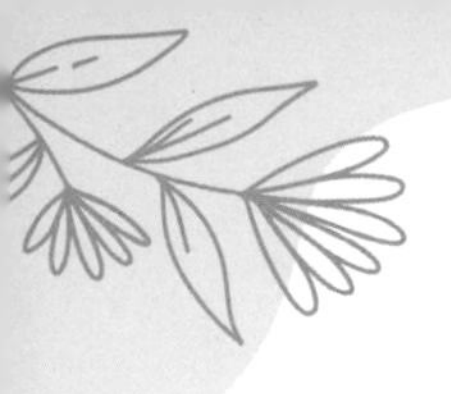

我們先來看看幾種具有獨特效果的特殊植物油。你可以在配方中少量添加這些植物油，以達到更好的效果。這些植物油可以用在臉部、頸部和上肩、上胸部：

巴西莓果油（Acai berry oil，***Euterpe oleracea***）：這是一種非常滋潤、滋養肌膚的植物油，經常用在抗老產品當中；有保濕和消炎的效果；適合受損肌膚、特別乾燥的肌膚使用，能調理肌膚；含有 omega-6、omega-9 和維生素 E，是一種抗氧化劑。

黑莓籽油（Blackberry seed oil，***Rubus fructicosis***）：這是一種非常滋養、能調理膚質的植物油；適合熟齡、乾燥和敏感肌膚使用；含有 omega-3、omega-6、omega-9 和維生素 E，是一種抗氧化劑。

黑覆盆籽油（Black Raspberry Seed，***Rubus occidentalis***）：能幫助維持肌膚彈性；適合大部分的膚質使用；有抗老效果；含有 omega-3、omega-6、omega-9 和維生素 E，是一種抗氧化劑。

藍莓籽油（Blueberry seed oil，***Vaccinium corymbosum***）：這是一種能保護肌膚的植物油，具有抗氧化的作用；適合大部分的膚質使用；痘痘肌和有疙瘩、紅斑的肌膚也適用。

琉璃苣油（Borage Seed，***Borago officinalis***）：能滋潤、滋養肌膚；能有效維持肌膚情況；適合大部分的膚質使用；富含 gamma-次亞麻油酸（GLA）。

奇亞籽油（Chia seed oil，***Salvia hispanica***）：富含 omega-3。

蔓越莓籽油（Cranberry Seed，***Vaccinium macrocarpon***）：有極佳的滋潤和滋養效果，能幫助抗老；適合受損、受刺激或提早老化的肌膚使用；含有 omega-3 與維生素 E，是一種抗氧化劑。

小黃瓜籽油（Cucumber seed oil，***Cucumis sativus***）：有極佳的滋潤效果，且能保護肌膚；能幫助細胞再生，帶來回春效果；增進肌膚彈力，幫助肌膚強健；有抗老作用；適合大部分的膚質類型。

月見草油（Evening Primrose Seed，***Oenothera biennis***）：能調理肌膚，使肌膚強健；用於抗老或除疤的臉部保養產品，能帶來很好的效果；適合大部分的膚質類型使用；富含 gamma-次亞麻油酸（GLA）。

雷公根浸泡油（Gotu kola，***Centella asiatica***）：這是一種浸泡油；幫助肌膚再生；刺激膠原蛋白生成。

大麻籽油（Hemp seed oil，***Cannabis sativa***）：能滋養、調理肌膚；幫助出問題或膚況較差的肌膚保有水分與彈力。

橄欖角鯊烯萃取物（Olive squalane extract，***Olea europaea***）：能舒緩並軟化肌膚；適合大部分的膚質類型使用；適合特別乾燥的肌膚；有抗老化的效果。

石榴籽油（Pomegranate seed oil，***Punica granatum***）：這是一種非常滋養且滋潤的植物油；改善肌膚彈性；幫助肌膚回春；能調理膚質；富含 omega-5 脂肪酸（共軛亞麻油酸，或稱 CLA）。

紅覆盆籽油（Red Raspberry Seed，***Rubus idaeus***）：有保護肌膚的作用；消炎；滋養並調理受損乾燥的肌膚；含有 omega-3、omega-6、omega-9 和維生素 E，是一種抗氧化劑。

玫瑰果（籽）油（Rosehip seed oil，***Rosa rubiginosa***）：能幫助細胞再生、激勵細胞活動；改善疤痕，增強肌膚質地與彈性；抗老化；適合熟齡和日曬受損的肌膚使用。

沙棘果油（Sea buckthorn berry oil，***Hippophae rhamnoides***）：滋養並帶來活力；促進細胞新生；適合大部分的膚質類型使用，包括提早老化的肌膚，有抗老化的效果。

草莓籽油（Strawberry seed oil，***Fragaria ananassa***）：有滋潤肌膚、改善膚質的效果；適合大部分的膚質類型使用，包括油性膚質；適合長疙瘩、紅疹的肌膚使用。

抗皺夜間護理油

以下配方是一般性的建議配方，大部分人都適用。這些配方在設計時，已把各年齡層人士常見的健康和心情狀態考量在內。

抗皺夜間護理油：20 歲以上

苦橙葉.......................... 4 滴
真正薰衣草.................... 5 滴
迷迭香.......................... 5 滴
德國洋甘菊.................... 2 滴
羅馬洋甘菊.................... 2 滴
檸檬.............................. 4 滴
天竺葵.......................... 7 滴

加上下列植物油：
玫瑰果（籽）油.............. 20 滴
月見草油...................... 10 滴

首先，均勻混合上述精油，然後把植物油加入精油中。完成後的配方，取 1 或 2 滴調入每小匙（5 毫升）基底油中，基底油可以按個人喜好選擇——榛果油、甜杏仁油或杏桃核仁油都是很好的選擇。稀釋完成後，取少量塗抹在臉部、頸部與上肩部。

抗皺夜間護理油：30 歲以上

檀香.............................. 4 滴
玫瑰草.......................... 5 滴

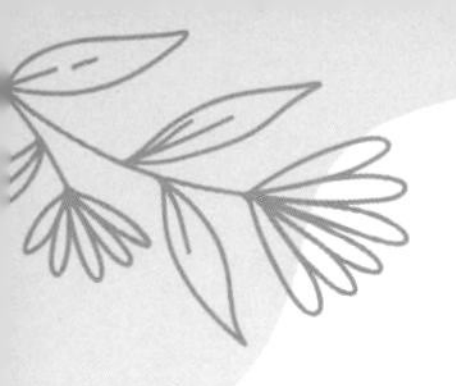
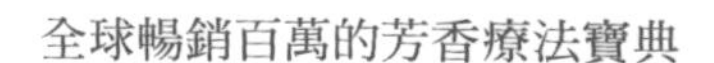

真正薰衣草 ………………… 4 滴
花梨木 ……………………… 5 滴
甜橙 ………………………… 4 滴
羅馬洋甘菊 ………………… 2 滴
胡蘿蔔籽 …………………… 3 滴

加上下列植物油：

玫瑰果（籽）油 …………… 20 滴
沙棘油 ……………………… 10 滴

首先，均勻混合上述精油，然後把植物油加入精油中。完成後的配方，取 1 或 2 滴調入每小匙（5 毫升）基底油中，基底油可以按個人喜好選擇——榛果油、甜杏仁油或杏桃核仁油都是很好的選擇。稀釋完成後，取少量塗抹在臉部、頸部與上肩部。

抗皺夜間護理油：40 歲以上

橙花 ………………………… 6 滴
真正薰衣草 ………………… 4 滴
乳香 ………………………… 5 滴
迷迭香 ……………………… 2 滴
岩玫瑰 ……………………… 3 滴
檸檬 ………………………… 3 滴
義大利永久花 ……………… 2 滴
胡蘿蔔籽 …………………… 3 滴

加上下列植物油：

月見草油 …………………… 10 滴
玫瑰果（籽）油 …………… 10 滴
沙棘油 ……………………… 15 滴

首先，均勻混合上述精油，然後把植物油加入精油中。完成後的配方，取 2 至 3 滴調入每小匙（5 毫升）基底油中，基底油可以按個人喜好選擇——榛果油、甜杏仁油或杏桃核仁油都是很好的選擇。稀釋完成後，取少量塗抹在臉部、頸部與上肩部。

抗皺夜間護理油：50 歲以上

岩玫瑰 ……………………… 3 滴
義大利永久花 ……………… 3 滴
天竺葵 ……………………… 5 滴
玫瑰原精 …………………… 5 滴
真正薰衣草 ………………… 3 滴
芳樟 ………………………… 4 滴

加上下列植物油：

玫瑰果（籽）油 …………… 30 滴
沙棘油 ……………………… 30 滴
月見草油 …………………… 10 滴

首先，均勻混合上述精油，然後把植物油加入精油中。完成後的配方，取 2 至 3 滴調入每小匙（5 毫升）基底油中，基底油可以按個人喜好選擇——榛果油、甜杏仁油或杏桃核仁油都是很好的選擇。稀釋完成後，取少量塗抹在臉部、頸部與上肩部。

問題肌膚

脆弱肌／面部微血管破裂

臉部的微血管破裂可能出現在任何地方，但最常出現的位置是臉頰、下巴和鼻子周圍。這些輸送血液到臉部的細小血管，受損的原因可能是物理性的傷害、日曬或強風、皮膚發炎或飲酒。任何人都可能出現微血管破裂的問題，有時甚至只是基因或年齡的因素。雖然精油並無法幫助破裂的微血管恢復原狀，但確實有某些精油可以防止損害加劇。以下是建議使用的精油：

適合脆弱肌或面部微血管破裂的精油與基底油建議

基底油

甜杏仁油（*Prunus amygdalus* var. *dulcis*）
酪梨油（*Persea americana*）
杏桃核仁油（*Prunus armeniaca*）
榛果油（*Corylus avellana*）
荷荷芭油（*Simmondsia chinensis*）
水蜜桃仁油（*Prunus persica*）
大麻籽油（*Cannabis sativa*）
葡萄籽油（*Vitis vinifera*）

可以額外添加的基底油

琉璃苣油（*Borago officinalis*）
胡蘿蔔浸泡油（*Daucus carota*）
月見草油（*Oenothera biennis*）
玫瑰果（籽）油（*Rosa rubiginosa*）
奇異果籽油（*Actinidia chinensis*）
蔓越莓籽油（*Vaccinium macrocarpon*）

精油

奧圖玫瑰（*Rosa damascena*）
德國洋甘菊（*Matricaria recutita*）
天竺葵（*Pelargonium graveolens*）
絲柏（*Cupressus sempervirens*）
杜松漿果（*Juniperus communis*）
大西洋雪松（*Cedrus atlantica*）
羅馬洋甘菊（*Anthemis nobilis*）
綠薄荷（*Mentha spicata*）
熏陸香（*Pistacia lentiscus*）
義大利永久花（*Helichrysum italicum*）

面部微血管破裂：夜間護理配方

天竺葵 .... 9 滴
絲柏 .... 5 滴
義大利永久花 .... 3 滴
檸檬 .... 5 滴
杜松漿果 .... 3 滴

每 30 毫升的基底油中，可再額外添加：

玫瑰果（籽）油 .... 10 滴
月見草油 .... 5 滴

首先，均勻混合上述精油，然後把植物油加入精油中。完成後的配方，取 1 至 2 滴調入每小匙（5 毫升）的荷荷芭油與大麻籽

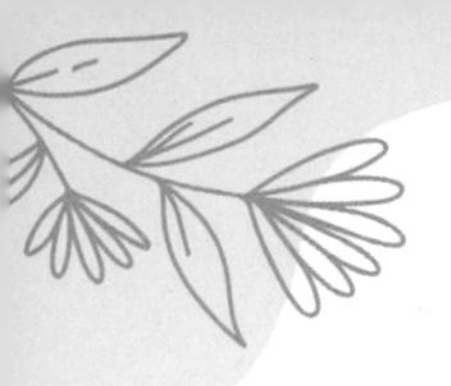

油中（預先以 1：1 的比例調配完成）。取少量塗抹在臉部和頸部，避開眼周部位。用溫柔、輕盈、流暢的動作按摩，小心不要過度刺激皮膚。

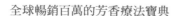

白頭粉刺／粟粒疹（*Milia*）

粟粒疹常被稱為白頭粉刺，它是皮膚上細小的囊腫，其中含有一粒堅硬的乳白色蛋白質——角蛋白（keratin）。粟粒疹可能單獨出現，也可能群聚叢生，通常出現在臉頰或眼睛周圍，但也可能長在臉部和身體的任何位置。如果粟粒疹一直在肌膚上停留，最好能請專業的美容師協助去除，不過近年也有研究發現，粟粒疹能透過按摩消除。

在用下列配方按摩之前，先將 2 滴玫瑰草和 1 滴綠花白千層（或澳洲尤加利）精油加在熱水裡蒸臉。當毛孔被熱蒸氣打開，就直接從下列配方取 1 滴未稀釋的精油，用棉花棒點塗在粟粒疹上，並用一隻手指在起疹子的隆起處，以畫圈方式按摩。或許要多嘗試幾次，粟粒疹才會比較容易消除。

粟粒疹調理配方

黑胡椒..........................1 滴
檸檬尤加利....................3 滴

將上述精油調入 2 小匙（10 毫升）的荷荷芭油中。取非常少量按摩在長粟粒疹的位置，每天 2 次，早晚各 1 次。盡量注意不要擦到臉上其他部位。

黑頭粉刺（*Comedones*）

當油脂、皮脂和殘留物（例如肌膚的細胞碎片）在張大的毛孔中堵住，氧化作用後，這些殘留物就會變黑。黑頭粉刺除了外觀不雅之外，擠出來後還可能造成皮膚發炎，或繼續累積更多的堵塞。黑頭粉刺可能出現在身體的任何地方，但最常見的位置是臉部，尤其鼻子周圍。

熱蒸氣可以使毛孔舒張，這是讓臉上黑頭粉刺鬆動的極佳方式。在一碗熱騰騰、正冒著蒸氣的水中，滴入 1 滴檸檬尤加利精油。接著在頭上蓋上一條大毛巾，閉上眼睛，讓蒸氣薰蒸你的臉，直到水溫逐漸變暖。用加了 1 小匙蘋果醋的熱水（不是滾燙的水）沖洗一下臉部，或製成熱敷包敷臉。當你感覺黑頭粉刺變軟了，就輕輕將它擠出，小心不要傷害到肌膚。完成後，用下列調理水拍拍全臉。

黑頭粉刺：調理水

礦泉水.........3½大匙（50 毫升）
蘋果醋...........2 小匙（10 毫升）
金縷梅純露.....2 小匙（10 毫升）
去光敏性佛手柑（FCF）.....2 滴
絲柏............................2 滴

肌膚充分吸收調理水之後，就塗上下列配方。這個配方能防止黑頭粉刺再生，同時也能讓現有的其他粉刺更加軟化。

黑頭粉刺：預防配方

檸檬香茅	5 滴
真正薰衣草	2 滴
快樂鼠尾草	2 滴
沉香醇百里香	5 滴

均勻混合上述精油，取 1 或 2 滴稀釋於每小匙（5 毫升）的荷荷芭油中，每天早晚取少量按摩在有粉刺的部位。

疙瘩與紅斑

你有沒有這樣的經驗，越不想要臉上長東西的時候，就越是長出來？我就認識一位臉上從來沒有長過疙瘩的女士，偏偏在婚禮那天，長了一個大紅斑在鼻頭！紅斑怎麼會「知道」該在哪一天出現呢？想必是我們的情緒提供了訊號。所以，與其懷抱著更多負面的恐懼——「真希望我不會長出紅斑」——不如給自己更多正面、肯定的想法吧：「我的皮膚看起來一定會很棒」。如果你臉上已經長出紅斑，或看似可能爆發，那麼就一邊用以下配方調理，一邊對自己說「一定很快會消失的」——然後，要試著相信這句話！

以下配方每次只需要以棉花棒沾一點點，不需要稀釋，可以直接點塗在發紅的地方，一天 2 次。小心不要沾到其他部位。預留 3 天的時間讓紅斑漸漸消失。

疙瘩與紅斑配方

真正薰衣草	2 滴
玫瑰草	5 滴
甜羅勒（沉香醇羅勒）	1 滴
綠薄荷	2 滴
德國洋甘菊	2 滴
松紅梅	1 滴

均勻混合上述精油，調入 6 滴荷荷芭油中。

青春痘

美貌從來不是膚淺地只來自肌膚，然而當臉上長著痘痘，實在很難記得這件事。青春痘通常出現在長了許多黑頭粉刺、白頭粉刺、小疙瘩、發炎的油性肌膚上，說不定還伴隨著許多疤痕。青春痘不只會長在臉部，也會長在脖子、背後與胸前。有時候，青春痘的問題會因痤瘡桿菌（*Propionibacterium acnes*）旺盛生長而加劇，這是一種長在皮膚上的細菌，但通常不會帶來什麼麻煩。就

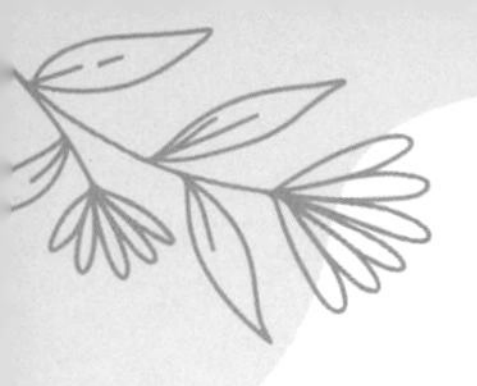

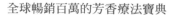

算是看不見的痘痘，也可能造成不適。想要把痘痘擠乾淨的衝動實在難忍，但擠了痘痘就可能會留疤。青春痘通常和身體荷爾蒙有關，因此好發於青春期，但也可能在人生任何階段長出來。

精油有殺菌消炎的特質，能非常有效地為皮膚的復原過程提供協助。飲食注意以新鮮烹煮的家常料理為主，避免食用加工食品、糖和脂肪。如果醫生開了抗生素，要注意補充益生菌，以避免體內的「好」菌也被消滅。

這個段落提出的抗痘療程，總共有四個階段。其中建議的基底油、額外滋潤的植物油和精油，則列在下方。以下療程建議的日間調理配方，不具有防曬效果。

抗痘基底油

甜杏仁油（*Prunus amygdalus* var. *dulcis*）
荷荷芭油（*Simmondsia chinensis*）
葡萄籽油（*Vitis vinifera*）
摩洛哥堅果油（*Argania spinosa*）
紅花籽油（*Carthamus tinctorius*）

可以額外添加的抗痘植物油

琉璃苣油（*Borago officinalis*）
胡蘿蔔浸泡油（*Daucus carota*）
月見草油（*Oenothera biennis*）
藍莓籽油（*Vaccinium corymbosum*）
藍薊籽油（Echium seed）（*Echium plantaginoum*）
金盞菊浸泡油（*Calendula officinalis*）

第一階段抗痘調理精油建議

德國洋甘菊（*Matricaria recutita*）
玫瑰草（*Cymbopogon martinii*）
羅馬洋甘菊（*Anthemis nobilis*）
乳香（*Boswellia carterii*）
真正薰衣草（*Lavandula angustifolia*）
天竺葵（*Pelargonium graveolens*）
去光敏性佛手柑（FCF）（*Citrus bergamia*）
杜松漿果（*Juniperus communis*）
澳洲尤加利（*Eucalyptus radiata*）
胡椒薄荷（歐薄荷）（*Mentha piperita*）

第二階段抗痘調理精油建議

去光敏性佛手柑（FCF）（*Citrus bergamia*）
快樂鼠尾草（*Salvia sclarea*）
真正薰衣草（*Lavandula angustifolia*）
沉香醇百里香（*Thymus vulgaris* ct. *linalool*）
澳洲尤加利（*Eucalyptus radiata*）
天竺葵（*Pelargonium graveolens*）
胡蘿蔔籽（*Daucus carota*）
玫瑰草（*Cymbopogon martinii*）
檸檬香茅（*Cymbopogon citratus/flexuosus*）
葡萄柚（*Citrus paradisi*）

第三階段抗痘調理精油建議

紫羅蘭葉（*Viola odorata*）
杜松漿果（*Juniperus communis*）
檸檬（*Citrus limon*）
胡蘿蔔籽（*Daucus carota*）
真正薰衣草（*Lavandula angustifolia*）
甜橙（*Citrus sinensis*）
天竺葵（*Pelargonium graveolens*）
苦橙葉（*Citrus aurantium*）
去光敏性佛手柑（FCF）（*Citrus bergamia*）

第四階段抗痘調理精油建議——維持保養

依蘭（*Cananga odorata*）
絲柏（*Cupressus sempervirens*）
天竺葵（*Pelargonium graveolens*）
大西洋雪松（*Cedrus atlantica*）
廣藿香（*Pogostemon cablin*）
玫瑰草（*Cymbopogon martinii*）
羅馬洋甘菊（*Anthemis nobilis*）
真正薰衣草（*Lavandula angustifolia*）

❖ 第一階段

第一階段的重點在於促進修復、減輕發炎情況。用 14 天的時間來進行這個保養程序，讓肌膚慢慢回復平衡。要讓痘痘消失、肌膚完全回到平衡，需要耐心，也需要給自己時間。

用溫和的產品清潔肌膚——例如有機的清潔產品，或自己製作的產品——確保臉上的所有清潔產品，都用爽膚水或水仔細清潔乾淨。在最後一次沖淋臉部的水中，加入 1 小匙（5 毫升）的百里香純露或蘋果醋，然後慢慢把臉拍乾。白天，取少量的下列日間調理配方塗抹在臉上。可以的話，儘量不要再上任何遮瑕或粉底產品。

第一階段：日間調理配方

天竺葵	4 滴
玫瑰草	10 滴
德國洋甘菊	8 滴
真正薰衣草	8 滴

首先，均勻混合上述精油，然後在每小匙（5 毫升）的荷荷芭油中，加入 3 滴胡蘿蔔根浸泡油，以及 2 至 3 滴精油。取少量塗抹在沾濕的肌膚上，按摩臉部與頸部，避開眼周部位。如果時間充裕，請靜待幾分鐘，讓肌膚充分吸收油脂，然後再用紙巾輕輕將多餘油脂按乾。胡蘿蔔根浸泡油的顏色是橘色，能讓肌膚看起來更健康。

到了晚上，溫和清潔、沖淋、調理臉部之後，取 5 滴「夜間基本配方」，用在長痘痘的地方。（抗痘療程的三個階段，都會用到這個「夜間基本配方」）。接著，取少量的「第一階段：夜間調理配方」使用。請在睡前使用，靜待幾分鐘，讓肌膚充分吸收油脂，再用紙巾輕輕將多餘油脂按乾。請勿再使用任何夜間的保養乳霜、乳液或保養品。

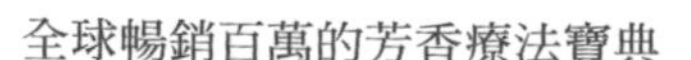

夜間基本配方

胡蘿蔔浸泡油	30 滴
琉璃苣油	30 滴
德國洋甘菊精油	10 滴

均勻混合上述精油，每個晚上取 5 滴使用。輕輕按壓讓肌膚吸收，而不是用塗抹的方式。靜待幾分鐘讓肌膚吸收，然後再接著使用夜間調理配方：

第一階段：夜間調理配方

玫瑰草	10 滴
羅馬洋甘菊	5 滴
真正薰衣草	10 滴
乳香	5 滴

均勻混合上述精油，然後取 3 滴調入每小匙（5 毫升）的荷荷芭油中。用按壓的方式蓋在「夜間基本配方」之上。這個保養程序可以在快睡覺的時候進行，實際要上床睡覺時，再用紙巾輕輕將多餘油脂按乾。

在這 14 天當中，盡可能多接觸新鮮空氣。只吃「鮮活」的食物——新鮮蔬菜、熟得恰好的水果、穀物、豆類、碳水化合物和魚類。喝花草茶，以及足量的礦泉水。多多攝取維生素 C、B 和鋅，可以選擇同時含有以上三種營養的補充品。第一階段期間請不要使用面膜，也不要蒸臉。

❖ 第二階段

第二階段仍然著重於幫助肌膚回復平衡。請按照第一階段的說明清潔肌膚；不過，在第二階段，請根據下列配方調製產品，在最後一次沖淋的水中加入 1 小匙，然後輕輕拍乾臉部：

第二階段：臉部沖洗液

蘋果醋	100 毫升
真正薰衣草	20 滴
澳洲尤加利	20 滴

第二階段：日間調理配方

澳洲尤加利	5 滴
快樂鼠尾草	5 滴
沉香醇百里香	5 滴
真正薰衣草	15 滴
胡蘿蔔籽	5 滴

首先，均勻混合上述精油，然後在每小匙（5 毫升）的荷荷芭油中，加入 3 滴胡蘿蔔根浸泡油，以及 1 或 2 滴精油。取少量塗抹在沾濕的肌膚上，按摩臉部與頸部，避開眼周部位。如果時間充裕，請靜待幾分鐘，讓肌膚充分吸收油脂，然後再用紙巾輕輕將

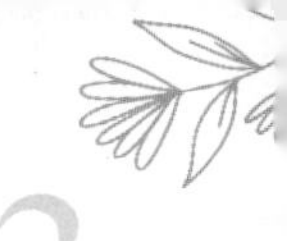

多餘油脂按乾。

第二階段：夜間調理配方

杜松漿果 .... 20 滴
去光敏性佛手柑（FCF）.... 10 滴
真正薰衣草 .... 5 滴
天竺葵 .... 5 滴
澳洲尤加利 .... 10 滴

均勻混合上述精油，然後在每小匙（5 毫升）的荷荷芭油中，加入 5 滴月見草油，以及 4 滴精油。使用前，先取 5 滴「夜間基本配方」輕輕按在肌膚上，注意要用按壓，而不是塗抹的方式。靜待幾分鐘，再接著使用「第二階段：夜間調理配方」。同樣用按壓的方式蓋在「夜間基本配方」之上。這個保養程序可以在快睡覺的時候進行，實際要上床睡覺時，再用紙巾輕輕將多餘油脂按乾。

請持續遵守第一階段說明的飲食建議，並用 14 天作為第二階段的療程。

❖ 第三階段

第三階段是最後階段。希望這時你的肌膚已經有所反應，而且看起來比之前好轉許多，說不定你會考慮是否需要繼續療程。不過，如果你想看到肌膚有更大的進步，第三階段的 14 天可不能省略。請繼續每天早晚使用第二階段的臉部沖洗液，把臉拍乾，然後按照下列配方做日間與夜間的保養。

第三階段：日間調理配方

天竺葵 .... 10 滴
杜松漿果 .... 4 滴
真正薰衣草 .... 6 滴
絲柏 .... 6 滴

均勻混合上述精油，然後在每小匙（5 毫升）的荷荷芭油中，加入 3 滴胡蘿蔔根浸泡油，以及 2 滴精油。取少量塗抹在沾濕的肌膚上，按摩臉部與頸部，避開眼周部位。如果時間充裕，請靜待幾分鐘，讓肌膚充分吸收油脂，然後再用紙巾輕輕將多餘油脂按乾。

第三階段：夜間調理配方

苦橙葉 .... 10 滴
去光敏性佛手柑（FCF）..... 5 滴
依蘭 .... 4 滴
乳香 .... 5 滴
廣藿香 .... 2 滴

均勻混合上述精油，然後在每小匙（5 毫升）的荷荷芭油中，加入 5 滴玫瑰果（籽）油，以及 3 滴精油。使用前，先取 5 滴「夜間基本配方」輕輕按在肌膚上，注意

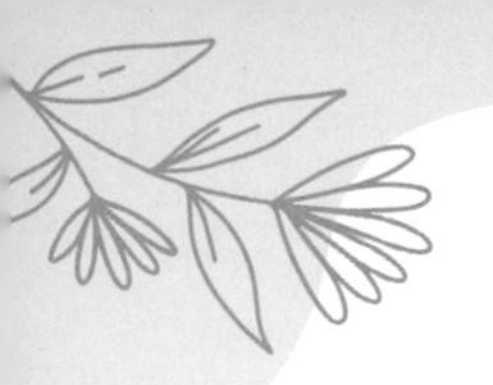
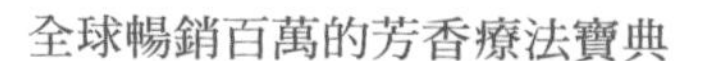

要用按壓，而不是塗抹的方式。靜待幾分鐘，再接著使用「第三階段：夜間調理配方」。同樣用按壓的方式蓋在「夜間基本配方」之上。這個保養程序可以在快睡覺的時候進行，實際要上床睡覺時，再用紙巾輕輕將多餘油脂按乾。

當你完成這 6 週的療程，可以根據前述維持保養的建議精油來挑選精油，或者也可以根據個人的使用感受，挑選第一階段到第三階段的建議精油。請只使用 100%純天然有機的清潔產品，避免使用任何質地粗糙的抗痘用品。

酒糟性皮膚炎（Rosacea）

人們誤以為酒糟性皮膚炎是青春痘（痤瘡），從某些角度來看，兩者確實有雷同之處。酒糟性皮膚炎是一種永久性的肌膚炎症，通常出現在臉頰和鼻子周圍，有時是由臉部寄生蟲——蠕形蟎蟲（*Demodex* mites）造成的。酒糟性皮膚炎很少出現在 30 歲以下的人們身上，一旦出現，有可能讓人相當困擾。

發炎的部位可能發紅，甚至出現塊狀物或膚色不均的情況，不過一般來說，長出來的膿疱當中不會有膿液，除非受到感染。酒糟性皮膚炎的調理方式和青春痘很類似，只不過使用的精油不一樣。請遵循本書第 97 頁在「青春痘」段落提出的飲食建議，同時也沿用相同的清潔與沖淋步驟。酒糟性皮膚炎的調理療程分成兩階段，每階段持續 14 天。

酒糟性皮膚炎適合使用的基底油

荷荷芭油（*Simmondsia chinensis*）
杏桃核仁油（*Prunus armeniaca*）
金盞菊浸泡油（*Calendula officinalis*）
雷公根浸泡油（*Centella asiatica*）
瓊崖海棠油（*Calophyllum inophyllum*）
榛果油（*Corylus avellana*）

酒糟性皮膚炎精油調理建議：第一階段

德國洋甘菊（*Matricaria recutita*）
真正薰衣草（*Lavandula angustifolia*）
羅馬洋甘菊（*Anthemis nobilis*）
天竺葵（*Pelargonium graveolens*）
去光敏性佛手柑（FCF）（*Citrus bergamia*）
迷迭香（*Rosmarinus officinalis*）
松紅梅（*Leptospermum scoparium*）
芳樟（*Cinnamomum camphora* ct. *linalool*）
廣藿香（*Pogostemon cablin*）
義大利永久花（*Helichrysum italicum*）

酒糟性皮膚炎精油調理建議：第二階段

絲柏（*Cupressus sempervirens*）
天竺葵（*Pelargonium graveolens*）
澳洲尤加利（*Eucalyptus radiata*）

杜松漿果（*Juniperus communis*）
德國洋甘菊（*Matricaria recutita*）
松紅梅（*Leptospermum scoparium*）
羅馬洋甘菊（*Anthemis nobilis*）
芳樟（*Cinnamomum camphora* ct. *linalool*）

請遵循「青春痘」的第一階段抗痘調理指示，不過把產品換成以下配方來使用。每次只取用少量，確保油脂被肌膚完全吸收。以下日間調理產品，不具有防曬功能。

第一階段：日間調理配方

德國洋甘菊……15 滴
松紅梅……10 滴

均勻混合上述精油，接著取 2 滴精油，調入 1 小匙（5 毫升）的荷荷芭油中。

第一階段：夜間調理配方

德國洋甘菊……5 滴
芳樟……5 滴
真正薰衣草……10 滴

均勻混合上述精油，接著取 2 至 3 滴精油，調入 1 小匙（5 毫升）的瓊崖海棠油中。

14 天後，請遵循「青春痘」的第二階段抗痘調理指示，不過把產品換成以下配方來使用。以下日間調理產品，不具有防曬功能。

第二階段：日間調理配方

羅馬洋甘菊……5 滴
天竺葵……5 滴
廣藿香……5 滴

均勻混合上述精油，接著取 1 至 3 滴精油，調入 1 小匙（5 毫升）的摩洛哥堅果油中。

第二階段：夜間調理配方

絲柏……5 滴
澳洲尤加利……15 滴
羅馬洋甘菊……5 滴

均勻混合上述精油，接著取 1 至 3 滴精油，調入 1 小匙（5 毫升）的瓊崖海棠油中。

頸部保養

頸部是全身上下最先顯示出年齡的部位。好在，許多人的頸部都對精油保養反應相當好——尤其是清潔和塗油保養。頸部外觀主要來自遺傳，對此，有些人比其他人更加幸運。如果你的母親或祖母年老後頸部外

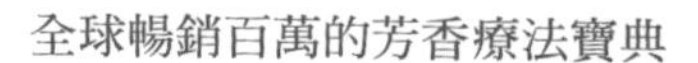

觀較為鬆垮，你大概就知道，提早善加保養一定是更明智的做法。

頸部保養適合使用的精油

奧圖玫瑰（*Rosa damascena*）
檸檬（*Citrus limon*）
玫瑰草（*Cymbopogon martinii*）
廣藿香（*Pogostemon cablin*）
天竺葵（*Pelargonium graveolens*）
大西洋雪松（*Cedrus atlantica*）
快樂鼠尾草（*Salvia sclarea*）
苦橙葉（*Citrus aurantium*）
甜橙（*Citrus sinensis*）
岩蘭草（*Vetiveria zizanoides*）

頸部保養適合使用的基底油

荷荷芭油（*Simmondsia chinensis*）
酪梨油（*Persea americana*）
山茶花油（*Camellia japonica*）
米糠油（*Oryza sativa*）
杏桃核仁油（*Prunus armeniaca*）
摩洛哥堅果油（*Argania spinosa*）

適合額外添加的基底油

琉璃苣油（*Borago officinalis*）
月見草油（*Oenothera biennis*）
玫瑰果（籽）油（*Rosa rubiginosa*）
紅覆盆籽油（*Rubus idaeus*）

頸部肌膚相當細緻，最好用清潔臉部的產品來清洗。如果你願意的話，可以從上述精油中，選一種，在每 1 大匙（15 毫升）潔面霜中加入 1 滴，或者自己製作潔面油。每天晚上取少量的下列頸部保養油使用，靜待幾分鐘吸收，然後用紙巾擦去多餘油脂。

夜用頸部保養油

苦橙葉 .... 6 滴
甜橙 .... 3 滴
胡蘿蔔籽 .... 5 滴
玫瑰草 .... 5 滴
檸檬 .... 5 滴

均勻混合上述精油後，調入下列基底油中：

甜杏仁油 .... 1 大匙（15 毫升）
*玫瑰果（籽）油
.... 1 大匙（15 毫升）

**玫瑰果（籽）油為深橘色，可能使衣物染色。*

頸部特殊護理配方

大花茉莉／摩洛哥茉莉 ...... 5 滴
檸檬 .... 5 滴
胡蘿蔔籽 .... 20 滴

如想進行特殊護理療程，將上述精油均勻混合，取 4 滴調入 1 小匙（5 毫升）的月見草油，每兩週護理一次，或視需要進行。仔細按摩至吸收，靜待至少 10 分鐘才擦去多餘油脂，就像敷頸膜一樣。

眼部保養

眼部是格外敏感的區域，但在這個小小的區域裡，就可能出現許多皮膚問題，包括：浮腫的眼袋、深暗的黑眼圈，以及眼周的皺紋等。一般來說，精油必須避開眼部周圍，因此水性產品——例如純露、花水或花草蒸餾液——是更合適的選擇。我們可以用好幾種方式製作敷眼膜，緩解眼部浮腫和眼睛酸澀的問題。

只要用化妝棉和矢車菊純露（*Centaurea cyanus*），就可以製成眼部的敷眼膜。矢車菊純露不是萃取精油的副產品，而是單一完整的純露商品（或叫做花水或蒸餾液），因為它本身就是一種具有市場價值的產品。矢車菊純露在歐洲已有長久的使用歷史，不只是用來保養肌膚，也用來舒緩眼睛酸澀、消除眼袋。用矢車菊純露加上羅馬洋甘菊（*Anthemis nobilis*）純露，可以舒緩長時間使用電腦造成的眼部壓力。將化妝棉浸泡在矢車菊純露中，或把矢車菊與洋甘菊純露調和在一起。把浸濕的化妝棉放在密封盒中，置於冰箱保存，可以存放 2 週。

或者，也可以按下列配方調配：

泡泡眼敷片

矢車菊純露.....1 大匙（15 毫升）
金縷梅純露.....1 大匙（15 毫升）
德國洋甘菊精油..............1 滴
絲柏精油......................1 滴

均勻混合上述材料，用未經漂白的咖啡濾紙過濾表面的精油油點，然後裝瓶、置於冰箱中冷藏。在調味碟或盤子上放幾片化妝棉，倒入上述溶液，浸濕後敷在眼部浮腫的位置，請注意一定要閉上眼睛。

酸澀的眼睛可以透過冰鎮的綠茶包獲得緩解，使用用過的綠茶包就可以了。為自己泡杯綠茶，然後把茶包放在冰箱中冷藏，需要時就可以拿來敷眼睛。茶包在冰箱中可以保存大約一週。

下列「臉部護膚適用精油」表，是調配護膚產品時，一個簡單的精油使用指引。列在同一個項目中的精油，都可以達到互相取代的作用。為自己調配臉部保養用品時，總是建議先從低濃度開始，精油濃度大約在 0.5%至 1%之間就可以了。

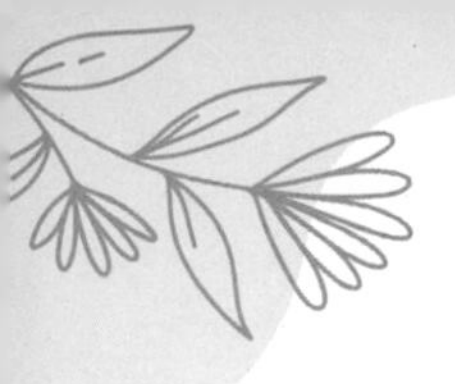

表 11：臉部護膚適用精油

精油	膚質					
	平衡／正常肌	熟齡肌	乾性肌	油性肌	敏感肌	痘瘩／紅斑肌
佛手柑				*		*
荳蔻	*	*		*		*
胡蘿蔔籽	*	*	*	*		
德國洋甘菊	*	*	*	*	*	*
羅馬洋甘菊	*	*	*	*	*	*
岩玫瑰	*	*				
快樂鼠尾草		*	*			*
芫荽籽		*				*
絲柏	*			*		*
乳香	*	*	*	*		
天竺葵	*	*	*	*	*	
芳樟	*	*	*			*
義大利永久花		*				*
茉莉	*	*		*		
杜松漿果		*		*		*
真正薰衣草	*	*	*	*	*	*
檸檬	*			*		*
檸檬香茅	*					*
白玉蘭花	*	*				
橘（桔）	*			*		
松紅梅	*			*		*
甜馬鬱蘭		*		*		*

精油	膚質					
	平衡／正常肌	熟齡肌	乾性肌	油性肌	敏感肌	痘瘡／紅斑肌
熏陸香		*				
橙花	*	*	*			*
綠花白千層	*	*		*		*
甜橙		*		*		*
玫瑰草	*	*	*	*		*
廣藿香		*		*		*
苦橙葉	*	*		*		
迷迭香		*		*		*
奧圖玫瑰	*	*	*			
花梨木	*	*	*			
檀香	*	*	*			
穗甘松	*	*				*
茶樹						*
沉香醇百里香				*		*
依蘭		*		*		

純露與美容保養

純露是相當重要的保養產品。單獨使用純露可以做為爽膚水，也可以加入敷包，或調面膜。純露質地溫和，極度敏感的肌膚也可以使用。純露在任何膚質、任何膚況的保養療程中，都可以發揮極好的效果。關於純露的屬性，可以參考以下表 12 至 14。此外，在本書第 19 章「基底油和純露」的「純露」段落，也有更詳細的資訊可供參考。

表 12：臉部護膚適用純露

純露	膚質種類						
	多數人的膚質	正常	敏感肌	乾性肌	油性肌	熟齡肌	鬆垮肌
歐白芷（籽）		*			*		*
月桂					*		*
金盞菊	*	*	*	*	*		*
胡蘿蔔籽		*				*	
雪松					*		
德國洋甘菊	*	*	*	*		*	
羅馬洋甘菊	*	*	*	*		*	
快樂鼠尾草		*			*	*	*
尤加利					*		*
甜茴香		*		*		*	
天竺葵	*	*		*		*	
義大利永久花						*	
真正薰衣草	*	*	*	*	*	*	
檸檬馬鞭草	*	*			*		
椴花（菩提花）			*	*			
香蜂草	*	*		*	*	*	*
香桃木					*		*
橙花	*	*	*			*	*
胡椒薄荷（歐薄荷）					*		*
玫瑰	*	*	*	*		*	
迷迭香					*	*	*
鼠尾草				*		*	
百里香					*		*
西洋蓍草		*			*		

表 13：純露護膚效用一覽表

純露	護膚用途							
	調理	收斂	激勵	清新	回春	平衡	安撫	軟化
歐白芷（籽）						*		*
月桂		*	*					
金盞菊							*	
胡蘿蔔籽				*	*			
雪松		*				*		
德國洋甘菊					*	*	*	
羅馬洋甘菊					*	*	*	
快樂鼠尾草			*		*	*		
尤加利		*		*			*	
甜茴香	*			*				*
天竺葵	*				*	*		
義大利永久花	*				*			
真正薰衣草				*	*	*	*	*
檸檬馬鞭草		*						
椴花（菩提花）						*	*	
香蜂草	*			*	*			*
香桃木	*				*		*	
橙花		*		*	*	*	*	
胡椒薄荷（歐薄荷）	*		*	*			*	
玫瑰	*			*	*	*		*
迷迭香	*		*	*	*			
鼠尾草					*	*		*
百里香				*		*		
西洋蓍草				*	*		*	*

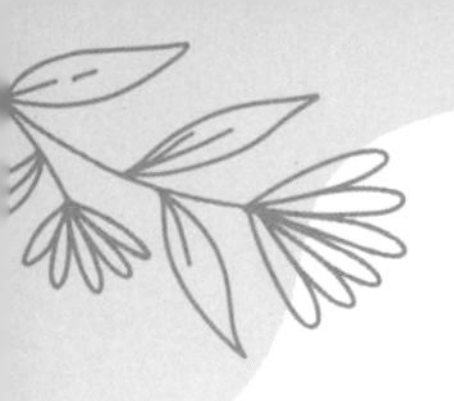

表 14：純露適用肌膚問題

純露	肌膚問題					
	青春痘／紅斑	皮膚感染	發炎	濕疹／牛皮癬	傷疤	眼睛痠痛（只能閉眼濕敷）
歐白芷（籽）	*					
金盞菊	*		*	*		*
胡蘿蔔籽	*				*	
雪松	*	*				
德國洋甘菊	*	*	*	*	*	*
羅馬洋甘菊	*		*	*	*	*
快樂鼠尾草	*	*				*
尤加利	*	*				
甜茴香						*
天竺葵					*	*
義大利永久花	*	*			*	
月桂	*	*				
真正薰衣草	*		*	*	*	*
檸檬馬鞭草						*
椴花（菩提花）			*			
香蜂草	*	*				
香桃木		*				*
橙花					*	*
胡椒薄荷（歐薄荷）			*		*	
玫瑰					*	*
迷迭香	*	*				
鼠尾草					*	
百里香	*	*				
西洋蓍草	*		*	*	*	

秀髮保養

人們在描述其他人的外型時，經常是從頭髮開始——「她是金色短髮的那一位」或「自然捲的黑色頭髮」或「紅色的長髮」。只要這麼一說，通常我們就知道所指的是誰。我們也知道，別人在形容我們的時候，也是從頭髮開始；因此，大部分的人對自己的頭髮狀態都很在意。就連髮質很好的人，也有自己不滿意的地方。整體來說，人們把許多注意力放在頭髮上。

然而，只需要看一眼市售產品包裝上的成分表，就知道那裡面有多少化學成分，而它們都會去到頭髮上。這些化學成分每天不斷累積，更不用說是持續好幾年了。持續累積下去，最終的結果就是頭髮會失去天然的光澤，或以某種方式受到損害。現在常見的電熱直髮夾和接髮，更為頭髮帶來一連串新的問題。

在這個段落，許多建議使用的精油，都可以加入以 100%純天然成分製作的無香洗髮精當中。除此之外，也可以用肥皂草根自製天然洗髮精（以下有更多說明），用來當作基底洗髮精。天然的秀髮保養程序，自然也少不了用效果優異的植物油來滋養、調理髮質。

洗髮精

頭皮的吸收度相當好，所以請注意選用有機、天然的洗髮產品。現在，市面上已經有許多成分單純的有機洗髮精可供選購，可以在這些洗髮精當中，調入精油和具有療癒效果的植物油。你也可以自己用純天然的材料，製作簡單的基底洗髮精；下面就有一個配方可供參考。洗髮精能夠清潔頭髮，你可以選擇加入自己喜歡的精油與花草萃取物，但天然產品的起泡效果不會像市售洗髮精那麼好；畢竟，市售洗髮精是以清潔劑作為基底。如果你清楚知道自己是因為市售洗髮精的清潔成分，而出現頭皮乾燥和刺激等反應，通常改用肥皂草根洗髮精，就能帶來很好的效果，並且可以紓緩頭皮問題。

無論你的髮質如何、想達到什麼樣的效果，都可以用肥皂草根洗髮精，或其他純天然有機的無香洗髮精，根據接下來的髮質建議，搭配有療癒效果的植物油、精油或花草萃取物。雖然自製洗髮精不比直接購買方便，但為自己量身打造的感覺樂趣無窮，自己試著解決秀髮問題也相當有趣。

❖ 肥皂草根洗髮精：基本配方

肥皂草根（soapwort root）之所以有這個名稱，是因為它原本是用來製作肥皂和其他個人清潔產品的原料。市面上可以買到天

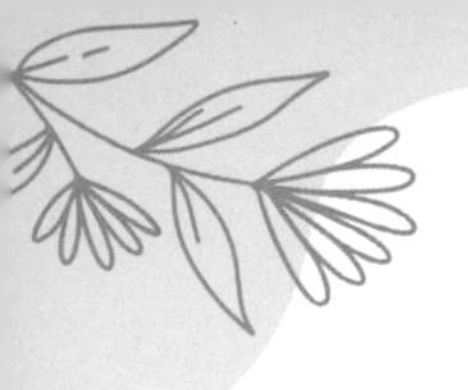
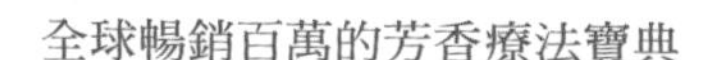

然完整的肥皂草根，或是切碎、或呈粉狀的肥皂草根。你也可以在自家花園裡種植這種植物，在需要時取用。

肥皂草根……………………½盎司
泉水…………2品脫（950毫升）

把水煮滾，沖入放在碗中的肥皂草根，混合均勻。靜置至少1小時，然後用細緻的棉布、未經漂白的咖啡濾紙或細目篩網過濾裝瓶。使用肥皂草根洗髮精時，必須用比市售洗髮精還要更多的量——每次至少2大匙（30毫升）。肥皂草根洗髮精的起泡效果不會像市售產品那麼好，但清潔效果可不會打折扣。

頭髮沖洗液

頭髮沖洗液是在頭髮清潔完成後，最後一次沖淋的洗劑。而最好的頭髮沖洗液，就是自製的沖洗液。你可以根據自己獨特的需求和目的，設計對應的配方，裡面的成分完全可以由你掌握。你喜歡的純露就是一個最簡單的沖洗液，純露也可以用來搭配其他護髮步驟中用到的精油。舉例來說，如果你用的護髮油含有迷迭香、檸檬和真正薰衣草精油，那麼你的沖洗液就可以用迷迭香、檸檬和真正薰衣草來搭配——以20%純露兌80%水的比例，將純露加入泉水中調和稀釋。

除此之外，你也可以調配一罐精油配方，取2滴加入1品脫（475毫升）的滾水中，蓋上蓋子，靜置放涼。接著，用未經漂白的咖啡濾紙過濾，或均勻搖晃後用來沖淋頭髮。

在沖洗液中加入蘋果醋，不僅可以增添活力，也可以維持肌膚天然的酸鹼值，降低造型產品的殘留。長久以來，人們都知道醋可以增添秀髮光澤，也認為醋可以帶來收斂效果，讓髮根周圍的角質更加滑順。取2滴你喜歡的精油，加入1小匙（5毫升）的有機蘋果醋，再加入你最終用來沖淋的水中。

請參考接下來的內容，根據你的髮質類型，選擇對應的精油來使用。如果你希望香氣宜人，可以試試花朵類精油，例如依蘭。要注意的是，有些香氣美妙的花朵類精油，例如茉莉，事實上是一種原精；原精的質地可能較濃稠，並不容易加入最終的沖洗液中。

護髮油

某些有療癒作用的植物油，能帶來絕佳的滋養、調理效果，讓秀髮亮麗且充滿光澤。有些植物油可以直接塗抹在頭髮上，有些則更適合用於頭皮調理——例如促進頭髮生長，或調理頭皮屑、濕疹或牛皮癬等頭皮問題。觸感清爽的植物油比較適合塗抹在頭髮上，而有些植物油或植物脂較為稠厚，更適合塗在頭皮上，作為靜置過夜的調理用油。

直接塗抹在頭髮上的油，每次只要取用少量就夠了。滴 1 或 2 滴在指尖，然後用手指梳過頭髮，為秀髮帶來光澤、滑順、澎潤的效果，有時候還能帶來額外的香氣。

❖ 具有護髮效果的植物油

海甘藍籽油（Abyssinian seed，***Crambe abyssinica***）：對捲髮來說十分好用，也適合在想要增加頭髮亮澤，讓頭髮滑順時使用。

甜杏仁油（Almond, sweet，***Prunus amygdalus var. dulcis***）：適合添加在一般性的調理油中。

摩洛哥堅果油（Argan，***Argania spinosa***）：任何髮質都可以使用，能為秀髮帶來防護、滋養和調理的效果。

酪梨油（Avocado，***Persea americana***）：能帶來滋養、保濕和調理作用的植物油，適合所有髮質與頭皮類型，包括因疾病或壓力而乾燥、粗硬的頭髮。

猴麵包樹油（Baobab，***Adansonia digitata***）：能保護頭髮不受日曬或燙染造型等損害，幫助防止更多損傷，同時滋養頭皮。

黑種草油（Black cumin seed，***Nigella sativa***）：對於發炎、受到刺激的皮膚能有很好的效果。

亞麻薺油（Camelina，***Camelina sativa***）：對於經常受到燙染造型的頭髮，特別有幫助。

山茶花油（Camellia seed，***Camellia japonica***）：一種能幫助平衡的植物油，可以調理頭皮，促進頭髮生長。

椰子油（Coconut，***Cocos nucifera***）：能幫助頭髮強健有亮澤，讓捲曲不受控的頭髮變得滑順，同時為頭皮帶來調理效果。

大麻籽油（Hemp seed，***Cannabis sativa***）：對受損或經常燙染造型的頭髮很有幫助，有助於促進頭皮健康。

荷荷芭油（Jojoba，***Simmondsia chinensis***）：有極佳的調理和平衡作用，適合所有頭皮類型使用，包括搔癢、發炎的頭皮。

白芒花籽油（Meadowfoam，***Limnanthes alba***）：能增進頭髮光澤，讓頭髮滋潤、滑順，防止水分流失。

辣木油（Moringa，***Moringa oleifera***）：具有平衡、調理的作用，能強化髮質，增進頭髮亮澤。

水蜜桃仁油（Peach kernel，***Prunus**

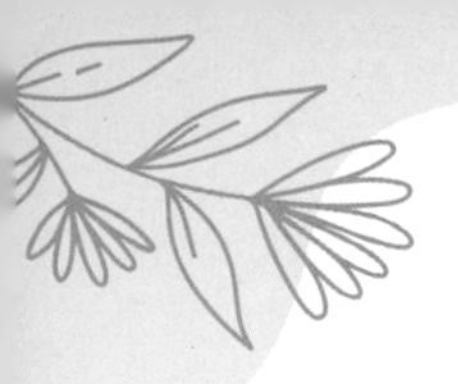

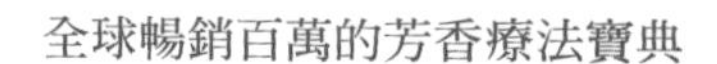

persica）：大多數髮質都適用，因此可以加在任何潤髮油當中。

米糠油（Rice bran，***Oryza sativa***）：有滋養、強化的作用，同時可以防曬；適合因日曬或燙染造型受損的髮質使用。

芝麻油（Sesame，***Sesamum indicum***）：芝麻油的質地對某些髮質（例如細軟的頭髮）來說可能稍嫌厚重，但芝麻油有預防日曬受損的作用，也很適合用來護理頭皮。

乳油木果脂／雪亞脂（Shea butter，***Butyrospermum parkii***）：適合乾性、燙染造型或日曬受損的髮質使用，也適合用來調理受刺激的頭皮——乳油木果脂常溫下呈固態，需要融化使用。

瓊崖海棠油（Tamanu，***Calophyllum inophyllum***）：能強健並調理髮質，也可以用來調理乾燥、脫屑、疼痛或受刺激的頭皮。

芭達烏油（Ungurahui／pataua，***Oenocarpus bataua***）：容易吸收，可以軟化並調理髮質，為頭皮帶來滋養，幫助問題頭皮或健康頭皮回復平衡。

❖ 其他適合少量添加的護髮油

琉璃苣油（Borage seed，***Borago officinalis***）：幫助平衡，為頭髮帶來活力，調理髮質與頭皮。

金盞菊浸泡油（Calendula, macerated，***Calendula officinalis***）：舒緩安撫受刺激的頭皮；金盞菊浸泡油呈橘色，注意淺色頭髮不宜使用。

蔓越莓籽油（Cranberry seed，***Vaccinium macrocarpon***）：幫助安撫、滋養因壓力而受刺激的頭皮，幫助頭皮回到平衡。

月見草油（Evening primrose seed，***Oenothera biennis***）：幫助因過度造型或電熱直髮而受損的頭髮，回到滑順的狀態。

苦楝油（Neem，***Azadirachta indica***）：幫助舒緩頭皮問題，例如頭皮屑、濕疹和牛皮癬；也有抗寄生蟲的作用。

橄欖角鯊烯油（Olive squalane，***Olea europaea***）：適合乾燥、受刺激、受損頭皮使用；可以改善頭皮發炎和鱗狀脫屑的情況。

基本護髮油配方

這是一個效果很好的多用途基本護髮油配方，能調理並強健髮質。

摩洛哥堅果油 ..4 小匙（20 毫升）
山茶花油 ....1 大匙（15 毫升）
白芒花籽油 ......1 小匙（5 毫升）
米糠油 ....4 小匙（20 毫升）
荷荷芭油 ....2 大匙（30 毫升）

均勻混合上述植物油，按照配方順序逐一添加。護髮油可以單獨使用，也可以加入精油。如果頭皮有不適症狀，例如牛皮癬或濕疹，就在另外加入 2 小匙（10 毫升）的瓊崖海棠油。每次取少量使用——一次用幾滴就可以了。

根據你添加的精油，會決定護髮油的功能是舒緩、激勵或活力再生。

舒緩護髮油——適合使用的精油

快樂鼠尾草（*Salvia sclarea*）
甜馬鬱蘭（*Origanum majorana*）
羅馬洋甘菊（*Anthemis nobilis*）
真正薰衣草（*Lavandula angustifolia*）
芳樟（*Cinnamomum camphora* ct. *linalool*）
花梨木（*Aniba rosaeodora*）
佛手柑（*Citrus bergamia*）
苦橙葉（*Citrus aurantium*）
岩蘭草（*Vetiveria zizanoides*）
乳香（*Boswellia carterii*）
天竺葵（*Pelargonium graveolens*）
奧圖玫瑰（*Rosa damascena*）
橙花（*Citrus aurantium*）
大花茉莉／摩洛哥茉莉（*Jasminum grandiflorum/officinale*）
大西洋雪松（*Cedrus atlantica*）
檀香（*Santalum album*）

舒緩護髮油配方

快樂鼠尾草	2 滴
真正薰衣草	6 滴
乳香	1 滴
苦橙葉	5 滴
羅馬洋甘菊	1 滴
佛手柑	2 滴

均勻混合上述精油，在每小匙（5 毫升）的基本護髮油中，加入 1 滴精油。

激勵護髮油——適合使用的精油

薑（*Zingiber officinale*）
迷迭香（*Rosmarinus officinalis*）
黑胡椒（*Piper nigrum*）
玫瑰草（*Cymbopogon martinii*）
檸檬香茅（*Cymbopogon citratus/flexuosus*）
澳洲尤加利（*Eucalyptus radiata*）
沉香醇百里香（*Thymus vulgaris* ct. *linalool*）
野馬鬱蘭（*Origanum vulgare*）
甜羅勒（沉香醇羅勒）（*Ocimum basilicum* ct. *linalool*）
胡椒薄荷（歐薄荷）（*Mentha piperita*）
綠薄荷（*Mentha spicata*）
熏陸香（*Pistacia lentiscus*）

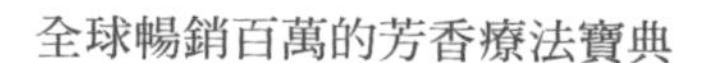

激勵護髮油配方

胡椒薄荷（歐薄荷）	1 滴
薑	2 滴
玫瑰草	3 滴
澳洲尤加利	1 滴
迷迭香	2 滴

均勻混合上述精油，在每小匙（5 毫升）的基本護髮油中，加入 1 滴精油。

活力再生護髮油——適合使用的精油

迷迭香（*Rosmarinus officinalis*）
薑（*Zingiber officinale*）
荳蔻（*Elettaria cardamomum*）
甜羅勒（沉香醇羅勒）（*Ocimum basilicum* ct. *linalool*）
天竺葵（*Pelargonium graveolens*）
絲柏（*Cupressus sempervirens*）
丁香花苞（*Syzygium aromaticum*）
月桂（*Laurus nobilis*）
義大利永久花（*Helichrysum italicum*）
葡萄柚（*Citrus paradisi*）

活力再生護髮油配方

甜羅勒（沉香醇羅勒）	4 滴
荳蔻	2 滴
天竺葵	5 滴
月桂	1 滴
葡萄柚	4 滴

均勻混合上述精油，在每小匙（5 毫升）的基本護髮油中，加入 1 滴精油。

一般性髮質

即使是那些天生髮質健康亮麗的幸運兒，有時候也會為了頭髮困擾。頭髮的情況可能因為心理壓力或情緒負擔、服用藥物或抗生素、游泳池中的氯而受到影響，有時，甚至只是因為在海邊待了太久、曬了太多太陽、玩太瘋所導致。無論原因為何，一般性髮質也可能變得乾燥或出油，或者也可能出現頭皮屑。使用溫和天然的洗髮精與護髮產品，能幫助頭髮維持在良好狀態；即使出了狀況，也能很快回復正常。

一般性髮質適合使用的精油

真正薰衣草（*Lavandula angustifolia*）
大西洋雪松（*Cedrus atlantica*）
檸檬（*Citrus limon*）
甜橙（*Citrus sinensis*）
天竺葵（*Pelargonium graveolens*）
檸檬尤加利（*Eucalyptus citriodora*）
胡蘿蔔籽（*Daucus carota*）
迷迭香（*Rosmarinus officinalis*）

一般性髮質適合使用的植物油

白芒花籽油（*Limnanthes alba*）
山茶花油（*Camellia japonica*）

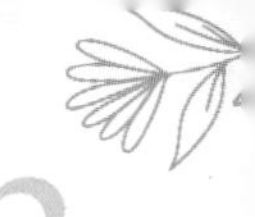

椰子油（*Cocos nucifera*）
摩洛哥堅果油（*Argania spinosa*）
甜杏仁油（*Prunus amygdalus* var. *dulcis*）
月見草油（*Oenothera biennis*）
水蜜桃仁油（*Prunus persica*）
琉璃苣油（*Borago officinalis*）

❖ 一般性髮質的精油洗髮精配方

激勵提振配方

迷迭香 .... 2 滴
檸檬 .... 2 滴
檸檬尤加利 .... 3 滴

均勻混合上述精油，加入 100 毫升的天然無香洗髮精中。

滋潤配方

天竺葵精油 .... 3 滴
胡蘿蔔籽精油 .... 2 滴
檸檬精油 .... 2 滴
琉璃苣油 .... 4 滴

均勻混合上述材料，加入 100 毫升的天然無香洗髮精中。

一般性髮質的滋潤調理配方

卵磷脂（液）.....1 小匙（5 毫升）
白芒花籽油 .....1 大匙（15 毫升）
荷荷芭油........2 小匙（10 毫升）
琉璃苣油 .... 3 滴

再加入以下精油：

天竺葵 .... 2 滴
檀香 .... 2 滴

用隔水加熱鍋，或取兩個鍋子以低溫隔水加熱所有材料，攪拌直到滑潤。靜置放涼後再使用。取少量塗抹整頭，靜待至少 10 分鐘，再用洗髮精洗去。上述配方的分量足以使用好幾次。

一般性髮質的香醋沖洗液

水................5 小匙（25 毫升）
蘋果醋...........2 小匙（10 毫升）
*甜橙或檸檬精油 .... 3 滴

**一般來說，深色頭髮用甜橙精油，金髮則用檸檬精油。*

將蘋果醋和精油混合在一起，再加入水中。取 1 小匙（5 毫升）加入最後用來沖淋頭髮的水裡。上述配方的分量足以使用好幾次。

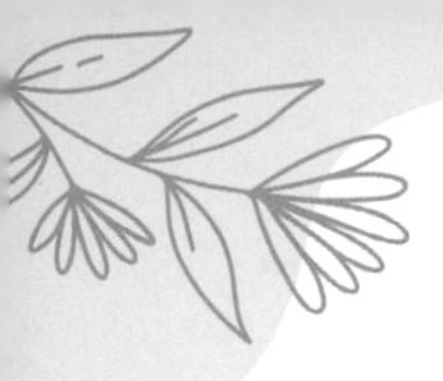

乾性髮質

皮脂來自皮脂腺，能帶來保護和滋潤的作用；當皮脂分泌不足，頭髮就無法維持在良好情況，也就會越來越乾。乾燥的頭髮會容易打結、分岔、斷裂，一般來說很容易受損。游泳池的氯和染髮、造型品都會讓頭髮更加脆弱，或者，當頭髮遭受壓力，例如經常使用電熱直髮夾、電燙捲髮器或穿戴接髮片，也都會變得脆弱。長時間暴露在陽光下或去到海邊，也可能讓頭髮變得毛躁、難以整理。

乾性髮質適合使用的精油

真正薰衣草（*Lavandula angustifolia*）
乳香（*Boswellia carterii*）
胡蘿蔔籽（*Daucus carota*）
玫瑰草（*Cymbopogon martinii*）
迷迭香（*Rosmarinus officinalis*）
檀香（*Santalum album*）
天竺葵（*Pelargonium graveolens*）

乾性髮質適合使用的植物油

荷荷芭油（*Simmondsia chinensis*）
甜杏仁油（*Prunus amygdalus* var. *dulcis*）
月見草油（*Oenothera biennis*）
葵花籽油（*Helianthus annuus*）
酪梨油（*Persea americana*）
琉璃苣油（*Borago officinalis*）
乳油木果脂（雪亞脂）（*Butyrospermum parkii*）
摩洛哥堅果油（*Argania spinosa*）
瓊崖海棠油（*Calophyllum inophyllum*）
山茶花油（*Camellia japonica*）

❖ 乾性髮質的精油洗髮精配方

激勵提振配方

甜杏仁油 .... 1 小匙（5 毫升）
迷迭香精油 .... 2 滴
天竺葵精油 .... 2 滴
乳香精油 .... 3 滴

均勻混合上述材料，加入 100 毫升的天然無香洗髮精中。

滋潤配方

白芒花籽油 ..... 2 小匙（10 毫升）
荷荷芭油 .... 5 滴
胡蘿蔔籽精油 .... 5 滴
檀香精油 .... 2 滴
真正薰衣草精油 .... 2 滴

均勻混合上述材料，加入 100 毫升的天然無香洗髮精中。

乾性髮質滋潤調理配方

卵磷脂（液）..... 1 小匙（5 毫升）
酪梨油 .... 1 小匙（5 毫升）

大麻籽油........1 大匙（15 毫升）
白芒花籽油.....1 大匙（15 毫升）
琉璃苣油（或月見草油）...... 2 滴
天竺葵精油.................... 3 滴

用隔水加熱鍋，或取兩個鍋子以低溫隔水加熱所有材料，攪拌直到滑潤。靜置放涼後再使用。取少量塗抹整頭，靜待至少 10 分鐘，再用洗髮精洗去。上述配方的分量足以使用好幾次。

日曬或染髮受損後的滋潤調理配方

卵磷脂（液）...2 大匙（30 毫升）
荷荷芭油........2 小匙（10 毫升）
月見草油.........1 小匙（5 毫升）
山茶花油.........1 小匙（5 毫升）
椰子油...........2 小匙（10 毫升）
摩洛哥堅果油...1 小匙（5 毫升）
檸檬汁............1 小匙（5 毫升）
芳樟精油...................... 5 滴

用隔水加熱鍋，或取兩個鍋子以低溫隔水加熱所有材料，攪拌直到滑潤。趁微溫而不燙時，取少量塗抹整頭。好好按摩吸收，取一塑膠袋覆蓋頭髮。靜待至少 10 分鐘，再用洗髮精洗去。上述配方的分量足以使用好幾次。完成後用下列香醋沖洗液沖淋頭髮，不用完全洗淨，留下部分在頭髮上也沒有問題。

❖ 乾性髮質的香醋沖洗液

在 1 小匙（5 毫升）的蘋果醋中，加入 1 滴檀香或芳樟精油，混合均勻後，加入一杯滾水中。將這杯水倒入準備在洗髮後沖淋頭髮的一盆水中。把頭髮浸泡在這盆水裡，重複沖淋那些未浸到水的部分。

油性髮質

皮脂腺位在皮膚下方，毛囊的周圍。這些腺體負責分泌滋潤頭髮的皮脂，但若是過度分泌，就可能出油過多。即使想盡辦法處理，油性髮質還是有可能看起來像沒洗過頭一樣，黏在一起、還長頭皮屑。過分出油的原因可能與健康因素有關，但通常，過度頻繁地洗頭，或使用清潔力過強的洗髮精，只會讓問題更加惡化。這樣的惡性循環，就像做了再多的努力，也只是無用工。

油性髮質適合使用的精油

迷迭香（*Rosmarinus officinalis*）
萊姆（*Citrus aurantifolia*）
真正薰衣草（*Lavandula angustifolia*）
苦橙葉（*Citrus aurantium*）
沉香醇百里香（*Thymus vulgaris* ct. *linalool*）
葡萄柚（*Citrus paradisi*）

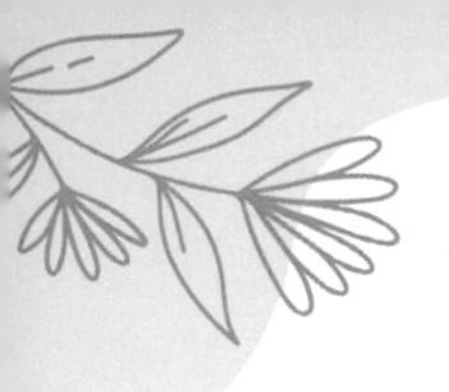

絲柏（*Cupressus sempervirens*）
甜羅勒（沉香醇羅勒）（*Ocimum basilicum* ct. *linalool*）
檸檬（*Citrus limon*）
天竺葵（*Pelargonium graveolens*）
檸檬尤加利（*Eucalyptus citriodora*）
杜松漿果（*Juniperus communis*）
佛手柑（*Citrus bergamia*）
大西洋雪松（*Cedrus atlantica*）

油性髮質適合使用的植物油

月見草油（*Oenothera biennis*）
琉璃苣油（*Borago officinalis*）
水蜜桃仁油（*Prunus persica*）
甜杏仁油（*Prunus amygdalus* var. *dulcis*）
椰子油（*Cocos nucifera*）
大麻籽油（*Cannabis sativa*）
米糠油（*Oryza sativa*）
葵花籽油（*Helianthus annuus*）

❖ 油性髮質的精油洗髮精配方

提振激勵配方

迷迭香……3 滴
甜羅勒（沉香醇羅勒）……1 滴
葡萄柚……3 滴
絲柏……1 滴

均勻混合上述精油，加入 100 毫升的天然無香洗髮精中。

增添亮澤配方

綠薄荷精油……2 滴
真正薰衣草精油……2 滴
迷迭香精油……3 滴
白芒花籽油……3 小匙（15 毫升）

均勻混合上述材料，加入 100 毫升的天然無香洗髮精中。

油性髮質的乾洗髮配方

將下列材料均勻混合在一起，雖然徒手用工具混合也可以，但用電動調理機的效果會更好。從調理機上方的孔洞，一滴一滴加入精油，然後把蓋子蓋好……你可不會想要整個廚房跟你一起乾洗髮！

玉米澱粉……30 公克
迷迭香精油……2 滴
*甜橙或檸檬精油……1 滴

**一般來說，深色頭髮用甜橙精油，金髮用檸檬精油。*

在你不想弄濕頭髮，卻仍需要清潔頭髮的日子，就取大約¼小匙的乾洗髮粉，放在粗硬的髮梳上，然後用梳子好好梳過頭髮根部。注意把所有的粉都梳乾淨，不要有殘留。

❖ 油性髮質的香醋沖洗液

在 1 小匙（5 毫升）的蘋果醋中，加入 2 滴沉香醇百里香精油，仔細攪拌，確保精油均勻分布在醋中。接著，把醋加入½品脫（240 毫升）的蒸餾水或過濾水中，再全數加入一大盆的溫水裡（或者也可以用洗手台注滿溫水）。洗過頭之後，像平常一樣沖淋頭髮，用一個水勺從洗手台或盆子舀水，來回沖淋頭髮幾次，確保沖淋到每個部分。

脆弱、受損髮質

許多原因都可能使頭髮變得脆弱，或許是因為身患疾病、長期服藥，或是壓力導致。或者，也可能是因為使用太多對頭髮無益的產品，使頭髮變得薄脆、分岔，甚至脆弱到碰一下就可能斷裂。這樣的頭髮需要非常溫和地護理，以免受到更多損傷。

脆弱、受損髮質適合使用的精油

真正薰衣草（*Lavandula angustifolia*）
快樂鼠尾草（*Salvia sclarea*）
羅馬洋甘菊（*Anthemis nobilis*）
檀香（*Santalum album*）
天竺葵（*Pelargonium graveolens*）
橙花（*Citrus aurantium*）
奧圖玫瑰（*Rosa damascena*）
苦橙葉（*Citrus aurantium*）
檸檬（*Citrus limon*）
甜馬鬱蘭（*Origanum majorana*）

脆弱、受損髮質適合使用的植物油

荷荷芭油（*Simmondsia chinensis*）
水蜜桃仁油（*Prunus persica*）
琉璃苣油（*Borago officinalis*）
甜杏仁油（*Prunus amygdalus* var. *dulcis*）
月見草油（*Oenothera biennis*）
椰子油（*Cocos nucifera*）
摩洛哥堅果油（*Argania spinosa*）
酪梨油（*Persea americana*）
大麻籽油（*Cannabis sativa*）

❖ 脆弱、受損髮質精油洗髮精配方

激勵提振配方

真正薰衣草	2 滴
迷迭香	2 滴
快樂鼠尾草	2 滴

均勻混合上述精油，加入 100 毫升的天然無香洗髮精中。一週只使用一次，不可超過。整體來說，請盡可能降低洗髮的次數。

脆弱、受損髮質潤髮油

卵磷脂（液）.....1 小匙（5 毫升）
琉璃苣油.........1 小匙（5 毫升）
荷荷芭油........2 小匙（10 毫升）
天竺葵精油.................... 1 滴

用隔水加熱鍋，或取兩個鍋子以低溫隔水加熱所有材料，攪拌直到滑潤。靜置放涼後再使用。取少量塗抹整頭，靜待至少 10 分鐘，再用洗髮精洗去。

更滋養的脆弱、受損髮質潤髮油

乳油木果脂（雪亞脂）
....................5 小匙（25 毫升）
白芒花籽油.....5 小匙（25 毫升）
琉璃苣油.........1 小匙（5 毫升）
酪梨油............1 小匙（5 毫升）
月見草油...................... 10 滴
卵磷脂（液）... 2 小匙（10 毫升）
羅馬洋甘菊精油 .... 3 滴

用隔水加熱鍋，或取兩個鍋子以低溫隔水加熱，先加入乳油木果脂（雪亞脂），再加入其他植物油，過程中持續攪拌。接著，再加入卵磷脂液與羅馬洋甘菊精油，持續攪拌直到充分混合均勻。離火，倒入有蓋的密封罐中，需要時打開取用。每次只取少量使用，靜待至少 10 分鐘，再用洗髮精洗去。

非裔髮質（afro-textured hair）

非裔血統的髮質通常細緻卻緊密捲曲，因此除非有足夠的滋潤，否則很容易就會斷裂。注意維持頭皮健康，才能確保頭髮好好生長。而其中最好的做法，就是用與人類皮脂相近、能帶來極佳保濕效果，並富含 omega-脂肪酸的天然植物油，來護理頭髮。

非裔髮質適合使用的植物油

荷荷芭油（*Simmondsia chinensis*）
摩洛哥堅果油（*Argania spinosa*）
酪梨油（*Persea americana*）
石栗果油（Kukui）（*Aleurites moluccana*）
白芒花籽油（*Limnanthes alba*）
猴麵包樹油（*Adansonia digitata*）
巴西堅果油（*Bertholletia excelsa*）
大麻籽油（*Cannabis sativa*）
辣木油（*Moringa oleifera*）
琉璃苣油（*Borago officinalis*）
月見草油（*Oenothera biennis*）

非裔髮質適合使用的精油

花梨木（*Aniba rosaeodora*）
大西洋雪松（*Cedrus atlantica*）
甜馬鬱蘭（*Origanum majorana*）
迷迭香（*Rosmarinus officinalis*）
苦橙葉（*Citrus aurantium*）
乳香（*Boswellia carterii*）

芳樟（*Cinnamomum camphora* ct. *linalool*）
依蘭（*Cananga odorata*）
羅馬洋甘菊（*Anthemis nobilis*）
天竺葵（*Pelargonium graveolens*）

❖ 非脂髮質的精油洗髮精配方

滋潤配方

酪梨油	5 滴
摩洛哥堅果油	10 滴
石栗果油（Kukui）	5 滴
大麻籽油	5 滴
天竺葵精油	4 滴
乳香精油	2 滴
依蘭精油	1 滴

均勻混合上述材料，加入 100 毫升的天然無香洗髮精中。

激勵提振配方

荷荷芭油	10 滴
大麻籽油	5 滴
山茶花油	10 滴
迷迭香精油	3 滴
甜馬鬱蘭精油	1 滴
玫瑰草精油	3 滴

均勻混合上述材料，加入 100 毫升的天然無香洗髮精中。

非脂髮質護髮配方

卵磷脂（液）	4 小匙（20 毫升）
乳油木果脂（雪亞脂）	4 小匙（20 毫升）
酪梨油	2 小匙（10 毫升）
摩洛哥堅果油	4 小匙（20 毫升）

接著加入：

琉璃苣油	1 小匙（5 毫升）
快樂鼠尾草精油	3 滴
真正薰衣草精油	2 滴
芳樟精油	2 滴
天竺葵精油	3 滴

用隔水加熱鍋，或取兩個鍋子以低溫隔水加熱，融化乳油木果脂（雪亞脂）。離開火源，依次加入其他所有材料，持續攪拌均勻。倒入有蓋的密封罐中，需要時打開取用。這個護髮產品可以溫溫地使用，也可以放涼後使用。取足夠的量塗抹在頭髮上，用毛巾包覆，靜待至少 10 分鐘，再用天然洗髮精洗去。上述配方的分量足以使用好幾次。

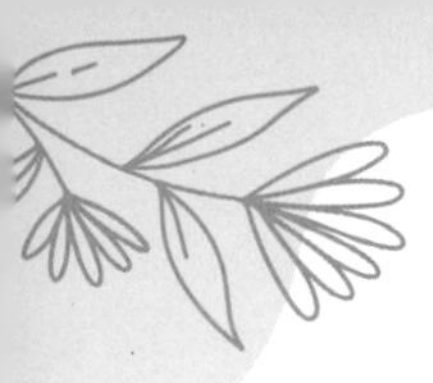
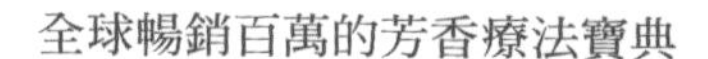

❖ 非窩髮質沖洗液配方

香甜沖洗配方

有機蘋果醋……1 小匙（5 毫升）
泉水（或天竺葵純露）
………………½ 品脫（240 毫升）
依蘭精油……………………3 滴
甜橙精油……………………4 滴

清新沖洗配方

有機蘋果醋……1 小匙（5 毫升）
泉水（或天竺葵純露）
………………½ 品脫（240 毫升）
天竺葵精油…………………3 滴
迷迭香精油…………………4 滴

上述兩個沖洗液的製作和使用方式都相同：將精油加入蘋果醋中，盡可能均勻混合。接著加入½品脫（240 毫升）的泉水裡。而後，全數倒入一大盆的溫水裡（或者也可以用洗手台注滿溫水）。洗過頭之後，像平常一樣沖淋頭髮，用一個水勺從洗手台或盆子舀水，來回沖淋頭髮幾次，確保沖淋到每個部分。

掉髮

頭髮的生長有其循環。其中包括三年左右的生長期（the anagen phase）、三到四個月的靜止期（the catagen phase），以及最終掉落的休止期（the telogen phase）。這個生長、休息、脫落的循環，通常不容易被注意到，因為會有新生的頭髮取代舊有頭髮。然而，當明確看到梳子梳掉比平常更多的頭髮，或者有更多的頭髮掉落在枕頭上，就可以算是一種「掉髮」（falling hair）問題；一旦出現掉髮，最好及早處理。針對掉髮可以使用的精油與植物油建議，可以進一步參照接下來「禿髮與禿毛」的段落。

❖ 掉髮洗髮精配方

以下有兩種洗髮精配方，可以根據個人喜好選擇使用。不過至少目前，請盡可能一週只洗一次頭髮，因為搓揉頭部的動作，對掉髮可沒有任何幫助。

洗髮精配方 1

荷荷芭油…………………10 滴
羅馬洋甘菊精油……………2 滴
雪松精油……………………1 滴

均勻混合上述材料，加入 100 毫升的天然無香洗髮精中。

洗髮精配方 2

荷荷芭油……5 滴
山茶花油……1 小匙（5 毫升）
酪梨油……½小匙（2½毫升）
迷迭香精油……1 滴
苦橙葉精油……2 滴

均勻混合上述材料，加入 100 毫升的天然無香洗髮精中。

❖ 掉髮潤髮油配方

以下是兩種潤髮油配方，可以根據個人喜好選擇使用。在洗頭之前，先塗上潤髮油，靜待 10 分鐘後再洗淨。用隔水加熱鍋，或取兩個鍋子隔水加熱融化配方中的材料。配方的分量足以使用好幾次。

潤髮油配方 1

乳油木果脂（雪亞脂）……2 小匙（10 毫升）
甜杏仁油……2 大匙（30 毫升）
快樂鼠尾草精油……5 滴

用隔水加熱鍋，或取兩個鍋子以低溫隔水加熱，融化乳油木果脂（雪亞脂）。離開火源，依次加入其他所有材料，持續攪拌均勻。倒入有蓋的密封罐中，需要時打開取用。每次取少量塗抹整頭，靜待至少 10 分鐘，再用天然洗髮精洗去。上述配方的分量足以使用好幾次。

潤髮油配方 2

卵磷脂（液）……1 小匙（5 毫升）
甜杏仁油……2 大匙（30 毫升）
荷荷芭油……5 滴
月見草油……10 滴

用隔水加熱鍋，或取兩個鍋子以低溫隔水加熱所有材料，持續攪拌均勻。離開火源，靜置放涼，倒入有蓋的密封罐中，需要時打開取用。每次取少量使用，靜待至少 10 分鐘，再用天然洗髮精洗去。上述配方的分量足以使用好幾次。

❖ 掉髮沖洗液配方

沖洗液配方 1

蘋果醋……1 小匙（5 毫升）
泉水……120 毫升
快樂鼠尾草精油……5 滴

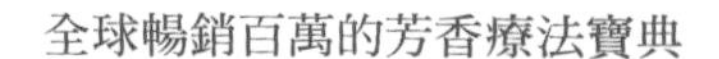

沖洗液配方 2

蘋果醋............1 小匙（5 毫升）
泉水........................120 毫升
迷迭香精油 .... 3 滴
真正薰衣草精油 .... 2 滴

上述兩個沖洗液的製作和使用方式都相同：將精油加入蘋果醋中，盡可能均勻混合。接著加入 1 品脫（475 毫升）的滾水或過濾水裡。而後，全數倒入一大盆的溫水裡（或者也可以用洗手台注滿溫水）。洗過頭之後，像平常一樣沖淋頭髮，用一個水勺從洗手台或盆子舀水，來回沖淋頭髮幾次，確保沖淋到每個部分。

禿髮與禿毛（alopecia）

禿髮與禿毛通常是藥物、壓力或遺傳造成的毛髮問題。出現禿髮（hair loss）情況時，首先要做的，是請醫生確認是否有其他潛在的原因。如果發現頭皮出現濕疹或牛皮癬的情況，可以參考本書第 130 頁的對應內容，如果發現是輪癬，可以參考本套書上冊第 239 頁，在第 7 章提到的內容。維生素或礦物質不足，也可能造成禿髮，例如缺鐵、鋅、維生素 B_{12} 或 D。運動過量或減肥飲食也可能造成禿髮。接髮片，或編得紮實的髮辮雖然美觀，卻可能對頭髮帶來極大的傷害。禿髮也可能來自荷爾蒙的不平衡，這不只是指我們熟悉的男性和女性荷爾蒙，也包括甲狀腺、副甲狀腺、胸腺、腎上腺、腦下垂體和松果體分泌的荷爾蒙。對女性來說，更年期或多囊性卵巢症候群可能造成禿髮；而青春痘或憂鬱症的藥物，也可能是造成禿髮的原因。

禿毛症（alopecia）是一種自體免疫系統的問題，也就是身體的免疫系統開始對毛囊進行攻擊。當整頭的頭髮開始一把把脫落，叫做瀰漫性脫髮（*diffuse alopecia areata*）；當整個頭都受到影響，叫做全部脫髮（*alopecia totalis*）；當全身毛髮也受到影響，就叫做全身性禿毛症（*alopecia universalis*）。任何程度的禿毛，都可能令人相當挫折困擾，因為禿毛通常沒有明顯原因，也很難找到解決的方法。毛髮雖然只是外觀的一部分，但一旦發生問題，卻可能令人一蹶不振，甚至大大改變生活。無論何種程度的禿髮，關鍵都在於盡快找到問題，並加以處理。

下列精油可以幫助調理禿髮與禿毛的問題。其中，某些精油可以刺激毛囊、充分促進循環，以幫助毛髮新生；雖然新生出的頭髮，會像是嬰兒細軟的毫毛。雖然透過精油護理，可以刺激頭髮生長，但請注意只使用純水（煮沸過或經過過濾的水）來洗頭。避免接觸游泳池帶氯的水，或至少在下水前先淋濕頭髮，減少氯的吸收，同時也要避免頭髮浸入受汙染的湖水或河水。

禿髮適合使用的精油

花梨木（*Aniba rosaeodora*）
檸檬（*Citrus limon*）
熏陸香（*Pistacia lentiscus*）
沉香醇百里香（*Thymus vulgaris* ct. *linalool*）
大西洋雪松（*Cedrus atlantica*）
迷迭香（*Rosmarinus officinalis*）
真正薰衣草（*Lavandula angustifolia*）
依蘭（*Cananga odorata*）
薑（*Zingiber officinale*）
穗甘松（*Nardostachys jatamansi*）
玫瑰草（*Cymbopogon martinii*）
黑胡椒（*Piper nigrum*）
絲柏（*Cupressus sempervirens*）
快樂鼠尾草（*Salvia sclarea*）
德國洋甘菊（*Matricaria recutita*）
奧圖玫瑰（*Rosa damascena*）
羅馬洋甘菊（*Anthemis nobilis*）
檀香（*Santalum album*）
丁香花苞（*Syzygium aromaticum*）
天竺葵（*Pelargonium graveolens*）

禿髮適合使用的植物油

芭達烏油（Ungurahui／pataua）（*Oenocarpus bataua*）
大麻籽油（*Cannabis sativa*）
山茶花油（*Camellia japonica*）
荷荷芭油（*Simmondsia chinensis*）
椰子油（*Cocos nucifera*）
瓊崖海棠油（*Calophyllum inophyllum*）
胡蘿蔔浸泡油（*Daucus carota*）
酪梨油（*Persea americana*）
月見草油（*Oenothera biennis*）
琉璃苣油（*Borago officinalis*）

可以額外加入的植物油（只使用少量）

蔓越莓籽油（*Vaccinium macrocarpon*）
小黃瓜籽油（*Cucumis sativus*）
檸檬籽油（*Citrus limon*）

禿髮：精油配方

大西洋雪松	10 滴
檀香	10 滴
絲柏	5 滴
快樂鼠尾草	5 滴
羅馬洋甘菊	1 滴
甜茴香	1 滴

首先，均勻混合上述精油，取 2 滴加入 1 小匙（5 毫升）的植物油中，例如酪梨油。輕輕塗在頭皮受影響的位置，白天或晚上都可以使用。

禿髮：洗髮精配方

荷荷芭油	12 滴
胡蘿蔔浸泡油*	6 滴
迷迭香精油	6 滴
真正薰衣草精油	4 滴

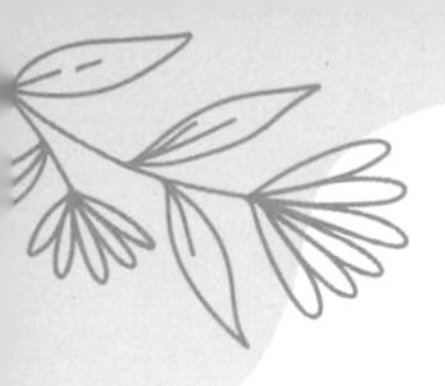
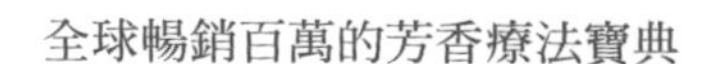

胡蘿蔔浸泡油呈深橘色，可能使衣物染色。

均勻混合上述材料，加入 100 毫升的天然無香洗髮精中。或者，也可以用 10 滴上述的「禿髮：精油配方」，來取代配方中的迷迭香和真正薰衣草精油。

禿髮：洗髮前護理油

荷荷芭油	½小匙（2½毫升）
月見草油	10 滴
大麻籽油	20 滴
酪梨油	1 小匙（5 毫升）
摩洛哥堅果油	1 小匙（5 毫升）
玫瑰草精油	1 滴

均勻混合上述材料，按摩至頭皮吸收，靜置至少 30 分鐘，再用洗髮精洗去。上述配方的分量足以使用好幾次。

頭皮屑

無論是什麼髮質，都可能出現頭皮屑的問題，這是人們普遍常見的困擾。頭皮屑的成因廣泛，可能只是頭皮太乾，或是頭皮出現牛皮癬或濕疹的問題，也可能是因為用了某項產品，或是真菌感染導致。許多精油都可以用來調理頭皮屑，所以要找到能對應可能成因、香氣又符合個人喜好的組合，應該並不困難。然而，就像所有的頭皮屑護理療程一樣，用精油調理頭皮屑也需要一段時間才能看到效果，頭皮需要一段復原的時間，才不會繼續掉下這些惱人的小屑屑。

調理頭皮屑適合使用的精油

茶樹（*Melaleuca alternifolia*）
松紅梅（*Leptospermum scoparium*）
迷迭香（*Rosmarinus officinalis*）
絲柏（*Cupressus sempervirens*）
檸檬（*Citrus limon*）
真正薰衣草（*Lavandula angustifolia*）
甜羅勒（沉香醇羅勒）（*Ocimum basilicum* ct. *linalool*）
依蘭（*Cananga odorata*）
熏陸香（*Pistacia lentiscus*）
西印度月桂（*Pimenta racemosa*）
丁香花苞（*Syzygium aromaticum*）
大西洋雪松（*Cedrus atlantica*）
快樂鼠尾草（*Salvia sclarea*）
野馬鬱蘭（*Origanum vulgare*）
沒藥（*Commiphora myrrha*）
德國洋甘菊（*Matricaria recutita*）
天竺葵（*Pelargonium graveolens*）
廣藿香（*Pogostemon cablin*）
檀香（*Santalum album*）
玫瑰草（*Cymbopogon martinii*）

調理頭皮屑適合使用的植物油

月見草油（*Oenothera biennis*）
琉璃苣油（*Borago officinalis*）

荷荷芭油（*Simmondsia chinensis*）
苦楝油（*Azadirachta indica*）
摩洛哥堅果油（*Argania spinosa*）
山茶花油（*Camellia japonica*）
瓊崖海棠油（*Calophyllum inophyllum*）
黑種草油（*Nigella sativa*）
白芒花籽油（*Limnanthes alba*）
椰子油（*Cocos nucifera*）
金盞菊浸泡油（*Calendula officinalis*）
胡蘿蔔根浸泡油（*Daucus carota*）

❖ 抗屑精油洗髮精配方

這裡提出的抗屑療程包含兩種洗髮精配方：配方 1 能幫助頭皮表層硬化的老廢細胞鬆脫，這些屑片通常在洗髮過程中就會脫落；同時，配方 1 也會促進頭皮修復，避免更多頭皮屑繼續生成。請持續使用這個洗髮精，不要使用市售產品，之後再換成配方 2。

配方 1

迷迭香精油 .... 10 滴
澳洲尤加利精油 .... 3 滴
松紅梅（或茶樹）精油 .... 2 滴
*苦楝油 .... 5 滴

**請注意：苦楝油的味道不是每個人都能夠接受。*

均勻混合上述材料，加入100 毫升的天然無香洗髮精中。

配方 2

芳樟 .... 3 滴
甜羅勒（沉香醇羅勒）......... 3 滴
胡椒薄荷（歐薄荷）........... 1 滴
天竺葵 .... 4 滴

均勻混合上述材料，加入 100 毫升的天然無香洗髮精中。

抗屑香醋沖洗液

用醋沖洗頭髮能有效改善頭皮屑的問題。

蘋果醋 .... 120 毫升
沉香醇百里香精油 .... 5 滴
胡椒薄荷（歐薄荷）精油 ..... 2 滴
茶樹（或松紅梅）精油 .... 5 滴

均勻混合上述材料，加入½品脫（240 毫升）的泉水，然後裝瓶。每天睡前取大約 1 小匙（5 毫升）按摩讓頭皮吸收（不是用於頭髮），小心不要觸碰到眼睛。

頭皮屑：夜間護髮油

*苦楝油 .... 5 滴
荷荷芭油 .... 15 滴
月見草油 .... 15 滴
絲柏精油 .... 3 滴
杜松漿果精油 .... 5 滴

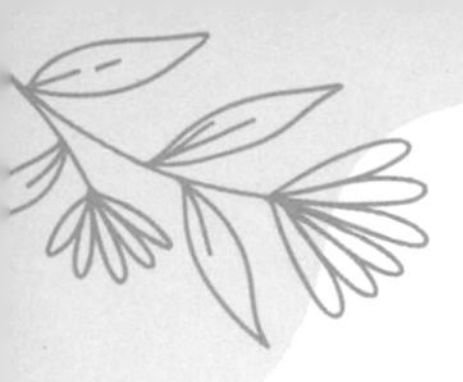

請注意：苦楝油的味道不是每個人都能夠接受。

均匀混合上述材料，取少量按摩至頭皮吸收。靜置過夜，早上睡醒再洗去。

頭皮濕疹與牛皮癬

造成濕疹和牛皮癬的潛在原因有許多，因此經常很難找到真正的解決之道，尤其當症狀發生在頭皮，要深入頭髮去調理並不容易。不過，以下的精油和植物油建議，可以為這種症狀帶來幫助。請參考前述的各種頭髮保養方式，使用這些產品。

頭皮濕疹與牛皮癬適合使用的精油

花梨木（*Aniba rosaeodora*）
茶樹（*Melaleuca alternifolia*）
天竺葵（*Pelargonium graveolens*）
快樂鼠尾草（*Salvia sclarea*）
佛手柑（*Citrus bergamia*）
杜松漿果（*Juniperus communis*）
穗甘松（*Nardostachys jatamansi*）
德國洋甘菊（*Matricaria recutita*）
羅馬洋甘菊（*Anthemis nobilis*）
真正薰衣草（*Lavandula angustifolia*）
芳樟（*Cinnamomum camphora* ct. *linalool*）
鼠尾草（*Salvia officinalis*）

頭皮濕疹與牛皮癬適合使用的植物油

酪梨油（*Persea americana*）
辣木油（*Moringa oleifera*）
大風子油（Chaulmoogra）（*Hydnocarpus laurifolia*）
玫瑰果（籽）油（*Rosa rubiginosa*）
月見草油（*Oenothera biennis*）
瓊崖海棠油（*Calophyllum inophyllum*）
摩洛哥堅果油（*Argania spinosa*）
琉璃苣油（*Borago officinalis*）
金盞菊浸泡油（*Calendula officinalis*）
苦楝油（*Azadirachta indica*）
山茶花油（*Camellia japonica*）

適用配方

德國洋甘菊 .... 5 滴
佛手柑 .... 5 滴
杜松漿果 .... 1 滴
花梨木 .... 5 滴
真正薰衣草 .... 2 滴

將上述精油加入：
琉璃苣油3 小匙（15 毫升）
瓊崖海棠油3 小匙（15 毫升）
山茶花油 4 小匙（20 毫升）

首先，均匀混合上述精油，再混合上述植物油，最後把兩者加再一起調勻。視需要取少量用於頭皮。通常，光是使用亞麻薺油就能緩解頭皮刺激和搔癢的感覺。

CHAPTER 14

居家 SPA——精油美體妙方

水療（spa）這個字，是來自比利時一個以保健冷泉著稱的小鎮——斯帕鎮（Spa）。在古羅馬時代，人們把這個地方叫做 Aquae Spadanae——其中 *aquae* 這個字，就是「水」的意思。後來，人們在世界各地富含礦物質的療癒冷泉和溫泉週圍，建立城鎮或渡假村，其中許多到現在都還風華不減。美國維吉尼亞溫泉城附近的傑佛遜池（Jefferson Pools）就是其中歷史最悠久的一個，打從 1761 年，至今屹立不搖。早在史前時代，人類就懂得聚集在療癒泉池。後人在這些泉池的遺址，找到古代工藝品的遺跡；在當時，這可能是一種獻祭用品。現在，雖然 spa 會館也提供水療服務，但水療的概念，已經從療癒身體轉變為放鬆身心和美容美體。因此，現代人會在渡假飯店或 spa 會館，享受短期或長期的體驗，充分享用其中的 spa 設施；或者在日間去到 spa 機構，或在健身房裡享受 spa 服務。

即使是五星級的 spa 會館，也需要設法用與眾不同的療程服務，和同業做出區隔。我就曾受業界邀請，運用科學原理和高品質的有機原料，設計美妙的美體療程——包括美容館療程和純天然的系列產品。這些產品都在愛的伴隨之下製作，並且把每一種原材料的療癒功效、能量作用和珍貴之處都考量在內。當我用真正的鑽石、翡翠、藍寶石、紅寶石、黃金與銀去製作，產品的價格必定不菲；我會請療癒師為這些寶石能量化，並搭配運用在配方當中，因此產品不只對身體帶來影響，也同時會為心理和能量層面帶來療癒。

不過，大規模量產的商業產品，必須有更長的保存期限，因此需要添加防腐劑；此外，產品含有的有效成分也會較少，才能保有更大的利潤空間。消費者可能被誤導，以致實際買到的產品，和自己以為的產品並不相符。有些市售的 spa 館美體膏、磨珠或去角質產品，都不是用原配方設計者選定的材料生產。例如，真正在生產時，選用比原配方更便宜、低等級的初階材料，於是有效成分更少；或者，其中添加的有效成分或精油

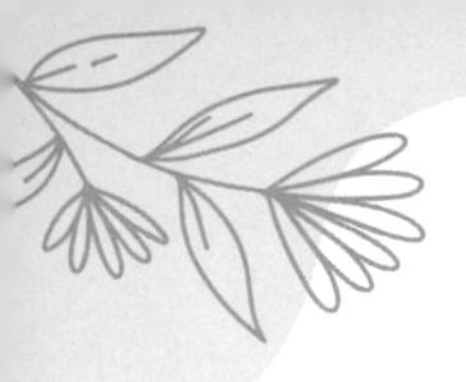

比例，比原配方更低。說不定，唯一沒變的只有定價而已！

這就是為什麼我們需要在家自己做spa。因為無論是自己動手做，或者製作小禮給朋友，都可以根據所需，加入足量的有效成分；由於材料新鮮，因此也不需要額外加入化學防腐劑。比起那些死氣沉沉的商品，我們可以自己做出鮮活、有療癒力、且效果非凡的產品。自己製作的美體產品，起泡度可能比不上加了化學清潔劑的市售產品，質地也不會那麼滑順，但它們仍能達到該有的效果，並且能為身心靈整體帶來幫助。

這個段落提供的配方建議，大部分是以植物油為基底。由於細菌一般不會在油裡滋生，於是不需要另外添加抗微生物劑。不過，植物油有保存期限，其中珍貴的有效成分，也很容易因氧化流失；因此，在製作自家美體產品時，請務必遵照供應商的指示，使用這些材料。

自製產品不需要顧慮利潤和保存期限等問題，因此可以運用享譽盛名的口碑材料，來打造成品。某些原材料即使買到最優質的等級，價格也並不昂貴，關鍵只在於明白什麼樣的成分，能帶來什麼樣的效果。每次談到精油，我總不厭其煩地強調：要想達到療效，品質是關鍵。芳香療法是一種療法，不只是香氣芬芳而已。

在蒸餾法被發明之前，人類數千年來，都是用一種叫做浸泡法（*maceration*）的方式，萃取植物裡的有效成分。人們把花瓣或藥草塞進容器裡，再注滿足以浸潤材料的油質；將容器放在太陽底下，讓其中的有效成分擴散進入油裡；接著，再用新鮮的材料取代容器裡的植材，就這樣一遍一遍重複，直到油浸潤飽和。現在，人們依然用類似的方式，製作像這樣的浸泡油。幾百年來，人們懂得用各種植物萃取植物油，不只用來烹調，也用來美容保養。其中，有些植物油能為肌膚留下無可取代的金色光澤，要是規律使用，還可以為肌膚帶來柔潤的晶亮感，吸引人們的目光——就別想著要用人工的亮粉了，在天然的珍寶面前，這樣的人工產品只顯得枯燥又虛假。

大自然一直為人們準備著奢華的獻禮，不僅能讓我們維持面容姣好，還能讓心情愉悅。許多天然原料，都能搖身一變成為令人興奮的新產品。例如，許多果實種籽，包括檸檬籽，都可以製作成油。由於原材料在美體產品中的運用越來越多元廣泛，資訊的釐清也變得格外重要。舉例來說，美容美體產品中的「檸檬」字樣，就有可能是指檸檬精油、檸檬汁、檸檬皮屑、檸檬蠟或檸檬籽油。

植物油和精油的選擇多不勝數，因此，你一定能找到一個完美的肌膚調理組合，不

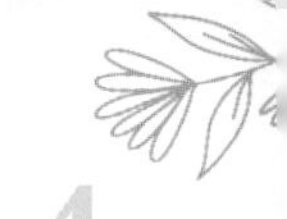

僅讓你容光煥發、心情美麗，同時還符合你對香氣的美學要求。用精油照顧身體是一件無比愉悅的事；你可以放心，只要正確調和並按適當方式使用，精油產品的效果不只顯現在身體，也會同時影響心靈。所以，請好好享用這一章節的內容。你有權感覺良好，顯然大自然也同意這一點，因為祂早為你備足一切所需。

身體磨砂與去角質產品

身體磨砂和去角質產品的主要功能，是要去除皮膚表層的老廢細胞；平日洗澡、泡澡時，即使用過擦澡巾或身體梳，仍可能有部分殘留。肌膚會自己更新，而更新的週期，會因年紀、膚質、健康情況，甚至一年當中的季節而有不同，有可能多至 30 天脫落一次。老化的肌膚細胞對光反應遲鈍，因此會讓肌膚看起來暗沉、乾燥。去除老廢細胞能讓肌膚看起來更清新、更有光彩，也讓身體保養品——無論是用來增進健康或美貌的產品——都更能吸收良好。

品質良好的磨砂產品（body polish），應該包含能去除老廢細胞的成分。除此之外，還需要能保護肌膚的成分，為新生的肌膚細胞帶來防護；這樣的成分可以是油性或水性，根據主要的去角質成分來做搭配調整。而身體去角質（body scrub）產品，則通常以乾性材料加上香氛或香草。有些人喜歡磨砂產品，有些人喜歡去角質產品，這只是個人喜好的問題。

任何一個幫助肌膚去除老廢細胞的產品，最重要需注意的，就是不可傷害到底下新生的肌膚。可惜的是，許多市售的身體去角質霜都太過看重去角質的效果，而忽略了應有的肌膚保護。這兩種功能同樣重要，可以選擇的材料如此之多，實在沒有必要捨棄任何一方。

用來幫助去角質的材料可以是磨成粉的種籽、堅果、穀物、根，甚至是半寶石（semiprecious gems）或貴重的寶石。要選擇哪一種材料，和想達成的最終效果有關。簡單來說，磨砂膏或去角質霜可以製成甜味或鹹味。甜味的去角質產品通常用糖作為磨砂材料，而鹹味產品則使用藥草或海藻。組合的方式有成千上萬種，成品的可能性更是數不清。以下是幾種建議：

基本的身體去角質材料：糖（精製糖或未精製糖）、鹽（各種種類）、磨碎的杏仁、米、石榴籽、蔓越莓籽、蓮藕、芙蓉花（hibiscus）。

足部去角質最佳選擇：絲瓜絡、浮石、竹子、可可殼、核桃殼、杏桃核仁。

身體去角質適合使用的植物油：荷荷芭油、酪梨油、辣木油、摩洛哥堅果油、椰子油、米糠油、甜杏仁油、紅花籽油。

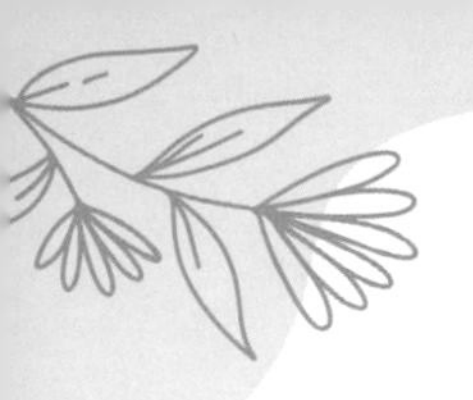
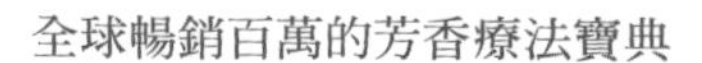

適合的添加物：橄欖角鯊烯油、月見草油、琉璃苣油、蔓越莓籽油、黑醋栗籽油、沙棘油、玫瑰果（籽）油、覆盆籽油、油溶性的天然維他命 E。

精油

你可以根據香氣或療癒效果，來選擇使用的精油。例如，下列精油就很適合加在改善橘皮組織、促進淨化排毒的產品中。

胡椒薄荷（歐薄荷）（*Mentha piperita*）
檸檬香茅（*Cymbopogon citratus/flexuosus*）
迷迭香（*Rosmarinus officinalis*）
欖香脂（*Canarium luzonicum*）
羅勒（*Ocimum basilicum*）
葡萄柚（*Citrus paradisi*）
荳蔻（*Elettaria cardamomum*）
芫荽籽（*Coriandrum sativum*）
綠花白千層（*Melaleuca quinquenervia*）
莎羅白樟（*Cinnamosma fragrans*）
檸檬（*Citrus limon*）
玫瑰草（*Cymbopogon martinii*）
絲柏（*Cupressus sempervirens*）
杜松漿果（*Juniperus communis*）
歐洲赤松（*Pinus sylvestris*）
巴西檀木（Cabreuva）（*Myrocarpus fastigiatus*）
松紅梅（*Leptospermum scoparium*）

下列精油很適合用來幫助放鬆，或整體性地改善身體膚質：

依蘭（*Cananga odorata*）
大花茉莉／摩洛哥茉莉（*Jasminum grandiflorum/officinale*）
玫瑰原精（千葉玫瑰／摩洛哥玫瑰）（*Rosa centifolia*）
橙花（*Citrus aurantium*）
苦橙葉（*Citrus aurantium*）
天竺葵（*Pelargonium graveolens*）
玫瑰草（*Cymbopogon martinii*）
甜橙（*Citrus sinensis*）
真正薰衣草（*Lavandula angustifolia*）
白玉蘭葉（*Michelia alba*）
橘（桔）（*Citrus reticulata*）
檀香（*Santalum album*）
佛手柑（*Citrus bergamia*）
大西洋雪松（*Cedrus atlantica*）
穗甘松（*Nardostachys jatamansi*）
乳香（*Boswellia carterii*）
花梨木（*Aniba rosaeodora*）
羅馬洋甘菊（*Anthemis nobilis*）

甜味身體磨砂膏

許多不同的糖，都可以用來製做磨砂膏。以下面這個配方來說，我會建議用未精製的黑糖，因為其中含有許多對肌膚有益的成分，例如維生素 B_1、B_2、B_3、B_6，以及鈣、鋅、鎂等礦物質。此外，也可以用蔗

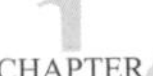

糖，或者如果需要用白色的糖，可以用白色的細砂糖。除此之外，還可以用棕櫚糖和珍珠糖（sanding sugar，一種會反射光線的白色裝飾糖）。

甜味身體磨砂膏

未精製的有機糖 ....250 公克
荷荷芭油 ....100 毫升
橘（桔）精油..................10 滴
甜橙精油 .... 2 滴
天竺葵精油 .... 5 滴

這個配方總共用到 17 滴精油，但你可以再加上其他自己喜歡的精油——總數不超過 25 滴——調入荷荷芭油（或其他你喜歡的基底油），再加入糖中。均勻混合糖與油，存放在帶蓋的容器中。如想保有砂糖淡淡的甜味，最好使用本身沒有氣味的基底油。如果你不想加入精油，就用椰子油取代荷荷芭油，或者，也可以讓融化的可可脂，帶來巧克力的氣味。這兩種油與糖的甜味都很搭。

鹹味身體去角質霜

純正的死海鹽會帶有一點死海的油分。死海鹽是磨砂膏或去角質霜最理想的成分，但有可能並不容易買到。死海鹽又有細鹽與粗鹽之分，其他許多種類的鹽也是如此。

鹹味：羅勒與薄荷身體去角質霜

精細的死海鹽（或一般海鹽）
..............................250 公克
荷荷芭油 ....100 毫升
胡椒薄荷（歐薄荷）精油 ..... 4 滴
甜羅勒（沉香醇羅勒）精油 ... 4 滴
綠薄荷精油 7滴
檸檬精油 .... 6 滴

這個配方總共用到 21 滴精油，你可以再加入 4 滴自己喜歡的精油。或者，完全使用你自己的配方，但總數不超過 25 滴。首先，將精油滴入荷荷芭油（或其他你喜歡的基底油），然後加入鹽混合均勻。

膚質調理磨砂膏

精細的死海鹽 .... 28 公克
磨碎的杏仁粉 .... 57 公克
燕麥粉 .... 57 公克
奶粉 .... 28 公克
檀香精油 .... 10 滴
月見草油 .... 1 小匙（5 毫升）
荷荷芭油 .... 50 毫升
酪梨油 ....4 小匙（20 毫升）

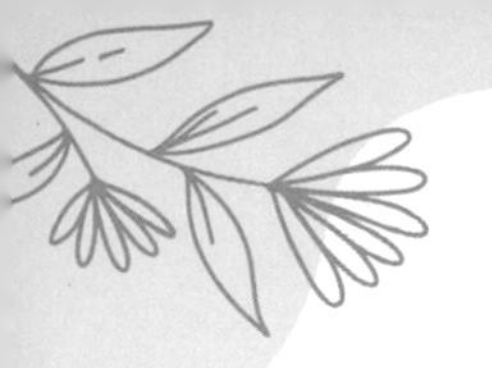

把所有的油混合在一起，接著仔細地把乾性材料混合均勻，然後加入油裡。一點一點慢慢加，直到成為濃稠的膏狀。接著，輕輕抹在身體上，去除老廢細胞；然後淋浴沖洗乾淨，最後抹上滋潤的身體油。

調理膚質去角質霜

磨碎的杏仁粉	1把
燕麥粉	1把
檀香精油	2滴
月見草油	2滴

將上述材料混合均勻，塗抹於全身肌膚。特別注意乾燥、脫屑的位置，例如手肘、膝蓋和後腳跟。接著淋浴或泡澡，最後抹上滋潤的身體油。

胸背部：問題肌去角質霜

海鹽	1把
磨碎的杏仁粉	1把
燕麥粉	1把
沉香醇百里香精油	4滴
檸檬精油	4滴
迷迭香精油	2滴

將上述材料混合均勻，塗抹於長紅斑或疙瘩的問題肌膚，特別注意後背或肩膀，如果這兩個部位有長東西的話。完成後，透過淋浴或泡澡沖洗乾淨。

奢華女王磨砂膏

古代最奢華性感的身體美容產品，今日在此重新復活！這個版本適合沒有婢女服侍的現代女性使用。配方中的粉類可以購買成品，也可以自己製作，只要廚房裡有器具能把乾燥材料打成粉狀就可以了。這個奢華女王磨砂膏可以去除肌膚老廢細胞，讓皮膚不僅光彩照人、芳香四溢，還像絲綢一般柔軟。

胸背部：問題肌去角質霜

磨碎的柑橘類果皮粉	2小匙（10公克）
磨碎的杏仁粉	1大匙（15公克）
細燕麥粉	2小匙（10公克）
丁香粉	1撮
玫瑰花瓣粉	1小匙
肉豆蔻粉	1撮
蜂蜜粉（或蜂蜜）	2小匙
羊奶粉	1大匙
甜杏仁油	2大匙（30毫升）
玫瑰原精	5滴
檸檬精油	2滴
檀香精油	3滴
茉莉精油	1滴

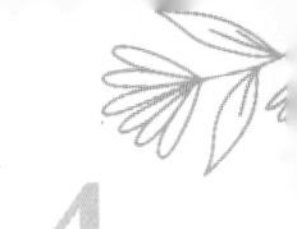

將所有乾性材料混合均勻，同時把精油加入甜杏仁油中（如果你用的是液體蜂蜜而不是蜂蜜粉，那麼就一起調入加了精油的甜杏仁油中）。接著，把乾性材料與濕性材料混合成膏狀，如果太乾，就再多加些點甜杏仁油。（如果你將兩倍的精油加入兩份甜杏仁油裡，就可以在磨砂完成後，作為身體按摩油塗抹在身上。）

以上配方使用的四種精油，都有滋潤和調理肌膚的功用。配方用到 11 滴精油，如果你想要的話，也可以用 11 滴的其他精油來取代。經典的精油選擇是橙花——是橙樹的花，有獨特的香氣——或者，茉莉、佛手柑或依蘭也會是很棒的選擇。你也可以選用任何你喜歡的花朵香氣，或是異國木香。例如中國風的桂花、蓮花、歐洲赤松或橘（桔）精油；或者是印度風的晚香玉、檀香、茉莉和廣藿香；中東風情的選擇，則會是玫瑰、沉香和乳香。

一旦你把奢華女王磨砂膏製作完畢，請先泡個澡或洗澡，擦乾身體後，站在浴缸裡好好把磨砂膏塗在全身，並且按摩一下，尤其是手肘和膝蓋等乾燥的部位。重點在於全身肌膚都要被抹上薄薄的一層，這是要塗抹到全身的原因。

等磨砂膏稍乾之後，就從最先塗抹的位置開始拍掉。你可以用乾的擦澡巾，快速地把有磨砂膏的部位拍掉。最後，塗上質地清爽的身體保養油，味道要能與磨砂膏的氣味相投——也可以在先前多準備一份加了精油的甜杏仁油，在此時派上用場。

身體膜

美體療程透過敷身體膜來去除肌膚雜質、淨化排毒，同時調理膚質、幫助減重，也改善皮膚質地，讓身心放鬆舒暢。高級 spa 館通常會為每位客人量身訂做最合適的身體膜，現在你也可以透過簡單的方式，針對自己的需求，來調製最適合自己使用的身體膜。

我們可以根據特定的療癒效果，決定身體膜要使用的材料。先從礦石泥、泥漿粉或海藻粉開始。此外，還可以添加水果粉、植物粉或花瓣粉。用來混合的調劑可以是純露、精油水、堅果奶，或是品質良好的礦泉水。根據你的具體需求，來選擇添加的精油——這部分可以參考本章節列出的精油選擇，或是第 20 章的精油檔案介紹；當然，氣味也要符合你的喜好。把選好的材料放在碗裡拌勻：先從主要材料開始——也就是礦石泥、泥漿粉或海藻粉——接著用泉水、礦泉水、蒸餾水、純露或其他調劑調和，最後再加入其他材料與精油。

使用身體膜的時候，很可能弄得到處都是，所以記得在你打算放鬆等待的位置週

圍，做好防沾染的保護措施。可丟棄的薄塑膠布是最好用的，例如取回乾洗衣服時，套在外面的那層薄塑膠。選好主要使用的泥土後，取 3½盎司（100 公克）加上足量的液體，調成方便用手或刷子塗抹的泥膏——別調得太硬，大概像泥漿一樣的濃稠度就可以了。然後，加入其他材料。身體膜在身上留置 15 分鐘左右，再用海綿沾取微溫的水洗淨。

礦石泥——身體膜主要成分

礦石泥是非常優秀的吸收劑。有些石泥就像磁鐵一樣，能吸附皮膚上沾附的所有汙染物、環境毒素和殘留物。

阿基萊石泥（Argilez）或法國礦石泥（French clay）：有各種顏色，分別具有不同療癒功效。

粉紅石泥：清潔、安撫，可以用在敏感性肌膚。

白石泥：溫和，所有膚質都適用。

紅石泥：回春與淨化；激勵肌膚——可刺激循環；有可能使衣物或肌膚染色。

綠石泥：清潔與排毒。

黃石泥：帶來活力、振奮肌膚；有可能使衣物或肌膚染色。

蒙特石泥（Montmorillonite clay）：調理膚質；改善肌膚質地與皮膚組織的彈性。

摩洛哥火山泥（Rhoussel clay）：調理膚質；改善膚色與膚質；排毒。

沸石泥（Zeolite clay）：有排毒瘦身的效果。

其他身體膜材料

磨碎的乾海藻或藻類：可以買到粉狀的成品，適合添加在礦石泥中，或取代礦石泥使用；對於肌肉、關節的情況有極佳的改善功效。

花園香草：根據各自的療效選擇。

水果粉或香草粉：帶來珍貴的維生素與礦物質。

杏桃粉：所有膚質都適用。

玫瑰、真正薰衣草和其他花瓣粉：添加在頂級奢華的身體膜中。

海藻粉：瘦身排毒。

堅果粉或奶粉：滋潤調理肌膚。

一旦進到美體中心，待上幾個小時是很正常的事：從這個療程室換到下一個療程室，療程之間還會放鬆休息一下，享用有益健康的點心和飲料。現在，你也可以用一整天的時間，這樣寵愛自己。首先用磨砂膏或去角質霜幫自己做個去角質療程，接著塗上你喜歡的身體膜，沖洗乾淨後再泡個牛奶精油澡，最後，為全身塗抹奢華滋潤的身體

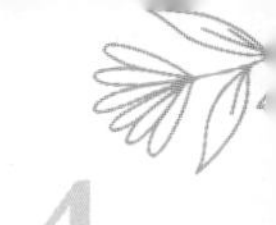

油。這將是非常美好的一天，你不僅為自己省下大把銀子，還會覺得實在棒極了！

身體乳液

乳液是一種水包油或油包水的融合體，不管油和水以何種方式結合，都需要乳化劑來協助。自己在家製作乳液，需要時間和經驗的累積，才能找到最平衡的比例。理論上，精油可以加入任何現成的乳液或乳霜中，市面上有許多純天然的產品，可以做為調入精油的基底。在這樣的基底產品中加入一種或多種精油，盡可能攪拌均勻就可以了。

身體膏與身體霜

各式各樣的天然脂、蠟和油，可以用無數種方式組合在一起製成身體膏。天然脂的質地可能柔軟，也可能較硬（例如可可脂）。許多植物油本身呈半固體狀，只有遇熱才會融化——例如被手碰觸的時候。還有一些植物脂（例如杏桃脂）是經過完整的處理程序，才成為像脂一樣的濃稠度。最常見的蠟質就是蜂蠟，現在市面上也有許多植物蠟可供選擇。除此之外，當然還有上百種植物油——其中有些厚重、有些清爽；有些帶有氣味，有些已經去除了味道，有些則本來就沒有任何香氣。許多植物油只需要在配方中添加少量，就能帶來療癒的作用；通常植物油不是製作霜膏的最主要成分。

療癒身體霜的種類很多，市面上也能找到許多配方與技巧說明。在此，我只想指出一點：製作霜膏時，加入精油或其他有效成分的最佳時機，是油液已經放涼，但又還沒有完全凝結的時候。

身體水與身體噴霧

身體水與身體噴霧，可以帶來活力，也能讓身心舒緩，有各種不同的用途。根據選用的材料與精油，可以帶來激勵、調理、振奮或放鬆的效果。這樣的產品很好製作，因為做法真的非常簡單。你可以做好各種噴霧排排放在浴室裡，隨時根據當下心情使用。身體水通常很受男性歡迎，因為它們能讓人感覺非常好，且不會在身上留下油膩的感覺，尤其適合刮鬍後使用。在過去，身體水又叫做淡香醋（*les vinaigres de toilette*），現在我們可以根據同樣的原則，用同樣的材料來製作。在此使用的醋是白酒醋或蘋果醋，可以根據你的喜好來選擇。如果你想用酒精，請用食用等級的酒精，或是伏特加。敏感肌或乾燥肌請避免使用含有酒精的噴霧，因為酒精會讓皮膚更乾；不妨用植物甘油來取代。

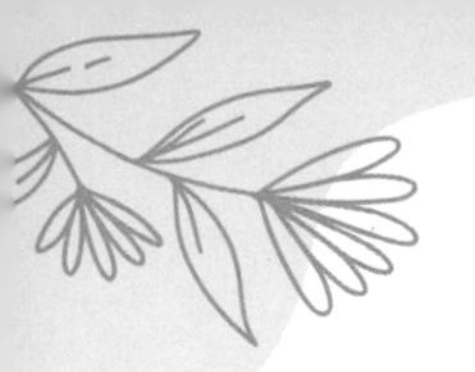
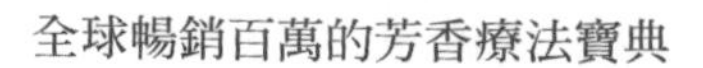

除臭身體噴霧

白酒醋或蘋果醋 ……1 小匙（5 毫升）
伏特加（或甘油） ……1 大匙（15 毫升）
真正薰衣草精油 ……5 滴
芫荽籽精油 ……5 滴
檸檬精油 ……5 滴
迷迭香精油 ……5 滴
胡椒薄荷（歐薄荷）精油 ……2 滴
葡萄柚精油 ……5 滴
泉水或純露 ……475 毫升

首先，均勻混合上述精油，然後加入伏特加或甘油當中，盡可能搖晃均勻。待混合液沉靜後加入醋，然後加入泉水或純露中，再一次搖晃均勻。最後，用未經漂白的咖啡濾紙過濾。越晚把精油醋液加入泉水或純露，香氣就會越濃。

以下所有噴霧配方，也都用同樣的方式配製。

身體噴霧：基本材料

高酒精濃度的伏特加或植物甘油 ……2 小匙（10 毫升）
白酒醋或蘋果醋 ……1 小匙（5 毫升）
泉水或純露 ……475 毫升

活力精油配方

萊姆 ……10 滴
真正薰衣草 ……10 滴
胡椒薄荷（歐薄荷） ……5 滴
檸檬 ……3 滴

舒緩精油配方

安息香 ……10 滴
芳樟 ……2 滴
檀香 ……10 滴
天竺葵 ……5 滴

果香精油配方

甜橙 ……10 滴
檸檬 ……5 滴
橘（桔） ……10 滴
葡萄柚 ……5 滴

調理精油配方

檸檬香茅 ……18 滴
甜羅勒（沉香醇羅勒） ……2 滴
黑胡椒 ……3 滴
乳香 ……5 滴
廣藿香 ……3 滴

泡澡與泡泡浴

精油可以透過多種方式，結合在水療法中——例如泡澡、淋浴、足浴和手浴；專業的美體機構還會結合蒸氣浴、熱烤箱、冰療室、土耳其浴、按摩水柱、頂噴淋浴花灑、熱水池、按摩浴缸和大水池等設施，來使用精油。泡澡是每一間 spa 館不可或缺的服務項目。用來泡澡的材料可能包括牛奶、油、鹽，甚至是海藻。精油也可以成為泡澡療程的一部分，例如調製成浴前按摩油，幫助軟化肌膚。

精油還可以加入天然泡澡劑中，濃度可添加至 2%。除此之外，精油也可以加入自製的泡澡沐浴鹽。混合粗海鹽、瀉鹽和小蘇打粉，就可以製成沐浴鹽。只要秤量好要使用的乾性材料，再加入自己喜歡的精油就可以了：在每 9 盎司（250 公克）的乾性材料中，加入 20 滴精油——充分混合，讓精油均勻分布其中。

滋潤肌膚的植物油澡

大多數人都覺得自來水會讓皮膚乾燥，因此，在泡澡時想加入泡澡油來抵銷這樣的反應。有些植物油或基底油經過預先處理，能均勻融解在水中，例如某些荷荷芭油、杏桃核仁油、甜杏仁油與葵花籽油。然而，像這樣的產品都添加了化學合成的乳化劑，因此療癒效果也有所減損。

事實上，只要透過簡單的方式，就可以為自己泡一個芳香的熱水澡。首先，在掌心或其他容器用少量的植物油或基底油，稀釋 3 至 5 滴精油，加入泡澡水中。用手在水面快速攪動，確保油均勻分布在水中。這麼做不僅能為泡澡水帶來美妙的香氣，也能發揮個別精油的療癒效果。

若想改善皮膚乾燥的問題，最常用的方式，就是在泡澡前，先把植物油塗抹於全身，泡澡時，再慢慢將油按摩至肌膚吸收。此時，可以使用任何滋潤的植物油；可以單獨使用，也可以調配成複方使用。在每 1 小匙（5 毫升）的植物油中，加入 2 至 5 滴精油，然後每次泡澡取 1 小匙使用。下列配方可以預先做好，分量足以用來泡好幾次的澡：

潤膚油

酪梨油……………2 小匙（10 毫升）
杏桃核仁油………2 小匙（10 毫升）
甜杏仁油…………2 小匙（30 毫升）

在每 50 毫升的基底油中，加入至多 20 滴精油。

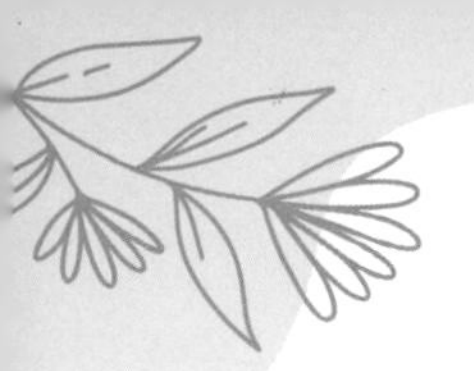
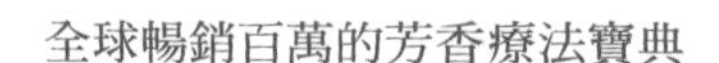

特殊泡澡配方

精油泡澡配方：放鬆（一般性使用）

依蘭	2 滴
甜橙	3 滴
真正薰衣草	1 滴
羅馬洋甘菊	1 滴

將這個配方加入 2 小匙（10 毫升）的基底油，或加入新鮮的牛奶或奶粉中使用，分量約可泡兩次澡。

精油泡澡配方：活力滿滿（專業版）

檸檬尤加利	1 滴
綠薄荷	1 滴
葡萄柚	3 滴
迷迭香	3 滴
薑	1 滴

將這個配方加入 2 小匙（10 毫升）的基底油，或加入新鮮的牛奶或奶粉中使用，大約足以泡兩次活力滿滿的澡。

專業排毒泡澡配方

下面這個專業排毒泡澡配方，可以有許多運用的方式。首先，均勻混合上述精油並裝入瓶中。這個配方是含有 32 滴精油的協同複方，當按照配方比例混合在一起，就會成為一個協同的整體，達到該有的效果。

絲柏	3 滴
杜松漿果	3 滴
乳香	2 滴
義大利永久花	2 滴
檸檬香茅	4 滴
玫瑰草	4 滴
苦橙葉	10 滴
歐洲赤松	2 滴
沉香醇百里香	2 滴

這個特別的排毒複方精油，可以調製成身體油：在 1 小匙（5 毫升）合適的基底油中，加入 4 至 5 滴精油；或者，也可以按以下方式，取 10 滴搭配各種泡澡方式使用。

如想洗鹽浴，首先在泡澡水中加入 2 杯瀉鹽與 1 杯海鹽；先把鹽混合好，再加入水中。接著，取少量基底油稀釋 10 滴精油，加入泡澡水中。在水中浸泡至少 15 分鐘，把水面上漂浮的油點按摩進上腹、下腹、大腿和手臂。

如想調製浴前按摩油，可取 10 滴精油加入 2 小匙（10 毫升）巴西莓果油（acai berry oil），塗抹在整個腹部。按上述方式調和鹽，加入泡澡水中，再開始泡澡。

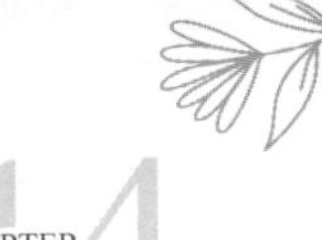

海藻瘦身排毒泡澡配方

洗海藻浴無可避免會飄散出滿滿的海藻味，並不是每個人都喜歡家裡的浴室飄散出這樣的氣味。然而，海藻浴在歐洲是行之有年的美體保養方式，對於淨化排毒、調理膚質和去除妊娠紋，有卓著的效果。墨角藻粉（*Fucus vesiculosis*）與褐藻粉（*Ascophyllum nodosum*）都含有維生素、礦物質、碘，與其他珍貴的微量元素。

海藻泡澡配方

海鹽............................ 1 杯
海藻粉.......................... ¼ 杯
專業排毒泡澡配方（第 142 頁）
.... 10 滴
巴西莓果油（acai berry oil）（或其他植物油）.......................... 10 滴

首先，把鹽與海藻粉混合在一起，加入泡澡水中，用手仔細攪散，確保沒有粉末漂浮在水面上。接著，加入 10 滴配方精油和 10 滴滋養的植物油，再一次用手攪散，進入水中泡澡。在泡澡水裡休息 20 分鐘，有需要的話，就再多加點熱水。泡在水裡的時候，找找水面上浮起的油點，把油點撈起來，塗在腹部、大腿和上臂。

牛奶浴

牛奶浴通常是美體中心裡單價較高的服務項目。泡牛奶浴不僅能使肌膚清涼滑順，達到回春與防護的效果，還有催情的作用。牛奶浴主要的成分就是奶粉——可能來自牛奶或羊奶。由於精油為油溶性，因此最好使用未減脂的全脂產品。在牛奶中，還可以加入下列材料。

可添加在牛奶浴中的其他材料：

精油
燕麥粉
乾燥花辦：玫瑰、茉莉和橙花都是極受歡迎的選擇
乾蘆薈粉
蜂蜜粉
礦物質或維生素粉，例如維他命 C 粉
瀉鹽
小蘇打粉
白石泥

一旦決定好要使用的基本材料，就可以把材料放入調理機，蓋緊蓋子充分打散。顯然，花瓣不用經過這個手續，只要和打好的混合物一起加入泡澡水就可以了。

精油可以在攪打過程中慢慢加入；從調理機上蓋的孔洞，一點一點加入精油。經常用於牛奶浴的精油是奧圖玫瑰與橙花，因為

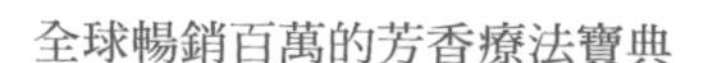

這兩種精油質地澄清，不會使奶粉染色。如果使用摩洛哥玫瑰或茉莉等原精，攪打完的奶粉就會帶點黃色。

通常，像玫瑰這樣昂貴的精油與原精，很可能混摻其他化學成分、相近的天然成分、其他精油、調和配方，或是其他天然或合成的芳香分子，這麼做能讓人誤以為是昂貴的天然精油。天竺葵和檀香就經常是商人使用的詭計。

針對膚質設計泡澡配方（平衡肌、乾性肌、油性肌和問題肌膚）

每個人的基因、生活方式與健康狀態都不同，膚質自然也會有所不同。然而，精油種類繁多，且各自有獨特的特性，因此我們能針對每個人獨特的需要，設計出適當的泡澡配方。只要把膚質、功效需求和香氣喜好考量在內就可以了。

適合所有膚質使用的泡澡精油

玫瑰草（*Cymbopogon martinii*）
奧圖玫瑰（*Rosa damascena*）
天竺葵（*Pelargonium graveolens*）
大花茉莉／摩洛哥茉莉（*Jasminum grandiflorum/officinale*）
依蘭（*Cananga odorata*）
乳香（*Boswellia carterii*）
檀香（*Santalum album*）
廣藿香（*Pogostemon cablin*）
真正薰衣草（*Lavandula officinalis*）
橙花（*Citrus aurantium*）
苦橙葉（*Citrus aurantium*）
佛手柑（*Citrus bergamia*）

所有膚質適用：放鬆精油泡澡配方

乳香	3 滴
甜橙	5 滴
橙花	5 滴
苦橙葉	10 滴

首先，均勻混合上述精油。接著將 4 至 5 滴精油加入每小匙（5 毫升）的基底油、奶粉或酪乳粉（buttermilk powder）中。

適合乾性膚質使用的泡澡精油

安息香（*Styrax benzoin*）
花梨木（*Aniba rosaeodora*）
大花茉莉／摩洛哥茉莉（*Jasminum grandiflorum/officinale*）
天竺葵（*Pelargonium graveolens*）
檀香（*Santalum album*）
羅馬洋甘菊（*Anthemis nobilis*）
橘（桔）（*Citrus reticulata*）
廣藿香（*Pogostemon cablin*）
苦橙葉（*Citrus aurantium*）
德國洋甘菊（*Matricaria recutita*）
真正薰衣草（*Lavandula officinalis*）
奧圖玫瑰（*Rosa damascena*）
芳樟（*Cinnamomum camphora* ct. *linalool*）

乾性膚質適用：舒緩精油泡澡配方

花梨木 .... 3 滴
天竺葵 .... 4 滴
真正薰衣草 .... 3 滴

首先，均勻混合上述精油。接著將 4 至 5 滴精油加入每小匙（5 毫升）的基底油、奶粉或酪乳粉中。

適合油性膚質使用的泡澡精油

羅馬洋甘菊（*Anthemis nobilis*）
依蘭（*Cananga odorata*）
大花茉莉／摩洛哥茉莉（*Jasminum grandiflorum/officinale*）
甜橙（*Citrus sinensis*）
苦橙葉（*Citrus aurantium*）
檸檬（*Citrus limon*）
萊姆（*Citrus aurantifolia*）
真正薰衣草（*Lavandula angustifolia*）
絲柏（*Cupressus sempervirens*）
快樂鼠尾草（*Salvia sclarea*）
葡萄柚（*Citrus paradisi*）
佛手柑（*Citrus bergamia*）
杜松漿果（*Juniperus communis*）

油性膚質適用：平衡精油泡澡配方

檸檬 .... 3 滴
絲柏 .... 2 滴
依蘭 .... 5 滴

首先，均勻混合上述精油，接著將 4 至 5 滴精油加入每小匙（5 毫升）的基底油、礦石泥、海藻粉或奶粉中。

適合問題膚質使用的泡澡精油

綠花白千層（*Melaleuca quinquenervia*）
羅馬洋甘菊（*Anthemis nobilis*）
天竺葵（*Pelargonium graveolens*）
快樂鼠尾草（*Salvia sclarea*）
德國洋甘菊（*Matricaria recutita*）
檸檬尤加利（*Eucalyptus citriodora*）
真正薰衣草（*Lavandula angustifolia*）
芳樟（*Cinnamomum camphora* ct. *linalool*）
玫瑰草（*Cymbopogon martinii*）
絲柏（*Cupressus sempervirens*）
大西洋雪松（*Cedrus atlantica*）
杜松漿果（*Juniperus communis*）
沉香醇百里香（*Thymus vulgaris* ct. *linalool*）

問題膚質適用：平衡精油泡澡配方

檸檬尤加利 .... 1 滴
真正薰衣草 .... 4 滴
沉香醇百里香 .... 2 滴
羅馬洋甘菊 .... 2 滴

首先，均勻混合上述精油，接著將 4 至 5 滴精油加入每小匙（5 毫升）的基底油中，另外在水中加入瀉鹽或海鹽。

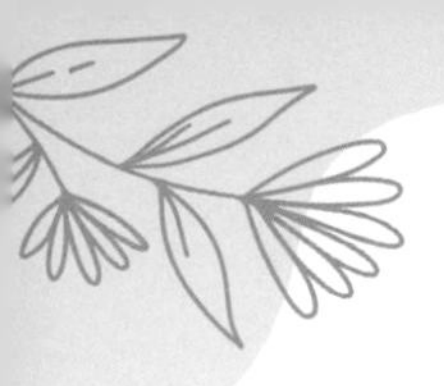

浴前按摩油

浴前按摩油是進入浴缸泡澡之前，先塗抹在身上的療程用油。這樣的按摩油可以配製成各種功效——從放鬆到激勵，到促進循環、排毒、調理身體、舒緩肌膚，不一而足。雖然這樣的做法並不普遍為人所知，但是它非常有效，而且可以省去泡澡之後再於身上塗油的程序。浴前塗油有好幾種好處：水本身就能帶來療癒，當精油被預先塗在身體上，會直接嗅聞到香氣，並有少量進入身體循環系統中——這不只發生在泡澡之前，在泡澡當下，精油也會不斷透過滲透作用進入身體。如果需要的話，泡澡後也可以再一次塗上按摩油，並透過按摩讓身體吸收。浴後的按摩油可以和浴前按摩油起到互補的作用。在進入浴缸泡澡前，先用油塗滿全身（如果改用淋浴，則無法達到同樣的效果）。

浴前基底油

甜杏仁油	2 大匙（30 毫升）
荷荷芭油	20 滴
月見草油	10 滴

浴前按摩油：排毒配方

檸檬	2 滴
綠薄荷	1 滴
杜松漿果	5 滴

均匀混合上述精油，取 4 至 5 滴加入每小匙（5 毫升）的「浴前基底油」中，或選擇清爽的基底油使用，例如甜杏仁油。

浴前按摩油：專業排毒精油配方

絲柏	3 滴
杜松漿果	3 滴
乳香	2 滴
義大利永久花	2 滴
檸檬香茅	3 滴
玫瑰草	4 滴
苦橙葉	10 滴
歐洲赤松	2 滴
沉香醇百里香	2 滴

均匀混合上述精油，取 4 至 5 滴加入每小匙（5 毫升）的「浴前基底油」中，或選擇清爽的基底油使用，例如甜杏仁油。

浴前按摩油：身體調理配方

薑	2 滴
檸檬香茅	4 滴
黑胡椒	2 滴

均匀混合上述精油，取 4 至 5 滴加入每小匙（5 毫升）的「浴前基底油」中，或選擇清爽的基底油使用，例如甜杏仁油。

浴前按摩油：抗橘皮配方

- 葡萄柚……2 滴
- 絲柏……2 滴
- 大西洋雪松……2 滴
- 杜松漿果……3 滴
- 迷迭香……2 滴

均勻混合上述精油，取 4 至 5 滴加入每小匙（5 毫升）的「浴前基底油」中，或選擇清爽的基底油使用，例如甜杏仁油。

浴前按摩油：肌膚細緻配方

- 天竺葵……2 滴
- 甜橙……3 滴
- 苦橙葉……5 滴

均勻混合上述精油，取 4 至 5 滴加入每小匙（5 毫升）的「浴前基底油」中，或選擇清爽的基底油使用，例如甜杏仁油。

除臭體香油

如果你容易大量出汗，並留下不雅的氣味，很可能是來自潛在的生理機制或荷爾蒙等原因。不過，只要在洗浴過後使用除臭的身體油，就有可能帶來改善。

適合幫助身體除臭的精油

- 胡椒薄荷（歐薄荷）（*Mentha piperita*）
- 苦橙葉（*Citrus aurantium*）
- 快樂鼠尾草（*Salvia sclarea*）
- 薄荷尤加利（*Eucalyptus dives*）
- 沉香醇百里香（*Thymus vulgaris* ct. *linalool*）
- 玫瑰草（*Cymbopogon martinii*）
- 廣藿香（*Pogostemon cablin*）
- 絲柏（*Cupressus sempervirens*）
- 歐洲赤松（*Pinus sylvestris*）
- 岩玫瑰（*Cistus ladaniferus*）
- 佛手柑（*Citrus bergamia*）
- 天竺葵（*Pelargonium graveolens*）
- 熏陸香（*Pistacia lentiscus*）
- 沒藥（*Commiphora myrrha*）
- 芫荽籽（*Coriandrum sativum*）

從上述精油建議中，挑選你想使用的精油，或參考下列配方來調製你的除臭體香油。每次淋浴或泡澡後，取少量塗抹全身。

身體除臭精油配方

- 快樂鼠尾草……5 滴
- 絲柏……8 滴
- 去光敏性佛手柑（FCF）……8 滴
- 芫荽籽……2 滴

均勻混合上述精油，取 2 至 3 滴調入每小匙（5 毫升）的基底油；或者，取 2 至 3 滴調入每小匙（5 毫升）的基底凝膠中。每次淋浴或泡澡後，取少量塗抹全身。

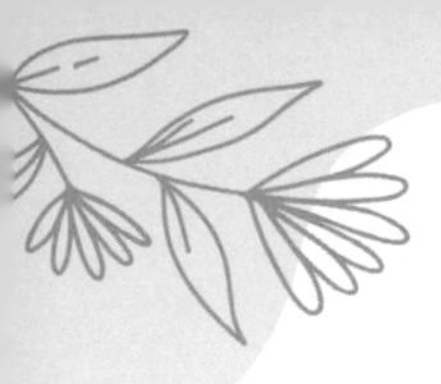

節食減重的精油好幫手

每個人在一生當中，多多少少都有過想減重的經驗。這樣的掙扎，對大部分人來說並不陌生。不過，有些人可以大吃大喝依然身材苗條，有些人只是朝瑪芬蛋糕看了一眼，就白白長出一兩公斤。要是哪位科學家能研究出人與人之間的新陳代謝機制為何大有不同，並發明控制新陳代謝的辦法，他想必要賺翻了！但在那之前，減肥的原則很簡單，就是：少油、少糖，多吃優質的基本食物（basic foods），每天喝一杯薑茶，然後認真運動。

沒有什麼神奇的藥草可以讓肥肉一夕之間消失，但精油絕對可以為減重的過程助上一臂之力。精油能避免身體出現肥胖紋、防止皮膚鬆垮，同時，按摩能幫助身體帶走體內累積的毒素。下列許多調理身體的精油，也都同時有輕微的利尿作用：

節食減重的精油好幫手

大西洋雪松（*Cedrus atlantica*）
絲柏（*Cupressus sempervirens*）
甜橙（*Citrus sinensis*）
薑（*Zingiber officinale*）
甜羅勒（沉香醇羅勒）（*Ocimum basilicum* ct. *linalool*）
沉香醇百里香（*Thymus vulgaris* ct. *linalool*）
真正薰衣草（*Lavandula angustifolia*）
苦橙葉（*Citrus aurantium*）
葡萄柚（*Citrus paradisi*）
萊姆（*Citrus aurantifolia*）
迷迭香（*Rosmarinus officinalis*）
檸檬香茅（*Cymbopogon citratus/* flexuosus）
天竺葵（*Pelargonium graveolens*）
檸檬（*Citrus limon*）
杜松漿果（*Juniperus communis*）
甜茴香（*Foeniculum vulgare* var. *dulce*）
義大利永久花（*Helichrysum italicum*）
綠薄荷（*Mentha spicata*）
黑胡椒（*Piper nigrum*）
芫荽籽（*Coriandrum sativum*）

節食減重的泡澡油和浴前按摩油建議

以下兩個配方可以在計畫減重、控制BMI 指數時使用。這些配方可以用來泡澡，或調製成浴前按摩油使用。

精油配方 1

真正薰衣草	4 滴
葡萄柚	8 滴
絲柏	5 滴
杜松漿果	3 滴
甜羅勒（沉香醇羅勒）	3 滴
薑	1 滴

均勻混合上述精油，取 5 滴調入 1 小匙（5 毫升）的基底油中，加入泡澡水；或者，取 4 至 5 滴加入每小匙（5 毫升）的基底油中，調製成浴前按摩油使用。

精油配方 2

檸檬香茅	4 滴
甜茴香	1 滴
芫荽籽	2 滴
苦橙葉	8 滴
黑胡椒	4 滴

均勻混合上述精油，取 5 滴調入 1 小匙（5 毫升）的基底油中，加入泡澡水；或者，取 4 至 5 滴加入每小匙（5 毫升）的基底油中，調為浴前按摩油使用。

身體調理精油澡

以下四個配方可以幫助調理身體。取 5 滴精油調入 1 小匙（5 毫升）的基底油中，加入泡澡水使用。

身體調理配方 1

葡萄柚	3 滴
甜羅勒（沉香醇羅勒）	2 滴

身體調理配方 2

迷迭香	3 滴
苦橙葉	2 滴

身體調理配方 3

檸檬香茅	3 滴
真正薰衣草	2 滴

身體調理配方 4

甜橙	3 滴
沉香醇百里香	2 滴

節食減重的一般按摩油配方

以下身體按摩油配方，可以在想要減重或控制 BMI 指數時使用。在 2 大匙（30 毫升）的有機基底油中，加入 10 滴胡蘿蔔根浸泡油，而後調入 30 滴精油。先把基底油和胡蘿蔔根浸泡油調和均勻，再滴入精油。每次取少量使用，特別關注你在意的部位。

精油配方 1

葡萄柚	8 滴
野馬鬱蘭	2 滴
迷迭香	10 滴
絲柏	10 滴

精油配方 2

苦橙葉	10 滴
檸檬	5 滴
杜松漿果	10 滴
黑胡椒	5 滴

身體調理按摩油

以下的身體按摩油配方，可以在想要調理身體時使用。在 2 大匙（30 毫升）的有機基底油中，加入 10 滴胡蘿蔔根浸泡油，而後調入 30 滴精油。先把基底油和胡蘿蔔根浸泡油調和均勻，再滴入精油。每次取少量使用，特別關注那些需要調理的部位。

身體調理配方 1

甜羅勒（沉香醇羅勒）	5 滴
檸檬香茅	5 滴
大西洋雪松	15 滴
綠薄荷	5 滴

身體調理配方 2

薑	5 滴
迷迭香	10 滴
甜橙	15 滴

消水腫按摩油

以下的身體按摩油配方，可以在想要消水腫時使用。取 30 滴精油調入 2 大匙（30 毫升）的甜杏仁油中。先把精油調和均勻，再加入甜杏仁油中。輕輕地用向上滑推的手法塗抹按摩油：從腳踝沿著整條腿推向鼠蹊；沿著手臂朝向腋窩；在腹部用順時針方向按摩。

精油配方 1

杜松漿果	8 滴
甜茴香	4 滴
迷迭香	6 滴
葡萄柚	12 滴

精油配方 2

絲柏	15 滴
檸檬	10 滴
杜松漿果	5 滴

淋巴排毒按摩也可以幫助消水腫。這樣的手法不僅能幫助減重，還能幫助橘皮組織消散；只是，若非借助專業治療師之手，自己在家並不容易做到。不過，我們可以透過乾刷皮膚，或用蓮蓬頭的水柱按摩，達到輕微的效果。把蓮蓬頭水柱調整到舒服的較高強度，打開冷水（冷水能幫助血管與淋巴管收縮），透過水柱沖打在肌膚的按摩效果，來按摩腿部內側，尤其是大腿至鼠蹊處。接著，將水柱移到腹部，以順時針方向畫圈移動，再移動到手臂內側至腋窩。盡可能重複

多次。

橘皮組織

橘皮組織的特徵，就是皮膚出現皺褶——從表面能看到一個個凹洞和節腫。橘皮組織通常長在臀部與大腿，不過全身都有可能出現。橘皮組織的成因眾多，也可能是源於基因。荷爾蒙、過敏、飲食和環境毒素都是可能的能因，但最主要的原因，通常是循環或淋巴功能不良。

要消除這些不美觀的脂肪囤積並非易事，如果橘皮組織的出現和體質有關，就算消去也很容易長回來。然而，也有許多為橘皮組織所苦的案主，只不過改變了飲食習慣、開始運動、攝取維生素與礦物質，就獲得很大的改善。最理想的狀態是，戒除所有加工食品與罐頭食品，以及所有可能含有玉米糖漿或人工甜味劑的食物。盡可能多吃有機的生食蔬菜，並在料理中大量使用深綠色的葉菜，例如羽衣甘藍。用果汁機做新鮮的蔬果汁，只喝純淨的礦泉水——不生飲自來水——以及有機的果汁，或迷迭香、刺蕁麻和甜茴香等花草茶。此外，每天一杯薑薄荷茶，能預防橘皮組織出現：取 1 小匙新鮮的生薑和等量的新鮮薄荷葉，注入足以浸沒的滾水，浸泡至少 10 分鐘。用小碟子蓋住杯口，防止蒸氣散失。你也可以使用冷凍的薑與薄荷來製作，只要食材來源純正天然就可以。不吃乳製品、小麥、黃豆和任何發酵食物，包括酵母。提高維生素 C 的攝取量，也增加鋅和維生素 B 的服用量，檢查一下營養補充品的說明，確認你服用的產品不是酵母製品。

消橘皮 6 步驟：

1. 用乾刷的方式，促進血液循環。用純鬃毛製成的梳子或刷子，輕輕在全身沿著向上的方向乾刷，就像前述的淋浴淋巴排毒法一樣。
2. 針對橘皮部位制定運動方案，因為這些部位通常是較少運動到的位置。
3. 每天按摩全身——不只是橘皮的部位。雖然橘皮組織可能只出現在身體的某些部位，但基本上和全身都有關係。
4. 泡精油澡的時候，可以捏一捏、搥一搥橘皮組織的部位，幫助破壞囤積的脂肪。
5. 雖然聽起來很簡單，但健康的身體必須要有充足的氧氣，所以請多練習瑜伽的深度呼吸法。
6. 心情放鬆對於維持身體狀態來說非常重要。壓力可能使橘皮組織越積越多，即使消除壓力之後也是一樣。所以，請注意維持充足睡眠，可以練習瑜伽、太極拳或氣功。

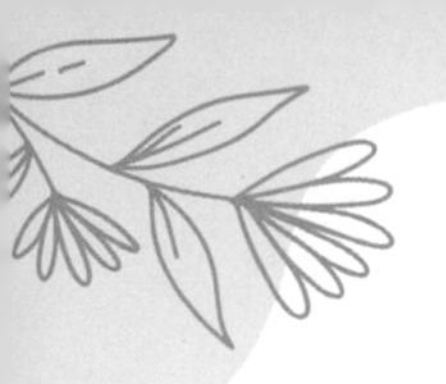

幫助消除橘皮組織的精油

杜松漿果（*Juniperus communis*）
絲柏（*Cupressus sempervirens*）
沉香醇百里香（*Thymus vulgaris* ct. *linalool*）
葡萄柚（*Citrus paradisi*）
迷迭香（*Rosmarinus officinalis*）
檸檬（*Citrus limon*）
鼠尾草（*Salvia officinalis*）
大西洋雪松（*Cedrus atlantica*）
欖香脂（*Canarium luzonicum*）
月桂（*Laurus nobilis*）
甜羅勒（沉香醇羅勒）（*Ocimum basilicum* ct. *linalool*）
甜茴香（*Foeniculum vulgare* var. *dulce*）
廣藿香（*Pogostemon cablin*）
薑（*Zingiber officinale*）
黑胡椒（*Piper nigrum*）
岩玫瑰（*Cistus ladaniferus*）
熏陸香（*Pistacia lentiscus*）

消橘皮精油澡

海鹽、瀉鹽（硫酸鎂）和海藻粉，是專業美體中心消橘皮療程中常用到的材料。自己在家裡進行時，只需要按以下比例來準備材料就可以了：用 2 把瀉鹽，加上 1 把海鹽。先把鹽放入泡澡水中，再加入精油。

以下是幾種能幫助消橘皮的精油泡澡配方。由於每個人形成橘皮的原因不同，橘皮組織的實際情況也會有所不同。

消橘皮精油澡：配方 1

杜松漿果	6 滴
檸檬	10 滴
葡萄柚	10 滴
甜羅勒（沉香醇羅勒）	8 滴

均勻混合上述精油，取 5 滴調入每小匙（5 毫升）的基底油中，再加入泡澡水。泡澡的時候，如果水面上有飄浮的油點，就撈起來，塗抹在橘皮出現的部位。

以下四個消橘皮精油澡配方，可以一次調配較大的量，以供未來使用——只要按照配方比例調配就可以。以下配方的分量足以使用 2 次。每次使用 6 滴，先用 1 小匙（5 毫升）的基底油稀釋，再加入泡澡水中：

消橘皮精油澡：配方 2

沉香醇百里香	8 滴
檸檬	4 滴

消橘皮精油澡：配方 3

快樂鼠尾草	8 滴
廣藿香	4 滴

消橘皮精油澡：配方 4

迷迭香	6 滴
杜松漿果	6 滴

消橘皮精油澡：配方 5

杜松漿果	6 滴
檸檬	6 滴

消橘皮按摩油

下列身體油配方的調製方法，是將精油全數加入 2 大匙（30 毫升）的甜杏仁油、1 小匙（5 毫升）的胡蘿蔔根浸泡油、1 小匙（5 毫升）的雷公根浸泡油（*Centella asiatica*），以及 1 小匙（5 毫升）的荷荷芭油中。先將這 45 毫升的基底油混合均勻，再加入精油。如果你手上只有甜杏仁油，請確保使用的是有機的產品。

無論是單一精油，或是複方精油，都可能讓人們的身體出現不同反應。這和每個人的體質有關，也是為什麼在使用精油時，通常會提供其他可以考慮的替代選項。

消橘皮按摩油：配方 1

杜松漿果	12 滴
檸檬	5 滴
天竺葵	6 滴
絲柏	7 滴

均勻混合上述精油，稀釋於 45 毫升的基底油中，在睡前取足量塗抹在身上最在意的部位。

消橘皮按摩油：配方 2

迷迭香	8 滴
葡萄柚	11 滴
薑	4 滴
黑胡椒	3 滴
欖香脂	4 滴

均勻混合上述精油，稀釋於 45 毫升的基底油中，在睡前取足量塗抹在身上最在意的部位。

消橘皮按摩油：配方 3

甜羅勒（沉香醇羅勒）	8 滴
沉香醇百里香	6 滴
葡萄柚	10 滴
杜松漿果	4 滴
天竺葵	2 滴

均勻混合上述精油，稀釋於 45 毫升的基底油中，在睡前取足量塗抹在身上最在意的部位。

完整的消橘皮療程步驟如下：泡澡前，先按前述「消橘皮 6 步驟」的第 1 點乾刷皮膚。每天用上述配方泡 1 次精油澡，用溫熱水來泡澡。泡澡後，按前述方式，用冷水柱幫助淋巴排毒。接著，以上述按摩配方擇一按摩橘皮的部位，做點睡前運動，再上床睡覺。如使用含有柑橘類精油的配方，需注意

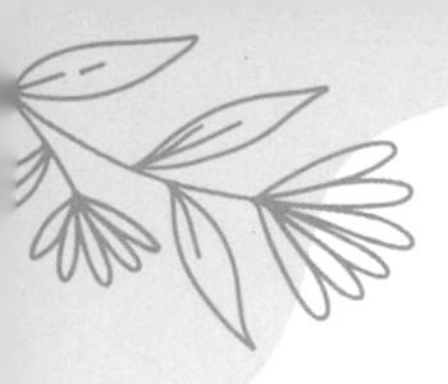

接下來不可直曬太陽。

手臂

當體重下降，或隨著年齡老去，上臂就容易顯得鬆垮。橘皮組織也可能進駐這個部位。上臂運動可以幫助上臂顯得狀態更好、更結實，而上臂內側可以透過乾刷來改善。乾刷的方式是沿手臂往腋窩的方向進行，乾刷後，塗上下列手臂按摩油：

手臂精油配方

絲柏	5 滴
真正薰衣草	8 滴
薑	5 滴
黑胡椒	2 滴
杜松漿果	7 滴
胡蘿蔔籽	3 滴
綠薄荷	2 滴

首先，均勻混合上述精油。接著，取 5 滴精油調入每小匙（5 毫升）的基底油，調配成按摩油；如想製作上臂噴霧，可取 8 滴精油調入 2 小匙（10 毫升）的植物甘油，再加上 90 毫升的清水。

一手高舉過頭，另一手紮實地從手往腋窩方向按摩。每支手臂至少重複 10 次。接著，重複同樣的步驟，但用浸泡過精油水的擦澡巾來進行。擦乾雙臂，然後用上述精油配方，再一次從手往腋窩方向按摩整條手臂，接著換手。注意腋窩不塗油。

手部

我們的手就像臉一樣，永遠暴露在外，隨時會被人看見。除非整天戴著手套，否則並不像身體有華麗的衣裳作為遮掩——而我們不可能整天戴著手套。生活中，我們的手沒有一刻得閒，即使你我都知道，進行可能沾濕或沾染髒汙的工作時，要戴著橡皮手套來保護雙手，但有多少人總是忘記？我就是其中一個！

好在，精油和某些植物油可以滋潤保養雙手肌膚，讓手維持在最佳狀態。如果你有平時慣用的護手霜，可以直接把精油和植物油調入其中。要製作自己的護手膏或護手油也非常容易，說不定很快你就會發現自己在供應全家人的需要——因為精油護手霜總是很快就被用光光了！

適合用來保養雙手的精油

奧圖玫瑰（*Rosa damascena*）
迷迭香（*Rosmarinus officinalis*）
天竺葵（*Pelargonium graveolens*）
檸檬（*Citrus limon*）
檀香（*Santalum album*）

萊姆（*Citrus aurantifolia*）
廣藿香（*Pogostemon cablin*）
胡蘿蔔籽（*Daucus carota*）
真正薰衣草（*Lavandula angustifolia*）
橙花（*Citrus aurantium*）

適合滋潤乾燥雙手的精油

奧圖玫瑰（*Rosa damascena*）
廣藿香（*Pogostemon cablin*）
天竺葵（*Pelargonium graveolens*）
胡蘿蔔籽（*Daucus carota*）
檀香（*Santalum album*）
芳樟（*Cinnamomum camphora* ct. *linalool*）

適合為缺乏保養的雙手帶來修復的精油

奧圖玫瑰（*Rosa damascena*）
天竺葵（*Pelargonium graveolens*）
橙花（*Citrus aurantium*）
廣藿香（*Pogostemon cablin*）
檸檬（*Citrus limon*）
檀香（*Santalum album*）

基本護手膏

可可脂……14 公克
荷荷芭油……2 大匙（30 毫升）
甜杏仁油……2 小匙（10 毫升）
蜂蠟……14 公克
月見草油……10 滴
胡蘿蔔根浸泡油……10 滴
精油（任選）……10 滴

用隔水加熱法融化可可脂與蜂蠟，接著加入荷荷芭油、甜杏仁油、月見草油與胡蘿蔔根浸泡油，就是一個基本的護手膏了。如果想要稀一點，就加入更多的甜杏仁油，如果想要稠厚一點，就減少荷荷芭油或甜杏仁油的使用量。最後，加入你喜歡的精油。油膏抹開來會有油膩感，因此每次只需要取一點點塗抹在雙手和指甲上就可以了。這款油膏可以視個人需要來調整，例如，要是手部感覺疼痛、刺激，可以用瓊崖海棠油取代 2 小匙（10 毫升）的荷荷芭油；要是想要更滋潤一點，就用酪梨油來替代。

下面這個配方裡的摩諾依油和椰子油本身是固體，然而只要加以溫熱，就能融化。

適用配方

昆士蘭堅果油……2 小匙（10 毫升）
山茶花油……2 小匙（10 毫升）
摩諾依油（或椰子油）……2 小匙（10 毫升）
荷荷芭油……1 小匙（5 毫升）
月見草油……20 滴

將上述油品均勻混合，再調入下列精油：

奧圖玫瑰（或茉莉）……3 滴
天竺葵……1 滴
檸檬……1 滴
檀香……2 滴

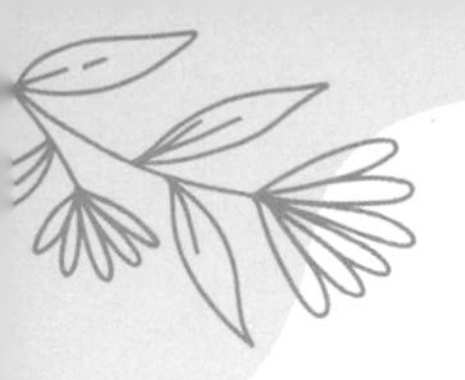
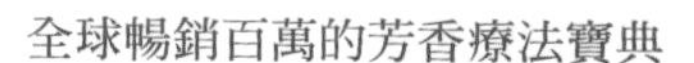

這個配方使用的是液態油，而不是乳霜或油膏，因此你只需要取 1 滴或 2 滴，就足夠雙手使用。睡前將油按摩進指甲旁邊的硬皮。如果你不小心取用過多的量，就讓手肘和手臂按摩吸收。

疼痛、受刺激的雙手

我們的雙手總是暴露在各式各樣的細菌、病毒和真菌環境中。手對於長期的壓力相當敏感，可能以極度乾燥、濕疹或牛皮癬的情況顯現出來。下列植物油可以用來改善雙手時而出現的疼痛或刺激感，可以加在你最喜歡的護手霜中，也可以在夜晚單獨使用。

接觸性皮膚炎（contact dermatitis）是皮膚受到刺激的局部發炎反應，在現代是越來越普遍常見的現象，可能的原因有許多，也包括人們對周圍環境變得越來越敏感。如果你有接觸性皮膚炎，此時大部分的精油都最好避免使用。

適合疼痛、受刺激的雙手使用的植物油

瓊崖海棠油（*Calophyllum inophyllum*）
沙棘油（*Hippophae rhamnoides*）
小黃瓜籽油（*Cucumis sativus*）
黑種草油（*Nigella sativa*）
歐洲李籽油（Plum kernel）（*Prunus domestica*）
橄欖角鯊烯油（*Olea europaea*）
安弟羅巴果油（Andiroba）（*Carapa guianensis*）
蓖麻油（*Ricinus cummunis*）

單獨使用上述植物油，或混合其中幾項使用；調入其他植物油、乳霜或油膏時，最多只佔 25%的比例。每個人對每種植物油的反應，真的只能試了才知道。不過，下面這個配方似乎對大多數人都能帶來幫助：

疼痛、受刺激的雙手：植物油配方

山茶花油........2 大匙（30 毫升）
瓊崖海棠油.....1 大匙（15 毫升）
安弟羅巴果油（Andiroba）
.....................1 小匙（5 毫升）
*沙棘油.........½小匙（2½毫升）

沙棘油可能使衣物或肌膚染色。

將上述植物油調和均勻，取少量按摩手部——在夜晚使用；或者，如需進行任何可能刺激到雙手的活動，就在完成後用來保養手部。夜晚按摩後可以戴上白色的棉質手套，如有需要的話，在白天也可以這麼做。

指甲

如果你去到亞洲或印度的傳統醫學診所看診，對方很可能會檢查你的指甲，看看是否有脆弱、扁平、變形、太軟、太大、太厚、凹陷、直紋、太白或太黃等問題。從指甲能窺看個人健康狀態，但這還只是其中的初步分析而已。指甲就像頭髮一樣，雖然是表現在外的特徵，卻能讓我們知道身體內部正在發生什麼。即便如此，還是有許多保養方式，可以幫助你我改善指甲的狀態。

激勵指甲強健生長的精油

檸檬（*Citrus limon*）
真正薰衣草（*Lavandula angustifolia*）
葡萄柚（*Citrus paradisi*）
絲柏（*Cupressus sempervirens*）
岩玫瑰（*Cistus ladaniferus*）
迷迭香（*Rosmarinus officinalis*）
天竺葵（*Pelargonium graveolens*）
依蘭（*Cananga odorata*）
甜橙（*Citrus sinensis*）
快樂鼠尾草（*Salvia sclarea*）

保養指甲適合使用的植物油

荷荷芭油（*Simmondsia chinensis*）
月見草油（*Oenothera biennis*）
琉璃苣油（*Borago officinalis*）
胡蘿蔔根浸泡油（*Daucus carota*）
辣木油（*Moringa oleifera*）
猴麵包樹油（*Adansonia digitata*）
安弟羅巴果油（Andiroba）（*Carapa guianensis*）
米糠油（*Oryza sativa*）
橄欖角鯊烯油（*Olea europaea*）
芭達烏油 Ungurahui（pataua）（*Oenocarpus bataua*）
杏桃核仁油（*Prunus armeniaca*）
酪梨油（*Persea americana*）
摩洛哥堅果油（*Argania spinosa*）
玫瑰果（籽）油（*Rosa rubiginosa*）

指甲強健配方

米糠油 .... 2 小匙（10 毫升）
荷荷芭油 .... 1 小匙（5 毫升）
月見草油 .... 10 滴
辣木油 .... 1 小匙（5 毫升）
檸檬精油 .... 8 滴
迷迭香精油 .... 2 滴

硬皮軟化配方

荷荷芭油 .... 10 滴
山茶花油 .... 5 滴
橄欖角鯊烯油 .... 10 滴
芳樟精油 .... 2 滴

仔細按摩，讓指甲周圍的硬皮吸收。如果你正不幸患有真菌感染，就用下列配方的 5 滴精油，取代上述配方中的 2 滴芳樟精油：

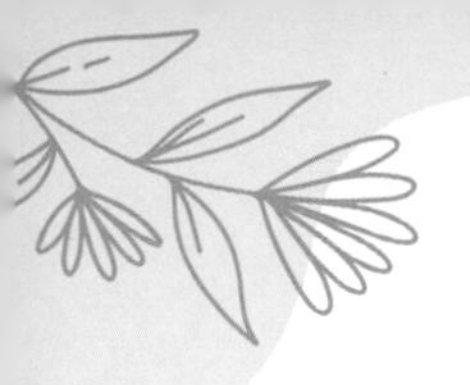

真正薰衣草	2 滴
野馬鬱蘭	1 滴
茶樹	2 滴

指甲感染適合使用的精油

茶樹（*Melaleuca alternifolia*）
沉香醇百里香（*Thymus vulgaris* ct. *linalool*）
澳洲尤加利（*Eucalyptus radiata*）
芳香羅文莎葉（*Ravensara aromatica*）
沒藥（*Commiphora myrrha*）
真正薰衣草（*Lavandula angustifolia*）
廣藿香（*Pogostemon cablin*）
野馬鬱蘭（*Origanum vulgare*）
桉油樟（羅文莎葉）（*Cinnamomum camphora* ct. *cineole*）
莎羅白樟（*Cinnamosma fragrans*）
松紅梅（*Leptospermum scoparium*）
丁香花苞（*Syzygium aromaticum*）
檸檬香茅（*Cymbopogon citratus/* flexuosus）
錫蘭肉桂葉（*Cinnamomum zeylanicum*）

指甲感染通用精油配方

茶樹	10 滴
澳洲尤加利	5 滴
松紅梅	10 滴

均勻混合上述精油，調入 2 大匙（30 毫升）的瓊崖海棠油或雷公根浸泡油（*Centella asiatica*）中。每天 3 次塗抹在甲床，仔細按摩至吸收。

甲床炎（*Onychia*）

甲床炎是指甲甲床的一種發炎症狀，誘發的原因有可能是，雙手長時間浸泡在水裡或清潔劑中。按上述指甲感染的方式調理，但除了「指甲感染通用精油配方」外，再額外加入 10 滴德國洋甘菊，和 5 滴真正薰衣草精油。

足部

雙腳是我們忠誠的朋友，日復一日帶著我們四處移動，從來都默默無所求。是我們硬把雙腳擠進漂亮的新鞋、參與體育活動，讓它們被不自然地扭曲；古典芭蕾舞者為了只用腳趾平衡身體，究竟讓雙腳吃了多少苦頭，更是無法想像。只有當雙腳開始疼痛，我們才會注意到它們。而腳總是埋頭苦幹，不隨意吭聲。它們持續地工作，讓身體維持平衡，不至於受傷。

足部反射療法（reflexology）是一種全然透過「閱讀」和刺激足部反射點，來進行診斷與治療的系統。從針灸的理論來看，光是腳底就至少有 30 個穴點。雙腳最愛的，莫過於赤腳踩在柔軟的草地、苔癬、沙灘上，或是懸放在湖岸邊，迎接湖水的陣陣拍打。雙腳想要自由！當雙腳自由舒展，在你我身上的靜電能量也能因此流向大地。雙腳真的會幫助我們紮根。它們是如此重要，又使命必達——實在值得好好犒賞一番。不過，首先，讓我們先來處理腳上的硬皮吧！

硬皮

腳底承受最多壓力的位置，會有硬皮累積，例如腳根、側邊或腳趾底部；硬皮可能讓這些位置不舒服，當硬皮開始累積，就需要趕快進行處理。或者，最好的做法，是從一開始就防止硬皮累積。浮石是一種火山岩，而天然浮石（而非另製為紮實石塊的版本），是用來去除硬皮的最佳選擇。除此之外，也有許多可以利用的工具。不過經常去角質，可以從一開始就預防硬皮的累積。

足部去角質的好幫手

浮石粉
絲瓜絡渣
竹子粉
咖啡渣（取用過的咖啡渣，放涼、乾燥後使用）
粗黑糖粒
粗鹽：死海鹽、海鹽、喜馬拉雅鹽

美足療程儀式

1. 雙腳浸泡在一盆溫水中，底部放滿小而圓滑的鵝卵石——加入海鹽、香草與精油。
2. 一邊泡腳，一邊踩著盆底的小石子進行按摩。
3. 擦乾雙腳，將去角質產品抹在整腳，尤其注意經常承受壓力、容易累積硬皮的部位，例如腳根、側邊或腳趾底部。
4. 雙腳放回水中，洗去去角質產品和卸下的死皮。
5. 塗上礦石泥調製而成的排毒或舒緩足膜——例如用粉石泥、白石泥或綠石泥——這麼做能幫助改善風濕的痠痛或疼痛。
6. 10 分鐘後，洗去足膜，擦乾雙腳。
7. 用符合當下足療效果需求的精油乳霜、按摩油或凝膠按摩雙腳。

足部護理精油

檸檬香茅、胡椒薄荷（歐薄荷）、綠薄荷、迷迭香、沉香醇羅勒和葡萄柚：

以上是能讓雙腳清新提振的精油——很適合在參加派對，或站了一整天工作，或走路一整天後使用；如果要在足浴中使用胡椒薄荷（歐薄荷）或綠薄荷精油，請先以等比

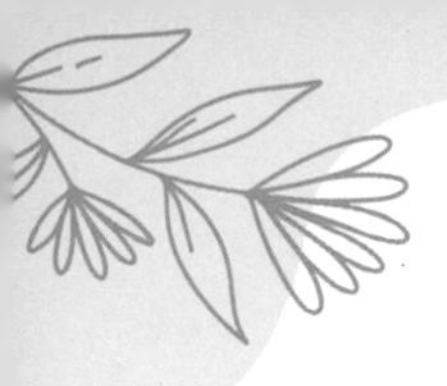

例的基底油稀釋再加入。

真正薰衣草、羅馬洋甘菊、杜松漿果、甜橙、胡椒薄荷（歐薄荷）和絲柏：

能改善腫脹的雙腳與腳踝——可以單獨使用，或以等比例混合多種精油使用。

天竺葵：能強化肌膚、改善肌膚彈性；預防水泡生成、改善腳部循環。

足部護理植物油

金盞菊浸泡油和*胡蘿蔔根浸泡油：幫助肌膚順滑，軟化硬皮與雞眼。

**胡蘿蔔根浸泡油的顏色可能沾染到衣物或肌膚上。*

預防硬皮生成：浮石通用配方

海鹽或岩鹽……1 大匙（15 公克）
瀉鹽……1 大匙（15 公克）
荷荷芭油……1 小匙（5 毫升）
金盞菊浸泡油（或山金車浸泡油，或康復力浸泡油*）……1 小匙（5 毫升）

**尤其適合雙腳疼痛時使用。*

用浮石磨擦雙腳，特別注意腳側邊、腳掌丘（腳趾下方的前掌底）和腳根的位置。將鹽抹過全腳，好好按摩。沖掉鹽與死皮，最後，用調入精油的植物油為雙腳按摩——同樣，請好好按摩至吸收。如果你已經累積了死皮，可以先請手足科醫師（*chiropodist*）將死皮移除，再按上述方式為自己保養。

特殊足部療程

只要將雙腳浸泡在溫暖的水裡，盆底放入一些小鵝卵石，加上 1 大匙鹽和 4 滴你喜歡的精油，就能讓雙腳舒服許多。你可以一邊用腳底前後踩著石子按摩，一邊嗅聞精油的香氣；光是踩著石子，就能刺激到腳底大部分的足部反射點。慢慢來——好好享受。擦乾雙腳之後，將下列按摩油仔細按摩至雙腳吸收，連腳趾也要照顧到喔：

足部特殊療程配方

玫瑰草……6 滴
檸檬……4 滴
沉香醇百里香……1 滴
天竺葵……3 滴
依蘭……2 滴

首先，均勻混合上述精油，接著，取 5 滴調入 1 小匙（5 毫升）的荷荷芭油中。只需要做幾次特殊療程，就能讓長久以來被忽略的雙腳，回到可以盡情狂歡的狀態。

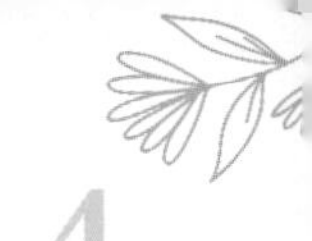

表 15：各膚質建議的美體精油

精油	膚質				
	一般性	乾性肌	敏感肌	油性肌	問題肌
安息香		*			
佛手柑	*			*	*
胡蘿蔔籽	*	*			
德國洋甘菊	*	*	*		*
羅馬洋甘菊	*	*	*	*	*
快樂鼠尾草	*	*		*	*
絲柏	*			*	*
檸檬尤加利	*			*	*
乳香	*	*		*	*
天竺葵	*	*		*	*
芳樟	*	*		*	*
茉莉	*	*		*	
杜松漿果	*			*	*
真正薰衣草	*	*	*	*	*
檸檬	*			*	*
橘（桔）	*	*	*		
沒藥				*	*
橙花	*	*		*	
綠花白千層	*			*	*
肉豆蔻	*			*	
甜橙	*			*	*
玫瑰草	*			*	*
廣藿香	*	*			
苦橙葉	*	*		*	
奧圖玫瑰	*	*			
花梨木	*	*		*	

精油	膚質				
	一般性	乾性肌	敏感肌	油性肌	問題肌
檀香	*	*			
沉香醇百里香				*	*
依蘭	*			*	

表 16：調理／瘦身精油建議

精油	護膚用途		
	一般性調理	利尿	改善橘皮組織
羅勒	*		*
胡蘿蔔籽	*		
大西洋雪松			*
快樂鼠尾草	*		
芫荽籽	*		*
絲柏	*	*	*
甜茴香		*	*
薑	*		*
葡萄柚	*	*	*
杜松漿果	*	*	*
真正薰衣草	*		
檸檬	*	*	*
檸檬香茅	*		*
萊姆	*		*
甜橙	*		*
野馬鬱蘭		*	*
玫瑰草	*		
廣藿香	*		*
黑胡椒	*		*
胡椒薄荷（歐薄荷）	*		*

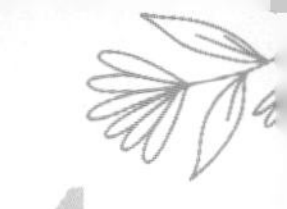

精油	護膚用途		
	一般性調理	利尿	改善橘皮組織
苦橙葉	*		
迷迭香	*		*
綠薄荷	*		*
百里香	*		*

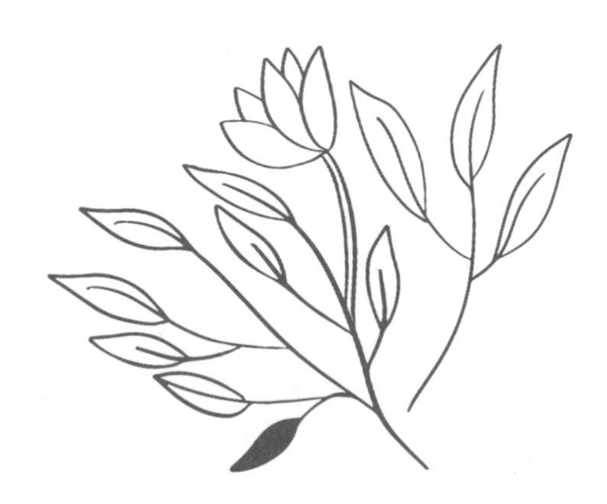

CHAPTER 15

芬芳精油照顧我的家

張開雙臂，迎接屬於你香氣四溢的家吧！現在，你可以把所有化學製品都丟掉，用天然的產品來取代，而且香氣可是美妙得不得了。你的家會散發正面、喜悅的能量，而你也會更想多花時間待在裡面——然後製作更多天然居家香氛、香水和各種香噴噴的玩意兒。我們都知道，現代人身上攜帶著沉重的化學汙染，這是你我長年累積在體內的「身體負擔」，存在於空氣、水、食物、個人護理產品和家具「廢氣」等各式各樣的汙染源中。對於大部分的環境汙染，我們能做的並不多。我們得在飄散著有機化學揮發物的環境中工作，下高速公路時，車子不免被隱形的空氣微粒洗刷；我們也必須在充滿阻燃劑的飛機中飛行，然後吃下不知道被用了什麼，才好好長大並經過處理來到我們面前的食物。很多時候，我們真的什麼也做不了，只能在充滿毒素的環境污海中載浮載沉；但當我們回到家，靠上這溫柔的港灣，就能透過多種方式，讓精油把家打造成一片純天然的綠洲。

當我在 25 年前，第一次在書裡提到把精油加入洗碗精時，人們都覺得我瘋了！現在，超市的架上滿是宣稱根據芳香療法製作的洗碗精。但即便它們寫著芳香這兩個字，卻不見得包含精油，更不用說有什麼療效了！但是，只要使用真正純天然的精油，你就能為自己製作貨真價實的精油洗碗精。

用精油改善居家體驗的方法，多到說不完。本章提到的內容，有些純粹就只是好玩而已，還有一些，則真的是為了取代化學居家用品而設計的應用方式。每一支精油都有自己的生命周期。一般來說，柑橘類精油的保存期限比較短；其他如肉桂、丁香、百里香和野馬鬱蘭的療癒價值，則能留存較長的時間。顯然，如果要把精油用在肌膚上，或透過嗅聞達到療癒效果，使用的精油最好在保存期限之內；但就居家使用來說，只要香氣宜人就行了，因此過期的精油也一樣可以使用。舉例來說，你或許不會想用一罐放了很久的真正薰衣草精油，來處理身體病痛，但若用來為衣物驅蛾，這罐精油也能帶來很

好的效果，因為光是香氣就能有效驅走蚊蟲。同樣地，用來增添空間香氣時，也可以用放了一段時間的精油。不過，如果你希望精油洗碗精可以順便改善你的憂鬱症，那最好還是選擇能達到這般效果的精油！

空氣清新劑或訂製的空間香氛

關於居家精油香氛產品，可以從以下三個面向來看。第一：精油可以透過所有常見的擴香方式，消除不雅的氣味、達到殺菌與消除病毒感染的效果，或者在人們沮喪憂鬱時提振心情。第二：精油可以調配成訂製的香水氣味，為每個房間、每個季節或特殊節慶，帶來特製的香氣。第三：這兩件事可以同時辦到。

透過精油調製產品，能創造無限的可能。想想各種排列組合。你青春期的女兒剛和男朋友分手，但又需要準備期中考試，所以你為她特別設計了一種香氣組合，既能幫助她走出不快樂的陰霾，又能同時讓她專心準備考試。另一天，又是另一個問題：你妹妹過來家裡住，煮了一鍋高麗菜湯，把全家搞的臭氣沖天！於是你趕緊調配一罐充滿柑橘香氣的噴霧，把這美妙的氣味噴灑在全家。某一天，兒子和朋友們踢完足球回到家，這群小男生把鞋子脫在走廊，現在不停飄散出……呃，臭腳丫的味道。你趕緊調了一罐除臭噴霧噴灑在周圍——真是好險！你看到即將到訪的客人已經走近前門，要是再晚一點就尷尬了。又另一天，你的伴侶今晚剛結束旅行回到家，你想準備點特別的香氣，迎接小別後的重逢。你調配了浪漫的精油配方，噴灑在全家——尤其是臥室——看看今晚會發生什麼。

某些頂級精品酒店會雇用專門的香氛設計師，為豪華客房設計細緻幽微的香氣。這些香氣會透過擴香，或從空調系統散放出去，並且隨著季節做調整。連鎖酒店甚至有獨特的「品牌專屬香氣」，在所有分店飄散著同樣的氣味，讓常客無論在世界何處旅行，都能有回到家的感覺。商業機構花大把銀子建立自己的香氣識別，以創造出美好的空間氛圍，而我們每一個人也可以透過使用精油，在自己的家裡這麼做。

我們可以用任何空間擴香的方式來使用精油，包括用園藝噴霧器也可以：在 2½杯（600 毫升）的水中，加入約 10 至 20 滴精油，然後以最細的水霧模式噴灑在空間中。噴灑精油水時，要注意避開細緻的布料，例如絨布或絲綢，也要避開拋光的木製家具或其他需要特別保護的家具，因為精油水可能留下印漬。另外，在地心引力的作用下，地毯會吸收所有的精油分子。每個家裡總有一個房間，會在早餐土司烤焦時，聞到燒焦的

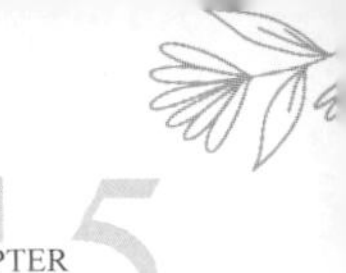

氣味；這個房間最好經常放著一罐噴霧，這麼一來，當廚房的氣味飄散瀰漫，就有除了開窗以外的另一個選擇。

擴香也是既簡單又有效的居家芬芳途徑。取一盆熱水滴入精油，就能讓整個空間充滿精油的香氣。也可以在棉花球或紙巾上滴入 1 或 2 滴精油，塞在冬天的暖氣孔裡；如果你的葉片式暖氣上，掛有非插電式的加濕裝置，也可以在裝置的水中，隨心滴入你喜歡的精油，想滴幾滴都可以。保持房門緊閉可以幫助香氣不散去，打開門則會讓香氣去到家中其他區域。一開始測試空間配方時，先關上房門、離開房間，過一會兒再重新進來，重複進出幾次；這麼做才能真正體會到香氣的層次感。如果香氣需要更濃一點，無論使用的是哪一種擴香方法，都可以增加精油滴數來調整。不過，用精油為空間添香的時候，少即是多是最佳原則——細緻淡雅的香氣最為理想，尤其因為天然精油同時能在心理層面發揮作用，因此可以根據你想創造的居家空間形象，量身訂做合適的香氣。更多資訊可以參見本套書上冊第 1 章「使用方法」的段落（第 36 頁）。

精油具有易燃性，因此在明火周圍使用時，必須特別小心。壁爐中的爐火，一不小心也可能釀成芬芳的大禍。若想把精油運用在爐火中，可以選擇絲柏、歐洲赤松、檀香或雪松精油，在每一塊木頭上滴 1 滴精油，靜置至少 1 小時，再加入火中。

走廊

一個家最具代表性的獨特氣味，通常在前門就能聞到了，那是這個家歡迎家人與訪客的第一個空間。走廊通常沒有窗戶，因此很容易累積每個房間飄散出來的味道。每天住在家中的我們，很少意識到客人來訪時聞到的是什麼樣的氣味，對於自己住家的香氣，就像喪失了嗅覺一樣——因為太習慣了，所以根本不會意識到。要想把這個隱形的香氣，替換成更清新、更明快的氣味，可能得花上一點時間，因為天然的氣味是一層一層、經過時間慢慢疊加累積的。然而，你一定會發現其中的不同；當家人從充滿汙染的外在世界回到家中，也會有感覺；當然，經常來訪的客人，更可能在第一時間發現變得不一樣了。

走廊是家裡經常被忽略的區域。我們會為客廳擺上香氛蠟燭，但可曾想過，要為走廊增添什麼樣的香氣？比起廚房適合香料、香草香調，家中其他地方適合更濃重的氣味，走廊需要的是清新宜人的香氣。檸檬、萊姆、佛手柑和葡萄柚等柑橘類香氣，是最適合用在走廊的氣味，讓人感覺居家環境乾淨又清新。無論在一天的任何時候，柑橘類香氣都可以幫助人們提振心情；不過，最適

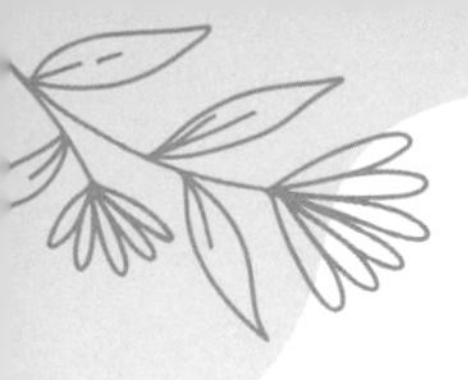

合的時機或許是早上，因為接下來一整天要完成的事情實在很多。天竺葵、快樂鼠尾草和甜橙是適合下午使用的配方，因為到了下午，事情大概告一段落，心情也要準備塵埃落定了。天竺葵是永遠不敗的選擇，跟任何香氣都很搭，如果加上像檸檬這樣的柑橘類精油，更能讓客人在實際坐下來之前，就已經覺得心情很愉快。另一方面，真正薰衣草則是睡前的最佳選擇。

如果家中有人感冒，那麼除了柑橘類精油之外，可以再額外加入 2 或 3 滴的迷迭香或綠花白千層精油。在½品脫（240 毫升）的水裡，加入總共 15 滴的精油，裝在園藝噴霧器中（這個噴霧器請專門用來裝精油水），噴灑後可以讓走廊保持數小時的清新——即使你不再感覺聞到氣味，它依然在那裡。走廊是人們進進出出的地方，很容易累積灰塵、出現磨損的痕跡。如有精油宜人的香氣作伴，也會讓人更願意動手清除汙漬——尤其精油還有抗菌消毒、抗感染，和其他許多效用。取 1 滴精油加入 2 小匙的白醋調勻，然後倒入一桶或一盆用來清潔牆面的水。精油醋的香氣很快會飄散開來，讓整個空間變得清新。在此選用的精油，可以搭配平常用來噴灑的精油香氣。

除了根據一天的時間、特殊的事件來挑選用油之外，家裡的香氣也可以跟著時序換季更新。炎炎夏日可以選用清淡、清新的精油配方，再加上有驅蟲效果的選擇；寒冷的冬天可以選擇溫暖、安撫人心的精油。例如春夏秋冬適合這些精油：

春天／夏天適合使用的精油

萊姆（*Citrus aurantifolia*）
苦橙葉（*Citrus aurantium*）
檸檬（*Citrus limon*）
真正薰衣草（*Lavandula angustifolia*）
天竺葵（*Pelargonium graveolens*）
葡萄柚（*Citrus paradisi*）
白草果根（*Hedychium spicatum*）
白玉蘭葉（*Michelia alba*）
綠薄荷（*Mentha spicata*）
迷迭香（*Rosmarinus officinalis*）
羅勒（*Ocimum basilicum*）
香茅（*Cymbopogon nardus*）
檸檬香茅（*Cymbopogon citratus/flexuosus*）
山雞椒（*Litsea cubeba*）
絲柏（*Cupressus sempervirens*）
佛手柑（*Citrus bergamia*）

秋天／冬天適合使用的精油

甜橙（*Citrus sinensis*）
芳樟（*Cinnamomum camphora* ct. *linalool*）
安息香（*Styrax benzoin*）
丁香（*Syzygium aromaticum*）
肉豆蔻（*Myristica fragrans*）
錫蘭肉桂（*Cinnamomum zeylanicum*）
橘（桔）（*Citrus reticulata*）

香草（*Vanilla plantifolia*）
大西洋雪松（*Cedrus atlantica*）
佛手柑（*Citrus bergamia*）
柑（*Citrus reticulata*）
乳香（*Boswellia carterii*）
薑（*Zingiber officinale*）
廣藿香（*Pogostemon cablin*）

下列基本配方，都是撩動人心的香氛，可以單獨使用，也可以做為基底，再調入其他精油作為搭配。舉例來說，可以在春夏配方中額外加入 1 滴綠薄荷，或在秋冬配方中，額外加入丁香或錫蘭肉桂精油。

春夏配方

檸檬	5 滴
天竺葵	6 滴
苦橙葉	4 滴
山雞椒	5 滴

秋冬配方

甜橙	8 滴
乳香	3 滴
安息香	3 滴
天竺葵	4 滴

微生物剋星

微生物可能以許多不同形式出現，但無論是任何形式，都不應出現在家中。植物在演進過程中，一直在試圖對付這些微生物，因此不難想見，某些植物已經發展出對抗這些小傢伙的一套辦法——也就是透過揮發性的芳香分子「精油」。這樣的植物精油特別適合用來調配抗微生物的空間噴霧，不過大部分的精油都有抗菌消毒的作用，也很能相互調和在一起。

無論用哪一種方式使用精油，精油都能帶來一定程度的抗微生物效果，同時還能讓居家空間氣味芬芳。以下精油都有多樣的抗微生物效果，但被選列於此，還有另一個原因：這些精油在市面上都很容易找到，且有親民合理的價格。

抗微生物適合使用的精油

錫蘭肉桂（*Cinnamomum zeylanicum*）
歐洲赤松（*Pinus sylvestris*）
野馬鬱蘭（*Origanum vulgare*）
莎羅白樟（*mandravasarotra*）
（*Cinnamosma fragrans*）
丁香花苞（*Syzygium aromaticum*）
綠花白千層（*Melaleuca quinquenervia*）
檸檬（*Citrus limon*）
百里香（*Thymus vulgaris*）
澳洲尤加利（*Eucalyptus radiata*）
葡萄柚（*Citrus paradisi*）
真正薰衣草（*Lavandula angustifolia*）
萊姆（*Citrus aurantifolia*）
佛手柑（*Citrus bergamia*）

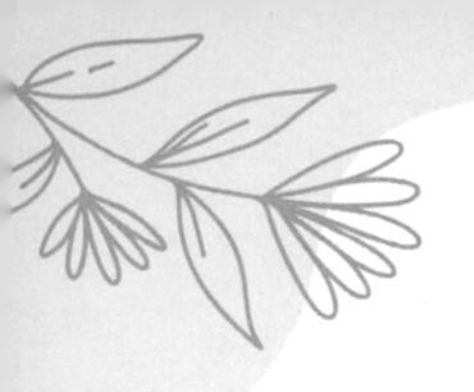
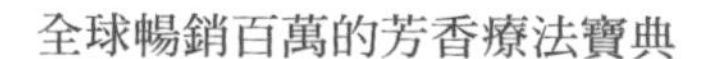

茶樹（*Melaleuca alternifolia*）
松紅梅（*Leptospermum scoparium*）
玫瑰草（*Cymbopogon martinii*）
檸檬香茅（*Cymbopogon citratus/flexuosus*）
天竺葵（*Pelargonium graveolens*）
月桂（*Laurus nobilis*）
快樂鼠尾草（*Salvia sclarea*）

雖然在保存期限內使用精油，才能保障一定程度的藥用價值，但精油的香氣品質，卻能延續很長的時間；以尤加利來說，它抗感染的效果，甚至會隨著陳放與日俱增。這是為什麼，放過期的精油也千萬別丟。如果你手上有些不再適合用在身上的過期精油，即便不能用來護膚，也可以用來清潔廚房洗手檯或浴廁的水槽，或加 1 或 2 滴在水中，用來擦拭家中檯面。

邀請客人來家裡作客是無比開心的事，但微生物就像我們一樣喜歡熱鬧。人一多，微生物就有機會滋生、散播。某些客人本身就帶著微生物到來，尤其在感冒盛行的季節更是如此。像這樣的難題，只要用上述抗微生物精油，調製成可以在空間使用的產品，就可以解決了。沒有人會知道他們其實接受了一套抗菌防護，因為精油的氣味實在美妙。客人只需要負責享受美好的時光，無需知道實際上空間裡已預先做好防護措施。下面這個派對配方不僅氣味芬芳，也有極佳的抗菌效果，能確保賓客和主人不僅玩得開心，也都安全無虞：

派對抗菌配方

檸檬	3 滴
佛手柑	5 滴
錫蘭肉桂	1 滴
快樂鼠尾草	1 滴
天竺葵	5 滴

配方的組合方式有許多，不過，聖誕派對最適合混合等量的肉桂、丁香、檸檬與甜橙來調配。這不僅能讓家中充滿季節性的香氣，也能預防流行性感冒在空間中傳播。取 2 至 4 滴防護精油，以任何一種擴香方式來使用；或者，取 8 滴精油調製成精油水，在客人到來前，用噴霧器噴灑全家。精油也可以用來擦拭居家環境或清潔浴廁。這麼做，能避免住家在宴客時出現消毒水的味道，同時也能有效防止微生物蔓延。

只要預先準備好一盒精油面紙，並留下小紙條，請賓客為了下一位使用者著想，在使用後隨手擦拭洗手台，就能讓廁所在宴客期間維持乾淨清潔，同時飄散清新的香氣。在面紙盒的不同位置滴入 10 滴精油，再蓋上盒蓋靜置過夜，就能讓整盒面紙充滿精油的香氣。我也經常在芳香療法診所或學院，看到廁所裡放著一小罐預先調配好的精油。

這罐精油能幫助消除不雅的氣味：只要在馬桶裡滴入 1 滴精油，就能讓美好的香氣時時飄散，並且不需要使用化學清潔劑。

廚房

廚房很可能是家裡氣味最多的一個空間了——有些氣味香得不得了，例如手製麵包；有些氣味則沒有那麼好聞，例如垃圾桶。精油能透過清潔空氣，讓空氣變得清新，不只是掩蓋臭味而已；因此，使用精油後最好讓空氣流通一段時間。如果廚房裡沒有窗戶，精油的使用就更為重要了。另一個使用精油的極大好處是：只要按正確方式使用，精油不會對人體造成任何傷害。的確，許多精油都被當作食品防腐劑使用；例如迷迭香和百里香，可以幫助預防黴菌或其他真菌滋生。不過，並不是所有精油都適合在廚房裡使用，也不見得適合所有場合使用。如果廚房裡還有暴露在外、未遮蓋的食物，請先不要噴灑精油。

在廚房煮食的時候，許多細小的分子會進入空間環境中。無論是來自蔬菜、魚或肉，這些分子都會反映出正被烹煮的食材香氣。烹煮完後最需要的，就是透過自然的芳香分子去吸附食物分子，以達到除臭的效果，讓廚房留下清新的氣味。就像桌上煮好的食物一樣，讓人只想大快朵頤一番。下列精油是適合做為廚房空氣噴霧的精油，可以單獨使用，也可以調製成複方使用：

廚房空間噴霧適合使用的精油

迷迭香（*Rosmarinus officinalis*）
檸檬香茅（*Cymbopogon citratus/ flexuosus*）
檸檬（*Citrus limon*）
萊姆（*Citrus aurantifolia*）
香茅（*Cymbopogon nardus*）
葡萄柚（*Citrus paradisi*）
百里香（*Thymus vulgaris*）
羅勒（*Ocimum basilicum*）
野馬鬱蘭（*Origanum vulgare*）
甜馬鬱蘭（*Origanum majorana*）
胡椒薄荷（歐薄荷）（*Mentha piperita*）

廚房精油配方

甜馬鬱蘭	3 滴
羅勒	4 滴
迷迭香	4 滴
野馬鬱蘭	4 滴
百里香	3 滴
胡椒薄荷（歐薄荷）	2 滴
檸檬	15 滴

這個配方可以按一般空間擴香方式使用，也可以加在水裡用來擦拭檯面。按照配方比例調製，可以多做一些以供日後使用。

在清潔冰箱或冷凍庫的時候，可以準備一盆最終擦拭用的水：取 1 滴精油加入 1 小匙（5 毫升）的白醋，以及 1 小匙（5 公克）的小蘇打粉中。你可以選擇柑橘類精油，例如檸檬、萊姆、葡萄柚、佛手柑、橘（桔）、柑或甜橙。精油醋的香氣很快就會擴散開來，能去除冰箱的異味，卻不會滿是精油的味道。相對來說，香草類精油的氣味，用在這裡就會有點太濃了。

膠性銀（colloidal silver）和葡萄柚籽萃取物，是相當有趣的材料，可以取代市售的抗菌廚房清潔噴霧——只要按照購買時的產品說明來使用就可以了。這兩種產品也可以加入上述的精油清潔水，或精油空氣噴霧中。廚房的工作檯面可能是許多材質，但一般來說，避免直接使用未稀釋的純精油，能防止檯面損傷。在擦拭櫥櫃、水槽、磁磚或油漆牆面的時候，請從下列建議精油中擇取使用，可以單獨使用一種，也可以調配成複方。首先，用一點白醋稀釋精油，再加入水中，這樣能幫助精油分子在水裡均勻分散開來：

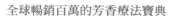

清潔廚房檯面適合使用的精油

澳洲尤加利／藍膠尤加利（*Eucalyptus radiata/globulus*）
歐洲赤松（*Pinus sylvestris*）
真正薰衣草（*Lavandula angustifolia*）
絲柏（*Cupressus sempervirens*）
檸檬（*Citrus limon*）
檸檬香茅（*Cymbopogon citratus/flexuosus*）
萊姆（*Citrus aurantifolia*）
百里香（*Thymus vulgaris*）
葡萄柚（*Citrus paradisi*）
玫瑰草（*Cymbopogon martinii*）
野馬鬱蘭（*Origanum vulgare*）
迷迭香（*Rosmarinus officinalis*）

除了上述精油之外，佛手柑也是很好的選擇之一。它同時還有抗憂鬱的附加作用……所以用來擦地板也是很好的選擇！只要從上述精油中選擇使用，擦地板也可以是件快樂的事：取 2 至 4 滴精油加入一桶水中，作為最後一次擦拭的清潔水。

以下配方可以預先調配好，供日後需要時使用。這個配方效果極強，既能抗感染，也能抗細菌，還可以留下舒服的香氣。這個配方可以在廚房做各式使用，也可以加入空間噴霧中：取 4 至 6 滴，調入 2 品脫（950 毫升）的水中。

廚房清潔配方

真正薰衣草 .... 8 滴
檸檬 .... 10 滴
尤加利 .... 5 滴
葡萄柚 .... 8 滴

玫瑰草……5滴
百里香……4滴
錫蘭肉桂……2滴

按照配方比例，均勻混合上述精油。如果你喜歡這個配方的氣味，可以用加倍的分量，一次製作多一點。把混合好的精油放在乾淨的深色玻璃瓶中，避開熱源與光線，留待之後使用。

香氣的喜好不僅因人而異，也會因國家而異，甚至在不同時間，也會有不同的偏好。比起美國或歐洲，南美洲的地板清潔商品含有更多的松樹香氣，而美國與歐洲的同類產品更青睞檸檬、花香等像是香水的氣息。不過，當我們想起某種化學氣味，總是會覺得這樣的味道一定表示清潔得很乾淨吧！而遇到像精油這樣美妙的氣味，卻覺得可能清潔效果不那麼強。如果你對精油的清潔能力感到遲疑，請大可放心！許多科學研究都證實了精油的清潔效果，某些市售產品中的有效成分，甚至就是天然的植物精華。

過去，人們會用沸水來清潔抹布——這麼做，可不只是為了保持白淨而已。現代的清潔機器很少達到沸點，因此，我們會需要用其他方式，來處理抹布上累積的許多微生物。只要將抹布浸泡在滾燙的水裡，滴入1滴檸檬香茅或百里香精油，浸泡一會兒，再像平常一樣放入洗衣機清洗就可以了。

如果你像許多人一樣，不喜歡用洗碗機，而寧願親手洗碗，那麼用加了個人特調香氣的洗碗精，也可以讓這件家事變得更輕鬆愉快。在市面上可以買到環保無香的洗碗精，像這樣的洗碗精，就可以用來添加你個人的香氣特調。加入檸檬，能帶來活力；加入萊姆或葡萄柚，開始美好的一天；加入真正薰衣草和洋甘菊，能在白天讓你放鬆下來；加入天竺葵，能帶來舒服安適的午後時光；如果想要好好寵愛自己，就在夜裡用加了依蘭的洗碗精來洗碗吧！如果家裡有惱人的蚊蟲，可以加入檸檬香茅或香茅來驅蟲。只要在一罐洗碗精中加入10至15滴精油，好好搖晃均勻，再靜置沉澱就可以了。如果想到洗碗就讓你憂鬱不悅，顯然最好的精油選擇就會是佛手柑，因為它能帶來抗憂鬱的效果。我自己也沒有很喜歡洗碗，所以在我使用的配方裡，也加了一些佛手柑：

洗碗特調配方

萊姆……1滴
佛手柑……2滴
真正薰衣草……1滴
甜橙……4滴

將上述精油加入1品脫（475毫升）的洗碗精中，搖晃均勻。不管使用哪一種洗碗

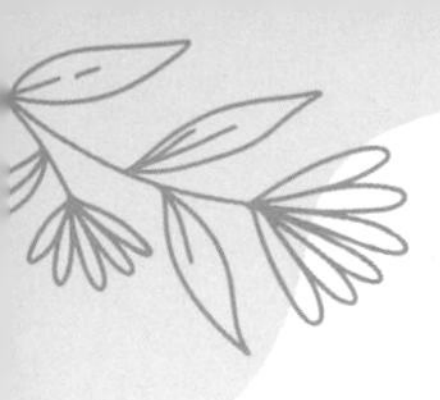

精，洗碗時戴上手套永遠是最明智的做法，因為洗碗精本身就是一種去除油質的洗劑。

添加了芬芳香氣的洗碗精，可以加入清潔水以清潔家中各處，不只是用來洗碗而已。例如，可用來清洗門窗與垃圾桶內外。精油能讓在廚房裡做家事的你更安全，做起家事也更愉悅舒心。

家事房／雜物間

早在 17 與 18 世紀，祖先們就懂得在洗衣水裡加入鳶尾草根，並用迷迭香或薰衣草刷把衣物和床單拍乾，同時浸入這些香草的氣味。我們可以延續這樣的傳統，不過是用各種芬芳的精油來清洗、存放衣物——這可不只是為了氣味芬芳而已喔！

手洗衣物時，可以在水裡滴入 1 滴精油，作為最後一次的沖洗劑。將精油滴入水中，用手快速攪散，然後拿堅韌的紙巾在水面上前後掃動，吸附水面上可能殘留的油點。如果家裡有蚊蟲，更適合用這樣的方法——可以用天竺葵、真正薰衣草、檸檬香茅或雪松精油。避免使用樹脂類精油，以及質地較濃稠的精油與原精。要想在洗衣時有更細緻的香氣，可以考慮用檸檬加上真正薰衣草。如果想要更有異國風情的香氣，就試試依蘭。在感冒或流感盛行的冬天，家中若有人感染，就在水中加入尤加利、迷迭香或綠花白千層。可以參考以下精油建議，打造屬於自己的配方：

清新類精油

真正薰衣草（*Lavandula angustifolia*）
佛手柑（*Citrus bergamia*）
迷迭香（*Rosmarinus officinalis*）
苦橙葉（*Citrus aurantium*）

花香類精油

天竺葵（*Pelargonium graveolens*）
橙花（*Citrus aurantium*）
玫瑰草（*Cymbopogon martinii*）
花梨木（*Aniba rosaeodora*）
依蘭（*Cananga odorata*）
康納加（大葉依蘭）（*Cananga odorata* ct. *macrophylla*）

浪漫放鬆類精油

依蘭（*Cananga odorata*）
大花茉莉／摩洛哥茉莉（*Jasminum grandiflorum/officinale*）
檀香（*Santalum album*）
大馬士革玫瑰／千葉玫瑰（*Rosa damascena/centifolia*）
快樂鼠尾草（*Salvia sclarea*）
雪松（*Cedrus atlantica/etc.*）

如果你喜歡使用熨燙水，並且想要在熨燙衣服時，搭配天然精油的香氣，可以把精

油加入滾水靜置一天左右，然後用咖啡濾紙或棉布過濾後使用。這個精油水可以放在噴霧瓶裡，在熨燙衣服時噴灑，或者噴在隔絕熨斗與衣物的濕布上。取 1 滴精油加入 1 品脫（475 毫升）的水就可以了。請勿把精油水噴灑在細緻的布料或古董衣物上。

精油的天然香氣，也可以浸注在抽屜或衣櫃存放的衣服裡。取 1 滴精油滴在一塊天然布料或化妝棉上，等精油風乾，就可以放在衣物之間。

衣物香氛配方

芳樟	4 滴
天竺葵	2 滴
檸檬	3 滴

按照配方比例混合上述精油。

要想防止飛蛾靠近衣物，從下列精油中取 2 至 3 滴，滴在化妝棉上，或調製成噴霧使用。這些精油在大衣和羊毛衣在夏季收藏起來的時候，特別好用：

驅蛾適合使用的精油

真正薰衣草（*Lavandula angustifolia*）
迷迭香（*Rosmarinus officinalis*）
檸檬香茅（*Cymbopogon citratus/flexuosus*）
香茅（*Cymbopogon nardus*）
樟樹（*Cinnamomum camphora*）
岩蘭草（*Vetiveria zizanoides*）
藍膠尤加利／檸檬尤加利（*Eucalyptus globulus/citriodora*）
雪松（*Cedrus atlantica/etc.*）
絲柏（*Cupressus sempervirens*）
羅勒（*Ocimum basilicum*）

精油抽屜墊紙，可比加了化學香精的墊紙好用太多了，而且製作起來非常簡單。按照抽屜大小裁切墊紙——吸墨紙（blotting paper）或其他有吸收力的紙質，是最佳選擇——然後在紙上滴入精油。靜置放乾之後，放入抽屜中。要使用哪些精油、滴入多少，都可依個人喜好選擇，也會因抽屜大小而有不同。舉例來說，在放置女性內衣的抽屜滴入玫瑰，會是很棒的選擇；而像洋甘菊這樣放鬆安撫的氣味，則特別適合放在孩子的睡衣抽屜；在上學外出服的抽屜裡，滴入葡萄柚或檸檬，會是不錯的選擇。在感冒肆虐的季節裡，全家人都可以換用平時收在某個抽屜裡的面紙，而那抽屜的墊紙，滴入的是芬芳的抗細菌精油。

鞋子也經常被存放在儲存間裡。要改善鞋子的氣味，可以在蛋杯裡放入 2 小匙的小蘇打粉，然後加入 2 滴檸檬、茶樹、真正薰衣草、玫瑰草或迷迭香精油。均勻混合後，將精油粉撒在鞋子裡，靜置過夜。隔天早

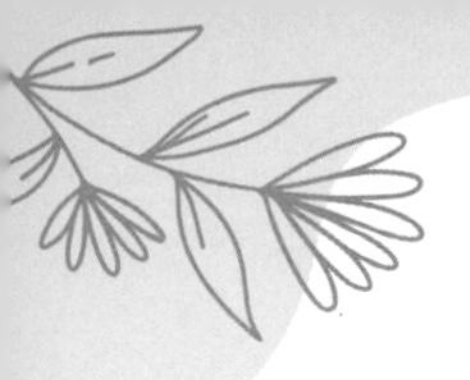
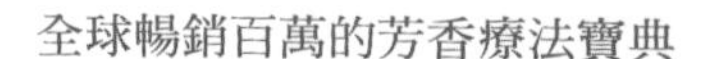

上，把精油粉抖去，鞋子就像新的一樣了。如果有人有足部真菌感染的問題，可以用同樣的方式處理，但把精油換成 5 滴茶樹和 5 滴玫瑰草精油。

就算沒有腳臭的問題，運動鞋也可能飄散出濃重的氣味。按照上述方法，但改用下列配方精油，在每小匙小蘇打粉中，加入 2 滴精油。到了早上，鞋子的味道就不會像未處理前那麼奔放了：

運動鞋除臭配方

雪松……………………2 滴
迷迭香…………………5 滴
真正薰衣草……………3 滴

按照配方比例混合上述精油。

客廳

大部分的家中客廳，都充滿了各種芬芳的產品氣味，從家具保養劑、空氣芳香劑、地毯清潔劑到家飾清潔劑等等。這些產品的香氣並不見得相互協調，更重要的是，其中含有我們不希望吸入身體的化學合成物質。

要讓玻璃窗乾淨到閃閃發亮並不容易——似乎總會留下一些清理的痕跡。要想去除這些痕跡，先把一張紙揉成團，滴入 1 滴萊姆、葡萄柚或檸檬精油，然後用這張紙再次擦拭玻璃。滲入紙張的精油能讓玻璃閃閃發亮，當陽光灑落，更會散發出清新幽微的香氣。

市面上所謂的古董家具清潔劑，通常會用到化學合成的真正薰衣草香精，以及各式各樣的化學物質。其中唯一真正復古的元素，只有包裝上那古色古香的設計。蜂蠟擦亮劑一直是保養精密家具、讓家具閃閃發亮的好幫手，這是為什麼法國的家具保養師和古董修復師經常會使用它。自己製作的方法也非常簡單，而且絕對值得一試。以下是使用的材料：

「正港」的家具擦亮劑

蜂蠟…………8 盎司（225 公克）
松節油（Turpentine）
…………………2½杯（600 毫升）
水………………2½杯（600 毫升）
純皂屑（或磨碎的純皂）
…………………2 盎司（50 公克）
精油…………………10 滴或更多

蜂蠟應該選擇天然未精製的產品，而不是經過處理的白色精製蜂蠟。像這樣的蜂蠟，可以直接向蜂農購買，或者，在五金行或健康食品商店也能找到。用隔水加熱法融化蜂蠟，離開火源，稍微放涼後，加入松節油。松節油需要回復到室溫，所以如果之前

它被存放在冷涼的工作間裡，請記得事先把它帶入室內。混合均勻後暫時放在一旁，取另外一個鍋子，放入清水和皂屑加熱融化。完成後靜置放涼，待微溫時慢慢一點一點加入蜂蠟和松節油的混合液中。這個步驟需要發揮極大的耐心，一點一點慢慢加入，從頭到尾不停攪拌。最後，加入你選擇的精油。將所有材料均勻混合，裝入空的扁錫罐，或其他帶蓋的小容器中存放。

使用這樣的擦亮劑需要一塊布——一塊舊的軟布就可以了。每次只要用一點點就可以了，留下的香氣和家具閃亮亮的樣子，會讓你覺得一切都值得！一開始，先找一個不起眼的地方，用少量的擦亮劑試一試。這個配方也可以根據蜂蠟或皂屑的種類來做調整。只要用一點去漬油（white spirit）就可以把木製品上的痕跡擦乾淨（包括松木），擦拭乾淨之後再上擦亮劑就可以了。

調和精油和水裝入噴霧器中，就能讓客廳的空氣變得清新。請注意別讓精油水灑落在細緻的布料、光亮的木製品或其他精細的家具上。客廳是家人朋友最常待著的地方，因此最好選擇氣味芬芳、放鬆的精油或香氣配方。你也可以透過其他擴香器具、葉片式暖氣或加濕器來擴香。調製屬於你的招牌香氣，或者可以參考下面這個嘗試多次後調整出來的最佳配方：

客廳放鬆配方

天竺葵 .... 8 滴
快樂鼠尾草 .... 3 滴
檸檬 .... 5 滴
佛手柑 .... 3 滴

按照配方比例混合上述精油。

想讓全家人從星期天下午懶洋洋的狀態恢復過來，可以試試以下配方：

客廳激勵配方

葡萄柚 .... 8 滴
迷迭香 .... 4 滴
萊姆 .... 4 滴
羅勒 .... 2 滴

按照配方比例混合上述精油。

臥室

臥室是睡覺休息或玩樂的地方——要作為何用，端看你的選擇。如果你想要臥室更有情調，可以在空間中使用依蘭、玫瑰、茉莉、檀香、快樂鼠尾草，或某些原精。要想讓臥室時時充滿浪漫的氣氛，可以設計一個臥室專用的配方，來與一般居家配方做出區隔。

浪漫的臥房

玫瑰草	8 滴
依蘭	3 滴
快樂鼠尾草	2 滴
肉豆蔻	1 滴
甜橙	5 滴

按照配方比例混合上述精油。

至於一般的臥室需求，包括洋甘菊、天竺葵、真正薰衣草、甜橙、香蜂草、橙花、苦橙葉、快樂鼠尾草或大西洋雪松精油，都會是很好的選擇。在擴香器中滴入放鬆的精油，例如洋甘菊、真正薰衣草或快樂鼠尾草精油，可以帶來一夜好眠。如果臥室主人有失眠的問題，用真正薰衣草加甜橙，或苦橙葉加洋甘菊，噴灑在床單上，就可能帶來幫助。睡眠時光是非常私人的一段時間，適合這個人的不見得適合另一個人，所以請多試試，找到最適合每一個人的配方。

衣櫥也可以透過精油的芬芳帶來改變。只要選好你喜歡的精油，滴在化妝棉上，放在衣櫃的角落，或者按照前述驅蛾的方式來使用（參考「家事房／雜物間」的段落，第 174 頁）就可以了。添加了香氣的抽屜墊紙也可以用來墊在衣櫃當中。精油的香氣如果太濃，也可能滲入衣服當中，所以調整衣櫃香氣的目標，只要有淡淡的氣味、能保持空氣清新就可以了。

浴廁

最棒的浴廁就像最棒的廚房一樣，標準在於——乾淨衛生、沒有細菌！將前述的抗微生物精油加入水中，做為清洗廁所時的最後一次沖淋水，包括浴缸、洗手槽和馬桶——這麼做不僅能達到殺菌效果，還會讓整間浴室散發芬芳！

為浴廁添香最簡單的方法，就是把幾滴純精油或精油配方，滴在捲筒紙中間的硬紙管裡，然後在掛到紙架上。硬紙板會吸收精油，然後慢慢釋放出香氣，讓整間浴室充滿芬芳。

以下是兩個抗感染且抗微生物的精油配方，可以在浴廁間使用：

浴廁配方 1

佛手柑	5 滴
真正薰衣草	10 滴
錫蘭肉桂	5 滴
檸檬	10 滴
香茅	10 滴

按照配方比例混合上述精油。

浴廁配方 2

野馬鬱蘭	5 滴
玫瑰草	10 滴
百里香	10 滴
檸檬	20 滴

按照配方比例混合上述精油。

如果居住在硬水區，硬水或鈣質，以及肥皂的殘留物，很容易就會在供水的位置累積水垢：蓮蓬頭、浴簾、水龍頭週圍，以及浴室的其他地方。檸檬含有檸檬酸，醋則有醋酸，將兩者混合在一起，可以預防這樣的物質累積。把 1 小匙（5 毫升）的白醋和 1 小匙（5 毫升）的新鮮檸檬汁，與 3 大匙（45 毫升）的水調和在一起，再加入 2 滴檸檬或甜橙精油。用不會磨出刮痕的軟布或海綿定期擦拭，可以預防殘留物累積。如果已經有這樣的物質堆積，就用小蘇打粉混合白醋、新鮮檸檬汁與檸檬或甜橙精油，調成精油膏，塗抹在受影響的區域，靜待幾小時之後再擦去。

昆蟲與其他不速之客

在大自然裡，要想吸引或驅趕各式大小生物，香氣可扮演著重要的角色。在家裡，我們可以用某些香氣來驅趕不受歡迎的生物訪客，鼓勵它們往其他地方移動，不要停留在住家當中。每個人都希望在家裡住得舒服，包括昆蟲也一樣；而某些香氣能讓昆蟲感到不舒服。這是為什麼精油能達到這麼好的驅蟲效果，而且不需要透過殺害生命來辦到；當你把家中的殺蟲劑換成精油產品，就不需要消滅昆蟲，同時也不會把有害身體的化學物質帶入家中。這並不是說化學產品就毫無用武之地，有時候昆蟲實在太多，也只好全面擊殺（抱歉了，昆蟲啊！）但多數時候，我們不需要等到這時才做這麼大的動作，就像老奶奶說的，「小洞不補，大洞吃苦」（A stitch in time saves nine）——及時處理問題，就能防止昆蟲繁衍。它們繁殖的速度可是很快的。

許多昆蟲的壽命都很短暫。它們就像遊客一樣，在每年的某個時候像浪潮一樣湧入，沒過多久又消失。上個禮拜家裡都是黃蜂，下個禮拜變成到處是長腳蜘蛛。關於這些昆蟲的移動傾向和喜好，有許多資訊可供了解，因此，只要稍微做點事前計畫，就能確保昆蟲不來打擾你。當然，還有許多特殊的昆蟲種類：例如光是在美國德州，就有 85 種蚊子品種被辨識出來。這些蚊子對香氣多少會有喜好上的差異。因此，請多多實驗，直到你找到最能有效驅趕不速之客的配方。在本書第 18 章「表 18：大自然的驅蟲劑」（第 266 頁）中，還有更多資訊可供參考，上冊第 6 章「外出旅行精油藥箱」中，也有提到相關的內容。以下是某些最適合用來驅蟲的精油建議：

驅除昆蟲與害蟲適合使用的精油

貓薄荷（catnip）（*Nepeta cataria*）
檸檬尤加利（*Eucalyptus citriodora*）

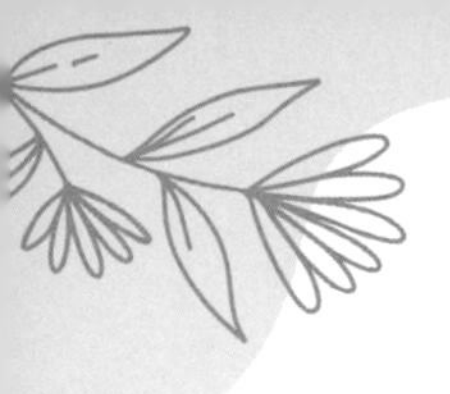
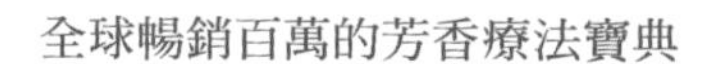

真正薰衣草（*Lavandula angustifolia*）
錫蘭肉桂（*Cinnamomum zeylanicum*）
香茅（*Cymbopogon nardus*）
百里香（*Thymus vulgaris*）
檸檬香茅（*Cymbopogon citratus/flexuosus*）
羅勒（*Ocimum basilicum*）
岩蘭草（*Vetiveria zizanoides*）
黑胡椒（*Piper nigrum*）
迷迭香（*Rosmarinus officinalis*）
丁香（*Syzygium aromaticum*）
綠薄荷（*Mentha spicata*）
胡椒薄荷（歐薄荷）（*Mentha piperita*）
茶樹（*Melaleuca alternifolia*）
天竺葵（*Pelargonium graveolens*）
杜松漿果（*Juniperus communis*）
澳洲尤加利／藍膠尤加利（*Eucalyptus radiata/globulus*）
甜茴香（*Foeniculum vulgare* var. *dulce*）
大西洋雪松（*Cedrus atlantica*）
薄荷尤加利（*Eucalyptus dives*）
山雞椒（*Litsea cubeba*）

按照正常的擴香方式來使用這些精油，或者，可以針對害蟲的出入路徑特別加強，包括窗戶和門口。要防止昆蟲進入家中，可以準備面紙條——例如用捲筒紙——或把面紙裁切成長帶，在每條長帶上滴入精油，懸掛或放置在計畫好的位置；只要不是太陽直射的地方，周圍沒有熱源就可以。這樣的方式也可以為住家增添美妙的香氣。

最有效的驅蛾精油是：岩蘭草、真正薰衣草、雪松、胡椒薄荷（歐薄荷）、檸檬香茅、香茅和所有的柑橘類精油。蚊子與蒼蠅最討厭：貓薄荷、岩蘭草、檸檬尤加利、天竺葵、廣藿香和真正薰衣草的氣味。除此之外，蒼蠅也會想要避開綠薄荷、胡薄荷（pennyroyal）、羅勒、丁香、香茅、檸檬香茅、胡椒薄荷（歐薄荷）和尤加利的氣味。如果蒼蠅總是聚集在垃圾桶上，不管在家裡或房子外面，都可以用上述精油來清洗垃圾桶。驅逐蒼蠅最有效的幫手之一，就是苦楝油，但苦楝油的味道本身並不好聞。苦楝是非常有效的驅蟲精油，可以驅除各式各樣的昆蟲。但最好用於戶外——例如車庫或棚舍——否則會連人一起趕走！

下列配方能有效地讓大多數昆蟲止步於窗戶之外。將精油調和在一起，用空間噴霧或其他擴香方式使用，包括把精油滴在化妝棉上，放在不起眼的房間角落裡。

一般防蟲配方

配方 1

檸檬尤加利	20 滴
羅勒	10 滴
真正薰衣草	10 滴
天竺葵	5 滴
胡椒薄荷（歐薄荷）	5 滴

配方 2

檸檬香茅 .... 10 滴
胡椒薄荷（歐薄荷）.......... 3 滴
真正薰衣草 .... 5 滴

配方 3

檸檬尤加利 .... 10 滴
羅勒 .... 5 滴
丁香 .... 3 滴
真正薰衣草 .... 5 滴

螞蟻就像迷你大軍一樣進駐家中，它們想去哪裡，就會去到哪裡。要想勸它們轉個彎往外走，最好請以下精油協助你：胡椒薄荷（歐薄荷）、尤加利、胡椒薄荷（歐薄荷）、甜橙與貓薄荷。不過，使用時請務必小心，要是未經稀釋就直接把這些精油塗抹在漆面家具或木地板上，就可能對接觸到的地方造成損害。如果家中的地面是瓷磚地或水泥地，驅蟻戰略就很簡單：用精油打造一道防線，尤其在螞蟻進出的地方。其他可以用來劃出界線的材料還包括：粉筆線、辣椒粉或芥末粉。在地中海地區的住家，用粉筆線搭配胡椒薄荷（歐薄荷）的做法，經常帶來相當好的效果。如果你確定不會傷及地面或檯面，就把精油加入這些粉末中使用。在本書第 18 章「明日花園」中，還有更多關於防蟻的內容。

老鼠

老鼠會一邊移動一邊排泄尿液和糞便，要是發現任何家中出現老鼠的跡象，就必須趕緊採取行動，以免牠們再度進到房子裡。胡椒薄荷（歐薄荷）、綠薄荷、羅勒和丁香的氣味，都不受老鼠喜愛，但唯有在高濃度時，才會奏效。按照以下比例調配一罐防鼠噴霧，噴在可疑的鼠出沒地點：65%的水＋10%酒精＋25%的精油。如果想要堵住老鼠出沒的洞口，只能考慮用堅硬的材質，例如鋼絲絨！

當老鼠出沒在建築物外，或在屋頂上奔跑時，可以使用濃度更高的配方。我曾經協助一個住在法國古堡的客戶，解決住家的老鼠問題，當時我用的是純精油，配方如下：50%的胡椒薄荷（歐薄荷）＋40%的羅勒＋10%的丁香。使用過後，這些不速之客就再也沒有出現了！把精油滴在老鼠出沒的地點，或你的作戰區域——老鼠進入家中的出入口，以及牠們移動的路線——可以滴上純精油，或以夠強的濃度稀釋。如果被你找到了老鼠洞，而且你傾向用溫和的方式對待牠們，可以用滴了精油的棉花球塞住老鼠洞。把新鮮或乾燥的薄荷葉，放在老鼠出入的位置附近，也能有助於改善老鼠出沒的問題。

入住新家

當可能的買家或租客在看房子的時候，前屋主的家具都還仍在，看不見背後的裂縫與瑕疵。然而，當我們帶著全副家當來到空蕩蕩的屋子裡，這個曾經溫馨美滿的地方，有可能一夕之間變成冰冷荒涼的空殼子。這可能也是我們第一次感受到這間房子真正的氛圍，其中有部分和其中瀰漫的幽微氣味有關，這是在這裡曾經發生過的一切，透過氣味留下的獨特印記。

在英國，一間專門處理大型建築物潮濕問題的公司，曾受聘前往一間百年教堂，解決因屋頂漏水而受到嚴重濕氣損害的問題。除濕設備運作了幾天之後，整座教堂突然被一股強烈的線香氣味充滿。主理的牧師心想，這樹脂的氣味，並不是教堂裡會用的線香種類，這裡起碼有上百年，都沒有用過這樣的線香。然而，建築物就像海綿一樣，裡頭的石塊吸收了非常久遠以前，在這間教堂裡飄升的線香氣味，現在，在特殊設備的協助之下，這香氣被散發了出來。

建築物就像是忠實的紀錄者，會記錄在空間裡發生過的對話與事件（不過，像這樣的想法，並不是每個人都認同）。這套理論認為，如果居住者的想法和行為模式，都帶著正面的振動頻率，那麼這樣的正能量，也會嵌在房子的牆壁裡。另一方面，如果房子裡滿是負面的念頭與行為模式，這樣的負能量也會卡在一磚一瓦之間，使得這個空間瀰漫負面的氣氛。像這樣的理論，或許需要很長的時間才能證明是對或錯，但在我們等待真相大白的期間，我更傾向小心注意，並謹慎思考這樣的論調。

搬進新家時，想去除房子留下的氣味印記，並不是件容易的事；但我們可以用一個簡單的方法來做淨化。這個方法幾百年來，被各種不同文化的人們採用，可以算是全球通用的做法了。這個做法的概念，是把前屋主遺留的能量清理掉，然後注入我們獨特的芬芳香氣，降低過去遺留的氣味，對我們可能造成的影響。這個做法需要用到鹽和水。當我們搬進新的房子，在開始打掃或讓家具歸位之前，先準備一罐大罐的空間淨化噴霧，裡面加入 1 份鹽、1 份白醋，加上 6 份水。打開每一間房間的門窗，在空間裡仔細噴灑，盡可能讓噴霧從高處灑落，也別忘了噴入牆壁——當然，首先要確保不會損害到任何東西。靜置一會兒。接下來，就是注入個人的香氣氛圍。準備一罐精油，可以是單方精油或是調配好的複方。在紙巾或化妝棉上，滴入你喜歡的量，然後放在房子的每一個角落。接著，同樣用噴霧法，但除了精油之外，再加入 1 小匙的鹽，在家裡高低各處四處噴灑，尤其注意走廊的位置。連續噴灑幾天，直到前屋主的氣味似乎出現了改變，

而新家現在有煥然一新的感覺。我會把乳香或鼠尾草加在這樣的配方裡面，搭配燃燒線香，以及燒白鼠尾草！

完成之後，你需要做的就只是為這個家注入美好的能量。所以大聲放音樂、邀請朋友來做客吧！尤其請那些最愛笑開懷的朋友到來，讓房子知道，這裡換新主人了喔！

派對與慶祝活動

我們都參加過這樣的派對：屋主費盡心思準備了超級精製的食物和飲料，甚至播放了超棒的音樂，但感覺還是不怎麼好玩。我們也都去過這樣的派對：即使東西一點也不好吃、連啤酒都不冰、音樂有放像沒放一樣，但仍然是史上最棒的派對！派對似乎有自己的生命，關鍵在於整體氣氛，以及賓客之間是否有良好的互動，其他似乎不那麼重要。如果這個秘密武器可以裝進瓶子裡隨時拿出來用，派對承辦公司一定會開心到不行⋯⋯不過啊，這個祕密武器早就在瓶子裡了——就是精油！

從本書的其他章節可以看到，調整心情是精油最拿手的強項之一。而根據派對的種類與賓客的類型，搭配合適的精油來使用，就是一門派對香氣的藝術。舉例來說，週六夜晚瘋狂奔放的舞會，和禮拜天三五好友放鬆聊天的溫馨聚會，或者情侶專屬的浪漫約會，要用到的香氣組合一定不同。柑橘類精油是萬用的選擇，加在任何配方裡，都能帶來提高氣氛的作用。以下是幾種精油建議，可以加在你個人獨特的派對配方裡：

用在激勵提振的配方當中：

葡萄柚（*Citrus paradisi*）
芫荽籽（*Coriandrum sativum*）
迷迭香（*Rosmarinus officinalis*）
黑胡椒（*Piper nigrum*）
薑（*Zingiber officinale*）
胡椒薄荷（歐薄荷）（*Mentha piperita*）
羅勒（*Ocimum basilicum*）
檸檬（*Citrus limon*）
檸檬尤加利（*Eucalyptus citriodora*）

用在放鬆的配方當中：

天竺葵（*Pelargonium graveolens*）
大花茉莉／摩洛哥茉莉（*Jasminum grandiflorum/officinale*）
檀香（*Santalum album*）
依蘭（*Cananga odorata*）
快樂鼠尾草（*Salvia sclarea*）
奧圖玫瑰（*Rosa damascena/centifolia*）
乳香（*Boswellia carterii*）
白草果根（*Hedychium spicatum*）
山雞椒（*Litsea cubeba*）

增添一點浪漫的感覺（請少量使用）：

安息香（*Styrax benzoin*）

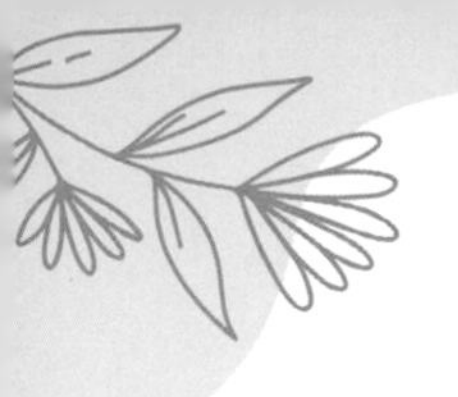

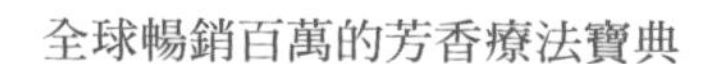

大花茉莉／摩洛哥茉莉（*Jasminum grandiflorum/officinale*）
香草（*Vanilla plantifolia*）
大馬士革玫瑰／千葉玫瑰（*Rosa damascena/centifolia*）
廣藿香（*Pogostemon cablin*）
檀香（*Santalum album*）
依蘭（*Cananga odorata*）
白玉蘭葉（*Michelia alba*）

要是把美妙的花朵原精和異國氣味含括在內，建議的精油會多出許多；但在這裡，我只列出芳療師經常使用的精油，以及居家使用者能夠容易買到的精油。每一支精油就像一個獨一無二的客人，它獨特的個性，會為整體配方增添不同的色彩。舉例來說：

快樂鼠尾草：讓人歡快，氣味偏男性，能讓氣氛放鬆、促進談話交流。

天竺葵：讓人放鬆，總是能帶來好心情和開心的感覺。

葡萄柚：帶來好心情、提振精神。

檸檬：維持一種乾淨清新的感覺，還可促進食慾。

檸檬香茅：令人放鬆、想法正面。

玫瑰草：創造一個隨和的氛圍。

玫瑰：浪漫的、特別的、奢華的。

檀香：令人放鬆、促進交流。

香草：舒適與熟悉的感覺，令人放鬆。

依蘭：令人迷醉，帶來異國風情。

把 1 滴快樂鼠尾草、2 滴天竺葵和 1 滴檀香混合在一起，就是一個很好的基底配方，能帶來溫暖、放鬆、愉快的夜晚，讓對話自由展開。再加入葡萄柚或檸檬，會有更清新、提振的感覺。空間可以使用任何一種擴香方式，包括用擴香器具或空間噴霧。每次擴香時，使用 4 至 6 滴精油，可視需要再重新添加。精油的香氣就像嗅覺的鬧鐘一樣，能讓賓客馬上知道：派對時間到囉！

節慶

香氣具有獨特的能力，能讓時光倒流，讓你我回想起過去種種。舉例來說，只要聞到杉樹的氣味，就可能讓人立刻回想起小時候在祖父母家度過的聖誕節，爺爺奶奶的房子裡總有一棵巨大的聖誕樹，等著孩子去妝點。杉樹代表的是一份對未來的期盼，它的香氣也滿載著人們快樂的回憶。逢年過節是家人朋友相聚的時間，大家在一起共享美食、交換禮物，大聲歡笑、享受愉快的時間。

然而，這些和節慶有關的天然香氣，經常不幸地漸漸遺失；例如做為聖誕樹的杉樹，就可能被人造的塑膠樹取代。然而，透過精油的使用，能將這些傳統的香氣帶回生活當中，每一年的此時都使用同樣的香氣，就能更加強節日的記憶體驗。這對孩子來說或許格外重要；孩子長大以後，或許記不得多少節日的細節，但香氣從來不會被遺忘。永遠不會。香氣與記憶的連結，會終其一生長久存在，直到年老也不會忘記。於是無論於老於少，香氣記憶都扮演著重要的角色，這包括形成記憶，以及喚起這些記憶。

透過方便攜帶且氣味濃縮的精油，我們可以用現代的途徑，重新打造充滿香氣的傳統節日。當我們在過年過節時，在家中各處使用精油，請注意只用幽微的方式改變氣氛，而不要讓香氣濃得過盛。輕柔地堆疊出一幅符合當下節日的香氣圖畫，同時使用多種方式浸注香氣，或調配一款專門在特殊節日使用的複方。然後，請務必在這一天留下美好的回憶──因為你希望大家日後回想起來，都是開心的事，不是嗎？

聖誕節

聖誕節的香氣，在歐洲和北美地區，是裝飾華美的松樹；在土耳其，則是塞滿香草餡料的烤雞，和插著丁香的柳橙。這樣的傳統後來流傳到世界各地，因此出現人造聖誕樹，並用彩帶模仿樹上的堆雪。12 月 25 日，在南半球炎熱的澳洲，沒有一片真正的雪飄落，但仍能看到聖誕樹閃閃發亮。

真正的杉樹香氣，只要用杉樹精油就能模擬出來。把精油滴在易吸收的材料上，塞進樹的內部就可以了。如果樹上有電子燈，就把精油滴在其他綠色裝飾物上──例如冬青樹，或是大門口的花環。

不同國家也可能有不同的聖誕節代表香氣。舉例來說，楊梅果精油（bayberry）會讓美國東北部的早期移民想起過去種種，因為當時，人們會從楊梅樹（*Myrica pensylvanica*）萃取香甜的芳香蠟來製作蠟燭。在哥斯大黎加，聖誕節掛上絲柏花環是傳統做法；而在希臘，人們則用羅勒枝來妝點節日。

聖誕節日精油

香料類
錫蘭肉桂（*Cinnamomum zeylanicum*）
丁香（*Syzygium aromaticum*）
月桂（*Laurus nobilis*）
薑（*Zingiber officinale*）
多香果（*Pimenta dioica*）

木質類
歐洲赤松（*Pinus sylvestris*）
大西洋雪松（*Cedrus atlantica*）
歐洲冷杉（*Albies alba*）
黑雲杉（*Picea mariana*）

柑橘類
橘（桔）（*Citrus reticulata*）
甜橙（*Citrus sinensis*）

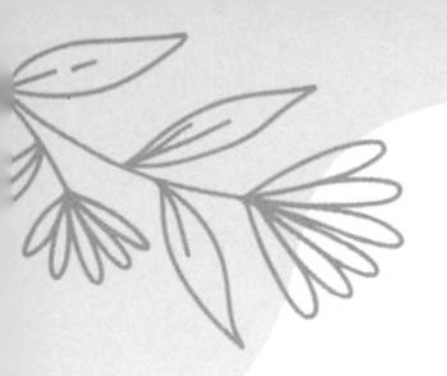

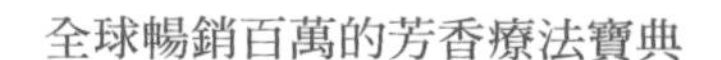

柑（*Citrus reticulata*）
萊姆（*Citrus aurantifolia*）

樹脂類
乳香（*Boswellia carterii*）
沒藥（*Commiphora myrrha*）
安息香（*Styrax benzoin*）

乳香和沒藥曾是耶穌出生時收受的贈禮。現在，它們被製作成線香，在世界各地的教堂釋放芬芳。此外，安息香也是教堂常見的香氣，尤其受到俄羅斯人的喜愛。大部分的芳療師，都會用乳香精油為香氣增添一點神聖的感覺，只要把 1 滴乳香加入以下配方，就能增加節日的神聖感：

聖誕節日噴霧

歐洲冷杉（或歐洲赤松或黑云杉）........ 2 滴
橘（桔）........ 8 滴
錫蘭肉桂........ 1 滴
丁香........ 2 滴

用 10 液體盎司（300 毫升）的水稀釋以上精油，裝進園藝噴霧器中使用。

許多精油組合，都很適合在聖誕節使用。香氣是很個人的體驗，所以大膽嘗試就對了。橘（桔）、柑和甜橙氣味清新，也符合歐洲某些地區的聖誕節傳統；香料類精油也是——當家中有訪客到來的時候，是很好的選擇。聖誕節的節日蛋糕與麵包裡，都有各式各樣的香料，一邊烘烤，香料的氣味就會瀰漫全家，就像為空間準備好迎接客人。香料類精油如肉桂、丁香和月桂，能為配方增添一絲溫暖、回家的感覺；即使只用非常少的量，也像是一篇背景裡的故事，寫滿對來客的歡迎。

準備聖誕節的壁爐柴火時，事先將 1 至 3 滴精油滴到木材裡，讓精油有足夠的時間滲透進木材，待完全乾燥後才可以使用。每次只用 1 塊滴過精油的木材。或許，你會驚喜地發現，光是這麼做，就足以營造聖誕節的氣氛了。

適合加入壁爐柴火的精油

歐洲赤松（*Pinus sylvestris*）
歐洲冷杉（*Albies alba*）
檀香（*Santalum album*）
乳香（*Boswellia carterii*）
絲柏（*Cupressus sempervirens*）
沒藥（*Commiphora myrrha*）
大西洋雪松（*Cedrus atlantica*）
黑雲杉（*Picea mariana*）

蠟燭能為聖誕節增添溫馨的暖意，現在有許多現成的手作蠟燭包可以選購，只要簡單加入精油，就能為蠟燭增添香氣。雲杉、冷杉、月桂和香草都是很好的精油選擇，或

者也可以考慮甜橙與其他的香料類精油。這些精油都能帶來聖誕節的感覺。

聖誕節：精油蠟燭

甜橙或橘（桔）................ 4 滴
天竺葵......................... 1 滴
錫蘭肉桂....................... 1 滴

如果甜橙或橘（桔）能喚起過去聖誕節的回憶，這個配方就會是很適合聖誕節使用的配方；天竺葵能讓人們有好心情，而肉桂會讓人胃口大開。這個配方也可以調製成空間噴霧使用——只要將以上精油加入 2½杯（600 毫升）的水中，就完成了。注意別噴灑在細緻的布料（例如絨布或絲綢），也別撒到木製或其他可能吸水的家具上。

過年過節，居家布置也是相當重要的一環，而精油可以很輕易就融入節慶佈置當中。現在，人們通常從商店裡購買松果，而不是真正去到林地蒐集；商店裡的松果都已經過乾燥處理，也通常沒有味道。不過，只要在松果上滴入 1 滴精油，就能修正這個情況。或者，如果想要香氣更自然，可以把松果放進一個大塑膠袋裡，另外再放入一個滴了 2 至 3 滴歐洲赤松、雲杉或冷杉精油的棉花球，或一張面紙。綁緊袋口，靜置過夜。到了早上，松果就會完全浸潤這天然的香氣。你可以用同樣的方式為不會褪色的緞帶浸注香氣，或直接把符合季節氣氛的精油水噴灑在緞帶上，然後用來裝飾這些松果。也可以用月桂加上一種香料或柑橘類精油，來製作香氣緞帶，綁束冬青與常春藤的裝飾物。這些小地方的氣味，會共同營造出整個家的過節氣氛。

把丁香花苞插在柳橙上，是經典的聖誕節裝飾。如果事先讓柳橙滾過甜橙、丁香或肉桂等精油，香氣會更濃。這些香球可以掛在緞帶上，或者在節日過後收進衣櫃、抽屜裡驅蛾、驅蟲。不過，何不多做一點呢？用檸檬和萊姆滾過各自對應的精油，再插上丁香，增添節慶的香氣層次。把這些芬芳的裝飾品一個個放在密封的塑膠袋裡，這樣香氣將會更持久。隨著季節過去，再拿出來又是熟悉的聖誕節氣味。

過節的時候，帶著傳統節日氣氛的禮物總是深受歡迎，用各種精油製作各式各樣的禮物，能讓孩子們玩得開心、發揮創意，也是讓孩子們從過節前幾週就忙得不可開交的好方法。本章接下來還會有特別關於製作禮物的段落，用於聖誕節，可以結合聖誕節的節日香氣來製作。如果想製作芬芳的包裝紙，只需要將 2 滴精油滴在棉花球上，和包裝紙一起放入密封袋中靜置過夜，就可以了。你可以為每一個家庭成員，準備不同香氣的包裝紙。

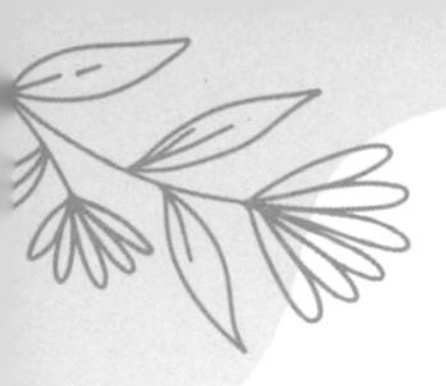
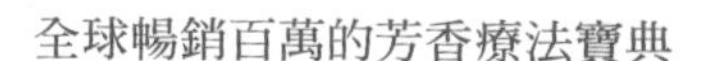

復活節

復活節的氣味是盛放的春季花朵、香料蛋糕、小麵包，以及不可或缺的巧克力氣味。從冬末到萬物甦醒的春天，每一個國家都有屬於自己的報春花。在英國是番紅花、鬱金香和鮮黃色的洋水仙。這些花朵都沒有對應的精油，但有水仙花和香氣濃郁的風信子精油可以使用。調配居家噴霧時，香氣的重點在於清淡、清新，或者也可以直接參考以下配方。在這個配方中額外加入 1 滴香料類精油，就可以增添一絲復活節的香料氣味。

春季花香配方

玫瑰草	3 滴
天竺葵	1 滴
芳樟	1 滴
檸檬	2 滴

許多國家的復活節傳統，似乎都包含製作香料小麵包、麵包和蛋糕，英國也不例外。尤其十字小麵包（hot cross bun），更是復活節不可或缺的食物。在準備食物時加入精油，不僅能增添食物的氣味層次，也能讓家更充滿節日的香氣。就算是商店購買的現成蛋糕，也可以額外增添特殊的氣味：把蛋糕放在袋子或盒子裡，另外加入半小匙的肉桂粉，在其中滴入 1 滴甜橙精油。或者，也可以把精油滴在一小片未經染色的天然材料上，放進容器中。

說到復活節，就一定會想到復活節彩蛋。現在市面上很容易就能找到製作蛋、兔子和小雞造型的巧克力工具包。要是你在融化的巧克力中，額外加入 1 滴綠薄荷、胡椒薄荷（歐薄荷）、甜橙、檸檬、葡萄柚或萊姆精油，混拌均勻再使用，就能讓這些小點心更加可口誘人。這可是世界頂尖巧克力匠人做出好吃巧克力的祕方喔！

用滿溢芳香的包裝紙來包裝禮物，可以把節日變得更有氣氛：在紙巾上滴幾滴精油，放乾之後放在包裝紙之間。你可以設計一份獨特的精油配方，在每年復活節的時候使用，這麼一來，每當聞到這個氣味，家人就會想起每年此時相聚的愉快回憶，以及大家共享的美味食物。

靈性場合

每當家人朋友或更多的夥伴齊聚一堂，大家進行的活動，經常可能帶著某種神聖意味在其中。像這樣的場合，香氣必定佔有一席之地。因為，我們都知道，從最遠古的歷史紀錄直到今日，靈性儀式和香氣總有著密不可分的關係。我的另一本著作《靈魂的芳香療法》（*Aromatherapy for the Soul*），就針對 70 種精油在世界各地文化從古到今的靈性用途，提供了更詳細的資訊。

以基督教世界來說，乳香和沒藥扮演著最重要的香氣角色；對伊斯蘭教來說，玫瑰的地位則無可替代。白鼠尾草的燻煙，一直是北美原住民進行神聖儀式不可或缺的一部分；而在西藏，傳統的做法則是燻燃杜松枝。印度教徒在神聖儀典中，燻燃檀香等芬芳木材製成的線香，或直接燃燒木塊；猶太教徒則在安息日（Shabbat）的最後，拿出裝滿芬芳香料的特殊香料盒，透過香氣提醒人們這特別的日子的重要性。

精油可以透過香氣，強化傳統節慶的重要意義；或者，也可以幫助人們更集中心智，來進行祈禱或冥想。你可以根據自身的靈性傳統，選擇最有共鳴的精油來使用，或者就選擇你用起來最舒服的氣味。香氣可以鬆綁心靈，但這是一種非常個人的體驗，任何人都無法對此提供明確的建議。不過，以下是世界各地靈性儀式中時常用到的香氣，可以供你參考：

靈性儀式適合使用的精油

乳香（*Boswellia carterii*）
沒藥（*Commiphora myrrha*）
奧圖玫瑰（*Rosa damascena*）
白鼠尾草（*Salvia apiana*）
牛膝草（*Hyssopus officinalis*）
日本柚子（*Citrus junos*）
檀香（*Santalum album*）
大西洋雪松（*Cedrus atlantica*）
杜松漿果（*Juniperus communis*）
聖羅勒／神聖羅勒（*Ocimum tenuiflorum/sanctum*）

以下是不用噴霧或擴香器具，就能讓天然香氣瀰漫家中的方法；這也是一個原住民的靈性儀式。把沙子、礦石泥或泥土放在碗裡，然後以垂直的角度插入幾枝沒有經過任何處理（例如上漆或拋光）的木條。可以用樹木的枝條，甚至冰棒棍也沒問題。把單方精油或複方精油滴在樹枝上，讓它慢慢流下，滲入木條中。精油會慢慢地在空間中釋放它的香氣分子。

聖瓦倫丁節（情人節）

將氣味連結到記憶，是人類的本能。這樣的連結深深儲存在大腦的邊緣系統，體現出在演化過程中的重要性。嗅球是邊緣系統的一部分，邊緣系統掌管嗅覺、情緒、動機、行為和長期記憶，因此，光是聞到深愛的人過去多年使用的香水氣味，就能喚起曾經相愛的種種記憶。在情人節使用精油，就像在為彼此建立一份不會被抹滅的香氣記憶。

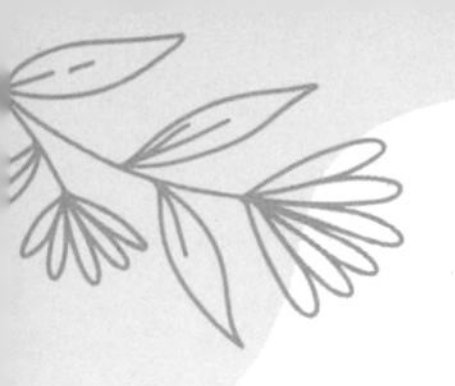

如果你正偷偷仰慕某個人，不妨送上一張情人節卡片；傳統的做法是不具署名。你的署名就是香氣。在卡片上滴上精油，然後下次和對方見面時，就使用帶有同樣氣味的香水或古龍水。如此一來，他們就會知道卡片是你送的。什麼都不用說，你會知道，對方知道了。為自己使用專屬於你的香氣配方，也可以調配一份個人的香水或古龍水，稍後在本章會有更多相關的介紹。

如果你現在身邊有伴，彼此之間愛的情調，可以是用躺姿迎接另一半回到家，確保你的浪漫情意能在一開門時，就被精準傳達。事先讓整個空間瀰漫著特別的浪漫香氣，點好蠟燭——粉紅色代表愛，紅色代表熱情。如果情人的心扉較難敞開，以下是可以加在配方中的精油建議：

適合情人節使用的性感精油

奧圖玫瑰（*Rosa damascena*）
大花茉莉／摩洛哥茉莉（*Jasminum grandiflorum/officinale*）
千葉玫瑰（摩洛哥玫瑰）（*Rosa centifolia*）
依蘭（*Cananga odorata*）
天竺葵（*Pelargonium graveolens*）
檀香（*Santalum album*）
花梨木（*Aniba rosaeodora*）
岩玫瑰（*Cistus ladaniferus*）
大西洋雪松（*Cedrus atlantica*）
快樂鼠尾草（*Salvia sclarea*）
香草（*Vanilla plantifolia*）

大家都知道，依蘭的香氣有催情的效果，它可以很容易被加進巧克力或其他蠟燭中，做成特別的情人獻禮。買一些情人喜歡的糖果——本身的味道不要太重，最好清淡一點，例如牛奶糖或巧克力。把這些糖果放在漂亮的容器裡，另外放入一張滴了半滴依蘭或玫瑰精油的吸水紙片。依蘭和玫瑰不僅能刺激感官，也是烘焙點心時經常用到的調味。把紙片放在容器裡，讓糖果吸收精油的香氣。用糖霜花（crystallized flower）裝飾這些糖果，漂漂亮亮地包裝起來，或許還可以加上一個鮮紅色的大蝴蝶結。

❖ 浪漫精油浴

浪漫的精油浴和按摩油都是非常個人的體驗，我會建議你為自己調製一種最能代表你的獨特配方，並且不要讓任何人複製使用。只要簡單加上一兩種其他精油，或替換配方的部分項目，就能做出不同的調整。

配方 1

玫瑰	2 滴
玫瑰草	3 滴

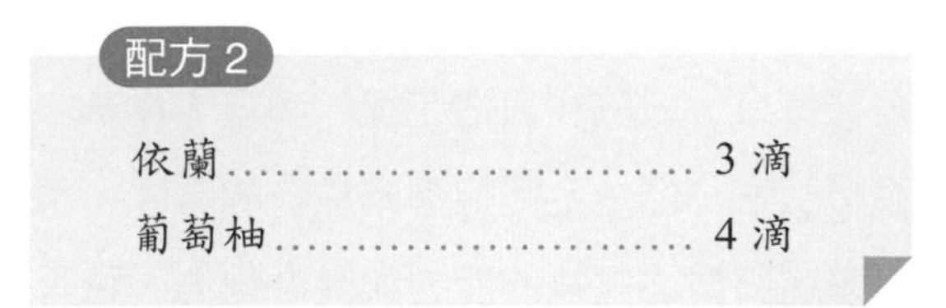
配方 2

依蘭	3 滴
葡萄柚	4 滴

❖ 浪漫按摩油

用精油調製按摩油，不僅能讓按摩者心情愉悅，也能為被按摩者帶來同樣感受。

配方 1

玫瑰	10 滴
依蘭	2 滴
檸檬	8 滴
玫瑰草	2 滴

首先，均勻混合上述精油，取 3 至 5 滴調入 1 小匙（5 毫升）質地清爽的基底油中，例如甜杏仁油。

配方 2

大花茉莉／摩洛哥茉莉	5 滴
肉豆蔻	1 滴
黑胡椒	3 滴
橘（桔）	5 滴

首先，均勻混合上述精油，取 3 至 5 滴調入 1 小匙（5 毫升）質地清爽的基底油中，例如甜杏仁油。

度過浪漫的夜晚之後，當情人隔天早上準備回到現實生活裡，你可以在對方口袋裡，放入一份愛的勿忘我——一張滴上前夜精油的芬芳面紙。你也可以只用玫瑰、岩玫瑰、茉莉、依蘭或任何你挑選的精油。這麼一來，當情人伸向口袋拿取鑰匙或手機，撲鼻而來的香氣，會透過充滿愛意的芳香分子，讓他想起關於你的美好記憶。

萬聖節

每年的 10 月 31 號，是屬於女巫和惡靈的日子。孩子們最喜歡過萬聖節了——他們可以穿上特別的衣裝、玩遊戲，逗弄大人，讓他們開懷大笑，甚至尖叫幾聲。在有大人看管的前提之下，可以透過電子擴香器具，為家裡注入深邃神秘的精油香氣，例如白松香、大西洋雪松、岩蘭草或穗甘松。試著為萬聖節調配特殊的香氣配方，雖然味道好聞，但又帶著一點詭譎的萬聖節氣息。只要把細樹枝綁成一綑，就是一個自製的女巫掃帚，然而，我們可以讓這個掃帚也散發芬芳：把樹枝預先浸泡在氣味濃烈的木質或根部香氣中，例如雪松或岩蘭草，記得用水稀釋精油。這會是很好的訪客伴手禮，既頑皮又好玩。

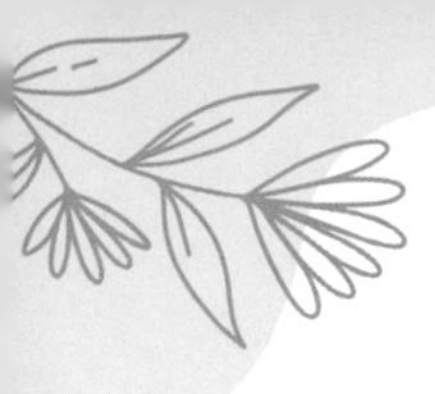

萬聖節適合使用的精油

大西洋雪松（*Cedrus atlantica*）
穗甘松（*Nardostachys jatamansi*）
絲柏（*Cupressus sempervirens*）
檸檬馬鞭草（*Lippia citriodora*）
歐洲赤松（*Pinus sylvestris*）
安息香（*Styrax benzoin*）
白松香（*Ferula galbaniflua*）
廣藿香（*Pogostemon cablin*）
甜橙（*Citrus sinensis*）
檀香（*Santalum album*）
橘（桔）（*Citrus reticulata*）
岩蘭草（*Vetiveria zizanoides*）

打造自己的芬芳節日

許多一年一度的節日——新年、仲夏節、生日、紀念日——都可以透過精油增添更多回憶。何不建立一個屬於自己的香氣傳統？你可以讓節日更加難忘，成為每年大家共度美好時光、互道感謝的日子。生日當天，可以用你最喜歡的精油配方擴香，或者調製成按摩油塗抹在身上（或兩個都做），畫出你的香氣地圖，大聲宣告：「今天是我的日子。」

婚禮與結婚紀念日也一樣。為新郎和新娘調製特別的配方，並把配方內容也附上，這麼一來，以後他們能年年在紀念日使用，透過香氣回想起這特別的一天。而在結婚的大日子裡，用這個配方做為空間的香氛，用在接待桌，或滴在人造花裡，讓賓客作為小禮帶回家。你一定還能想到更多的方式，來妥善運用精油獨特的能力與曼妙魅力，讓香氣把值得紀念的一天變得更加特別，也把平凡的日子變成慶典。

製作禮物

在這個商業主義掛帥的時代，要買什麼都很容易。當一個人願意花時間為他人製作特別的禮物，這份心意本身就已經是珍貴的贈禮。本書前後有許多配方和製作項目，都可以做為致贈家人朋友的美好禮物，尤其可以針對每個人的喜好和需求來調製。舉例來說，接下來在本章就有關於香水和古龍水的製作介紹。而這個段落要介紹的，是如何把精油加入各式各樣的小物品，製作成芬芳的小禮。如果你心中已有想致贈的人選，也知道對方的香氣喜好，以下內容將幫助你，把對方喜歡的氣味帶入生活當中。

香囊與香包

香囊與香包可以製成各種不同大小——可以像靠枕那麼大，讓你在白天倚著休息，也可以小到放在衣櫥抽屜、掛在衣櫃，或塞進鞋子裡，一整夜幫助臭味消散。在過去，

人們用藥草包改善健康，或幫助夜晚入眠。現在，這些可愛又美觀的小玩意兒，可以達到的用途可是相當多元。

你需要的只是一塊布、一些乾燥的花草、一些精油，以及你的創意。或許你有個朋友最近陷入悲傷、需要撫慰，又或者有誰最近晚上總是不好睡。想想身邊的家人朋友有什麼樣的需求，裁好布、縫起三個邊（如果是圓形或愛心型等非正方形的香囊，就把大部分的邊縫起來），然後塞入花草，再加入精油。最後再把開口縫合，確保香囊縫得圓圓鼓鼓的。

你可以使用任何乾燥的花草材料。如果想製作幫助睡眠的藥草枕，就選用乾的蛇麻草（啤酒花）、洋甘菊或真正薰衣草，然後加入洋甘菊、真正薰衣草、橙花或甜馬鬱蘭等精油。白天使用的枕頭，可以滴入和家用香氛互相搭配的香氣，或者用檸檬、天竺葵或快樂鼠尾草等精油。依照需要滴入精油，根據香囊、香包或香枕的大小調整精油用量。

用精油製作香囊與香包，不僅讓香氣更濃、增加療效，也很容易補充氣味。要補充氣味時，只需要把精油滴在布面上。如果使用的布很細緻，就打開一個小口，把油滴入裡面的乾花草中。

用來改善鞋子氣味的香囊，也可以用乾燥的花草來製作。把花草搗碎，用 1 大匙花草加上 1 小匙小蘇打粉和 1 滴精油的比例，來調製內容物。所有材料搗勻之後，裝入小布袋裡，按照上述方式縫製成香囊。

小香包可以透過緞帶掛在衣櫥，達到防蠅防蟲的效果。在香包裡放滿乾燥的花草，再加入真正薰衣草、百里香或香茅等精油。如果家裡出現特定的昆蟲，可以參考本章先前「驅除昆蟲與害蟲適合使用的精油」，以及「驅蛾適合使用的精油」等段落內容。

香木

香木可以作為家裡的裝飾，或用來為衣櫥、抽屜增添香氣。任何乾燥的木材都能吸收精油，因此你可以運用想像力，創造有趣又天然的擺飾。花藝師無疑也能根據同樣的道理，用乾燥花、草葉和香草來做出芬芳美麗的裝飾品。如果你住在海邊，退潮時到沙灘上走走，或許就能撿到漂亮的漂流木。但即便是極小的木塊，也可能讓人眼睛一亮——加入精油後，更是連氣味都令人回味再三。

乾燥花

自 1750 年代以來，乾燥花就一直是帶來空間香氛的主要擺飾。後來，這樣的做法逐漸沒落，因為天然花瓣逐漸被人造花取

代，天然的香氣也被換成化學合成的氣味。難怪這樣的產品會過氣啊！然而，乾燥花本身可以非常美麗、有藝術感、有創意，並飄散著天然香氣。花朵經過乾燥後，通常不會帶有任何氣味，只會留下美麗的形貌與顏色。把乾燥花放在一起，滴上幾滴精油，放進袋子裡密封起來靜置幾天，氣味就會滲入花瓣當中。這時，花香類精油顯然是非常合適的選擇，或者也可以試試以下配方。根據你選擇的花材與裝飾材料，可以參考以下配方來搭配：

花香配方

芳樟............................2 滴
天竺葵..........................4 滴
葡萄柚..........................1 滴
苦橙葉..........................1 滴
玫瑰草..........................2 滴

東方調配方

檀香............................3 滴
廣藿香..........................2 滴
安息香..........................1 滴
肉豆蔻..........................2 滴
依蘭............................2 滴
萊姆............................1 滴

首先，均勻混合上述精油；將精油一滴一滴加入乾燥花材中，慢慢加，直到達到你希望的香氣濃度。除了花材之外，適合加入的裝飾物還包括：乾木枝；木屑（對精油的吸收度非常好）；洗淨風乾的果核（尤其是梅核與桃核）；八角茴香、肉豆蔻和肉桂等香料；以及乾燥的葉子或香草。完整的肉豆蔻外型非常漂亮，要是滴上 1 滴肉豆蔻精油，再放進袋子裡密封一天左右，那浪漫的香氣將會更加濃郁。同樣地，肉桂枝也可以加上肉桂精油，而丁香花苞可以滴入丁香精油。香料類的乾燥花還可以加入甜橙皮、檸檬皮、萊姆皮或葡萄柚皮。這些材料也都可以用各自對應的精油，來加強香氣。

❖ 香料類配方

配方 1

肉豆蔻..........................2 滴
丁香............................1 滴
錫蘭肉桂........................2 滴

配方 2

檸檬............................4 滴
羅勒............................2 滴
甜橙............................3 滴

紙漿藝品

過去，人們總認為紙漿藝品（papier-mâché）是小孩子的玩意兒，但現在有越來越多藝術家透過這樣的方式，製作出美麗的藝術品。如果把精油加入創造的過程，做出來的藝術品也同樣能散發芬芳。如果做出來的紙漿藝品，是要穿戴在身上的，那麼體溫更能幫助芳香分子飄散，一整天都有芬芳伴隨。紙漿藝品也能做成紙珠鍊或掛飾戴在身上，或者也可以做成任何可活動的形狀，掛在孩子的嬰兒床或床上。

加入多少精油，會決定香氣有多濃。在紙漿藝品的製作過程中，有四次機會可以添加精油：加入麵糊、加入報紙、加入完成後準備風乾的作品上，或加入上色的顏料裡。無論如何，在每一個步驟都可以加入精油，作品完成之後，可以再滴幾滴，讓氣味更加明顯。

香料珠鍊

以下配方是一個歷史悠久的百年古方，用來製作芬芳的念珠，讓人們在祈禱時使用，或帶來保護的作用。用來製作念珠的材料先製成膏，再滾成一顆顆小圓珠，最後串成手鍊或項鍊。體溫能讓香氣散發，溫度越高，就有越多的香氣分子被釋放出來。這個傳統配方使用的是玫瑰精油，但你也可以根據自己的想法，添加想要的精油。用單方精油或調配複方，創造專屬於你的獨特香氣。

安息香粉（選擇樹膠磨成的粉）
..................1 盎司（30 公克）
金合歡粉（acacia）（選擇樹膠磨成的粉）
..................1 盎司（30 公克）
鳶尾根粉（orris root）
..................½盎司（15 公克）
肉桂粉..........½盎司（15 公克）
丁香粉..........½盎司（15 公克）
香草精.........................2 滴
磨碎的肉豆蔻..............½小匙
甘油.............2 大匙（30 毫升）
玫瑰精油（或其他）...10 至 15 滴

把除了玫瑰精油以外的其他材料均勻混合在一起，最後再加入玫瑰精油。混合均勻後，應該會是濃稠的膏狀，可以搓成小圓珠，或其他任何形狀。靜置至半乾，當珠子能夠定型，就用燒熱的縫紉針穿出小洞。把珠子放在金屬扁槽裡風乾，完全乾燥後，就用緞帶或繩子串起來。

書籤

自己動手做書籤，只需要一些鮮艷或漂亮的紙材就可以了。不過，為書籤滴上精油，能讓書籤變得格外特別。把精油滴在書籤上，放進塑膠袋裡封起來靜置過夜，香氣就會滲入書籤當中。可以把紙漿藝品或香料珠子，用緞帶串在書籤頂端，當書籤夾在書

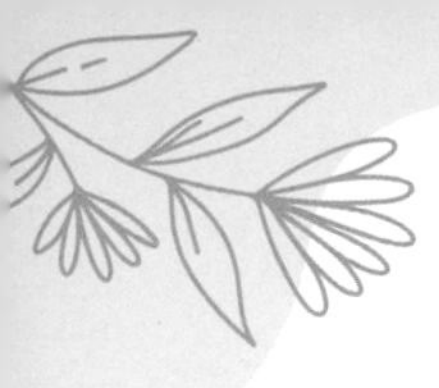

中，這些掛飾就懸垂在外。滴在書籤上的精油，可以選用能幫助學習的種類——例如用能幫助專心、增強記憶力的檸檬或迷迭香。

紙材與墨水

用精油為紙材增添香氣，是再簡單不過的事情了。當你想寄一封手寫信、邀請函或卡片給家人朋友的時候，只要在紙卡角落滴上 1 滴精油，再封起來就可以了。想為整盒紙或信封浸注香氣，先剪下一小片紙巾、吸墨紙或一塊舊棉布，裁成六小片，每片大約 2.5×2.5 公分。在每小片上滴 1 滴精油，分別放在紙張或信封之間。緊緊蓋上盒子，或者放進可密封的塑膠袋中，靜置 24 小時。

你可以使用任何精油或配方，但請記得，這股香氣會在潛意識創造出連結，也就是不僅會令人想起寄送的你，也會想起訊息引發的感覺。因此，請只在傳遞好消息的時候，使用飄散香氣的信箋。過去，朋友之間經常互送相互打氣的芬芳信箋，不只是因為這是貼心且充滿愛的舉動，也因為稍後當收件人嗅聞到這個香氣，會自然就想起寄件的人。加了香氣的墨水和注入香氣的紙箋能帶來同樣的效果。以每小匙墨水加入 10 滴精油的比例，把精油加入墨水瓶裡，寫出來的字就是香噴噴！

卡片

製作自己的卡片時，可以嘗試把檸檬精油加在檸檬色或乳白色的紙上，把甜橙精油加在蜜桃色的紙上，或者把真正薰衣草精油加入薰衣草紫色的紙上。或者，也可以按照卡片的設計風格，來搭配合適的香氣。如果是聖誕卡，可以參考前述段落選擇香氣；生日卡，可以根據性別或孩子來設計特別的氣味；至於祝康復的卡片……何不注入舒緩安撫的精油氣味呢？本書前後有無數的靈感可供你使用，為你的卡片製作技巧更添一色。

製作肥皂

動手做肥皂可不是件輕鬆的差事，但如果你的時間充裕，一切將會非常值得。自己製作肥皂，不僅能確保皮膚只接觸到最純正的原料和香氛種類，你還可以透過材料與形狀做出無數的變化。那獨一無二的成果，一定會讓你覺得再累也願意。

適合加入肥皂的精油組合非常多，可以根據肥皂的用途來設計選擇。以下是可供你參考的三個配方。配方的精油用量，都足以搭配 9 盎司（250 公克）的皂屑。如果妳用的是融化塑形的手作肥皂，可以請商家提供精油用量的建議。

清新早晨配方

葡萄柚 .... 4 滴
萊姆 .... 2 滴
檸檬 .... 1 滴
羅勒 .... 1 滴
真正薰衣草 .... 2 滴

紳士香料配方

肉豆蔻 .... 1 滴
月桂 .... 2 滴
萊姆 .... 6 滴
快樂鼠尾草 .... 2 滴

鄉野生活配方

真正薰衣草 .... 3 滴
天竺葵 .... 2 滴
羅馬洋甘菊 .... 1 滴
迷迭香 .... 4 滴

如果使用的是磨碎的皂屑，請只使用100%的純皂。適合額外添加的材料包括燕麥粉、磨碎的杏仁粉、酪梨油、橄欖油、荷荷芭油或胡蘿蔔浸泡油。取相當於皂屑¼的量的水，加熱煮滾。在滾水裡放入皂屑，放在另一鍋熱水裡隔水加熱，或用隔水加熱鍋來進行。持續攪拌，直到皂屑充分融化（會變得黏黏、稀稀的）。離開火源、靜置一旁，直到似乎開始凝固，再加入精油。仔細攪拌均勻後，挖出團團肥皂，用手塑成你想要的形狀，或填入現有的模具裡。如想製作出傳統的肥皂形狀，可以用舊的肥皂盒，或任何小紙盒、小容器，只要裡面不會沾黏就可以。靜置直到定型，就把容器反轉、取出肥皂。

香氛蠟燭

手作蠟燭是很多人閒暇之餘喜歡的嗜好，市面上有許多現成的蠟燭製作包，一切都能輕鬆完成。精油無法融於像石蠟這樣的礦物蠟，所以請只選用大豆蠟、棕櫚蠟、芥菜籽蠟（rapeseed）、椰子蠟等植物蠟。或者，當然也可以用最傳統的材料——蜂蠟。要為蠟燭增添香氣，只需要把 10 至 20 滴精油加入 8 盎司（225 公克）的蠟質中，再根據你想要的香氣濃度做調整就可以了。其餘請遵照蠟燭製作包的說明來製作。

選擇使用的精油時，請不只考量氣味，也把香氣的效果一併列入考慮。例如，在兩個人的浪漫夜晚添加放鬆的精油香氣；在餐前茶敘的場合，使用能促進愉快交談的振奮香氣；在晚餐後的點心時間，點上安撫舒緩的蠟燭。夜深之後，或許你還會拿出為浪漫夜晚特別準備的蠟燭。

所有的精油蠟燭都有幽微的效果，並且不會像化學香精製成的蠟燭飄散出強烈的氣

味。身為主人的功力，就在於讓蠟燭的香氣、蠟燭的顏色與周圍布置的色調相得益彰。當你越來越深黯此道，甚至還可以準備好對應訪客個性的精油香氣——試試把放鬆的蠟燭放在喋喋不休的客人旁邊，把激勵振奮的精油放在害羞內向的賓客身邊。

調製自己的香水和古龍水

現在，每到新的一季，就有越來越多新款香水發表，但似乎也有越來越多的人，開始對香氛和香水過敏。對此，我唯一能想到的可能，就是現在的市售香水，用了越來越多的化學香精。這樣的趨勢，也和天然植物成分使用率不斷下滑的現象不謀而合。

當人們說起調香師這個職業，腦海想像的夢幻畫面，通常是一個人坐在「調香琴」（perfumer's organ）中，被上百個瓶瓶罐罐包圍。這些瓶罐裡裝的，多數是精油。調香師用試香紙來回確認氣味，花個兩年左右，才透過豐富的想像力和創造力，找到最棒的配伍組合，完成大師級的香水之作。在英文裡，調香師就叫做「鼻子」（The Nose），或者用法文來說，就是 *Le Nez*。然而，現代調香師更多是對著電腦工作。電腦程式裡有超過 2 萬種化學成分的檔案，只要輸入自己想創造的配方屬性——例如帶有「花香、木質、麝香」的香水——螢幕上就會跑出各種適用的化學成分。當然，該用那些成分組合在一起，各自又該佔有多少比例，依然是很重要的專業技巧，但這和 *Le Nez* 以嗅覺技藝作為終身職志的情懷，完全不是一回事。新一代的調香師更像是「科技香水家」（*Technicien Aromatique*），他們的工作通常只是坐在電腦前，決定這次的香水要用丁酸二甲基苄基原酯，或是乙酸對叔丁基環己酯。

企業裡負責製造化學香精與人工食品香料的實驗室，會抽絲剝繭地研究精油裡的植物化學物質，就像屍體解剖一樣仔細；然後這裡取用一些、那裡複製一些、再發明一些類似的，使得原先完整的生命體失去靈魂。過去，經典的香水含有天然精油成分；現在，就算把同樣的化學成分組合在一起，也不可能創造出改善情緒的效果。合成香水產品僅剩的夢幻想像，就只有透過行銷手法注入人們腦中的那些情懷。長久使用下去，這麼多的化學物質會對身體造成什麼樣的影響，似乎也無人質疑，而天然精油的使用歷史已超過了千年。

因此，現在有越來越多人想知道，如何自製天然香水。首先第一步，就是好好認識每一種精油與原精，然後才知道哪些應該加入你的香水配方裡。試試各種不同來源，一開始只買足夠試香的量就好。有時候，在瓶子裡並不好聞的氣味，經過大量稀釋後，可

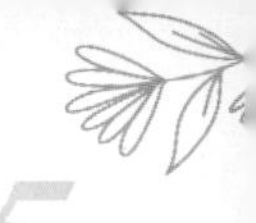

能變成非常美妙的氣味。接著，要決定你想調製哪一種香水，這會決定你要如何稀釋精油。除了水以外，你還會需要準備能稀釋、分散精油的介質，也就是稀釋劑（*diluent*）。稀釋劑可能是酒精、固定油或蠟質油，例如精製過的荷荷芭油，或是分餾過的液態椰子油。稀釋劑的種類將決定最終的成品類型：可能是香膏、液體香水、香水（eau de parfum）、淡香水（eau de toilette）、古龍水（eau de cologne）或鬍後水。

許多家中常備的精油，本來就是香水業會使用的材料，這部分在接下來的內容會談到更多。另外，有些精油則本來就是業界用來製作香水的原料，它們通常價格不菲，尤其是茉莉、中國肉桂、蓮花、玫瑰、玉蘭花、波羅尼花（boronia）、康乃馨、風信子、椴花（菩提花）、銀合歡、水仙、桂花和晚香玉等原精。這些原精的氣味非常強烈，很可能只需要使用幾滴就夠了。

調製香水時，請只使用純精油——也就是說，精油不應事先以任何方式稀釋。香水當中必定含有一定比例的水，即使只佔 5%也一樣。製作香水最好用蒸餾水。最理想的酒精種類是純藥用酒精，但某些國家並不販售這樣的酒精。不過，市面上還有其他酒精可以取代。居家調香師也可能直接拿家裡的伏特加來使用——酒精濃度越好越好。

香水的香氣濃度，和最終精油對稀釋劑的比例有關。香精（perfume）是最濃的一種，其中的精油以及（或）原精佔 15%至 30%，而剩下的 70%至 85%則是稀釋的介質。如果用酒精來稀釋，那麼在計算百分比時，其中酒精與水的比例也需要列入考量。舉例來說，如果製作一個濃度為 20%的香精，配方中就應該含有 70%的酒精與 10%的蒸餾水。如果用荷荷芭油作為稀釋劑（而非酒精），那麼荷荷芭油的用量就會佔 80%，因為不需要額外再加水。香水（eau de parfum）比香精淡，但香氣會比淡香水（eau de toilette）更持久。而淡香水更適合裝入噴霧瓶使用。

稀釋劑的組成，通常大部分是酒精，加上少部分的水。有些人會使用專業調香用的稀釋產品，有些單獨使用酒精，有些則會用酒精加上一定比例的水。市面上的酒精通常是含有 95%的乙醇，剩餘 5%是水和少量的變性劑。這些變性劑無法透過蒸餾去除，也因此這樣的酒精不屬於酒類，不用課稅。像伏特加這樣的酒精性飲料，即使酒精濃度較高，例如有40%的酒精，剩下的也都是水。因此，在製作香水時須考慮到，酒精本身也含有一部分的水。另外還需明白的是，當酒精被噴灑到空氣中，就會從肌膚上蒸發，所以這個成分永遠是稍縱即逝的。說穿了，稀釋劑只是傳遞精油的載具而已。

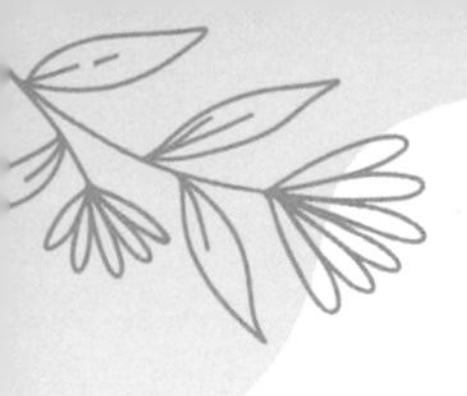
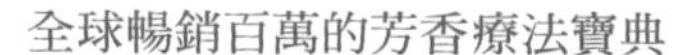

許多居家調香師不願意在香水中加入水，因為一旦加水，成品就可能變得混濁。不過，加入水也有一些好處：水能增加成品體積，也能讓酒精的刺鼻味不那麼明顯（即使只是一股淡淡的味道）；水也能讓香水消散的速度變慢。不過，由於酒精可能讓成品變得混濁，因此最好最後再加入香水當中（也就是在加入酒精之後）；一點一點加入，這麼一來，當液體變得混濁就能立刻發現，不會一下子嚴重到不可收拾。那麼，該加入哪一種水呢？請別用自來水，用蒸餾水。

在思考香水成分的時候，永遠是先從精油濃度開始。某些精油不適合用來製作香水，因為其中含有不溶於酒精的蠟質，或者有會沉澱的樹脂結晶。而稀釋劑的用量，永遠是用 100%減去精油的比例。例如，製作香精時，精油會佔到 15%至 30%之多，那麼稀釋劑的比例就會落在 70%至 85%之間。如果同時用酒精和水作為稀釋劑，那麼兩者如何配比，就可根據個人喜好來決定。不過，在配方比例區間中，請永遠先從較低的數字開始嘗試起，甚至可以比下表列出的比例更低：

表 17：各式香水的精油稀釋比例

香水種類	精油濃度	稀釋濃度
香精（Perfume）	15%至 30%	70%至 85%（其中水佔 5%至 10%）
香水（Eau de parfum）	8%至 15%	85%至 92%（其中水佔 10%至 20%）
淡香水（Eau de toilette）	4%至 8%	92%至 96%（其中水佔 10%至 20%）
古龍水（Eau de cologne）	3%至 5%	95%至 97%（其中水佔 30%）
鬍後水（Splash cologne）	1%至 3%	97%至 99%（其中水佔 20%）

器具

你會需要一些小的消毒玻璃瓶，來存放調製完成的香水。塑膠製的容器與器具會有香氣分子殘留，因此不可用於專業調香當中。永遠選擇玻璃製品，或是不鏽鋼。

筆記本也是不可或缺的工具，因為你需要把製作的配方比例，準確地記錄下來：哪一種精油用了幾滴或幾毫升，都要清楚載明。只要加入 1 滴其他精油，都可能完全讓氣味變了模樣；當你在調配重要作品時，要是想不起當初究竟用了 3 滴橙花加 1 滴佛手柑，還是 1 滴橙花加 3 滴佛手柑，真的會很氣自己。隨時把所有細節記錄下來，這麼做能讓你從失敗中檢討，也能看見自己成功的軌跡。

香調

調香使用的語言就像音階一樣，有後調（低音調）、中調（中音調）或前調（高音調）之分，此外，還有所謂的定香劑（*fixative*）與銜接劑（*bridging*）。這個被稱為「香氣音階」（the gamut of odors）的詮釋系統，一開始是由英國調香大師賽提姆．皮耶斯（G. W. Septimus Piesse）在《調香的藝術——與植物香氣萃取法》（*The Art of Perfumery —and Method of Obtaining the Odors of Plants*）這本書中提到的。這本書發表於 1857 年，皮耶斯在其中提到：「從音階的角度來看，就能清楚明白哪些香氣是和諧的搭配，哪些則是吵鬧的噪音。就像畫家懂得調和顏料的顏色，調香師也必須懂得調配香氣。」

用音樂來比喻香氣，對調香來說，實在是再適合不過。因為，香水可說是香氣元素的交響樂或協奏曲，本質上和作曲家以藝術的方式安排音符，沒有什麼不同。頂尖的調香師，就像偉大的作曲家或畫家一樣，會以謹慎的心態對待自己的工作——在創作美妙樂曲的時候，乍聽的感覺、給人什麼第一印象、幽微的旋律細節、曲目的高潮和背景旋律，所有元素都好好扮演著自己在整首樂曲裡的角色。作品中必須要有對比，有亮有暗、有高有低，有流暢的交互韻律，還有最重要的，必須彼此和諧。

天然香水是靈動的，會隨著使用的人與時間而改變。這樣的香水在不同的肌膚上，會起不同的反應，因此從來都不是均一不變的氣味，此外，它們還會蒸發，隨著香氣持續消散，氣味也會有所改變。成分消散的先後快慢，是由揮發性（*volatility*）來決定：如果消散得快，一般就稱為前調（top note）；再慢一點的是中調（middle note）；而消散得最慢的是後調（base note）。然而，香水成分的締結，從來不是一板一眼的。通常前調也會出現在中調，而一般被認為是中調的氣味，也可能被調香師當作前調來使用。一切都取決於配方現有的其他精油有哪些，它們以何種順序被加入，還有哪些尚未加入，以及彼此之間的比例為何。一罐香水當中，含有帶著各種揮發速度的天然精質，因此，當香水用在肌膚上，一開始的氣味、幾分鐘後的氣味，和後來的氣味，都會有所不同。

經典的香氣，來自這三種不同揮發階段的和諧同奏。如果香氣劇烈轉變，隨著時間過去出現極大的不同，這樣的香水會被認為不「連貫」（not “hanging together”）——氣味沒有以和諧的方式，融合為一個整體。這是為什麼，香水需要添加銜接劑和定香劑，幫助氣味聚合在一起。

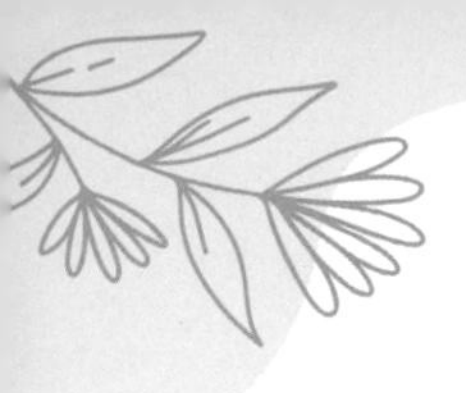

基調（accord）

基調是調香的專業用語，指的是一種香水的基底配方；這樣的基底配方可以再加入任何香水中，為成品注入特殊的香調。調香大師或專業調香室可能會有，例如柑苔調（chypre）、綠香調、東方調、花香調、柑橘調、玫瑰調、樹脂調、木質調、琥珀調、基底後調等不同的基調香氣。基調可以調入前調、中調或後調，也可以作為任何一款精緻香水配方中的重頭大戲。玫瑰調或許不是含括所有的玫瑰精油，而是融入了各種像是玫瑰氣味的芬芳，在花香類香水裡，能把其他香氣好好融合在一起。

你能想見，這些基調都是調香大師嚴守的機密。不過，有些販售香氣原料的廠商，也販售基調組合，並且提供使用上的搭配建議。調香師可能會把自己的招牌基調，加在所有香水作品中，即使只是一點微小的量。當香水裡含有「琥珀」這個成分，這通常是一罐東方調的香水，而琥珀這個基調，是透過數種後調成分，組合成調香師心目中的琥珀氣味。這樣的味道，通常帶有香脂、樹脂、溫暖、香甜的味道。只要在配方中加上一滴基調，就可能改變整個香氣的個性表現，當然，也可以幫助修正某些錯誤。

並不是所有屬於某種香氣類別的香調，都是來自一般大眾想像的植物或水果。舉例來說，一罐花香類的香水當中，也可能含有根部類的香氣，例如白草果根。同樣地，蒸餾自樹脂的白松香精油，也可能被加在綠香調的香水裡。

❖ 基調中可能含有的精油

綠香調：甜馬鬱蘭、羅勒、胡椒薄荷（歐薄荷）、百里香、洋甘菊、義大利永久花、杜松漿果、野馬鬱蘭、快樂鼠尾草、白松香。

木質調：雪松、絲柏、冷杉、檀香、巴西檀木（cabreuva）、沉香、花梨木、芳樟。

花香調：依蘭、玫瑰、天竺葵、風信子、康乃馨、白玉蘭花、緬梔花、茉莉、蓮花、真正薰衣草、白草果根。

辛香調：薑、黑胡椒、肉豆蔻、多香果、荳蔻、芫荽、甜茴香、西印度月桂。

柑橘調：佛手柑、甜橙、日本柚子、橘（桔）、萊姆、山雞椒、檸檬尤加利、香蜂草。

琥珀香或基底後調：岩玫瑰、廣藿香、安息香、岩蘭草、香草、祕魯香脂、熏陸香、吐魯香脂、零陵香豆、雪松、檀香。

岩玫瑰、香草和安息香是調製後調的極佳起點，也可以再加入一些廣藿香與零陵香豆。

基調不是現代才有的發明。皮耶斯在

1857 年的《調香的藝術》中，就曾經提出鈴蘭調的配方。我把他建議的量減半，列在這裡：晚香玉 118 毫升品脫；茉莉 12.5 毫升；橙花 25 毫升；香草 37.5 毫升；中國肉桂大約 25 毫升；玫瑰 25 毫升；苦杏仁 1½ 滴。

你可以用自己喜歡的香氣組合，創造出許多其他的基調種類。而這些基調——就算只是加入 1 滴——也可以在任何香水作品中，成為你個人獨特的香氣簽名。

香調範例

要是能一窺香水大師在前、中、後調添加了哪些成分，或是從往日經典香氛中尋求配方指引，認出其中成分運用的精妙之處，總是能使調香之路大受助益。可惜，許多美妙香氛的原始配方，現在都已不可考。以下兩個經典香氛配方是來自歷史悠久的知名法國香水品牌——嬌蘭（Guerlain）的作品：

姬琪（Jicky），1889 年

前調：檸檬、佛手柑、橘（桔）、花梨木。

中調：茉莉、廣藿香、玫瑰、鳶尾根、岩蘭草。

後調：香草、安息香、琥珀、零陵香豆、麝香貓[1]、皮革[2]、乳香。

藍調時光（L'heure Bleue），1912

前調：佛手柑、檸檬、橙花、芫荽籽、鼠尾草、龍艾。

中調：丁香、茉莉、千葉玫瑰、依蘭、蘭花。

後調：檀香、岩蘭草、雪松、香草、安息香、白麝香[1]。

另一個歷史悠久的香水品牌——卡朗（Caron），在 1911 年曾推出經典香氛黑水仙（Narcisse Noir）。其中，就含有下列精油：

前調：佛手柑、橘（桔）、苦橙葉、檸檬。

中調：水仙、茉莉、洋水仙（jonquil）、橙花。

後調：檀香、麝香貓、白麝香。

製作香水，可以是只把一種花朵的天然精質，調入酒精與水，混合成液體那麼簡單；然而，當你想透過香水，創造出不只擁

1 麝香貓（civet）與白麝香（musk）都是來自動物的材料。

2 皮革是一個基調。

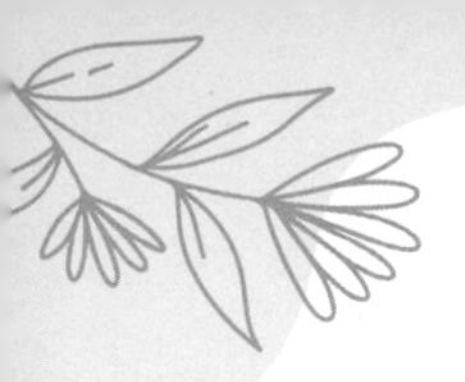
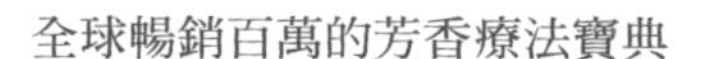

有一種花朵，而是彷若置身一片花園當中的畫面，香水也能搖身一變，成為整個香氣樂團的交響合奏。透過想像力，去營造一片充滿活力與豐富互動的香氣圖景。妳可以在心中想像一座春天的巍聳高山，或夏日的英國花園，也或許是新英格蘭地區的秋天森林、巴里島的花海盛宴，或是加勒比海夜晚的月光。這些畫面和隨之而來的感覺，都可以化為一長串的精油香氣。最重要的是，好好發揮你的創意，享受自己調製香水的挑戰和那份單純的喜悅！

調製香水時，首先從後調開始。先建立自己的後調，或把一些後調香氣組合起來。接著調配中調，然後才是前調。把後調精油放入瓶中搖一搖，確保均勻混合，然後靜置幾天。接著，用同樣的方法加入中調，最後再加入前調，一樣好好搖一搖，確保均勻混合。蓋緊蓋子，讓香氣在瓶子裡漸漸熟成。每次經過時就搖一搖，至少擺放五天，才打開來試聞香氣。專業的調香師至少會擺放 4 到 6 週。

接著，按照你想要的濃度，加入稀釋劑去稀釋精油。一點一點把精油加入稀釋液中，一次只加一點點，直到達到你想要的香氣濃度。一邊進行，一邊紀錄。輕輕搖晃成品，直到精油均勻分散開來。再放置至少 1 週，才裝瓶保存。

接下來的段落裡，我把女香常用的精油種類，和男香區隔開來分別陳述；然而，請別因為這些傳統的區分法而受到限制，畢竟，多數的精油同時適用於男香和女香。

女性香氛

以下精油是經常出現在傳統女用香水和古龍水的成分：

女性香氛：後調選擇

祕魯香脂	岩玫瑰
吐魯香脂	乳香
安息香	聖壇木（癒創木）
大西洋雪松	天芥菜（heliotrope）
錫蘭肉桂	草木樨（melilot）
沒藥	蘇合香（styrax）
乳香（olibanum）	零陵香豆
紅沒藥（opoponax）	
香草	廣藿香
岩蘭草	檀香

下列精油有可能出現在後調或中調，可以用來銜接兩者氣味——根據整體配方而定。

女性香氛：後調至中調選擇

大西洋雪松	廣藿香
錫蘭肉桂	檀香
乳香	蘇合香（styrax）
天芥菜（heliotrope）	
岩蘭草	沒藥

女性香氛：中調選擇

香石竹（康乃馨）	水仙
中國肉桂	橙花
快樂鼠尾草	肉豆蔻
丁香	玫瑰草
天竺葵	多香果
薑	歐洲赤松（針葉）
芳樟	玫瑰
風信子	
花梨木（bois de rose）	
茉莉	百里香
檸檬香茅	晚香玉
椴花（菩提花）	紫羅蘭花
甜馬鬱蘭	依蘭
銀合歡	

女性香氛：中調至前調選擇

月桂	橙花
中國肉桂	肉豆蔻
快樂鼠尾草	玫瑰草
風信子	花梨木
甜馬鬱蘭	百里香
銀合歡	

前調是最容易揮發的香調——也就是說，它們消散的速度最快，也因此會是使用者最先聞到的氣味。香氣會逐漸散發，然後留下中調，當中調也漸漸散去，後調就會展露出來。然而，調製香水的時候，加入的順序恰恰相反；因此可以說，前調氣味是調香的最後一筆。你可以從每個香調列表中，選擇一種或多種芳香精質，調配屬於你的獨特香氣。

女性香氛：前調選擇

歐白芷（籽）	檸檬
八角茴香	萊姆
羅勒	橘（桔）
佛手柑	橙花
羅馬洋甘菊	甜橙
芫荽籽	苦橙葉
小茴香	迷迭香
白松香	綠薄荷
杜松漿果	龍艾
真正薰衣草	

香水通常由許多不同材料構成，光是後調、中調和前調，就可能有各自複雜的配方組成。以下是某些經典香氛的前、中、後調搭配，這些熱門香水究竟用了什麼樣的秘密武器，在此可一探究竟：

後調

岩蘭草＋香草＋檀香＋祕魯香脂＋安息香＋吐魯香脂：用調香師的說法，這會是一個「甜美的香脂調」（sweet balsamic）。

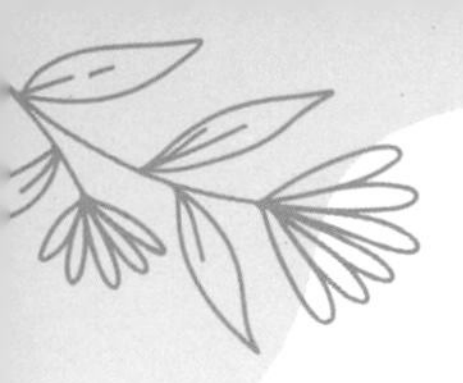

中調

茉莉＋鳶尾根＋千葉玫瑰（摩洛哥玫瑰）＋康乃馨＋依蘭＋晚香玉：「甜美的花香、辛香調」（sweet, floral, spicy）。

茉莉＋玫瑰＋水仙＋香石竹（康乃馨）＋洋水仙＋晚香玉：「醉人的花香調」（narcotic, floral）。

花梨木＋錫蘭肉桂＋玫瑰＋依蘭＋茉莉＋薑＋康乃馨：「異國的花香調」（exotic, floral）。

前調

檸檬＋橘（桔）＋佛手柑＋花梨木：「清新的柑橘調」（citrus fresh）。

佛手柑＋橘（桔）＋檸檬＋橙花：「清新的香調」（fresh）。

風信子＋水仙＋白松香＋檸檬＋佛手柑：「清新的綠香調」（green and fresh）。

沒有一位調香師會願意洩漏香水作品的獨特配方。雖然他們會為後續的行銷宣傳，適當透露一些線索，但實際調配的比例不可能公諸於世。以下是兩個知名香水使用的成分：

香水案例 1

前調（清新柑橘調）：檸檬＋佛手柑＋橘（桔）＋花梨木＋真正薰衣草。

中調（花香木質調）：廣藿香＋玫瑰＋大花茉莉／摩洛哥茉莉＋岩蘭草。

後調（柔軟香脂調）：安息香＋香草＋祕魯香脂＋乳香。

香水案例 2

前調（溫暖辛香調）：甜橙＋多香果＋月桂＋苦橙葉。

中調（溫暖花香辛香調）：康乃馨＋錫蘭肉桂＋茉莉＋依蘭＋荳蔻。

後調（溫暖柔軟調）：香草＋廣藿香＋安息香＋乳香。

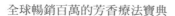

男性香氛

以下是經常出現在傳統男用香水和古龍水的香調成分。為男性調製古龍水時，請按照一般香水製作程序，不過芳香精質的濃度一般來說會比較低。

男性香氛：後調選擇

月桂	檀香
安息香	蘇合香（styrax）
雪松	零陵香豆
錫蘭肉桂	香草
乳香	岩蘭草
沒藥	

下列精油有可能出現在後調或中調，可以用來銜接兩者氣味——根據整體配方而定。

男性香氛：後調至中調選擇

月桂	廣藿香
雪松	多香果
錫蘭肉桂	檀香
沒藥	岩蘭草

男性香氛：中調選擇

歐白芷（籽）	橘（桔）
八角茴香	甜馬鬱蘭
羅勒	橙花
藏茴香	肉豆蔻
荳蔻	野馬鬱蘭
香石竹（康乃馨）	鳶尾根
胡蘿蔔籽	黑胡椒
快樂鼠尾草	
胡椒薄荷（歐薄荷）	
丁香	苦橙葉
芫荽籽	歐洲赤松
小茴香	玫瑰
白松香	迷迭香
天竺葵	花梨木
薑	鼠尾草
茉莉	龍艾
杜松漿果	百里香
真正薰衣草	依蘭

男性香氛：中調至前調選擇

歐白芷（籽）	肉豆蔻
羅勒	野馬鬱蘭
月桂	黑胡椒
藏茴香	多香果
快樂鼠尾草	迷迭香
芫荽籽	花梨木
真正薰衣草	龍艾
甜馬鬱蘭	百里香

男性香氛：前調選擇

八角茴香	檸檬馬鞭草
佛手柑	萊姆
雪松	橘（桔）
小茴香	橙花
白松香	甜橙
杜松漿果	胡椒薄荷（歐薄荷）
檸檬	苦橙葉
檸檬香茅	鼠尾草

以下是某些知名男性古龍水使用的組合：

後調

零陵香豆＋雪松：以調香師的話來說，這是一個「淡香」（light）的後調。

香草＋天芥菜（heliotrope）：「香甜」（sweet）的後調。

雪松＋岩蘭草＋零陵香豆＋橡樹苔＋岩

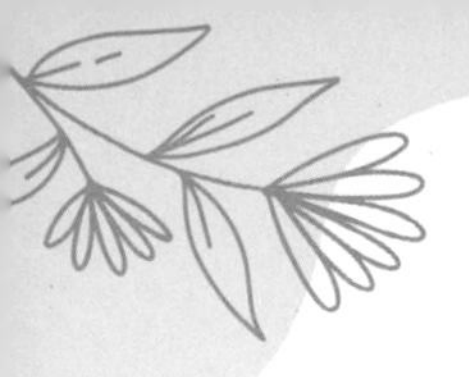
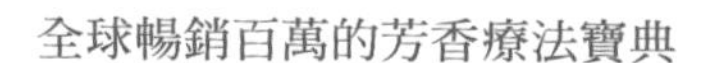

玫瑰：「溫暖的木香」（warm and woody）後調。

中調

真正薰衣草＋香石竹（康乃馨）＋杜松漿果＋茉莉＋歐洲赤松：「綠香樹脂調」（green, resinous）。

茉莉＋香石竹（康乃馨）＋岩蘭草＋天竺葵＋廣藿香＋鳶尾根＋肉桂：「花香木質調」（floral, woody）。

快樂鼠尾草＋羅勒＋甜橙＋天竺葵＋茉莉：「清新」的香調。

茉莉＋歐洲赤松＋香石竹（康乃馨）＋百里香＋肉桂：「辛香樹脂調」（spicy, resinous）。

前調

真正薰衣草＋八角茴香＋檸檬＋萊姆＋苦橙葉＋橘（桔）＋佛手柑：「清新的柑橘草本調」（citrus, fresh, herbaceous）。

真正薰衣草＋佛手柑＋迷迭香＋檸檬：「清新的薰衣草調」（lavendaceous, fresh）。

佛手柑＋真正薰衣草＋苦橙葉＋羅勒+檸檬：「清新的草本調」（fresh, herbaceous）。

從上述的香調列表裡可以看出，那些被認為很女性化的香氣，其實在男香中也扮演重要的角色，反之亦然。男香和女香之間的界線是一種武斷的界定，這樣的界定方式也可能隨著時間而有所改變。不過，不變的是，男香和女香的區別或許不在於使用哪些香氣，而更在於每一種香氣添加的比例。如果抱著預設立場，區隔哪些香氣屬於男香，而哪些不適用於男香，這樣的想法會成為香氣調配上的限制，反而無法調製出真正對應某種男性類型的香氛。舉例來說，男香產品中經常含有真正薰衣草、佛手柑、檸檬、甜橙、茉莉、康乃馨和天竺葵，而這些香氣，也經常被視為是很「女性化」的氣味。

製作古龍水

以下配方中的量，可以用到多至 100 毫升的稀釋液來稀釋：

配方 1

佛手柑	10 滴
迷迭香	2 滴
甜橙	20 滴
檸檬	10 滴
橙花	2 滴

配方 2

羅勒	1 滴
玫瑰	4 滴
苦橙葉	1 滴
佛手柑	2 滴
檸檬	2 滴
甜橙	2 滴
橙花	1 滴

配方 3

天竺葵	1 滴
玫瑰草	10 滴
苦橙葉	3 滴
甜橙	8 滴
萊姆	2 滴

均勻混合精油後，慢慢將精油加入 70 毫升標準酒精濃度（100% proof）的伏特加或其他酒精當中。輕輕攪拌，但給予足夠的時間讓精油完全分散在其中。蓋上蓋子，靜置 48 小時。接著，加入 2 大匙（30 毫升）的蒸餾水，然後再一次慢慢攪拌，確保材料混合均勻。裝入瓶中，放在陰涼處靜置至少 48 小時。專業調香師會放置 4 到 6 週，確保香氣完整進化（*evolve*）或熟成。當香水液進化完成，就可以用未經漂白的咖啡濾紙過濾，裝入最終保存的瓶子裡。如果你覺得完成後的古龍水香氣太濃，可以再加入更多的水均勻攪拌。如果你覺得太淡，可以加入更多的精油。

製作精油水與純露

精油水可以做為萃取純露的水源，而純露也可以作為製作精油水的基底。透過結合這兩種植物有效成分的萃取方式，將能製備出更多不同的療癒、美容或芳香產品。（請參考本書第 19 章「基底油和純露」的段落，了解更多關於純露、花草蒸餾液、精油水，和各種水性植物產品的區別）

精油水

精油水是加了精油的水。這樣的水不是純露，因為其中並不含有蒸餾過程萃取出來的水溶性成分。它們也不是稀釋的精油，因為在煮滾、過濾之後，精油中的某些分子就已經被移除了。

精油水可以在以下用途派上用場：敷包、三溫暖、蒸氣室、泡澡，也可以用來製作美容美體產品。然而，精油水不能取代純露，也不是純露的替代品。

製作精油水

你選擇的精油	10 至 30 滴（或更多）
滾水	200 毫升

1. 取 10 至 30 滴你選擇的精油（如果想要氣味更濃，就使用更多的量），加入 200 毫升的滾水中。蓋上蓋子，以免蒸氣散失。
2. 繼續滾煮 60 至 120 秒，然後關火，全程不掀開蓋子。
3. 將鍋子移到隔熱的表面上，靜置放涼。
4. 放置 24 小時不開蓋。接著，慢慢地把鍋子內的液體，倒入稍微打濕的咖啡濾紙中過濾（請用未經漂白的濾紙）。這麼做會把大部分的精油都移除，只留下芬芳的水液供後續各種用途使用。

精油的香氣會留在咖啡濾紙上，根據選擇的精油種類，香氣濃度也會不同。待咖啡濾紙風乾後，可以放在桌子、衣櫃，或為空間增添香氣，只要放在像葉片式暖氣這樣的發熱裝置上就可以了。不過請記得，精油具有易燃性，即使精油已經成為濾紙上乾燥的印記，也請不要放在蠟燭或火源附近。

製作精油水的好處之一，就是不需要受限於一種精油，而是可以組合好幾種精油一起使用。舉例來說，真正薰衣草、薄荷和檸檬香茅，就是很好的組合。精油的組合是無窮盡的，不同配伍能帶來的療癒、美容與芬芳效應，更有無限的可能性。

自製純露

純露可以透過兩種方式製作：專門取植材來萃取純露；以及，在精油生產過程中，自然產出純露這種副產品。傳統上，純露是以蒸氣蒸餾法萃取精油剩下的水液，其中含有微量的精油，以及植材中親水的成分。某些純露的味道很接近來源植材，有些純露則並非如此。純露的氣味清淡，也可能不討人喜歡。自己製作純露的好處是，你能確保手上的純露是新鮮的，還能做出市面上找不到的純露。市面上可以找到幾種桌上型的蒸餾器，那是專門設計給家用者使用的產品。

請謹慎地確認，自己知道該選用哪一種植物品種來進行蒸餾。許多植物、花朵或植物的某些部分，可能帶有毒性。如果你想用自家花園裡的植物來蒸餾，而你一直以來都有生吃它或用來泡花草茶的習慣，那麼用它來蒸餾純露或萃取蒸餾液，應該沒有大問題。請不要用市售的花朵或香草來進行居家蒸餾，因為這些植材很可能含有農藥。請記得，世界上有上百種天竺葵，但只有其中幾種可以用來萃取精油。所以別認為「聽起來差不多」或「看起來很像」的植物，就可以用來取代芳香療法中的植物。請只使用有機種植的植物來源。如果你希望萃取出來的成品能帶來療癒效果，那麼就更要謹記這一點。自製純露能讓你有無限的可能，去調製

屬於自己的保養乳液和美容製劑。

事實上，乾燥的花草也可以用來萃取精油和純露，人們也經常這麼做。或許你會感到驚訝，但這確實是事實。舉例來說，乾燥的真正薰衣草有時就會被用來萃取精油與純露。用同樣的水液重複蒸餾就能增強成品濃度，也讓療癒效果更強。無論是購買新鮮或乾燥的植材，或用自家栽種的植物，在萃取純露之前，都必須經過徹底的清洗。

用來萃取純露的水必須是純水——千萬不可使用自來水。用蒸餾水或礦泉水——礦泉水或許更好，因為其中含有許多微量的礦物質。精油水也可以用來取代蒸餾純露的水。純露或蒸餾液的顏色可能有所不同，這和植物的種類以及用量有關。不過，純露的顏色通常非常淡，也很難被清楚辨識出來。更多時候只是帶有一點淡淡的痕跡，而不是實際顯現出某種顏色。純露的顏色也會隨植材採收的時節而有不同，甚至，在一天當中的什麼時候採收，也會有所影響。當然，採收的當下是否開著花、植材是新鮮的或乾燥的，也都會使純露顏色有所不同。

製作、包裝和儲存的條件都要預先想清楚——用來存放的容器必須經過消毒，並且可以密封。將純露存放在清涼的地方，例如冰箱裡。水性產品容易滋生細菌，因此盡量避免發生這樣的情況，會是首要之重。雖然純露含有微量的精油，這樣的精油含量卻不足以抑制細菌或真菌。所以，在未加入任何防腐劑的情況下，純露會腐敗。定期製作新鮮的純露，存放在冰箱裡，然後盡快用完。如果一次製作較大的量，就分裝在小瓶中，而不是全數放入一個大瓶子。這麼一來，你可以更好地評估每次的用量，而不需要一再重複打開大瓶子。這麼做能減少氧化反應的可能。純露也可以不經稀釋使用，可以用來療癒修復、美容保養、烹調料理，也可以用在各式各樣的居家用途中。

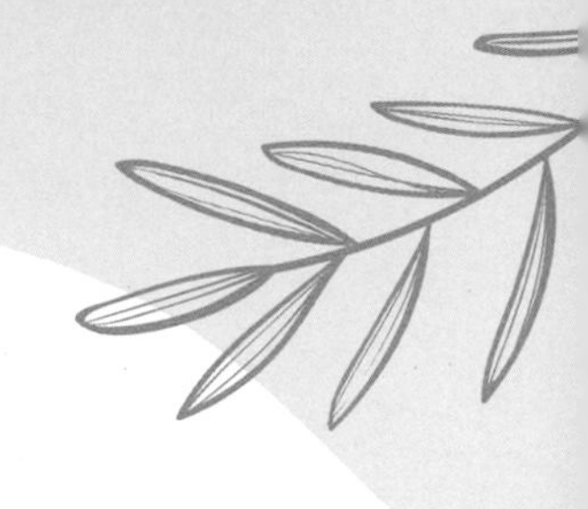

CHAPTER 16

廚房裡的精油法寶

把精油加入烹調料理，既簡單又方便，還能打開一個充滿各種可能的美味新世界。精油在美國食品飲料工業的使用，已經有超過 130 年的歷史，其中，胡椒薄荷（歐薄荷）和綠薄荷的使用格外悠久。現在，美國生產這兩種薄荷的總量已有 1 千萬磅之多（約 454 萬公斤），其中有 55%用於牙膏，30%用於口香糖，10%用於糖果，5%用於藥品、肥皂和洗髮精。芳香療法的使用，只佔薄荷精油的極少部分。

除了用精油為食物飲料調味之外，現在的食品工業也相當重視精油的抗氧化與抗微生物作用，特別懂得運用精油來延長保存期限，達到更「有效」、「聰明」的包裝保存。美國食品藥物管理局（Food and Drug Administration，FDA）曾經發布一系列「公認安全」（generally recognized as safe，GRAS）的精油，只要以合理的攝取量使用，並且精油中不含溶劑成分，就能安全地添加於食物和飲料中。

現在，食物製造商通常會大力宣揚產品裡含有「純水果精華」或「純植物油」；或許是因為，這些廠商比誰都清楚，過去被取代的天然香氣與調味料，需要重新回歸到現代的大型商業生產過程裡。這些廠商也喜歡精油能夠輕鬆搭配的特質，透過精油調配出新的口味，就可能成為獨特的賣點。

不過，任何一個人都可以在自家廚房裡，透過精油的創意使用，打造出獨特的料理風味。你需要的只有品質優良的有機精油，以及新鮮優質的食材。另一個重點是，精油使用需適量——只能按照配方的量來使用。一道簡單的黑胡椒牛排，可以因為淋上滴了 1 小滴檸檬或佛手柑精油、再混入黑胡椒和新鮮百里香的料理油，變成天堂美味。商店裡買的香草冰淇淋，也可以在加入精油後，搖身一變成為夢幻甜點——試試加入薑和萊姆、綠薄荷和天竺葵，或是玫瑰和佛手柑。某些能夠提味的精油，在美國並不是常見的味道，然而，在原產地卻是家喻戶曉的材料——例如，日本柚子就是日本料理中大量使用的調味材料。廚房裡的精油料理好幫

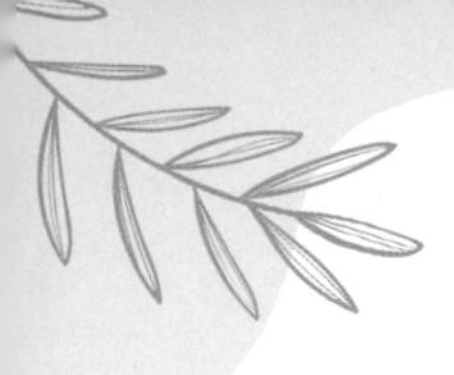

手可以分成四大類：香草類、香料類、柑橘類和花香類。這些精油可以用在湯品和開味菜、醃料、沙拉醬、調味醬，用來搭配紅肉料理、白肉料理、魚類料理、蔬菜料理，或是加入麵包、餅乾、蛋糕、甜點和各種點心中。

香草類精油很適合加入焗烤料理，可以做為烹調前的醃肉材料，也可以簡單地加入烤盤裡。把香料類精油加入製作麵包或麵包捲的麵糰裡，可以創造奇蹟！——試試用鼠尾草和迷迭香，加上新鮮的大蒜；或者用檸檬精油加上新鮮的鼠尾草與洋蔥。除此之外，也可以用杏仁、葡萄乾和迷迭香精油製作鹹味點心。

柑橘類精油可以加在沙拉醬、醃料、調味醬和甜點中。它們和魚類與禽類料理也非常搭配。在葡萄酒製成的醃料裡，加入檸檬、月桂或羅勒精油，都能為牛肉增添額外的風味。柑橘類奶油很適合搭配蔬菜和魚類，能為食物帶來特別的亮點。說到奶油，試試用薑奶油搭配豆莢，或用綠薄荷奶油搭配青豆。

為料理帶來純粹、精純的調味，只不過是精油入菜的好處之一而已。精油還可以幫助我們消化肉類，發揮抗氧化與抗微生物的作用。雖然，精油的營養成分大部分尚不得而知，但這些純天然的產品，想必比人工調味品好太多了。鎮定類的香氣不會因為加入料理而失去安撫的效果——只要記得，用在不經烹煮的料理中。為自己做點天竺葵凍優格，討自己歡心吧！在食物裡加入天竺葵葉片已有百年以上的歷史了，它不僅能讓你心情大好，嚐起來還真的很好吃。

除了上述優點之外，精油入菜還有一項好處：非常經濟實惠！很可能，有些精油你本來就有，於是你不需要額外花費，就可以在廚房裡實驗新的料理創意。使用精油時，注意別用太多：重點在於烘托食物原有的天然風味、加入味道上的亮點，或是為平淡的成品料理，增添原本該有的氣味。精油瓶本身帶有滴頭，但根據供應商的配置，滴頭的流速大小不盡相同。不過，你也可以單獨購買孔徑較小的滴頭來替換，這麼做可以減少每次滴出的分量。

牙籤調味法

有時，要達到真正完美平衡的氣味，1滴精油都嫌太多。這時，牙籤會是很好的工具，幫助我們掌控精油的用量。把少量精油滴入牙籤的尾端，然後將牙籤的這一頭放入料理中攪拌。一點一點把牙籤浸入食物裡，直到達到你想要的濃度。像平常一樣充分攪拌。

在廚房裡使用精油時，少即是多是不敗的法則；加入精油只是為了稍微提點料理的香氣。本章將為你帶來將精油融入料理的簡單入門建議，剩下就靠你自行發揮長才和想像力囉！

芳香油與芳香醋

自己動手做芳香油是很容易的事，透過油質，能把精油濃郁的氣味好好稀釋開來。至於要加多少精油，沒有既定的準則。當你使用氣味較強烈的精油，例如百里香、甜馬鬱蘭、真正薰衣草和薑，或許要比用柑橘類精油的量還要少一些，才會達到最理想的效果。調味用的芳香油能補足料理香氣和口味的不足，但不是要蓋過其他食材的味道。一開始，在每 60 毫升的油中，只要加入 1 滴精油就可以了，然後再一點一點慢慢增加精油使用的量，直到達到你期望的香氣濃度。

要製作美妙的芳香油，得從挑選正確優質的料理油開始。任何一種有機的沙拉用油或優質的料理油都可以拿來使用，油品本身的氣味，也會影響芳香油最後呈現出來的味道。例如橄欖油本身就有獨特的氣味，加入香草或柑橘類精油更加分。

檸檬、甜橙、橘（桔）、柑、萊姆、葡萄柚、佛手柑和日本柚子等柑橘類精油，能為沙拉醬帶來格外耳目一新的香氣。試試用這些柑橘類精油，搭配薑、綠薄荷、甜馬鬱蘭、羅勒或真正薰衣草精油。一開始，在每 6 盎司（180 公克）的油中，加入 1 至 2 滴精油。混合均勻，可以的話靜置幾小時讓香氣更均勻。也可以試試用萊姆加上綠薄荷，或用日本柚子加上柑。日本柚子的氣味很容易就會蓋過其他柑橘類精油的香氣，所以在使用日本柚子的時候，每 180 公克的油，先從 1 滴開始就可以了。

至於辛辣的香料料理，只需要先在每 180 公克的優質料理油中，加入 1 至 2 滴精油就可以了：可以選用黑胡椒、荳蔻、芫荽籽、肉桂、薑、肉豆蔻或薑黃等精油。試試看用黑胡椒加上萊姆，或用荳蔻加上甜橙——或者，把以上四種精油加在一起！

肉類和魚類料理很適合搭配香草類精油，例如：羅勒、甜茴香、甜馬鬱蘭、野馬鬱蘭、迷迭香、鼠尾草和百里香。或許你會想用綠薄荷的香氣搭配羊肉。

當你用優質的料理油，例如甜杏仁油來製作甜點，可以試著加入花朵的香氣：例如天竺葵、真正薰衣草、玫瑰、橙花、依蘭或康納加（大葉依蘭）。使用前記得先搖勻。

芳香醋在精油料理中也扮演著重要的角色。精油和醋的調配比例，可以是每 60 毫升的醋中，加入 1 或 2 滴精油。用玫瑰、佛手柑、天竺葵或芫荽醋，製作芬芳的沾醬、油醋醬、調味醬、沙拉醬；也可以用加了檸檬香茅、葡萄柚或日本柚子的芳香醋，來為魚肉或肥滿的肉類料理調味。

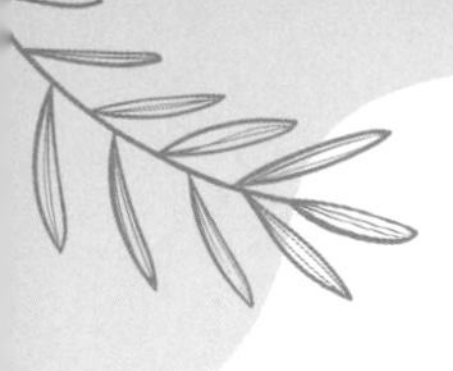

芳香醋很耐放，但每次使用前請記得搖勻。你會不斷得到新的靈感；例如下面這個「基本美乃滋配方」，只要調入芳香油或芳香醋，就可以變化成數不盡的沾醬、調味醬、配菜或沙拉醬。

沾醬

基本美乃滋配方

蛋黃（取較大顆的蛋）.........1 個
酒醋...........................1 小匙
第戎芥末醬..................½小匙
鹽...............................¼小匙
現磨的胡椒粉...............¼小匙

約 100 毫升有機的油品（例如橄欖油、葵花籽油、油菜籽油、堅果油，或任何你選用的油。）可以選兩種油按 50：50 的比例調和，也可以選用芳香油。你選用的油品，會決定最終成品的味道。

把蛋黃放入碗中，加入醋、芥末、鹽與胡椒；均勻攪拌。慢慢注入你選擇的油品或芳香油，一邊用另一隻手持續攪打。用叉子或打蛋器沿著同一個方向輕輕攪拌，或者根據器具說明書的指示使用。要用到多少油，會隨著蛋的大小、美乃滋的總量，以及你想要的濃稠度而有不同。

大蒜萊姆沾醬

大蒜（壓碎）...................2 瓣
萊姆精油..................1 或 2 滴
「基本美乃滋配方」（如前述）
.................................8 大匙

在砧板上把大蒜和萊姆精油一起壓碎，混入美乃滋中。

番茄、檸檬與葡萄柚沾醬

「基本美乃滋配方」（如前述）
.................................6 大匙
番茄泥（tomato puree）......1 小匙
檸檬精油.......................1 滴
葡萄柚精油....................1 滴

把美乃滋、番茄泥和精油一起攪打均勻，直到呈粉橘色。如果想加點辣味，可以再加入 2 滴塔巴斯科辣椒醬（Tabasco）、切碎的辣椒，或是新鮮現磨的胡椒粉。

柑橘芫荽沾醬

「基本美乃滋配方」（第 216 頁）
.................................6 大匙
芫荽籽..........................1 滴
檸檬............................1 滴

*混合：*1 滴芫荽籽精油和 1 滴檸檬或萊

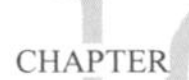

姆精油，然後取 1 至 2 滴的量使用。

切碎的新鮮龍艾 ....1 小匙

均匀混合上述材料。這會是一個非常適合搭配魚類料理的沾醬，但尤其適合像鯡魚這樣油脂豐富的魚類。這個醬料也可以用來做魚肉抹醬，只要把醬料和魚肉屑、切碎的酸豆與蒔蘿醃小黃瓜混合在一起就可以了。做好裝飾，和全麥土司一起上桌。

奶油、抹醬和起司

精油可以調入奶油，用來淋在馬鈴薯、肉類和義大利麵上。奶油很耐放，而且可以冷凍保存。

把大約½杯（100 公克）的奶油放在室溫下放軟。在放著奶油的碗裡，加入半滴至 1 滴你選擇的精油，均匀攪拌。放入冰箱冷藏，需要的時候拿出來使用，就可以了。在 240 公克的鮮乳酪（fromage frais）、夸克起司（quark）或奶油乳酪（cream cheese）中，加入 1 滴精油來調味。試試在夏天時把玫瑰和橘（桔）加入鮮乳酪，搭配草莓享用；或者把甜橙和葡萄柚調入奶油乳酪，搭配西洋菜（watercress）沙拉一起吃。

鹹味醬

鹹味的調味醬可以改善味道平淡的料理、為隔夜菜做好掩護，或直接用全麥麵包沾著享用。同樣地，多才多藝的精油大有可以發揮之處。

用調理機做荷蘭醬

蛋黃（取較大顆的蛋）......... 3 個
檸檬精油 ....1 或 2 滴
鹽...............................½小匙
胡椒............................½小匙
融化的奶油（或其他替代品）
...............................4 盎司

在調理機裡放入蛋黃、你選擇的精油、鹽與胡椒，攪打均匀。慢慢加入融化的奶油，持續攪打 10 分鐘左右。葡萄柚或萊姆精油，也是很好的選擇。

青綠醬

切得細碎的歐芹 ....2 大匙
切得細碎的西洋菜（watercress）
...............................2 大匙
切得細碎的洋蔥（或青蔥）1 大匙
切得細碎的酸豆 ....1 小匙
大蒜（壓得細碎）............ 1 瓣
小顆的馬鈴薯（用水煮熟）... 1 個
橄欖油 ....1 大匙

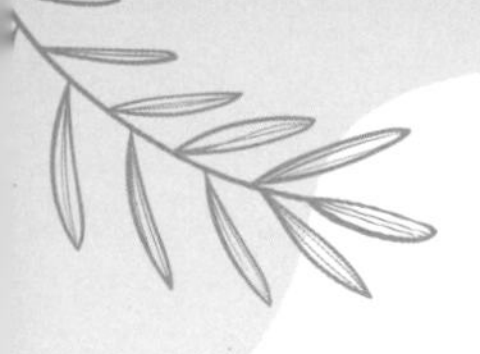

葡萄柚精油 .... 1 或 2 滴
甜橙精油 .... 1 滴
醋 .... 1 小匙
鹽與胡椒（用來調味）........ 適量

把所有切碎的材料和大蒜一起混合均勻。取另一個碗，把馬鈴薯壓碎，在其中加入所有的油、醋、鹽和胡椒，攪拌成滑順的膏泥。接著，切碎的材料加入，持續攪拌，直到所有材料融合在一起。青綠醬可以和冷盤的肉類、蔬菜與義大利麵一起享用，也可以加入優格，或搭配水煮馬鈴薯或烤馬鈴薯食用。

萊姆薄荷醬

橄欖油 .... 4 大匙
萊姆精油 .... 1 或 2 滴
芥末 .... 1 小匙
切得細碎的歐芹 .... 1 小匙
切得細碎的細香蔥 .... 1 小匙
切得細碎的薄荷 .... 1 大匙

萊姆加上薄荷，能為夏天的蔬菜、豆類和飯類料理，增添清新的口感。

把橄欖油和萊姆精油混合在一起，加入其他所有材料，攪拌均勻。如果想要熱熱享用，就用小火慢慢加溫。也可以用葡萄柚或柑精油取代萊姆精油。

開胃菜

俄羅斯魔鬼蛋（Russian eggs）

全熟的水煮蛋 .... 6 個
切碎的綠橄欖 .... 1 小匙
切碎的細香蔥 .... 1 小匙
「基本美乃滋配方」（見第 216 頁）
.... 3 大匙
切碎的洋蔥 .... 1 小匙
塔巴斯科辣椒醬（Tabasco）.. 少量
新鮮現磨的胡椒粉 .... ¼小匙
檸檬精油 .... 1 或 2 滴
葡萄柚精油 .... ½至 1 滴
切碎的歐芹 .... 1 小匙

把水煮蛋切成一半，取出蛋黃。將蛋黃放在碗裡，加入其他材料（歐芹除外）。均勻混合，直到成膏泥狀，然後用湯匙舀回原本蛋黃所在的凹洞裡。盤子裡先鋪上萵苣葉再擺放蛋，最後撒上歐芹碎。

柚薑橙大蝦

生的大蝦（選用大頭蝦更好〔king prawn〕）... 1 磅（約 453 公克）

醃料：

醬油……2 大匙
料理用雪利酒……2 大匙
優質料理油……2 大匙
大蒜（壓碎）……1 瓣
柳橙（取汁備用）……1 小顆
薑精油……2 滴
日本柚子精油……1 滴
甜橙精油……1 滴

將醃料中的所有材料混合均勻，然後淋在生蝦上。放入冰箱冷藏 1 至 2 小時，取出生蝦，加熱醃料，直到變得濃縮。用 1 小匙醃料輕輕把蝦子拌炒到熟，然後把其他醃料淋在蝦子上。在盤子裡鋪上西洋菜（watercress）再擺上蝦子，用柳橙片或旱金蓮花作為擺盤裝飾。

薄荷雞肉球

綠薄荷精油……1 滴
蛋（打成蛋液）……1 顆
小的洋蔥（切成末）……1 顆
切碎的歐芹……1 大匙
肉桂粉……¼小匙
多香果粉……¼小匙

鹽
新鮮現磨的胡椒粉
雞絞肉（或其他非肉類替代品）
……¾ 磅（約 340 公克）
麵包糠……2 大匙

仔細地把綠薄荷精油打入蛋液中。接著，加入洋蔥、歐芹、肉桂、多香果、鹽與胡椒，仔細拌勻。最後，加入雞絞肉（或非肉類替代品）和麵包糠，把所有材料混合成合適的黏稠度。放在冰箱裡冷藏備用。將完成的雞肉餡捏成球狀，用少量優質的料理油油炸。完成後，和黑橄欖與下列沾醬一起擺盤上桌：

沾醬：

切碎的小黃瓜……2 大匙
純優格……1 杯
綠薄荷（或芫荽籽）精油……1 滴
萊姆精油……1 滴

在一個碗裡混合所有材料，佐雞肉球一起上桌食用。

醃料

在人類發明冰箱之前，用香料醃肉，是保存肉類以度過漫長冬日的方法。現在人們已不再需要用醃肉的方式來保存肉類，不過，卻可以透過醃肉來為肉類增添風味，也可以讓廉價的部位嚐起來更加軟嫩。

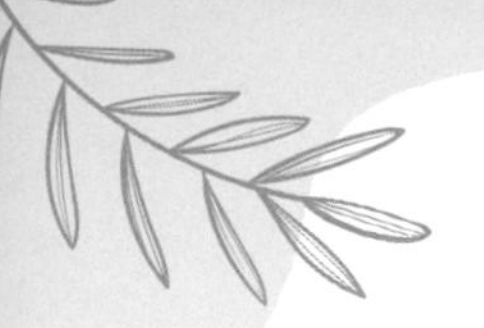

紅肉醃料

以下配方可以醃 2 磅（約 900 公克）的牛肉。

百里香精油 .... 1 滴
甜馬鬱蘭精油 .... 1 滴
月桂精油 .... 1 滴
甜橙精油 .... 1 滴
橄欖油 .... 2 大匙
紅酒或非酒精性的料理酒 ... 1 杯
大蒜 .... 2 瓣
丁香花苞 .... 2 枚
切碎的洋蔥 .... 1 顆
鹽 .... 1 大撮
完整的胡椒粒 .... ¼小匙

均匀混合上述精油，接著加入橄欖油混合均勻。把紅酒倒入足夠盛裝肉品的容器裡，隨後加入大蒜、丁香花苞、洋蔥、鹽與胡椒。取 1 至 2 小匙調勻的油，輕輕塗抹進肉裡，接著把肉放入紅酒醃料中（剩下的油可以留待下次使用）。將肉遮蓋，靜置 8 小時或過夜，期間翻面 1 或 2 次。用你最喜歡的方式料理這些肉，用這份醃料製作醬汁。

新鮮鮪魚醃料

以下配方可以醃 1 磅（約 453 公克）的新鮮鮪魚。

乾白葡萄酒或非酒精性的料理酒
.... 1 杯
大蒜 .... 1 瓣
小顆的洋蔥（切片） .... 1 顆
鹽 .... 1 撮
完整的黑胡椒粒 .... ¼小匙
萊姆精油 .... 1 滴
甜茴香精油 .... 1 滴
橄欖油 .... 1 大匙

把酒注入足以盛裝鮪魚的容器中，加入大蒜、洋蔥、鹽與胡椒。將萊姆和甜茴香精油混入橄欖油中，取少量塗抹進鮪魚肉裡，然後把鮪魚放入白酒醃料中。取一物遮蓋住鮪魚，靜置 3 至 6 小時。醃好的鮪魚可以炙烤或水煮，用這份醃料來製作醬汁。

湯品

酪梨萊姆湯

成熟的酪梨 .... 2 顆
小顆的洋蔥（切成細末） ..... 1 顆
原味優格 .... 125 克
牛奶（或其他替代品） .... 150 毫升
壓碎的大蒜 .... 1 瓣
萊姆精油 .... 2 滴

蔬菜高湯塊	1 塊
水	2½杯
鹽	1 撮
新鮮現磨的胡椒粉	

徒手或用調理機把酪梨、洋蔥、優格、牛奶、大蒜和萊姆精油混合均勻。把高湯塊溶於水中，加熱煮滾。轉小火慢燉，慢慢加入上述材料，以及鹽與胡椒，持續攪拌。加熱至滾，就可以上桌享用。

羅勒番茄馬鈴薯湯

奶油	50 克
洋蔥（切成細末）	2 顆
番茄（切碎）	450 克
水	2½杯
馬鈴薯（煮熟切塊）	450 克
鹽與胡椒	
優格	2 小匙
羅勒精油	½ 滴

在平底鍋裡融化奶油，加入洋蔥拌炒至軟。加入番茄，拌炒至軟；如果介意的話，可以用過篩的方式濾除番茄的皮。加水煮滾。加入馬鈴薯、鹽與胡椒，小火慢煮 15 分鐘。把羅勒精油拌入優格中，加進湯裡攪拌均勻。上桌享用。

橘（桔）味胡蘿蔔湯

奶油	25 克
磨碎的胡蘿蔔泥	450 克
小顆的洋蔥（切成細末）	1 顆
大顆的馬鈴薯（磨成泥）	1 顆
鹽與胡椒	
蔬菜高湯	2½杯
橘（桔）精油	1 或 2 滴

在大平底鍋裡融化奶油，加入胡蘿蔔、洋蔥、馬鈴薯、鹽與胡椒煮至材料熟軟，期間持續攪拌。加入高湯煮滾。加入橘（桔）精油，轉小火慢煮 10 分鐘。在湯品裡加入精油有幾個簡單的做法：可以將精油調入油、奶油或用來代替奶油的油品，然後用這份芳香油來翻炒肉類或蔬菜，再加水煮成湯；或者，將精油拌入優格或鮮奶油，再拌入完成的湯品中。

蔬菜料理

蔬菜料理很適合搭配芳香醋、芳香油、芳香奶油，或加了精油的調味醬。本書第 216 頁的「基本美乃滋配方」只要加入蔬菜泥和精油，就可以出現許多變化。

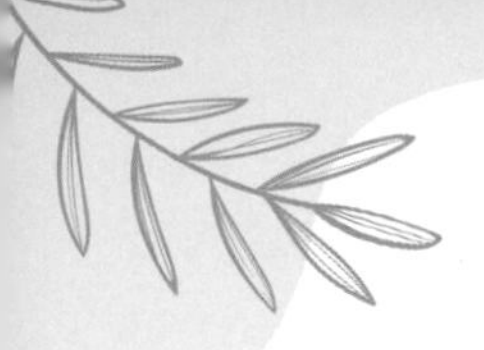

馬鈴薯沙拉

新馬鈴薯……2磅（約900公克）
「基本美乃滋配方」（第216頁）
……4大匙
切碎的細香蔥……1大匙
小顆的洋蔥（切成細末）……1顆
切得細碎的醃小黃瓜或醃蒔蘿
……1甜點匙
檸檬精油……1或2滴
綠薄荷精油……½至1滴

用水把馬鈴薯煮熟，靜置放涼。把剩下材料混合均勻，在拌入馬鈴薯中。冷藏後上桌。如果你不喜歡醃菜的味道，也可以不加醃菜。

清蒸四季豆

四季豆……2磅（約900公克）
「基本美乃滋配方」（第216頁）
……4大匙
薑精油……¼滴
杏仁片……1大匙

四季豆蒸熟。在美乃滋裡用牙籤法加入¼滴薑精油，攪拌均勻後淋在四季豆上，撒上杏仁片作為裝飾。

清蒸蔬菜

在蒸菜的水裡加入你喜歡的精油，就可以在清蒸時添加香氣。例如肉豆蔻、肉豆蔻皮、小茴香、藏茴香和柑橘類精油，都很適合用來搭配高麗菜或其他綠葉蔬菜。此外，也可以試試用花香類精油來搭配其他蔬菜，例如天竺葵與真正薰衣草。

甜味蔬菜

地瓜、甜菜根和其他根部蔬菜，都可以透過精油的使用，變成非比尋常的創意料理。柑或日本柚子精油，特別適合和地瓜一起做成甜點享用。

柑味地瓜泥

地瓜……1磅（約453公克）
奶油（或奶油的替代品）……50克
黑糖或椰子糖……3大匙
柑精油……2滴
現磨的胡椒粉……1撮
蘭姆酒或非酒精性的替代品
……2大匙
切碎的核桃……1大匙

用水煮熟的瓜，壓碎成泥。奶油加糖打發，加入柑精油、現磨的胡椒粉和蘭姆酒（如果你喜歡的話），淋在地瓜上混合均勻。將地瓜泥放入可烘烤的容器中，撒上核桃。以 325°F（約 160℃）烘烤 10 至 15 分鐘，上桌享用。如果你喜歡的話，也可以用橘（桔）精油取代柑精油。這個柑味地瓜泥，也可以作為地瓜餅的餡料來使用。

檸檬胡椒或甜橙胡椒

檸檬胡椒是傳統胡椒的美味升級，可以用在任何適合加點檸檬香氣的料理中——例如魚類料理或沙拉。

把 25 克的粗磨胡椒粉放在小碗裡，加入 1 滴檸檬或檸檬香茅精油拌勻。裝瓶，靜置三天後才使用。甜橙胡椒的做法也一樣，只是用甜橙精油取代檸檬精油。這麼一來，可以調製的獨特口味真是說也說不完：比方說，可以在夏天享用的莓果，例如草莓上，撒上一些天竺葵胡椒，想必是非常特別的好滋味。

魚類料理

在炙烤白肉魚排時，可以先在魚排上塗抹準備好的芳香油。檸檬、甜茴香、蒔蘿、芫荽籽、葡萄柚和萊姆精油，都能為白肉魚增添特殊的風味。在 1 大匙的優質料理油中，加入 1 滴精油。把這芳香油塗刷在魚排上，然後按平常慣用的方式炙烤。魚排翻面後，在重複同樣的步驟。沒有用完的芳香油，可以留待日後再次使用。

油質含量高的魚肉，例如鮭魚、鱒魚、鯖魚、鮪魚和沙丁魚，則特別適合搭配檸檬和萊姆等柑橘類精油。

香烤鯖魚

蘋果（磨成泥）	1 顆
切碎的歐芹	1 小匙
甜橙或檸檬精油	2 滴
新鮮的麵包糠	1 大匙
大條的鯖魚（清理完成備用）	2 條
小顆的洋蔥（橫切成圓片）	1 顆
未經過濾的蘋果汁	1 杯

烤箱預熱至 325 至 350°F（160 至 180℃）。在麵包糠裡加入蘋果泥、歐芹末以及甜橙精油，以同等的分量填入兩隻鯖魚中，最後在餡料上放上一片洋蔥圓片。把魚放在耐烘烤的容器上，注入蘋果汁。烘烤 20 分鐘。

杏仁檸檬比目魚

優質料理油	1 大匙
檸檬精油	1 滴
鹽與胡椒	
比目魚排	2 片
杏仁片	1 大匙

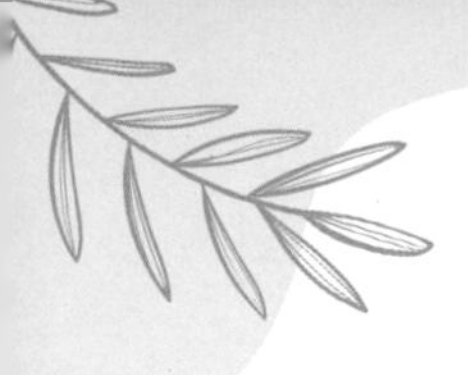

在料理油中調入檸檬精油、鹽與胡椒，塗刷在魚排的兩面。撒上杏仁片後炙烤。

肉類料理

料理紅肉時，精油最好預先調入優質的料理油中，塗刷在肉的表面：1 大匙（15 毫升）的料理油中加入 1 滴精油，就很足夠了。適合使用的精油包括：迷迭香、羅勒、百里香、鼠尾草、夏季香薄荷、黑胡椒、杜松漿果、月桂、芫荽籽、荳蔻和甜馬鬱蘭。以下所有配方的肉類，都可以用肉類替代品來取代。

大蒜羊肉

在 1 小匙的橄欖油中，浸入 4 瓣大蒜、加入 1 滴迷迭香精油，浸置 30 分鐘。用尖刀在肉上刺出幾個洞，插入浸製過的大蒜瓣。根據你選擇的羊肉部位，可以用烘烤、炙烤或慢燉的方式來料理。

香料蒜香牛肉

在 1 小匙的橄欖油中，浸入 4 瓣大蒜，加入 1 滴甜橙、1 滴肉豆蔻和 1 滴錫蘭肉桂精油。按照上述「大蒜羊肉」的方法，準備這道料理。

牛絞肉或羊絞肉

牛絞肉或羊絞肉料理可以加入許多不同種類的精油，肉類替代品也可以用同樣的方式來料理。在每 1 磅（約 453 公克）的絞肉裡，滴入 1 滴精油，把精油調入料理油中使用。

蜜香烤雞

檸檬精油……………… 1 或 2 滴
甜橙精油……………… 1 或 2 滴
蜂蜜……………………… 4 大匙
白葡萄酒、蘋果酒或非酒精性的替代品……………… 1 杯
小顆的柳橙……………… 1 顆
檸檬……………………… 1 顆
中等大小的全雞………… 1 隻
奶油（或奶油的替代品）…… 50 克
原味優格………………… 100 克

烤箱預熱至 425°F（220℃）。在蜂蜜中加入檸檬與甜橙精油，混入白酒或蘋果酒中備用。把洗好的整顆柳橙與檸檬，放入洗乾淨的全雞當中。在雞的外皮塗滿奶油，然後放入烤箱烘烤。將溫度調至 350°F（180℃），烘烤大約 45 分鐘。取出烤雞，在外皮塗滿混勻的精油蜂蜜，放回烤箱烘烤至熟，期間頻繁地重複塗刷油汁。把雞從烤盤中取出，將剩餘的液體倒入小鍋中，用小

火加熱。拌入優格、鹽與胡椒，調至鹹淡剛好。

烤雞醬

蜂蜜............................4 大匙
第戎芥末醬...................2 小匙
檸檬或甜橙精油.........1 或 2 滴

把所有材料混合成滑順的膏狀，塗滿雞肉後烘烤。沒有用完的醬料，可以保存待日後使用。

甜點

將橙花、康納加（大葉依蘭）、依蘭、天竺葵、玫瑰、真正薰衣草和茉莉等花香類精油加入甜點，可以大大增加甜點的口味和香氣，不過，要是不小心用量太多，也可能蓋過甜點本身的氣味——因此，每次只要使用一點點就可以了，些微的香氣就已足夠。這時，牙籤法是能為精油減量的簡單辦法，慢慢加入精油，直到達到理想的香氣濃度：每次放一點少量的精油在牙籤尖端，慢慢攪入點心中。添加了精油的甜點，也可以適量減糖，因為某些花香類精油的氣味，會讓大腦誤以為吃到了甜甜的東西。

米布丁：只要加入精油，就能讓傳統的家常米布丁，昇華為特別的料理。試試把¼至½滴依蘭精油加入牛奶或鮮奶油中，用你最喜歡的食譜，米的用量可達 1 磅（約 453 公克）或更多。

烤蛋塔：烤蛋塔和其他雞蛋類甜點，特別適合搭配甜橙、佛手柑、柑和橘（桔）等柑橘類精油，以及玫瑰、橙花和真正薰衣草等花香類精油。在每 2 杯液體材料中，加入¼至 1 滴精油。這也能成為極佳的蛋黃派餡料。

巧克力慕斯：只要在巧克力慕斯中拌入精油，味道就能立刻變得與眾不同。你可以直接使用沒有特別調味的巧克力慕斯食譜，或買現成的巧克力慕斯來使用。只要把 1 滴的胡椒薄荷（歐薄荷）、萊姆、橘（桔）、檸檬、甜橙或依蘭精油調入 2 杯慕斯中。如果想更有情調，可以調入玫瑰精油。

舒芙蕾：在舒芙蕾中添加精油最美妙的地方，就是既能增添花香，又不用怕舒芙蕾會塌陷。在每 2 杯的液體材料中，加入¼至 1 滴你選用的精油。

可麗餅：在每 2½杯的麵糊中，加入¼至 1 滴精油——選用果香或花香類精油。

甜點醬：在每 1 杯的液體材料中，加入¼至 1 滴精油，這麼做能讓任何甜點瞬間美味升級。

卡士達醬：在每 2 杯卡士達醬中，加入¼至 1 滴精油。

水果泥：在每 1 杯水果泥中，加入¼至

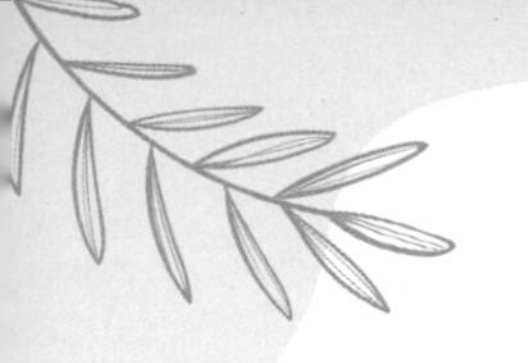

1 滴精油。天竺葵、玫瑰和甜橙精油，特別能搭配蘋果泥的味道。

冷凍甜點

❖ 雪酪（Sorbets）

以下的柑橘雪酪，是非常適合炎炎夏日享用的美妙點心。

柑橘雪酪

水	2½杯
糖	150 克
檸檬精油	2 滴
葡萄柚精油	1 滴
萊姆精油	1 滴
蛋白	1 顆
任選水果	

你可以在這個配方中加入任何水果，或不放水果。水果主要用來增添口味和口感——你可以用家裡現有的任何水果。如果有草莓會很棒，或者覆盆莓、黑醋栗、紅醋栗或藍莓也都很理想。

在水中加入糖與精油，開火煮滾 10 分鐘。放涼，然後放入冷凍庫直到半結凍。打發蛋白霜，直到成為堅挺的霜狀。把冷凍庫裡的糖冰拿出來，攪打到成為柔軟的冰糊；如果你想要的話，這時可以加入水果。接著，拌入蛋白霜，再次放進冰箱冷凍。幾小時後取出，快速攪打一下，再放回冷凍。這個基本的雪酪可以加入任何精油。使用花香類精油時，可以搭配花瓣來裝飾；把柑或橘（桔）雪酪承裝在柑橘類水果皮裡，吃起來更是別有風味。

❖ 冰淇淋

自己製作冰淇淋的好處，就是能確保成品來自你想要的材料。當然，你也可以偷吃步，直接買現成的冰淇淋拌入精油：每 500 克的冰淇淋裡，加入 1 或 2 滴精油就可以了。在巧克力冰淇淋裡，加入柑或橘（桔）精油，能讓味道變得特別有趣。何不也試試胡椒薄荷（歐薄荷）或綠薄荷呢？

傳統的老式冰淇淋是用卡士達醬做成的，用大量的鮮奶油、蛋與糖——不過對現代人來說，口味也有可能太過甜膩。以下提供兩種冰淇淋的製作方式，包括一個傳統冰淇淋，和一個現代版的冰淇淋配方：

傳統冰淇淋

雞蛋	6 顆
細砂糖	1 杯
鮮奶油	2½杯
精油	2 滴
水果或巧克力	75 克

雞蛋加糖打散，加入一點鮮奶油。把剩下的鮮奶油加熱，但不可煮滾。離開火源，慢慢加入蛋液中，輕輕攪拌。攪拌均勻後，重新以小火加熱，繼續攪拌直到濃稠。離火，靜置放涼。加入精油，以及水果或巧克力、堅果、咖啡，或任何你想要加入的材料，放入冰箱冷凍。

現代版冰淇淋

蛋黃	4 顆
細砂糖	¼ 杯
牛奶	1 杯
鮮奶油	125 克
精油	2 滴
水果或巧克力	50 克

蛋黃加糖打散，加入一點點牛奶。把剩下的牛奶加熱，但不可煮滾。離開火源，慢慢加入蛋液中，輕輕攪拌。攪拌均勻後，重新以小火加熱，繼續攪拌直到濃稠。離火，靜置放涼。放涼後，慢慢拌入鮮奶油。加入精油，以及水果或巧克力、堅果、咖啡，或任何你想要加入的材料，放入冰箱冷凍。

天竺葵鮮奶油

鮮奶油	1 杯
糖	4 大匙
天竺葵精油	1 滴
奶油乳酪或鮮乳酪（fromage frais）	200 克

小火加熱鮮奶油、糖與天竺葵精油；靜置放涼。當混合液冷卻下來，拌入奶油乳酪或鮮乳酪攪打均勻，然後冷凍。這個鮮奶油可以直接吃，也可以加在起司蛋糕或水果上享用。

❖ 冷凍優格

精油也可以加入優格，然後冷凍享用。每 2 杯優格，加入 1 滴精油。

蛋糕與糖霜

精油和任何材料都不衝突，所以可以加入任何一種蛋糕配方。一個簡單的海綿蛋糕，只要加入精油，就能華麗變身，增添奢華獨特的風味。烘烤過程中，大部分的香氣都會飄散，只留下非常細微的味道。如果你希望香氣或口味更濃一些，可以把精油加在鮮奶油或蛋糕的表面裝飾，這麼一來，香氣會滲入整個蛋糕當中。以下蛋糕配方，可以用白色的精製麵粉或全麥麵粉製作：

薇拉海綿蛋糕

放軟的奶油（或奶油的替代品）	1 杯
糖	1 杯
蛋	4 顆
溫水	2 大匙
甜橙精油	2 滴
有機自發麵粉	1 杯

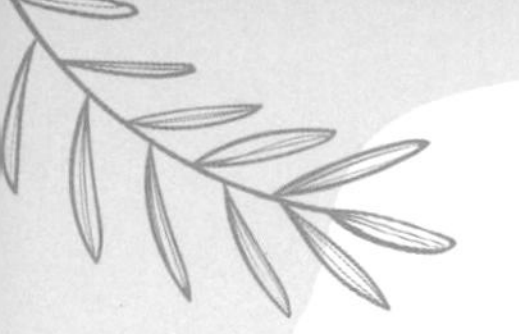
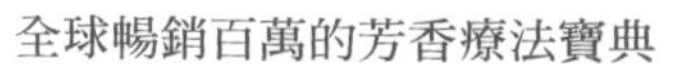

烤箱預熱至 350°F（180℃）。奶油加糖打發。一個一個加入雞蛋，每次都攪打均勻再加入下一顆，直到蛋液黏稠、均勻。加入水和甜橙精油，用湯匙一點一點攪入麵粉。麵糊分成兩份，倒入兩個抹油灑粉的 8 吋（20 cm）海綿蛋糕模中。放在烤箱中央，烘烤 25 分鐘。

奶油糖霜

放軟的奶油（或奶油的替代品）
................................100 克
過篩後的糖粉 ....150 克
你選擇的精油 ....3 至 4 滴

奶油加糖粉打發，直到成為柔軟的奶油霜。加入精油，好好攪拌。這個奶油霜可以用來作為餡料，也可以作為杯子蛋糕表面的裝飾。精油可以選擇橙花、玫瑰、甜橙、檸檬、葡萄柚、檸檬香茅、真正薰衣草、天竺葵、荳蔻、康納加（大葉依蘭）、胡椒薄荷（歐薄荷）或綠薄荷精油。

薄荷巧克力蛋糕

放軟的奶油（或奶油的替代品）
................................150 克
糖或椰子糖 ....150 克
蛋................................ 3 顆
溫水...........................1 大匙
有機自發麵粉 ....100 克
天然香草精 ....½小匙
胡椒薄荷（歐薄荷）精油 ..... 4 滴
巧克力粉或角豆粉（carob powder）
.... 50 克

烤箱預熱至 350°F（180℃）。奶油加糖打發，加入蛋。慢慢加入水，最後拌入麵粉。加入香草精和胡椒薄荷（歐薄荷）精油，以及巧克力粉或角豆粉。麵糊分成兩份，倒入兩個海綿蛋糕模中，烘烤 25 分鐘。用胡椒薄荷（歐薄荷）或綠薄荷口味的餡料或表面裝飾，撒上巧克力屑。

艾瑪的胡蘿蔔蛋糕

蛋............................... 3 顆
大條的胡蘿蔔（磨成碎屑）... 3 條
黑糖或椰子糖 .... 1 杯
柳橙汁........................1 小匙
甜橙精油 .... 3 滴
磨碎的杏仁粉 .... 50 克
有機自發麵粉 .... 50 克

烤箱預熱至 325°F（160℃）。取出蛋黃，攪打均勻。把胡蘿蔔碎放入滾水中滾煮 5 分鐘，離火瀝乾。把胡蘿蔔、蛋黃和糖攪拌均勻，慢慢加入柳橙汁與甜橙精油，接著加入杏仁粉與麵粉。蛋白打發到堅挺，加入蛋糕糊中。將蛋糕糊加入塗過油的蛋糕模中，烘烤 40 分鐘左右，用竹籤試試熟度。蛋糕表面可以用甜橙奶油霜來裝飾，或者，也可以用荳蔻或依蘭帶來一點不同的感覺。或者也可以試試下面這個奶油乳酪糖霜。

奶油乳酪糖霜

奶油乳酪（或其他替代品）.150 克
過篩後的糖粉 ....150 克
你選擇的精油 .... 4 滴

奶油乳酪加糖粉，打成柔軟的乳霜。加入精油攪拌均勻。這個奶油乳酪糖霜，可以用來做蛋糕的餡料、塗在杯子蛋糕表面，或甜味派的表面。

麵包和點心

精油也可以預先加入麵包或點心的麵團裡，再進行烘烤。通常只添加少量，根據你想要的口味而定。舉例來說，在 200 克的麵糰裡，只要加入 1 滴精油就夠了。製作甜橙肉桂麵包時，可以在 800 克的麵糰裡，加入 4 滴甜橙與 1 滴肉桂精油。

把精油加入點心麵糰裡，可以增添香料、柑橘或花香的氣味。每 50 克的點心麵糰中，可以加入 1 滴精油。

花草糖漿

這些糖漿的製作方式都很簡單，卻像回到 16 世紀伊莉莎白時代。糖漿可以用在甜點和飲料，可以作為裝飾淋醬，也可以作為藥劑使用。例如玫瑰糖漿就可以舒緩喉嚨痛，而薄荷糖漿可以改善消化不良。要製作真正的糖漿，需要用到鮮花和精油：

花草糖漿

新鮮可食用的花朵或香草，分量足以裝滿 1 品脫（475 毫升）的玻璃罐
水............................ 2½杯
糖或椰子糖 ... 1 磅（約 453 公克）
精油 .... 3 滴

把現摘的可食用花朵或香草清洗乾淨，加入水裡加熱至滾，轉為小火滾煮 10 分鐘。靜置 10 分鐘放涼，瀝出植材，留下湯液備用。在湯液中加些水，直到達到 2½杯的總量。加入糖，以小火滾煮。小心糖不能煮焦，慢慢攪拌，直到變得濃稠——煮得越久，糖漿就越稠。把精油加入糖漿，倒入罐子或瓶子裡保存。

蜂蜜與糖

加入精油的芳香蜜是廚房和藥櫃裡的好

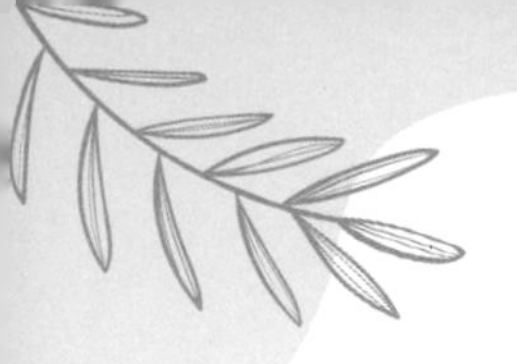
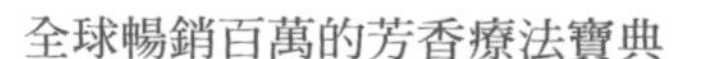

幫手。芳香蜜可以調成飲料、塗抹吐司，或用在任何需要蜂蜜的配方中。1 罐 1 磅（約 453 公克）的蜂蜜裡，只要攪入 1 或 2 滴精油就可以了。

糖很容易吸收香氣，但請不要直接把精油滴入糖中。較好的做法是在白色的紙巾上滴 2 滴精油，放入糖罐裡。靜置至少 24 小時候再使用。可以試試真正薰衣草、依蘭、玫瑰、檸檬、甜橙或任何你想嘗試的精油。

芳香糖霜花

糖霜花（crystallized flower petals）是蛋糕和甜點上美麗的裝飾。製作糖霜花通常使用阿拉伯膠，不過我更喜歡用蛋白，雖然用蛋白製成的糖霜花，並不像其他製作方式能保存那麼久。把蛋白打到濃稠，倒入蛋杯，滴入 1 滴精油。把乾淨的花瓣浸入蛋白液，放在網架上瀝乾，均勻撒上芬芳的細砂糖。

芳香花醬

製作花醬，請選擇花瓣柔軟的花朵或香草（像真正薰衣草或迷迭香，就可能在醬裡留下較硬的碎屑）。

糖 .... 1 磅
玫瑰或橙花純露 .... 150 毫升
新鮮可食用的花朵或香草
（洗淨備用）............... 454 公克
任選精油 .... 2 滴

加熱糖與純露，直到成為糖漿。加入可食用的花瓣或葉片，小火滾煮 5 分鐘後，加入你選擇的精油。繼續小火滾煮 45 分鐘，時不時攪拌一下。完成後，倒入消毒過的小罐子裡保存。用水果製成的果醬也可以加入精油。例如草莓加上玫瑰、覆盆莓加上檸檬、李子加上甜橙與橙花，都是很好的組合——有無限的搭配可能，只需要發揮你的想像力。

果凍

果凍可以成為各種肉類、魚類和蔬菜料理的有趣搭配。花香類果凍可以搭配派與蛋糕，也可以融化作為表面裝飾，或加入飲料中。以下是一個基本的果凍配方，你可以按照想要的方式運用。

基本蘋果果凍配方

蘋果........................450 克
水.............................. 1 杯
糖.............. 1 磅（約 453 公克）
新鮮可食用的花朵或香草，分量足以裝滿 1 品脫（475 毫升）的玻璃罐
任選精油 .... 3 滴

蘋果帶皮切成小塊，放在平底桌裡注入水。小火加熱，直到水分散去，煮成果漿。用專門的果漿濾網（jelly bag）盡可能濾出汁液，量好最終取得的量，加入適量的水，讓總量維持在 2½杯。加入糖，小火慢煮，糖融化後加入你選擇的花朵或香草。開火煮滾，持續攪拌——小心別煮焦了。持續滾煮，直到果凍開始成形，加入搭配花草材料的精油。注入消毒過的罐子裡保存。

以下是果醬佐餐的建議。這些精油果凍適合搭配的料理如下：

羅勒：肉類冷盤、番茄料理、義大利麵、沙拉。

甜茴香：蔬菜、魚類、禽類。

檸檬香茅：蔬菜、穀類、禽類、紅肉。

迷迭香：羊肉、禽類、蔬菜、豆類。

真正薰衣草：肉類、蔬菜。

香蜂草：禽類、魚類、蔬菜。

天竺葵：肉類、飯類、咖哩。

玫瑰：肉類、禽類、蔬菜、飯類。

綠薄荷：肉類、蔬菜、穀類。

伯伽燕麥片

真正的燕麥片不是超市架上那種脫水的早餐穀片和乾燥水果，而是綜合各種麥片、燕麥，磨入新鮮蘋果泥，加入堅果和水果的麥片餐，口感豐富濃郁，可以加入牛奶或不加牛奶。以下配方是一份燕麥餐的量：

燕麥餐配方

燕麥片 ....1 大匙
水或有機未經過濾的蘋果汁
....................3 大匙（45 毫升）
大顆的蘋果（帶皮去籽磨成泥）
.... 1 顆
磨碎或切片的核桃或杏仁，或綜合堅果..........................1 大匙
檸檬精油（選擇性添加）...... 1 滴
有機牛奶或羊奶、杏仁奶或其他堅果奶，或是燕麥奶..........1 大匙

燕麥片用水或蘋果汁浸泡過夜，放入冰箱冷藏。早餐前，將帶皮去籽的蘋果磨成泥，和其他材料加在一起，再放入麥片中。如果你喜歡的話，可以撒上堅果。

雖然燕麥餐的基底都是一樣的，但可以搭配不同的季節水果，以及優格、果乾（例如枸杞或櫻桃乾）和種子（例如芝麻、奇亞

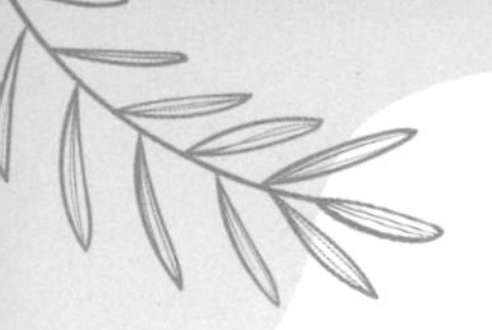
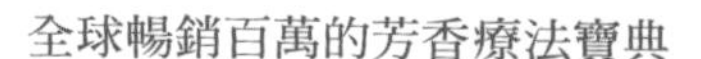

籽和亞麻籽仁）。

蘋果搭配燕麥可以幫助降低膽固醇，也可以幫助身體排除重金屬。燕麥餐也是一種全食飲食，適合關節炎與風濕患者食用。

堅果奶

堅果奶不僅好喝，營養也非常豐富，可以加入早餐穀片、布丁，或調製成飲料或醬汁。

杏仁奶

磨得細碎的杏仁粉..........2 大匙
芳香蜜或原味蜂蜜..........1 小匙
水..........150 毫升

把杏仁與蜂蜜放進調理機打勻，加水靜置 1 小時。濾除可能出現的顆粒或沉澱物。這個配方也適用於芝麻、開心果或榛果。

聖誕大餐

在英國，聖誕節一定要吃一種無肉的香料果乾餡餅——百果餡餅（mince pies），不然就不算過過聖誕節！然而，就算是最傳統的百果餡餅，也可以透過 1 滴甜橙或檸檬精油，讓整體的味道層次更加提升。香料加上水果類精油的香氣，能讓餡餅更美味；隨著一邊烘烤，食指大動的香氣也會充滿全家。

香料類精油特別適合加入各種聖誕節的蛋糕與甜點。把薑精油加入聖誕布丁或香料蛋糕，不僅會帶來天堂般的美味，也會讓味道如你所想的升級——熱辣有味！試著在你的節日餐點中，結合下面這些精油：

適合聖誕節的香料類精油

錫蘭肉桂（*Cinnamomum zeylanicum*）
薑（*Zingiber officinale*）
肉豆蔻皮（*Myristica fragrans*）
肉豆蔻（*Myristica fragrans*）
荳蔻（*Elettaria cardamomum*）
丁香花苞（*Syzygium aromaticum*）

以上精油也可以用來製作熱紅酒。在寒冷的冬天裡，沒有什麼比熱紅酒更討人喜歡了。以下只是熱紅酒眾多的配方之一；配方分量足以做四杯熱紅酒：

熱紅酒

檸檬精油..........1 滴
甜橙 精油..........2 滴
橘（桔）精油..........2 滴
蜂蜜..........2 大匙
紅酒..........4 杯
丁香花苞..........1 枚
肉桂棒（或 1 撮肉桂粉）..........1 根
完整的柳橙..........1 顆
完整的檸檬..........1 顆

將上述精油均勻調入蜂蜜。將紅酒、丁香花苞、肉桂棒、柳橙與檸檬加入非金屬的小鍋中，小火加熱。鍋中加入 1 小匙的上述蜂蜜，攪拌均勻。如果你喜歡甜一點，也可以再加多點蜂蜜；剩下的蜂蜜可以存放待日後使用。當紅酒開始冒泡，就可以離開火源，盛杯享用。酒精會隨著加熱散去，加熱越久，酒精濃度就越低。聖誕快樂！

過度飽食

過節就是這樣：每年，我們都說，今年過節一定不會再吃到那麼撐，一定不會把注意力放在滿桌的美食上。我們會把巧克力拿去送給家裡附近慈善商店的志工；我們會一切從簡——不準備堅果或糖漬水果，不做百果餡餅、聖誕布丁或白蘭地奶油。但事實上，這一切不過是空想，因為每年我們都還是像過去一樣大吃大喝，然後又花好幾個禮拜的時間感到罪惡，想著是不是該去買最新出版的減肥書！

精油沒辦法讓時光倒流，也沒辦法讓我們不再後悔。不過，精油可以幫助消化，只要調入蜂蜜水服用就可以了。以下方法只有大人適用。取 1 滴下列精油調入 1 大匙的蜂蜜裡攪拌均勻。將¼小匙的蜂蜜混入一大杯的熱水，再擠入新鮮的檸檬汁，然後慢慢喝掉。

改善飽食的精油

檸檬（*Citrus limon*）
綠薄荷（*Mentha spicata*）
薑（*Zingiber officinale*）
荳蔻（*Elettaria cardamomum*）
橘（桔）（*Citrus reticulata*）
藏茴香（*Carum carvi*）
芫荽籽（*Coriandrum sativum*）

不過，何不更加面對現實，再過節前就預先準備好下面這個配方呢？

「我為什麼吃這麼多？！」配方

橘（桔）	8 滴
綠薄荷	2 滴
薑	1 滴
檸檬	4 滴
芫荽籽	2 滴
荳蔻	2 滴

按照配方比例將材料混合均勻，取¼滴製成蜂蜜水（方式如前述）。

派對調酒

派對潘趣酒（punch）可以是熱飲或冷飲，可以含酒精也可以不含酒精。精油通常用來增添味道與氣味，讓這些簡單的飲料味

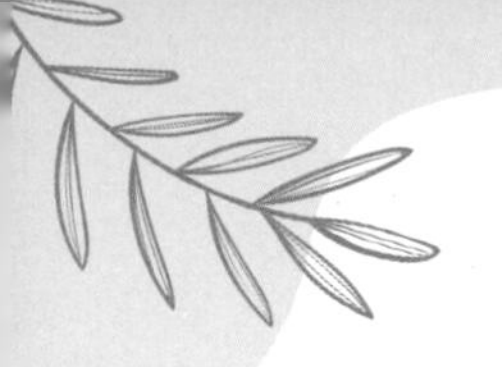

道更特別有趣。調酒常用的精油可以分成三類：

香料類

錫蘭肉桂（*Cinnamomum zeylanicum*）
芫荽籽（*Coriandrum sativum*）
荳蔻（*Elettaria cardamomum*）
肉豆蔻（*Myristica fragrans*）

柑橘水果類

檸檬（*Citrus limon*）
甜橙（*Citrus sinensis*）
萊姆（*Citrus aurantifolia*）
柑（*Citrus reticulata*）
橘（桔）（*Citrus reticulata*）
葡萄柚（*Citrus paradisi*）

香草與花香類

天竺葵（*Pelargonium graveolens*）
奧圖玫瑰（*Rosa damascena*）
香蜂草（*Melissa officinalis*）
橙花（*Citrus aurantium*）
檸檬馬鞭草（*Lippia citriodora*）
真正薰衣草（*Lavandula angustifolia*）

以下配方只是一個簡單的示範。先將精油調入酒液，再加入其他材料。這麼一來，酒精能幫助精油均勻分散到飲料中。

熱橙酒或冰橙酒

甜橙精油 .... 1 滴
天竺葵精油 .... 1 滴
紅酒 .... 1 瓶
柳橙汁 .... 2 杯

把精油加入紅酒中，調入柳橙汁。如果熱熱喝，就加點糖調味；如想製作冷飲，可以加入金盞花瓣製成的冰塊。

橘香格羅格（grog）

以下是傳統格羅格酒的變化版本，用橘子和橘（桔）精油取代常見的柳橙。

伏特加、白蘭地或柳橙汁
............................207 毫升
肉豆蔻精油 .... 1 滴
橘（桔）精油.................. 4 滴
檸檬精油 .... 1 滴
水.............................207 毫升
橘子或柑（洗淨備用）........ 2 顆
葡萄乾....................... 57 公克
黑棗乾（prune）............ 57 公克
丁香花苞 .... 2 枚
肉桂棒............................ 1 根
原蔗糖（raw cane sugar）.. 57 公克
紅酒或其他非酒精性替代品..2 瓶
去皮杏仁片 .... 57 公克

在一個非金屬的大鍋中，放入伏特加（或替代品）和精油調勻，然後加入水、水果（柑橘類水果、葡萄乾、黑棗乾）、丁香、肉桂與糖。開火煮滾，小火慢煮 30 分鐘。加入紅酒，開火煮滾。離火靜置至少 8 小時。加熱或煮沸通常會讓酒精濃度變低。上桌前，重新加熱並加入杏仁片。

水果潘趣酒

切片水果……………… 2040 克
檸檬香蜂草或薄荷葉（洗淨備用）
……………………… 一小把
白葡萄酒或其他非酒精性替代品
……………………… 6 瓶
香蜂草或檸檬精油………… 2 滴
蜂蜜…………… 4 小匙（20 毫升）
檸檬汁（調整口味）………… 適量

把水果——水蜜桃、杏桃、柳橙、蘋果等——放進大碗裡，再加入幾枝檸檬香蜂草與薄荷枝。倒入一瓶紅酒，加入精油、蜂蜜，蓋好蓋子，靜置數小時。準備上桌時，倒入剩下的紅酒，加些檸檬汁和冰塊調整口味。好好攪拌均勻喔！

玫瑰雞尾酒

奧圖玫瑰精油（或 1 滴天竺葵精油）
……………………… 2 滴
白蘭地或其他非酒精性替代品
……………… 180 毫升或 1½酒杯
粉紅葡萄酒（rosé）或其他非
酒精性替代品…………… 6 瓶
紅石榴糖漿（grenadine）或石榴糖漿
（pomegranate）. 1 大匙（15 毫升）
新鮮或冷凍草莓
……………………… 225 公克
檸檬汁………………… 1.9 公升

把精油加入白蘭地中稀釋均勻，然後拌入葡萄酒與糖漿中。把草莓壓成泥，混入檸檬汁，然後加入酒液中。用玫瑰花瓣製作冰塊加入雞尾酒裡，或取幾朵漂亮的玫瑰來裝飾這美麗的調酒作品。

改善宿醉

熱情好客雖是優點，有時也需要付出代價。喝太多酒會讓身體脫水，最後成為不舒服的宿醉——噁心、頭痛、脫水、失去平衡感。而且身體也因此或多或少需要處理一定程度的毒素。好在，有許多方式能幫助我們降低宿醉症狀，不會在徹夜狂歡之後那麼不舒服。

葡萄酒、啤酒，酒精性飲料、非酒精性

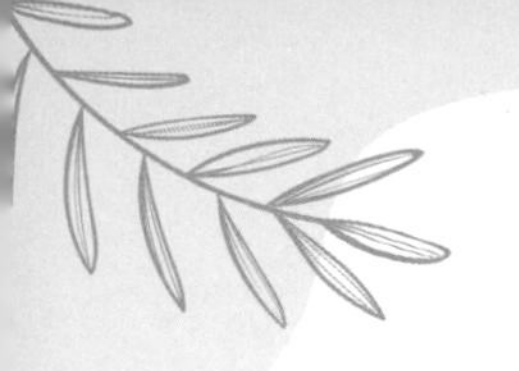

飲料……其中的化學成分有很大的不同。有些飲料標示為有機，這表示其中的原料在生長時並未使用化學藥劑，製作過程也並未使用防腐劑或亞硫酸鹽（sulfites）等有害成分。飲用品質優良的有機飲料，能降低對身體的傷害——包括隔天早上你的頭痛，以及很久之後你的肝指數。你可以在大部分的大型連鎖超市，買到有機的葡萄酒和啤酒；但如果很難買到，至少可以選擇價格較高、酒精濃度較低的酒，別選購那些標示內含亞硫酸鹽的酒，或製造成分不只來自一種國家的酒。說到葡萄酒，就是一分錢一分貨。研究顯示，每天一杯紅酒能預防心臟疾病；看來法國人早在數百年前，就明白這樣的道理。科學家的立論在於，紅酒當中的抗氧化物，尤其是一種叫做白藜蘆醇（resveratrol）的多酚成分，能幫助預防動脈損傷、血管栓塞、降低發炎風險、降低壞膽固醇（低密度脂蛋白）含量，並提高好膽固醇含量（高密度脂蛋白）。這一切聽起來像做夢一樣，但科學研究顯示，只要一小杯紅酒，就能辦到。另一方面，我們也需要記得，喝酒永遠會帶來其他負面的效果，例如宿醉就是一項。

其他預防宿醉的辦法，還包括在喝酒前與喝酒後，喝下大量的水。這麼做能降低吸收的速度，讓身體更好適應。此外，睡前至少吃 1,000 毫克的維他命 C，並且不要喝黑咖啡，黑咖啡會讓宿醉更嚴重。

精油可以有效幫助身體回到還未喝酒的狀態：

「隔天早上專用」的解宿醉精油

杜松漿果（*Juniperus communis*）
葡萄柚（*Citrus paradisi*）
荳蔻（*Elettaria cardamomum*）
迷迭香（*Rosmarinus officinalis*）
真正薰衣草（*Lavandula angustifolia*）
檸檬（*Citrus limon*）
檀香（*Santalum album*）
甜茴香（*Foeniculum vulgare var. dulce*）
醒目薰衣草（*Lavandula x intermedia*）
綠薄荷（*Mentha spicata*）
胡椒薄荷（歐薄荷）（*Mentha piperita*）
甜羅勒（沉香醇羅勒）（*Ocimum basilicum* ct. *linalool*）

以上任何一種精油，都可以單獨使用或調配成複方，只要取 3 滴嗅聞就可以。用來泡澡或淋浴時，可以用總共 3 至 4 滴的精油，調入等量的基底油中使用。注意別用胡椒薄荷（歐薄荷）和綠薄荷精油，因為這兩種精油有可能刺激皮膚。

除了常見的排泄方式能幫助身體排出殘留的酒精之外，睡覺也是解宿醉的最佳良方。如果喝完酒後隔天可以好好睡到自然醒，調配放鬆的精油配方，能幫助身體更好

地消化昨天晚上的「放縱」：

「請溫柔對待我」泡澡配方

葡萄柚	5 滴
真正薰衣草	3 滴
檀香	5 滴
檸檬	10 滴

均勻混合上述精油，然後取 4 滴來泡澡。如果事先調配好這罐精油，當下就可以視需要隨時拿來使用。

你也可以把 2 滴綠薄荷精油，調入 1 小匙的基底油中，塗在後頸和肩膀部位。喝下足夠的水，吃富含纖維的食物。對於那些前夜應酬後，需要趕著在尖峰時間上班的人來說，下面這個身體油與嗅聞配方，或許能為你帶來一點上班的動力：

「天啊，我還得上班」配方

葡萄柚	8 滴
迷迭香	7 滴
胡椒薄荷（歐薄荷）	1 滴
荳蔻	2 滴
天竺葵	2 滴
杜松漿果	3 滴

均勻混合上述精油，取 2 滴加入 1 小匙的基底油中，塗在後頸和肩膀部位。在紙巾滴上 4 滴精油，白天一整天視需要嗅聞。如果你經常受邀參加派對，或夜裡有外出行程，事先調配好，需要時就很管用。

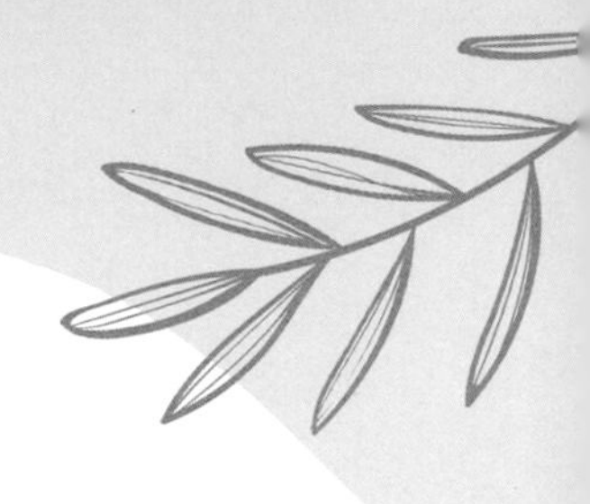

CHAPTER 17

動物的天然保健之道

動物在這世界上生活並不容易。現代農耕技術讓動物的生活環境充滿化學物質，草食動物也經常吃到含有動物成分的食物。甚至，寵物飼料的成分，也可能來源可疑；而獸醫費用如此高昂，並不是每位飼主，都有餘力為寵物帶來最好的照顧。

好在，寵物的天然調理產品越來越常見，在商店和其他地方都能找到。專業人士，包括獸醫、繁殖者、訓練師和農場主人，都越來越認同，有時天然的做法是更好的做法。確實也有許多品牌正為這塊版圖進行商業操作。某些人反對這樣的做法，而他們的論點，和幾十年前人類天然療癒風潮興起時，用的是同樣的一派說詞。舉例來說，有些人認為順勢療法對人類一點用也沒有，因為其中無法檢測出任何有效成分，因此對於用於動物的作法感到質疑。然而，將順勢療法對人類的作用歸因於心理因素——安慰劑效應——的說法，在動物身上並不成立。當動物對順勢療法或針灸等療法反應良好，事實上正是說明了這些療法的有效性，因為其中並未涉入任何心理因素。

然而，在動物身上使用精油，有些地方需要特別注意。首先，動物的嗅覺比人類敏銳許多，而且，動物的身形大小也有很大的差異——尤其是狗——因此，例如說臘腸犬或大丹犬的精油用法，必定會有所不同。用芳香精油或藥草產品來照顧心愛的寵物時，必須和使用藥物一樣謹慎。

動物感到特別敏感的化學物質，和人類有很大的不同。不同的動物種類，對各種精油的耐受度也可能不同。因此，為動物使用精油時，千萬不能直接套用人類在同樣情境的處理方法。就算是救急，第一時間也只能使用少量，而後慢慢增加，之後只有仍然必要才使用。動物對自然療法的反應很好，要是關起這扇門將是一樁憾事，尤其目前已證實，那並非安慰劑效應。不過無論如何，記得諮詢你的獸醫師。

為動物使用精油的方法

許多方法和技巧，都可以用在不同動物身上。每種方法各自有其優點，並且適用於

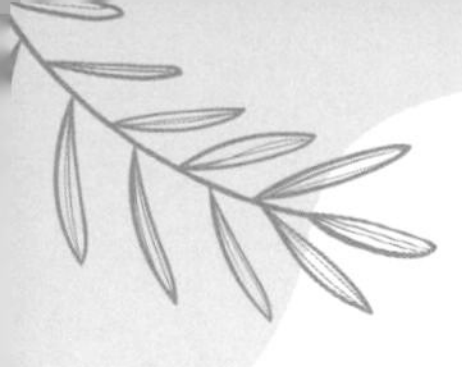

多種用途。

水性噴霧

噴霧可以噴灑在動物身體，或帶來皮膚治療的作用；也可以噴在動物的睡床、在旅途中，或作為一般性的空氣清新劑與空間噴霧。水性噴霧大部分是草本製劑，或是精油加水的組合，或是純植物純露。

油／基底油

油質產品主要用在肌膚、外皮、腳掌或蹄，透過加入精油，製成草本療癒製劑。先把精油加入基底油中，混合後再加入凝膠、油霜與油膏當中。某些基底油，例如瓊崖海棠油和苦楝油，本身就有極佳的效果，單獨使用就能帶來療癒。

油膏與油霜

油霜與油膏是用基底油混合其他稠厚的介質製成，例如蜂蠟、乳木果油與可可脂。一般用在特別的肌膚部位，例如腳掌與蹄。

凝膠

凝膠是非常熱門的寵物產品，可以取代油霜與油膏使用。一般來說，凝膠含有蘆薈膠與矽膠，使用不油膩。

純露與精油水

真正的純露是純粹為了萃取精油，而衍生的副產品；其中含有微量的精油，以及植材中水溶性的成分。以某些小動物來說，用純露和精油水，有時會比以其他方式使用精油更合適。

動物急救箱

苦楝油（*Azadirachta indica*）

苦楝油在蚊蟲叮咬、割傷和小傷口、皮膚受到刺激與寄生蟲問題等方面，有非常好的效果。苦楝油一直是人類皮膚問題的好幫手，也可以以同樣的目的使用在動物身上，只不過還會帶來一個附加好處——驅蟲。苦楝油很適合添加在油霜與油膏中，不過它更常被單獨使用。由於苦楝油是一種冷壓的植物油。因此，也可以再加入精油，帶來更強大有效的療效。苦楝油在低溫下可能凝結為固體，遇到室溫就會融化，或者也可以預先和其他基底油混合，避免發生這個問題。苦楝油氣味獨特，並不是每個人都能接受。

瓊崖海棠油（*Calophyllum inophyllum*）

瓊崖海棠油是一種能止痛和修復傷口的植物油，同時有抗菌消毒和抗微生物的特質，適用於潰瘍、蚊蟲叮咬和幾乎所有皮膚問題。瓊崖海棠油可以單獨使用，或作為基底油調和精油使用。

膠性銀（colloidal silver）

膠性銀是極度有效的天然抗菌消毒劑。其中含有銀微粒，肉眼並不可見，而是懸浮在水中。膠性銀可以用在所有需要消毒或抗細菌的情況，包括咬傷、割傷與任何傷口。它可以不經稀釋使用，加上純露和精油水也很好用。膠性銀可以和精油併用。

蘋果醋

蘋果醋是天然的收斂劑，也有抗菌消毒的作用，可以和純露與精油水共同加入油霜與油膏中，或取少量作為稀釋精油的介質，稀釋後能將精油作為他用。將 1 小匙的蘋果醋加入 30 毫升的水中，可以作為洗劑使用。這樣的醋劑，可以用來舒緩肌膚疼痛，或清洗腳掌夾帶的塵土。

純露

純露是很棒的寵物噴霧，也可以噴灑在大部分動物的肌膚或毛髮上。純露不像精油，它可以不經稀釋直接使用、可以和其他純露混用，也可以用水稀釋。

❖ 真正薰衣草純露

真正薰衣草純露有些許抗菌消毒的效果，也有療癒和安撫的特質。它可以不經稀釋直接使用在肌膚上，也可以加入水劑噴霧中。它些微的消毒與修復特質，很適合用來清潔輕微的小抓傷與其他傷口，也可能為神經緊張、較為敏感的動物帶來幫助。

❖ 百里香純露

百里香純露有抗菌消毒和修復療癒的作用，可以在不經稀釋的情況下，用來清潔割傷、傷口或咬傷；也可以混合膠性銀，來增強抗細菌的效果。

❖ 德國洋甘菊或羅馬洋甘菊純露

這兩種純露都能消炎，並且有些許的抗菌消毒效果。當作噴霧噴灑，有修復與安撫的作用。兩種洋甘菊純露都能用在大部分動物的肌膚或毛髮上。

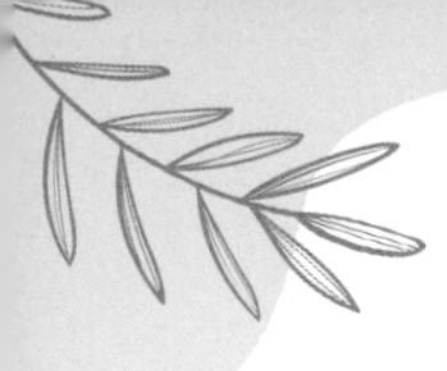

海藻粉或海藻補充品

海藻粉可以加入動物的食物中，幫助體內驅蟲。人們也認為海藻粉能去除牙菌斑，達到健齒的效果。海藻粉混合凝膠、礦石泥，也能發揮極好的效果——請按照製造商的說明來使用。

礦石泥

礦石泥有許多不同種類，法國綠石泥可以用來製作敷劑。

其他適合加入動物急救箱的好幫手

檸檬香茅純露或精油水

天竺葵純露或精油水

檸檬尤加利純露或精油水

胡椒薄荷（歐薄荷）或綠薄荷純露或精油水

動物急救箱適用精油

真正薰衣草（*Lavandula angustifolia*）
德國洋甘菊（*Matricaria recutita*）
羅馬洋甘菊（*Anthemis nobilis*）
檸檬香茅（*Cymbopogon citratus/flexuosus*）
天竺葵（*Pelargonium graveolens*）
松紅梅（*Leptospermum scoparium*）
義大利永久花（*Helichrysum italicum*）
綠薄荷（*Mentha spicata*）
甜馬鬱蘭（*Origanum majorana*）
佛手柑（*Citrus bergamia*）
乳香（*Boswellia carterii*）

動物用噴霧

這個段落將介紹兩種噴霧：一種一般性的安撫噴霧，和一種消毒噴霧。這兩種噴霧都可以用在幾乎所有動物身上。不過由於動物的體型和需求有極大的差異，以下配方應該以不同的程度加水稀釋，適應各種動物的需要。

動物安撫噴霧

動物可能因任何日常活動而感到焦慮，例如長途旅行或出門看獸醫。除此之外，有時生活中也會出現動物無法理解的特別事件或情境，例如搬家或整修等全家亂糟糟的時候。寵物也可能因為必須遠離家人，暫住狗舍或寵物旅館，而感到不開心。居家寵物也可能在家庭痛失成員時感到焦慮，包括其他家中寵物離世。大部分的寵物對家人的情緒都很敏感，能感受到家人失去所愛的悲傷，無論離世的是人或動物。寵物也像我們一樣，會覺得一夕之間風雲變色，也會想念以往家人給予自己的愛和安全感。

動物的個性各有不同，因此展現焦慮和壓力的方式也不同。有些動物會表現出攻擊性，有些則會躲起來、不想吃飯，也有些會變得特別黏人，或看起來神經兮兮。我們了解寵物的個性，因此可以自行判斷何時該出手，幫助寵物緩解焦慮、保持冷靜。

由於大部分動物的嗅覺都非常敏銳，所以精油的用量最好先從最低劑量開始，如有需要，再慢慢增加。

一般性安撫噴霧

甜馬鬱蘭	5 滴
快樂鼠尾草	3 滴
纈草	2 滴
岩蘭草	3 滴
真正薰衣草	4 滴
有機蘋果醋	8 滴
植物甘油	1 小匙（5 毫升）
蒸餾水	2 液體盎司（60 毫升）

首先，把精油調入蘋果醋，混拌均勻。取 2 滴加入蒸餾水和植物甘油中，非常仔細地搖勻。這就是你的初步稀釋液，可以再接著做進一步的稀釋。你可以在初步稀釋液中，加入 100 毫升或更多的水，根據動物的體型與狀況來做調整——例如情緒性情，或是壓力與焦慮的嚴重程度。另一個做法是，混合配方中的精油與蘋果醋，加入甘油和水中混合均勻。接著，將混合液加入 540 毫升的溫水中，再次搖勻。在帶蓋的瓶中靜置 24 小時，然後以未經漂白的咖啡濾紙過濾後使用。

把噴霧裝進一個全新或未使用過的園藝噴霧器，或是其他乾淨的噴瓶中，噴在動物四周或日常起居的區域，但請絕對不要直接噴在動物身上。例如，可以噴在動物的睡床，或是其他動物休息的地方。外出旅行時，可以噴在一小塊布料上，放進寵物的外出籠裡。注意不要噴到動物的眼睛附近，也不要噴到珍貴的布料或木製品，因為噴霧和其中的醋與精油，都有可能破壞這些材質。

一般性消毒噴霧

以下是一般性消毒噴霧的基礎配方，取 3 至 5 滴精油，用等量的蘋果醋稀釋，然後加入水和甘油，好好搖勻。根據動物的體型大小和情況嚴重程度，去調整精油的用量。由於我們無法預知使用消毒噴霧的時機，也不知道會是出外或在家時須要使用，因此，最好預先調配好，以備不時之需。這個配方也可以加入精油水使用；請見下方說明。

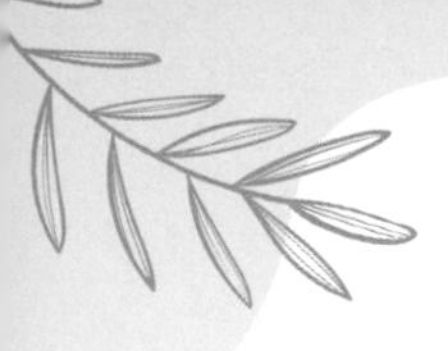

一般性消毒噴霧

真正薰衣草	3 滴
天竺葵	3 滴
檸檬	3 滴
松紅梅	5 滴
義大利永久花	4 滴
檸檬香茅	3 滴
有機蘋果醋	21 滴
植物甘油	1 小匙（5 毫升）
蒸餾水	60 毫升

首先，把精油調入蘋果醋，混拌均勻。取 3 至 5 滴加入水和甘油中，仔細搖勻。如想製作較大的量，可以混合配方中的精油與蘋果醋，加入甘油和 60 毫升的水，混合均勻。接著，將混合液加入 240 毫升的溫水中，再次搖勻。在帶蓋的瓶中靜置 24 小時，然後以未經漂白的咖啡濾紙過濾後使用。注意不要噴到動物的眼睛附近，也不要噴到珍貴的布料或木製品，因為噴霧和其中的醋與精油，都有可能破壞這些材質。

製作精油水

以上精油配方，是安撫噴霧或消毒噴霧的基本配方，也很適合製作成精油水使用。不過，任何精油都可以按照以下方式，製成精油水。

首先，均勻混合上述精油，然後盡可能仔細地與滾水混合起來。注入瓶中，大力搖勻。靜置 24 小時，每次想起或經過廚房流理台的時候，就拿起來搖一搖。24 小時之後，再一次好好大力搖勻。由於精油和水無法完全混合，請進一步透過未經漂白的咖啡濾紙，濾除表面可能殘留的油點。再一次裝入瓶中，放入冰箱冷藏。如果想要，也可以加入膠性銀。製作精油水的好處是，你可以在需要時現做現用，也可以用手邊剛好有的精油來製作。

用芳香療法照顧愛犬

狗狗是人類最好的朋友——牠們從不批判，牠們給予我們同樣的深愛，當我們需要時永遠在旁，隨時準備好撫慰我們的悲傷和煩惱，而且每當見到我們，總是興奮不已。狗狗會鼓勵人們運動——一裝上牽繩，就帶著我們出門，呼吸新鮮空氣。狗狗是家庭重要的成員，付出很少求回報——牠們需要的不過是一個溫暖的住所，有良好的飲食、水、幾句稱讚的話和大量的撫摸與愛。要是能被好好按摩和寵愛，更彷彿來到天堂。

照顧狗狗的第一線就是食物。只吃罐頭或飼料的狗通常看起來病懨懨的，並且容易在日後發展出疾病。這或許是因為加工食品成分和防腐劑的關係。狗狗就像我們一樣，需要吃新鮮的食物，越常吃越好。由於狗是肉食動物，因此狗的鮮食就是鮮肉，和偶爾幾根骨頭。準備鮮食最好的辦法，就是和家裡附近的肉販打好關係。

狗狗生病的時候，會比人更難察覺，因為狗無法告訴我們發生了什麼事。我們只能猜測，甚至連獸醫都需要仰賴我們的描述，才知道明確的症狀為何。飼主會知道什麼時候愛犬生病了，就像父母知道孩子生病了一樣。

由於狗狗的嗅覺接受器多而發達，請記得不要在牠們的鼻子或臉部附近，使用任何一種芳香產品或精油。為所有動物使用任何產品時，都要謹記少即是多的原則，而狗狗尤其如此。當你為愛犬使用這個段落的產品時，請務必記得，比起其他動物，狗狗的身形大小和體重尤其有極大的區隔。看看多不勝數的小型犬種類，就知道要為每一種狗狗個別提供合適的資訊，是件多麼不容易的事。因此，請意識到這一點，並清楚自家愛犬和一般犬之間的大小差別，據此考量合適的精油用量。

寵物商店裡有各種包裝精美的產品，和玲瑯滿目的寵物衣物可供選擇。雖然這實在令人目不轉睛，但衣服有可能磨擦毛髮，尤其如果是人工合成的布料，甚至有金屬鈕扣，就可能造成狗狗過敏。如果愛犬有皮膚的問題，或許以上資訊可以供你參考。

跳蚤與蜱蟲

跳蚤不只會影響愛犬，也可能影響到其他的家中成員；幸好精油有極佳的驅蟲作用，能除去跳蚤、蜱蟲和其他容易寄生在狗狗身上的微型皮膚寄生蟲。萃取自苦楝樹的苦楝油不只能用在人類身上，對動物也同樣有極佳的效果。苦楝油能改善濕疹、皮膚炎、乾、癢和脫屑等皮膚問題。可惜的是，對人類來說，苦楝油的氣味並不那麼好聞。但狗狗似乎很樂意偶爾使用少量，只要記得好好稀釋，塗抹在毛髮或皮膚上。以下精油可以用各種方式使用，幫助驅除跳蚤蜱蟲：

大西洋雪松（*Cedrus atlantica*）
檸檬尤加利（*Eucalyptus citriodora*）
天竺葵（*Pelargonium graveolens*）
真正薰衣草（*Lavandula angustifolia*）
檸檬香茅（*Cymbopogon citratus/flexuosus*）
松紅梅（*Leptospermum scoparium*）
苦楝（*Azadirachta indica*）
綠薄荷（*Mentha spicata*）
快樂鼠尾草（*Salvia sclarea*）
絲柏（*Cupressus sempervirens*）
百里香（*Thymus vulgaris*）
岩蘭草（*Vetiveria zizanoides*）
綠花白千層（*Melaleuca quinquenervia*）
廣藿香（*Pogostemon cablin*）
胡椒薄荷（歐薄荷）（*Mentha piperita*）
茶樹（*Melaleuca alternifolia*）

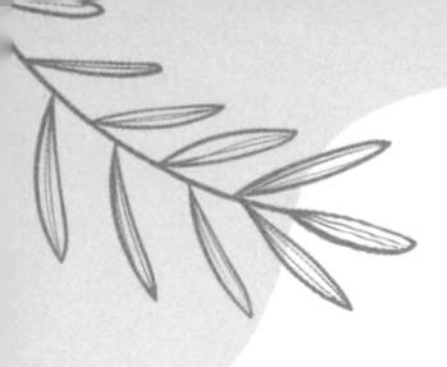

❖ 泡沫澡

為愛犬洗澡時，最簡單的去蚤方法，就是取 1 至 3 滴的大西洋雪松、檸檬尤加利、松紅梅或苦楝油，加入 100 毫升的犬用洗毛精中。或者，也可以直接使用以下配方。

特別注意：注意別在眼部附近使用洗毛精，也不可接觸到狗狗的眼睛。

除蚤去蟲：泡沫澡和梳澡適用配方

松紅梅	5 滴
廣藿香	1 滴
苦楝	2 滴
大西洋雪松	6 滴
沉香醇百里香	2 滴
檸檬尤加利	4 滴

均勻混合上述精油。洗泡沫澡時，取 4 滴加入 150 毫升的洗毛精中，或者，取 3 滴加入 475 毫升的溫水，為狗狗梳澡。或者，取 8 滴精油，加上 240 毫升的蒸餾水和 20 毫升的膠性銀，製成精油水；精油水可以作為驅蟲噴霧使用。

❖ 梳澡

選一個堅硬的鋼梳或塑膠梳，以及一塊與梳面一樣大的布料。布料必須夠厚，例如一條舊的浴巾或抹布。把布料卡進梳齒的下方，盡可能靠近尖端，而不是靠近梳背。梳子有越多梳齒越好。

在盆子裡放入 1 品脫（475 毫升）的溫水，混入 4 滴大西洋雪松或真正薰衣草精油，或者，也可以取 4 滴上述配方，稀釋在 1 小匙（5 毫升）的蓖麻油或芝麻油裡。浸入布料，然後用來為狗狗梳澡。這樣的梳澡能調理毛髮，幫助收集梳子上的寄生蟲與蟲卵——梳澡結束後沖洗乾淨。

❖ 乾梳

如果愛犬有嚴重的跳蚤或寄生蟲問題，可以取 5 滴上述配方，或大西洋雪松或真正薰衣草，調入 5 滴醋，直接滴在一片布料上。搓揉布料讓油分散，卡入鋼梳的梳齒裡，先乾梳過再洗泡沫澡。

小傷口與皮膚擦傷

用真正薰衣草或百里香純露或精油水（見上述製作方式）浸潤傷口。或者，取 3 滴真正薰衣草和 3 滴沉香醇百里香，加入 4 品脫（約 2 公升）的水中，快速攪動幫助精油分散其中。用紙巾吸附水面漂浮的油點，以免精油直接觸碰到傷口。此外，每天用消毒噴霧噴灑在床鋪與休息區域的上方和周圍，直到傷口復原。

如果愛犬的傷開始潰瘍或流出膿液，請遵照醫師指示照料傷口。如果你無法尋得獸

醫協助，可以將 4 滴真正薰衣草和 2 滴沉香醇百里香精油，加入 60 毫升的溫水中，均勻混合。確保表面沒有油點殘留之後，請用來仔細地清洗傷部。

下列精油可以幫助處理狗狗的割傷與皮膚擦傷：

德國洋甘菊（*Matricaria recutita*）
杜松漿果（*Juniperus communis*）
真正薰衣草（*Lavandula angustifolia*）
松紅梅（*Leptospermum scoparium*）
沒藥（*Commiphora myrrha*）
茶樹（*Melaleuca alternifolia*）
甜馬鬱蘭（*Origanum majorana*）
沉香醇百里香（*Thymus vulgaris* ct. *linalool*）

咳嗽、感冒與流感

要改善狗狗咳嗽、感冒與流感的問題，有兩種方法——用油或用水。無論採用哪種方法，請尊重狗狗敏銳的嗅覺，從少量精油開始，如有需要再慢慢添加。

改善狗狗的咳嗽、感冒與流感的精油：

綠花白千層（*Melaleuca quinquenervia*）
芳香羅文莎葉（*Ravensara aromatica*）
白千層（*Melaleuca Cajuputi*）

下列按摩油取少量，塗抹在狗狗的胸部、肋骨周圍、喉嚨周圍，以及最重要的：從耳朵到肩膀的一直線。調製療癒油時，從上述建議列表中，選擇兩種精油，各取 1 滴加入 4 大匙（60 毫升）的基底油中。有些人不喜歡在狗狗的毛髮上塗油，尤其愛犬若是長毛狗，這樣的想法我完全可以理解。因此，對於這樣的狗狗，可以製作酊劑。取 2 滴精油加入 1 小匙（5 毫升）的酒（例如伏特加）中調勻，然後加入 4 大匙（60 毫升）的水中。或者，用一點點基底油稀釋精油，然後加入蘆薈膠中。無論你選擇哪種方法，請一天使用 3 次，最多持續 3 天。

你可以在狗狗睡覺的地方噴灑噴霧，也可以將加了精油的水劑噴在毯子上，待濕氣散乾後使用。取 2 滴精油加入 4 大匙（60 毫升）的水中。如果你想清洗狗狗睡覺的區域，可以把 3 滴精油加入半桶溫水裡。請務必記得，不可讓任何噴霧或精油接觸到動物的臉部。

關節炎與風濕症

關節發炎對人來說很痛苦，對狗狗來說也是一樣。因此，請輕柔對待任何可能疼痛的部位。雖然這麼說，但狗狗一般很喜歡被搓揉或撫摸，罹患關節炎的狗狗更喜歡接受輕柔的精油按摩，甚至能從中受益。

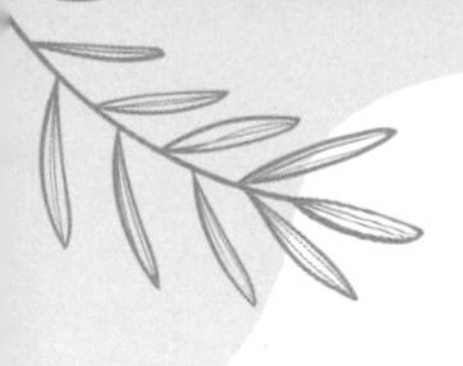
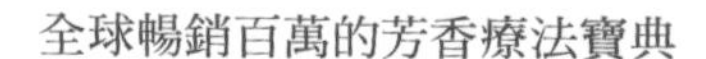

下列精油可以用來緩解關節炎與風濕症：

德國洋甘菊（*Matricaria recutita*）
羅馬洋甘菊（*Anthemis nobilis*）
迷迭香（*Rosmarinus officinalis*）
義大利永久花（*Helichrysum italicum*）
杜松漿果（*Juniperus communis*）
真正薰衣草（*Lavandula angustifolia*）
甜馬鬱蘭（*Origanum majorana*）

狗狗關節疼痛：配方 1

迷迭香……2 滴
真正薰衣草……3 滴
義大利永久花……3 滴
羅馬洋甘菊……2 滴

均勻混合上述精油，調入 2 大匙（30 毫升）的基底油，或添加蘆薈膠的基底油。荷荷芭油是很理想的選擇，能同時維持毛髮光澤。根據愛犬身形大小，取少量塗在指尖。盡可能塗到靠近皮膚的地方，然後為患部輕輕按摩。要是狗狗逃開，請立刻停止。注意不可在狗狗臉部附近用油。

狗狗關節疼痛：配方 2

甜馬鬱蘭……4 滴
德國洋甘菊……2 滴
義大利永久花……2 滴

均勻混合上述精油，調入 2 大匙（30 毫升）的金盞菊浸泡油、荷荷芭油，或添加蘆薈膠的基底油中。根據愛犬身形大小，取少量塗在指尖。盡可能塗到靠近皮膚的地方，然後為患部輕輕按摩。要是狗狗逃開，請立刻停止。注意不可在狗狗臉部附近用油。

為狗狗按摩時，千萬別心急。一開始狗狗或許會感覺需要保護自己，以免更加疼痛，但一旦牠意識到這是舒服的觸碰，就可能會安心許多。先從脊椎兩側開始，輕柔按摩頸部與背部，然後移動到肩膀和臀部。一但狗狗體會過按摩的舒服與期間主人的關照，日後通常會很歡迎你為牠按摩。注意為狗狗保暖，確保睡床舒適。

耳垢

狗狗經常累積耳垢，並可能飄散出令人不適的濃濃臭味。當植物種子或其他物質飄進耳朵裡，就可能堆積出耳垢。因此，很重要的是，必須取出耳朵內部無法清楚看見的東西——這部分，獸醫知道該怎麼做。

當耳朵裡的異物被取出，剩下的工作就是軟化並清理耳垢，並為耳朵消除臭味、預防感染，尤其如果出現發紅或感染現象，更要多注意。此時，最適合使用的精油是真正薰衣草和德國洋甘菊。取 1 滴真正薰衣草或

德國洋甘菊，加入 2 小匙（10 毫升）的橄欖油中，取少量按摩耳朵周圍和耳廓內粉紅色的部位。輕輕按摩整個耳朵，幫助耳垢軟化。用化妝棉把所有眼睛可見的耳垢都清理乾淨，但別去到耳道內部。

狗狗口臭

流口水和口臭，都表示狗狗的牙齒健康出了問題。正常的牙齦是粉紅色的，且不會流血。如果牙齒變黃或棕色，就表示可能累積了牙菌斑，並造成牙齦發炎。狗狗的牙齒應該定期檢查清潔，理想狀態是每天一次。請使用狗狗專用的牙膏，或取少量下列配方來試試看——只要用狗狗需要的量就可以了。常見的小蘇打粉和精油，能有效維持牙齒乾淨清新，也能幫助去除牙菌斑。如果愛犬有牙菌斑的問題，請在餐食中加入乾糧。

犬用牙膏和口氣清新劑

小蘇打粉	4 大匙（60 毫升）
甜杏仁油	1 小匙（5 毫升）
荳蔻	1 滴
綠薄荷	1 滴

均勻混合上述材料，就是愛犬可用的牙膏。請放入小罐子裡，放在陰涼處保存。每次取需要的量使用，用化妝棉或非常柔軟的軟毛牙刷，以免傷害牙齦。用水沾濕化妝棉後，沾取牙膏，用來清潔愛犬的牙齒。

如果狗狗的牙齒和牙齦沒有問題，那麼口臭有可能是胃部問題導致。

犬用口氣清新配方

荳蔻	2 滴
芫荽籽	2 滴
綠薄荷	1 滴

均勻混合上述精油，調入 1 大匙（15 毫升）的甜杏仁油中。

取少量稀釋過的油，塗在耳下到肩膀的一直線上，直到胃部。補充犬用益生菌應該也能帶來幫助。

飲食建議

只吃罐頭食物的狗狗或許不容易餓，卻可能有維生素或礦物質不足的問題。寵物食品工業的多數產品，都是用人類不吃的肉品製成，其中可能包括充滿抗生素、金屬殘留物，或其他非天然成分的肉品。為寵物補充營養的方式，包括時不時餵以新鮮的生肉或熟肉，並加入營養補充品，例如：添加少量的骨粉補充鈣質，用海藻粉或苜蓿補充有益身體的礦物質，用白雲石粉（dolomite）幫助神經安定不焦躁，用啤酒酵母粉補充維生素 B 與微量元素，以及補充海藻或乾的肝

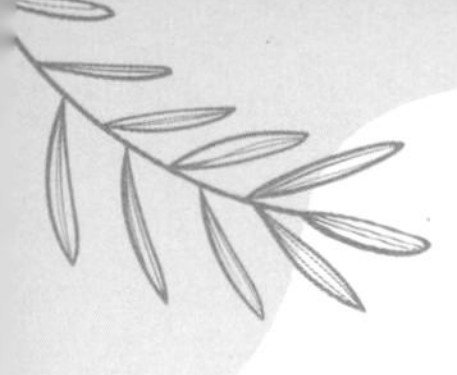

錠。每週補充 2 到 3 次富含 omega-3 的魚肝油，能幫助愛犬毛皮光亮，並補充維生素 A 與 D。不過，要是狗狗有稀便的問題，則須注意服用的量。永遠從低劑量開始；一開始只用 1 滴就足夠，根據愛犬體型，可以慢慢增加到 2 滴或 3 滴。

用芳香療法照顧貓咪

貓咪不用主人遛，牠們個性獨立，會為了嬉戲和飽腹而狩獵。和狗相比，照顧貓咪輕鬆多了。貓咪不見得黏人，但卻同樣有益人類健康。大家都知道，光是伸手撫摸貓咪，就可以達到安撫神經、降低血壓的效果。

不過，無論我們多麼深愛身邊的貓，當牠們把家具當成貓抓板抓的時候，還是會令人抓狂。要防止類似事件發生，可以在木板上揉碎一片貓薄荷，當作貓抓板使用。貓咪熱愛貓薄荷的氣味，院子裡很容易就能種起一片，貓咪會在上面愉快地打滾。貓薄荷繁殖迅速，所以一開始只需要買一株就夠了。

現在，已有越來越多人懂得為愛貓使用純露或花水。純露不耐久放，並且可能長出團塊——這是細菌等有機體的聚合物——通常出現在瓶底。雖然某些草藥學家認為出現團塊是好事，表示純露成分鮮活，但我可不想賭這麼一把。所以，請永遠從值得信任的來源，購買最新鮮的純正純露。

緩解貓咪不適

為貓咪使用任何外用產品時，必須將貓咪的體重和體型大小考慮在內；植物療方、花草、純露、精油水和精油等天然產品，也不例外。貓咪時時刻刻在清潔舔舐自己，要是家裡不只有一隻貓，牠們甚至會蜷在一起睡，因此塗抹在外的產品都會被蹭到其他貓咪身上。

貓咪在環境中可能接觸到許多有害的物質。當貓咪外出走動，我們不會知道牠們去過哪裡。然而，市政單位可能用化學藥劑控制野草生長，而你我的貓咪卻定期走在那樣的泥土地上。另外，居民也可能在住家後院噴灑除草劑，或用某些洗劑來清洗地面石塊上的黴菌與真菌，或在哪裡放了老鼠藥……天一下雨，所有藥劑就會擴散出去。家裡用的清潔劑和化學空氣清新劑，也可能是造成家貓情緒不安的主因。

貓咪的消化系統可能難以消化某些藥草和芳香物質，包括有機和非有機的化學成分。舉例來說，阿斯匹靈含有的水楊酸化合物——水楊苷（salicin），就不適合貓咪接觸。而冬青精油與樺樹精油中，也含有這樣的成分。雖然植物中只含有少量，但任何含有樺樹或冬青的產品都應該盡量避免。

營養補充品能為貓咪帶來許多助益，有時甚至只需要改變飲食，就能帶來很大的不同。試著讓貓咪吃新鮮的生肉和魚，而不是煮熟的肉。貓咪容易脫水，更喜歡喝流動的水或雨水，而不是經過人工處理、添加了氯的自來水。所以請為貓咪的水進行過濾，或直接給予蒸餾水或泉水。在貓咪的食物中，加入含有必需脂肪酸的油品，例如亞麻籽油或紅花籽油，這麼做也能讓貓咪更健康。

如果貓咪患有關節炎或風濕症，補充大蒜、硒、鋅、維生素 C、海藻和 omega-3 脂肪酸，都能幫助減輕關節僵硬與疼痛的感覺。貓咪對順勢療法的治療方式耐受度很高，坊間也有許多專門介紹這個主題的書籍。以下是某些可以使用的藥劑：

- 山金車 6c（Arnica 6c）可以在受到任何傷害或驚嚇後使用。
- 野葛 6c（Rhus Tox 6c）可以用來改善關節炎。
- 硫肝 6c（Hepar Sulphcan）可以在感染時使用。
- 洋甘菊糖球可以用在牙齦發炎，或任何一般性的發炎。

各種皮膚問題：預防與照料

可以將月見草油（*Oenothera biennis*）加入貓咪的食物裡；硒和鋅也相當有益貓咪健康。塗抹維生素 E 可以修復表皮傷口，加入食物裡，通常能改善皮膚炎。魚肝油含有 omega-3 脂肪酸，能使毛髮充滿光澤，同時有益身體健康。

膿腫

貓咪經常出現膿腫，這通常是夜裡太興奮地活動所致。你可以選擇使用獸醫開立的藥物，或求助於你的精油箱，或者兩種方式併行。

貓咪膿腫配方

蘆薈膠 .... 3 小匙（15 毫升）
德國洋甘菊精油 .... 1 滴

將等量的水、真正薰衣草純露和膠性銀混合在一起，用來清洗患部。接著，取少量的上述蘆薈膠配方，塗抹在發生膿腫的地方。

外耳炎（*Canker／Otitis externa*）

外耳炎也是貓咪經常出現的問題。這通常是因為耳朵長蟎，或是細菌、真菌感染。外耳炎可能具有感染性，在進行居家照護措

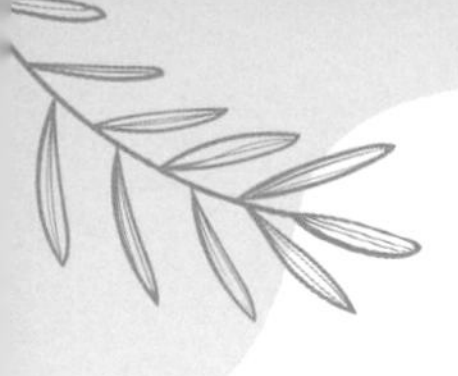

施之前，請務必先經過獸醫師檢查。如確認貓咪罹患外耳炎，每當觸碰貓咪耳朵或塗抹產品時，請務必先戴上塑膠手套，並遵從醫師建議。

外耳炎可能造成疼痛、發炎和感染，耳朵可能發熱，或出現有氣味的耳垢。如果可以的話，試試用真正薰衣草或洋甘菊純露來清潔耳朵。如要預防抓傷造成疼痛，可以把 1 滴苦楝油加入 1 小匙（5 毫升）的橄欖油中，溫熱備用。取一個棉花球，沾少量油擦在耳廓內粉紅色的部分，以及耳道口附近，但請注意不要塗到耳道內。

跳蚤

跳蚤是貓咪皮膚炎的主要原因之一；症狀包括強烈的搔癢不適、皮膚疼痛或出現傷口，也可能因此掉毛。出現這些症狀，是因為對跳蚤叮咬產生了過敏反應。通常，貓咪對於驅蚤、去蟎的藥物也可能出現過敏反應——也因此讓問題變得更複雜。把真正薰衣草或洋甘菊純露混入蘆薈膠，可以幫助舒緩肌膚不適。將瓊崖海棠油塗抹在疼痛的位置，可以改善貓咪因蚊蟲叮咬或其他原因而出現的皮膚疼痛與皮膚炎。不過，由於貓咪經常舔拭自己的毛髮和腳掌，因此，務必慎選外用塗抹的油，並只使用非常少的量。

啤酒酵母：能有效改善皮膚問題和跳蚤進軍的營養補充品。取少量的啤酒酵母粉，輕輕刷入貓咪頸背的毛髮中。

無臭大蒜膠囊：取出膠囊內容物，取少量加入貓咪的食物裡，可以幫助驅除跳蚤。

❖ 貓咪香包

運用草藥香包，就可以簡單的驅除跳蚤。用貓薄荷、鼠尾草、薄荷葉、百里香或真正薰衣草，或乾燥的苦楝葉製作香包，或綜合上述材料使用。把香包放在貓咪喜歡休息的地方就可以了。

兔子

野生的兔子會在乾淨的原野和樹林間奔跑，但家養兔只能居住在有限的方圓之地，腳下還鋪著尿濕的草葉。為兔子準備一個常保乾淨清新的籠子，真的只是最基本的事。可以在籠子底部的乾草上撒些芳香藥草，這麼做可以預防長蝨，也有驅蟎、除寄生蟲的作用。許多人不願意為自己的兔子使用化學產品，而以草藥製劑取代，這時可以自己運用精油、純露，製作照顧家兔的產品。

兔子會出現打噴嚏、吸鼻子等情況。這時，可以趁兔子在籠外奔跑的時候，用過濾水製成的精油溶液擦拭整個籠子。這個溶液的做法是：取 2 滴檸檬尤加利，加入 2 品脫（950 毫升）的水中。等籠子風乾後，再讓兔子回到籠中。或者，也可以製作精油水噴霧，裝入乾淨或全新的園藝噴霧器中使用。取 4 滴精油（混合澳洲尤加利和綠花白千層），調入 2 品脫（950 毫升）的水，根據本書第 244 頁的說明製作。

兔子也很容易感染外耳炎，並且會在彼此之間相互傳染。此時，務必先由獸醫檢查，居家照護時務必記得帶好橡膠手套才可觸碰患部。混合½小匙溫熱的苦楝油，和 1 大匙荷荷芭油，裝瓶備用。以化妝棉沾取少量，塗抹在耳廓內平坦處和耳道口周圍，但注意不塗到耳道內部。每天 1 次，持續 3 天。此外，也可以用百里香純露、真正薰衣草純露，或用真正薰衣草或百里香製作精油水來清洗患部。也可以在 1 小匙蘆薈膠中加入 1 滴苦楝油，每次取少量使用。

關節疼痛時，可以將 1/5 小匙（1 毫升）的瓊崖海棠油，調入 4 小匙（20 毫升）的荷荷芭油中，再加入 1 滴羅馬洋甘菊精油。或者在 1/5 小匙（1 毫升）的瓊崖海棠油中加入 2 滴羅馬洋甘菊精油，再調入天然油膏中攪拌均勻使用。

倉鼠

飼養倉鼠必須保持環境乾淨、乾燥。只要在旁邊放置空的果醬瓶，倉鼠就會自行如廁，飼主也能不費力地清潔。用精油來清洗籠子，就像上述兔子段落中描述的那樣。倉鼠似乎蠻喜歡真正薰衣草的味道，而真正薰衣草也很好用，因為它抗菌消毒與抗微生物的效果，能幫助倉鼠更健康。按一般方式清潔籠子之後，取 2 滴真正薰衣草精油加入 2 夸特（1.9 公升）的水中；取少量擦拭整個籠子，待風乾後再放入倉鼠。

倉鼠會儲存食物，避免食物腐敗，可以在籠底鋪放百里香來預防長蛆，或者用過濾水製成消毒精油水，噴灑在籠子底部。請只在倉鼠不在籠內時，才噴灑噴霧，並等待至少 30 分鐘，再把倉鼠放進籠內。

天竺鼠

天竺鼠對精油的耐受度似乎很好，許多飼育者也用精油達到很好的效果。有好幾本書都建議用精油來處理天竺鼠的各種問題。不過，天竺鼠是嬌弱的動物，需要細心照顧，使用任何藥草、維生素或精油，都必須維持在最低劑量，並且只在需要時使用。

遇到咳嗽、支氣管炎或流感時，某些飼育者會在籠子裡使用人類的解充血成藥，以及強力的抗感染劑。不過，何不試試下面這個溫和又極為有效的配方呢？

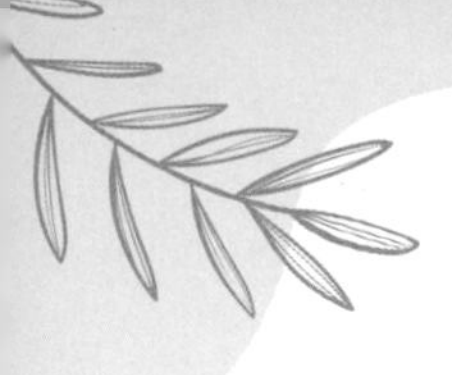

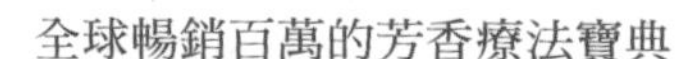

天竺鼠專用環境噴露配方

澳洲尤加利	1 滴
綠花白千層	2 滴
芳香羅文莎葉	2 滴

均勻混合上述精油，加入 1 品脫（475 毫升）的水裡混合均勻，然後倒入未經漂白的咖啡濾紙，濾除表面油點後，注入乾淨的園藝噴霧器中備用。每次使用時記得搖晃均勻。或者，也可以製作過濾過的精油水來使用。把天竺鼠籠中的鋪墊物都取出，按平時方式清理。將噴霧噴撒在清空的籠中，風乾過後，再鋪上乾淨的鋪墊物。

只需要取 1 滴上述精油，調入 1 甜點匙的蘆薈膠中，就是一份自製的解充血劑了。或者用無香的天然油霜作為基底。取一點點，擦在天竺鼠的胸口。

皮膚問題

天竺鼠的皮膚病最惱人了，而這通常是寄生蟲使然。洗過泡沫澡後，把稀釋過的精油塗抹在患部，能帶來明顯改善。不過，由於實際觸碰到動物肌膚的會是基底油，此時最好使用本身就有防蟎特質的油。金盞花浸泡油能有效舒緩皮膚病帶來的肌膚不適。除此之外，瓊崖海棠油（*Calophyllum inophyllum*）也能有效安撫肌膚：將 1 小匙（5 毫升）的瓊崖海棠油，調入 2 大匙（30 毫升）的金盞花浸泡油中，每次取少量使用。這油也可以幫助消炎、緩解疼痛，並能修復傷口、濕疹和乾裂等情況。如想調配驅蟲油，可以將 1 滴苦楝油，加入 30 毫升的金盞花浸泡油中。

如果你是天竺鼠的飼育者，或本身養著許多天竺鼠，以下這個配方值得預先調和起來備用：

天竺鼠專用肌膚配方

苦楝油	1 滴
檸檬香茅	1 滴
廣藿香	1 滴
松紅梅	1 滴
真正薰衣草	2 滴
羅馬洋甘菊	2 滴
甜杏仁油	90 毫升

均勻混合上述精油，加入甜杏仁油中裝瓶備用。洗過泡沫澡後，取少量抹過患部。不須擦去，每天 1 次，持續 2 天。此外，也可以把上述配方加入油膏中。

馬

馬天生就是相當敏感的動物。牠們似乎很喜歡精油，但由於感知敏銳，因此如遇到

不喜歡的氣味，很可能轉頭離開。精油的氣味強烈濃郁；你只需要實際聞一下就知道了。因此，可不能直接把精油瓶放在馬的鼻子底下，看看牠喜不喜歡；較適合的方法是把精油稀釋後放在掌心，再慢慢接近馬所在的位置。

馬通常很喜歡被按摩，因此，按摩不僅是為馬使用草藥療方和精油產品的極佳途徑，也有許多不同按摩手法被發展出來。不過，並不是一定要懂得專業的馬匹按摩手法，才能為愛馬使用精油；精油也可以是用於馬廄的好幫手。

移動馬匹

當馬被放進任何卡車或箱板車中移動位置，只要那裡曾有其他馬兒待過，就可能有交叉感染的風險；此外，馬匹也可能因為先前動物留下的氣味，而出現神經敏感的反應。如果你飼養的馬已經習慣了精油的香氣，或建立起香氣和舒服的按摩、愛與療癒的連結，同時對精油有良好的耐受度和反應，那麼此時就可以用精油水噴霧的方式，為愛馬舒壓。選用抗病毒、抗細菌的精油來製作精油水，放入乾淨的園藝噴霧器中，在啟程前 30 分鐘噴灑整個箱板車或貨車，保持入口敞開通風，然後才將馬匹帶入其中。下面這個配方可以舒緩旅途中的壓力和焦慮，同時有抗細菌與抗微生物的作用：

馬匹專用配方

芳香羅文莎葉	10 滴
天竺葵	10 滴
佛手柑	10 滴
真正薰衣草	10 滴
沉香醇百里香	5 滴

上述配方取 20 滴加入 2 品脫（950 毫升）的水中，在帶入馬匹前 30 分鐘，按上述方式噴灑在箱板車內部各處的牆面與底板。

這個配方也可以透過基底油稀釋，隨著梳毛塗刷或抹過毛髮。稀釋的方式如以下：

❖ 刷芳香油

在 1 品脫（475 毫升）的基底油裡，加入 15 滴的上述精油。均勻混合後，浸入刷毛梳，然後梳過整個毛髮，每次只取少量使用。

❖ 抹精油水

在 1 品脫（475 毫升）的水裡，加入 15 滴的上述精油。均勻混合。進入一塊布料，用來擦拭馬匹的毛皮，每次取少量使用。

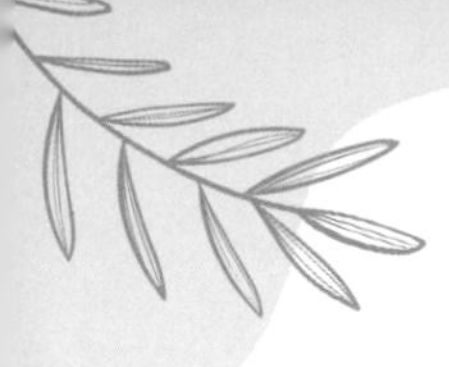

❖ **移動神經敏感或焦躁的馬匹**

下列配方可以透過多種方式，幫助減輕馬匹移動時的壓力。精油使用的目標是喚起馬兒的熟悉感和安全感。這個配方可以用基底油稀釋，在刷毛時梳刷或塗抹在馬的毛皮上——根據上述「刷芳香油」、「抹精油水」的指示來稀釋。計畫要移動馬匹時，可以按上述方式噴灑在箱板車內部四周，只要按以下配方，取 20 滴稀釋在 2 品脫（950 毫升）的水中就可以了。

馬匹專用配方

杜松漿果	10 滴
甜橙	20 滴
羅馬洋甘菊	10 滴
真正薰衣草	20 滴

如要移動小馬，請只在小馬不在附近時，在空氣中噴灑真正薰衣草純露。對於年紀較大的馬，純露依然有很好的效果，並且可以取代水霧中使用的水。不只在移動馬匹時可以這麼做，在其他的用途上也可以這樣替代。製作過濾過的精油水也是一樣。

蟲

有幾種不同的蟲可能寄居在馬匹身上，包括蛔蟲、條蟲和其他腸道寄生蟲，也因此，馬匹需要定期驅蟲——要是牠們並不經常能自由外出，更要注意這一點。預防蟲體寄居，可以在飼料中加入一小把歐芹葉、迷迭香、薄荷、芥菜、金盞花瓣、蒲公英葉，或乾燥的刺蕁麻（取植株頂端使用）——乾燥的刺蕁麻沒有刺。在飲食中加入亞麻籽油，能幫助維持腸道健康。而亞麻仁油（linseed oil）能幫助驅蟲。據說，海藻粉也有同樣的功效。

最簡單的驅蟲方法，就是使用大蒜。把至少 3 瓣蒜頭磨成泥，加入每天的飼料裡，持續餵食至少 14 天。也可以用無臭大蒜膠囊或蒜錠，但新鮮的大蒜是最佳選擇。這麼做還有一個附加好處，馬兒皮膚散出的氣味，也不受蒼蠅和跳蚤喜歡，因此，被餵食大蒜的馬兒，不會受到跳蚤和蒼蠅的騷擾。

蒼蠅

蒼蠅紛飛是馬廄最頭痛的事了。據說，在馬廄附近種下核桃樹，就能避免蒼蠅聚集。但並不是每個人都能種核桃樹啊！保護馬兒不受惱人蚊蟲侵擾的方法，就是在毛刷上滴 3 滴檸檬香茅或綠薄荷純精油（不須稀釋），在刷毛時，從上往下刷入馬兒毛皮當中。

在馬廄中噴灑精油水固然有用，但效果

並不持久，因為精油很快會揮發，蒼蠅又會跑回來。雖然在馬廄裡用噴霧是相當明智的舉動，但更重要的是要防止蒼蠅叮咬馬匹，或甚至在傷口中產卵。以下是能幫助驅蠅的精油：

驅蠅適合使用的精油

多苞葉／檸檬／藍膠尤加利（*Eucalyptus dives, E. citriodora,* and *E. globulus*）
羅勒（*Ocimum basilicum*）
香茅（*Cymbopogon nardus*）
山雞椒（*Litsea cubeba*）
大蒜（*Allium sativum*）
真正薰衣草（*Lavandula angustifolia*）
醒目薰衣草（*Lavandula x intermedia*）
檸檬香茅（*Cymbopogon citratus/ flexuosus*）
廣藿香（*Pogostemon cablin*）
胡椒薄荷（歐薄荷）（*Mentha avensis*）
岩蘭草（*Vetiveria zizanoides*）
苦楝（*Azadirachta indica*）

驅蠅洗劑

洗劑的用量，須根據馬匹的大小來決定。下列配方的量，可以在大型馬身上使用幾次。

岩蘭草	5 滴
檸檬尤加利	5 滴
胡椒薄荷（歐薄荷）	15 滴
廣藿香	5 滴

均勻混合上述精油，加入 4 品脫（約 2 公升）的溫水中。油水不相溶，因此水面上會散布精油的油點；盡可能均勻混合，再將布料浸入水中。擰乾多餘水分，然後用這塊布來擦拭愛馬的身體。也可以用咖啡濾紙過濾後，裝入園藝噴霧器，噴灑在馬兒身上。

蹄部腐爛

只要是有蹄的動物，都可能出現蹄部腐爛的問題；飼主可以用熱敷來協助受傷的蹄部。首先，把下列精油調入 90 毫升的基底油，或 90 毫升的凝膠中（例如蘆薈膠）。而後，取 1 小匙（5 毫升）塗在天然布料敷在患蹄，穿馬襪固定。

蹄部敷料

德國洋甘菊	5 滴
百里香	3 滴
茶樹	3 滴
松紅梅	5 滴
羅馬洋甘菊	3 滴

清洗馬廄

清洗馬廄時，首先將下列精油用 1 加侖（3.8 公升）的水稀釋，然後取出 4 杯，再加入另外 1 加侖（3.8 公升）的水中稀釋。

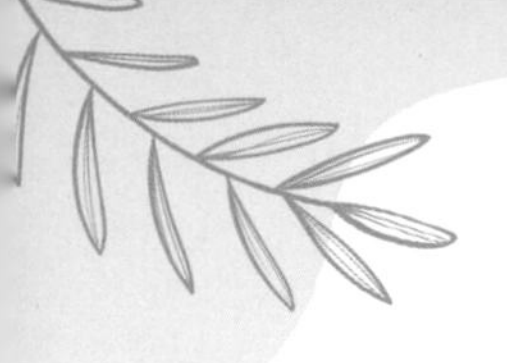
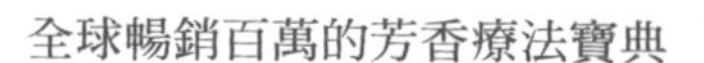

馬廄清潔劑

野馬鬱蘭 .... 10 滴
百里香 .... 10 滴
檸檬香茅 .... 20 滴

馬廄需要常保清潔乾燥，但這樣的環境，也容易讓老鼠聚集。要想預防，可以先用平常的方式清洗地面，而後用下列配方做最後一次全面性的沖淋：在 1 加侖（3.8 公升）的水中，加入 15 滴胡椒薄荷（歐薄荷）精油。也可以把乾燥的薄荷枝葉，鋪在馬廄地面上。

腿腳問題

馬兒經常遇到腿腳方面的問題。腿部骨折是最嚴重的情況了，但透過精油敷包，可以大大幫助傷部修復。以下精油在此時都非常好用：

德國洋甘菊（*Matricaria recutita*）
羅馬洋甘菊（*Anthemis nobilis*）
薑（*Zingiber officinalis*）
義大利永久花（*Helichrysum italicum*）
高地牛膝草（*Hyssopus officinalis var. decumbens*）
真正薰衣草（*Lavandula angustifolia*）
甜馬鬱蘭（*Origanum majorana*）
胡椒薄荷（歐薄荷）（*Mentha piperita*）
泰國蔘薑（*Zingiber cassumunar*）
穗甘松（*Nardostachys jatamansi*）

腿腳骨折配方

薑 .... 10 滴
義大利永久花 .... 5 滴
高地牛膝草 .... 5 滴

均勻混合上述精油，而後加入 60 毫升的康復力浸泡油（*Symphytum officinale*）中稀釋，或者，也可以用山金車浸泡油、山金車凝膠或金盞菊浸泡油來取代。溫熱調好的稀釋精油，倒入敷布，包住腿部患處周圍。高麗菜療法也能帶來改善（見本套書上冊第 423 頁）。骨折完全修復後，為馬兒按摩能使韌帶強壯，防止鈣化。

腿腳按摩配方

杜松漿果 .... 5 滴
義大利永久花 .... 5 滴
泰國蔘薑 .... 3 滴
迷迭香 .... 3 滴

均勻混合上述精油，調入 150 毫升的山金車浸泡油、康復力浸泡油或金盞花浸泡油中。每次取少量按摩整條腿、肩膀，或腿與身體側面。

壓力與神經緊張

許多馬本身個性相當敏感。透過按摩，可以用好幾種精油，幫助馬兒舒緩神經緊張或壓力龐大的感受。例如以下：

壓力與神經緊張適合使用的精油

羅馬洋甘菊（*Anthemis nobilis*）
真正薰衣草（*Lavandula angustifolia*）
快樂鼠尾草（*Salvia sclarea*）
檀香（*Santalum album*）
纈草（*Valeriana officinalis*）
岩蘭草（*Vetiveria zizanoides*）

從上述列表中，取 1 種或多種精油混合成按摩油——根據馬兒的喜好，以及按摩者的氣味偏好來選擇。每次稀釋時，在每 150 毫升的油中，加入不超過 10 滴精油。處理神經緊張的情況時，少即是多。順勢療法也能有效改善馬兒神經緊張或高度敏感的問題，有時可考慮向順勢療法獸醫師進行諮詢。

小型農場

許多人喜歡在自家擁有一個小型的農場，飼養傳統農家的動物：我們家的牛叫藍鐘，牠為全家人提供新鮮的牛乳；這隻山羊叫巴尼，當初養牠只是因為覺得好玩……精油可以幫助驅蠅、驅蟲，也可以用來清洗動物柵欄，或製作療癒噴霧和療癒油。用在動物身上，務必記得好好稀釋，並且少量使用。根據動物的體型調整精油濃度，參考本書其他章節的相關說明。

昆蟲不要來

下列精油能防止不受歡迎的昆蟲到訪：
廣藿香（*Pogostemon cablin*）
茶樹（*Melaleuca alternifolia*）
真正薰衣草（*Lavandula angustifolia*）
檸檬香茅（*Cymbopogon citratus/flexuosus*）
薄荷尤加利（*Eucalyptus dives*）
檸檬尤加利（*Eucalyptus citriodora*）
香茅（*Cymbopogon nardus*）
大蒜（*Allium sativum*）

鼠類不要來

胡椒薄荷（歐薄荷）（*Mentha piperita*）
薄荷尤加利（*Eucalyptus dives*）
廣藿香（*Pogostemon cablin*）
大蒜（*Allium sativum*）
野馬鬱蘭（*Origanum vulgare*）
百里香（*Thymus vulgaris*）
錫蘭肉桂葉（*Cinnamomum zeylanicum*）

綿羊

羊棚裡常有鼠患。既然老鼠不喜歡薄荷的氣味，可以在棚舍外圍種下一圈胡椒薄

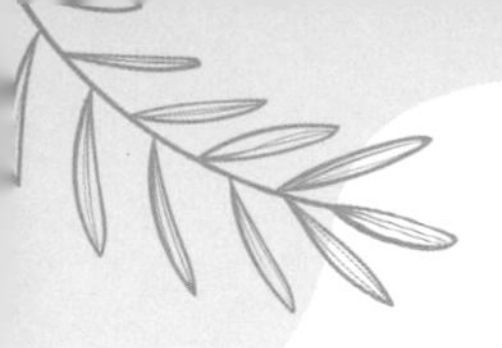
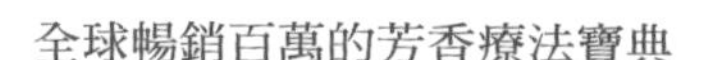

荷，作為防鼠的界線。可惜的是，這樣做只能防小老鼠（mice），防不了大鼠（rat）。清洗柵欄時，可以在 1 加侖（3.8 公升）的水中，滴入 5 滴胡椒薄荷（歐薄荷）精油，做最後一次全面性的沖淋。也可以把胡椒薄荷（歐薄荷）精油直接滴在棚舍外圍。胡椒薄荷（歐薄荷）的氣味可以讓母羊放鬆，同時讓棚舍的氣味更加清新。

牛、公牛與小牛

牛受的苦可不少。人們餵食抗生素、生長荷爾蒙及各種藥物，只為增加牛乳產量，但人類對牛隻所做的，還遠遠不只這些。要想增加牛乳產量，只要在糧草中加入適當的香草就能辦到，並不需要使用令人憂心的荷爾蒙，讓不明究理的消費者隨著牛奶吞下肚。據說，榛果葉能增加牛乳的乳脂含量，也能對牛隻的消化系統帶來幫助。而人們也認為，香蜂草（或稱檸檬香蜂草）能增加牛乳產量。把乾燥的香蜂草加入牛的糧草，或者泡製香蜂草「茶」，噴在糧草上。甜馬鬱蘭也是泌乳好幫手：在糧草中加入甜馬鬱蘭，或泡製甜馬鬱蘭茶，噴在糧草上。

❖ 乳腺炎

乳腺炎不僅讓牛不好受，對酪農來說也是一大損失——不僅乳量減少，還要花錢醫治。然而，只要在乳房使用妥善稀釋的精油配方，就能幫助乳腺消炎。以下配方要在症狀一出現時，就開始使用：

舒緩乳腺炎配方

真正薰衣草	4 滴
德國洋甘菊	4 滴
天竺葵	4 滴
澳洲尤加利	4 滴

均勻混合上述精油，稀釋於 120 毫升的基底油中。基底油可選擇紅花籽油或菜籽油（rapeseed oil）。每次取大約½小匙使用。

另一個選擇，是將精油混入少許金盞花浸泡油，然後以 120 毫升的蘆薈膠稀釋。在精油配方中，加入 1 滴胡椒薄荷（歐薄荷）精油，能帶來些許清涼與消炎的作用。如果獸醫師同意的話，這些使用方法，都可以和獸醫師建議的做法併行。

❖ 活力滋補劑

有時，飼主會為牛隻準備用藥草和綠色植物製作成的活力滋補劑，尤其在春季。像這樣的滋補劑，對所有牛隻都能帶來幫助。在此，我們說的是最傳統的那種滋補劑，像這樣：準備一大把西洋菜（watercress）、薄荷葉、蒲公英葉、刺蕁麻頂端（記得戴手套喔）、酸模葉和鼠尾草葉，混合在一起。

用新鮮的草葉最好，但如果無法取新鮮的草葉，用乾燥的也可以。取一大鍋，把滿滿 1 小匙的糖蜜融化在 5 品脫（1.4 公升）的滾水中，放入所有草葉，再加上 2 瓣壓碎的大蒜。靜置放涼，偶爾攪拌一下。靜待 24 小時，再瀝出汁液加入飲用水中。取出的草葉可以加入糧草裡餵食。

蜜蜂

蜜蜂對香氣極為敏感，並且很容易受到香氣吸引，任何一個用過純正花香精油的芳療師，都能證實這一點。如想誘引蜜蜂去到新的蜂箱，可以試試下面這個精油溶液：

天竺葵	1 滴
羅馬洋甘菊	1 滴
百里香	1 滴

把上述精油加入 1 大匙（15 毫升）的水中，然後浸入一塊布料，用這塊布料擦拭蜂箱內部。

上述精油都可以單獨使用。某些有機蜂農，也會用同樣的方式來除蟎：用野馬鬱蘭以及（或）百里香精油擦拭蜂箱內部。

花香對蜜蜂的吸引力，也可能對專業芳療師帶來困擾；我就曾親身體驗過。每年都會有一群群蜜蜂試圖湧入我的診所，它們會撞上玻璃窗，也會在客戶進出時飛過他們身邊；它們會爬在燈具、布簾上，基本上到處都有。這裡散發的香氣，使蜂群發了瘋地想找到那甜美濃郁的巨大蜜源。我得想想辦法。於是，我調配了一個根部類精油配方（而不是花香）── 我用岩蘭草、纈草與薑，塗抹在大門門框與窗框，蜜蜂們便掉頭離開了。自此之後，診所就再也沒有這樣「蜂」湧竄入的困擾了。在此分享我的經驗，若是你也有同樣的困擾，可以供你參考。

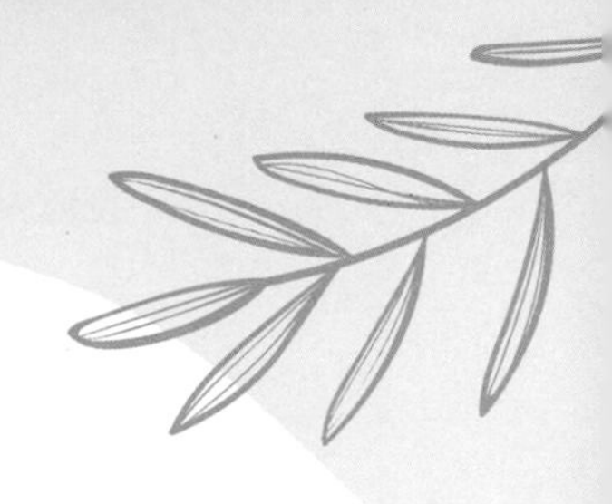

CHAPTER 18

明日花園

花園是各種植物、昆蟲、鳥類和小生物聚集的群落（community）。一個好的群落，大家相處和諧，只取需要的量維持生活，也會和鄰居分享資源、幫助共好。然而，運作失衡的群落，會有惡霸強勢佔領，居民相互偷竊，沒有人願意伸出援手，最終，這樣的群落只會陷入混亂。要長成繁盛的花園，所有土壤供給的養分都必須獲得補充，害蟲要受到控制，野草也不橫生。所有植物都為身旁鄰居供給養分，一切生物強健生長。

這一切，都得從土壤講起。植物從土壤中獲得養分和水分，雖然我們知道雨水總會降臨，但如何讓養分回到土壤中，供下一代植物生長，則是我們需要思考的問題。蠕蟲（worms）又叫做「生態系統工程師」，它們在土壤中掘出道路，不僅幫助土壤透氣，也能讓植物的根有空間自在伸展；它們以植物碎屑為食，將這些殘留物，轉換為滋養土壤的腐植質，其中含有磷、氮、鉀，和其他各種微量營養素。如果土壤中沒有蠕蟲，土壤中的養分將會被剝奪殆盡。所以，我們必須確保花園裡的蠕蟲吃得飽飽，不會離開。花園裡要是沒有落葉或其他有機物質，蠕蟲就不會想待在這裡。

真菌也會從花園中的無機質獲取養分，將之轉化為富含營養的腐植質。要是沒有真菌，朽木就不可能被分解。因此，真菌是能讓養分回收再利用的重要元素。的確，土壤裡住著數十萬種不同的微型生物，它們辛勤工作，土壤才能常保富饒健康。它們是整體群落的好友，這些微生物的安好，也應列入花園管理的考量。

花園的疏水性和土壤種類有關。土壤除了有勤奮的蠕蟲和真菌創造的腐植質，其餘部分由沙、泥與黏土構成。沙子是其中顆粒最大的；泥小一點，是石頭的碎屑；黏土是最細的一種。要是土壤中的沙子太多了，雨後留下的水分，便不足以供應大部分植物所需。黏土質地極為細膩，因此很容易結塊，以至於雨水難以越過表面滲入底層。如果沙粒像一個足球那麼大，黏土粒就像針頭那麼小；而且黏土帶電，因此會吸引養分和水分聚集。園藝的學問之一，就在於確保土壤不

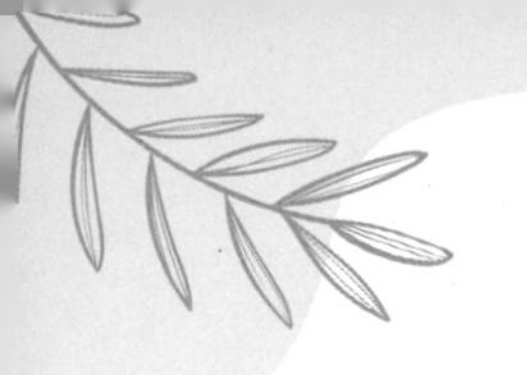

會含太多沙，或太多黏土，因此水分可以充分滲入，以供植物所需。要使植物生長達到良好平衡，必須對土壤有充分的認識，並且給予足夠的養分，如此一來，土壤才能達到平衡。或許你會需要有機堆肥，如果你願意花上幾個小時，把堆肥深埋在土中，長期下來，將獲得極大的回報。

在一般天氣條件下，植物和土壤通常都能相安無事，各自良好運作。但要是出現旱災，或連日下雨，就可能釀成大禍。1930年代發生在美國和加拿大中部的沙塵暴——黑色風暴（Dust Bowl），就是因乾旱和開墾過度，造成土壤脆弱而引發的自然災害。土壤成為塵土，就會隨風飛揚。而許多其他地方，則是因為輕忽了農作方式對土地帶來的影響，使土壤在大雨後流失。要防止土壤流失，只要幾個簡單的方式就能辦到。首先，允許草類在一排排植物之間生長。這麼做能防止大雨帶走土壤。此外，在未被利用的裸土上鋪放稻草，能減輕雨滴撞擊的力道，讓土壤不至於崩壞而隨雨水沖流。山坡上則可以按照合適的方向排排種植作物，如同建立屏障，防止雨水將土壤帶走。

要安排合適的植物群落，則需要了解每一種植物各自的生長特性：植株會長得多高、根會長得多深、喜歡哪一種土壤、需要什麼養分、什麼昆蟲會為它授粉、什麼昆蟲會咬食它或帶來疾病。想為植物選擇合適的鄰居，就需要知道哪些植物能從上述面向，為彼此帶來幫助。

要安排合適的昆蟲群落，則需要知道哪些昆蟲能幫助授粉，而哪些昆蟲會以植物為食、為居，或用來產卵、培育幼蟲。有些昆蟲是很適合養在花園的益蟲，因為他們會獵食破壞植物的壞蟲。舉例來說，食蚜蠅（hoverfly）會在蚜蟲聚集處產卵，因此幼蠅能直接以蚜蟲為食——每一隻食蚜蠅幼蟲在化蛹之前，能吞下幾百隻蚜蟲。你可以透過種植旱金蓮、萬壽菊和罌粟花來吸引食蚜蠅。

伴生栽培（*companion gardening*）是一種比鄰植物關係良好的安排方式。從最簡單的角度來看，一個好的伴生植物，或許能幫助鄰居遮陰，或帶來鄰居所需的保護。或者，從土壤深處汲取養分的深根植物，就能和淺根植物比鄰而居，讓淺根植物吸收土壤表面的養分。又或者，某一種植物正好能分泌鄰居所需的養分；或是某種植物的香氣，正好能驅走侵害鄰居的昆蟲，或為鄰居吸引授粉的昆蟲到來。某些植物香氣帶有的抗細菌或抗病毒特質，不僅能為自己帶來保護，也能同時保護鄰居不受侵擾。

現在，人們開始從植物溝通交流的角度，安排大規模農作的作物。即使是我們不認為芳香的植物氣味，也可能散發出驅逐掠食者的有機揮發化合物（volatile organic compounds，VOCs）。這些有機揮發化合物不只會被同類植物辨識出來，也可能被毫無關聯的植物偵測到。如果植物能從其他植物散發的香氣接收到訊息，就表示只要在作物周圍種植遇敵會發出警告的植物，田裡的作物就能收到警告，外圍植物也會保護自己。像這樣能保護作物的植物又叫做**哨兵植物**（*sentinels*），在未來的農業發展上，或許會佔有一席之地。

農人的另一個難題是：害蟲已對殺蟲劑產生抗藥性，因此只能使用更大量或更強效的殺蟲劑試圖對治。不過，某些精油成分，似乎能成為這個問題的一種解方，因為精油能幫助驅逐某些昆蟲，而基於植物化學成分的多樣性，這樣的效果並不容易隨時間過去而產生抗性。同時，由於精油成分天然，因此不會破壞環境。這方面的研究，現在在植物化學交感（allelopathy）這個領域，有更多的探究。植物化學交感研究的範疇更大，包括植物的生物有效成分——無論在葉片或根部——和其他植物如何相互作用，引發對應的反應，也是討論的範圍。目前，關於每一個植物品種的特性，都還有許多資訊有待收集，但很可能，未來的農業方式會更需要仰賴伴生栽培的古老智慧，進行更深入的了解。或許，農夫們也會把化學藥劑放在一旁，在農地裡種下驅蟲和抗微生物的作物，用以控制可能侵害農園的細菌、病毒和真菌。

在花園裡使用精油

精油在花園裡可以扮演好幾種角色：可以用來吸引授粉者、驅除害蟲，也可以處理昆蟲帶來的細菌與病毒。精油的抗微生物特質，是百萬年來植物演化的成果，那本不是為了幫助人類，而是確保精油的來源植物能在地球上存活。

強健的植物也更能抵抗疾病，如果我們從生物化學的角度，來運用間作耕種的方法，利用像海藻等天然的植物食物，就能建立起強健的力量。這溫柔的作法，不僅能增加產量，也能改善花朵的香氣，以及植物和水果的口感。

大家都知道，番茄和羅勒是料理和沙拉的好搭檔。不過，只要把羅勒種在番茄附近，就能幫助植株上的番茄口味更好。玫瑰喜歡和大蒜、羅勒或百里香為伴，以上植物都很適合種在玫瑰叢附近，也可以把微量的上述精油加入水中澆花。

要成功控制花園裡的害蟲，關鍵在於知己知彼——明白它們的喜好點與嫌惡點、它們的天敵、如何誘捕、它們的生命週期、它們的移動特性等等。了解這一切之後，就有可能制定出百戰百勝的計畫。要想在花園裡使用精油，只要在澆花的水裡，加入微量的精油就可以了；只要這樣就夠了。以下是一個索引列表，羅列出幫助驅除花園昆蟲與害蟲的精油和植物建議。

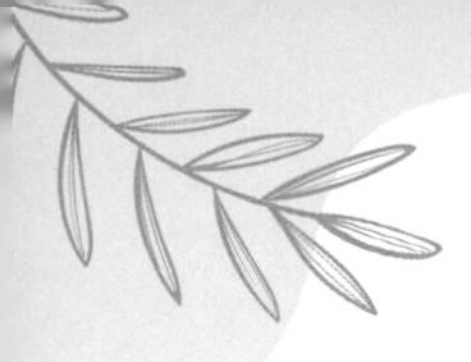

表 18：大自然的驅蟲劑

昆蟲種類	驅蟲植物或花草茶	驅蟲精油
螞蟻	綠薄荷、菊蒿（tansy）、胡薄荷（pennyroyal）、胡椒薄荷（歐薄荷）、迷迭香、百里香。 將上述植物種在家門口，可以種在土地裡，也可以用盆栽種。另外，在棉花球上滴入精油，放在門邊。在螞蟻出沒的地方和螞蟻的巢穴噴灑精油。	甜橙、迷迭香、綠薄荷、胡椒薄荷（歐薄荷）、肉桂、丁香、百里香、胡薄荷、大蒜、冬青。
蚜蟲	迷迭香、萬壽菊、旱金蓮、綠薄荷、青蒿、大蒜、馬鈴薯、歐芹、羅勒、辣根。	迷迭香、萬壽菊、洋茴香（大茴香）、綠薄荷、胡椒薄荷（歐薄荷）、雪松、牛膝草、芫荽、苦楝、冬青。
蚜蟲（針對豆類植物）	香薄荷、迷迭香。	月桂、苦楝、芫荽、香薄荷、迷迭香。
瓢蟲	馬鈴薯、百里香、迷迭香。	百里香、大蒜、迷迭香、胡椒薄荷（歐薄荷）。
黑蠅（blackfly）	萬壽菊、羅勒、真正薰衣草。	真正薰衣草、萬壽菊、胡椒薄荷（歐薄荷）、丁香、迷迭香。
高麗菜蠅	百里香、鼠尾草、迷迭香。	百里香、鼠尾草、迷迭香、胡椒薄荷（歐薄荷）。
白粉蝶	鼠尾草、迷迭香、牛膝草、百里香、胡椒薄荷（歐薄荷）、芹菜、薄荷、青蒿。	胡椒薄荷（歐薄荷）、鼠尾草、迷迭香、牛膝草、百里香。
胡蘿蔔蠅	迷迭香、細香蔥、鼠尾草、百里香、洋蔥、韭葱 。	迷迭香、野馬鬱蘭、萬壽菊、百里香。
毛毛蟲	芹菜、繖型科植物、番茄。	綠薄荷、鼠尾草、迷迭香、天竺葵、胡椒薄荷（歐薄荷）、百里香、冬青。

昆蟲種類	驅蟲植物或花草茶	驅蟲精油
切根蟲	橡樹葉、橡樹皮。	百里香、鼠尾草、迷迭香、丁香、胡椒薄荷（歐薄荷）、冬青。
線蟲	金盞菊。	萬壽菊、丁香、迷迭香
跳蚤	真正薰衣草、胡椒薄荷（歐薄荷）。	檸檬香茅、香茅、胡薄荷、真正薰衣草、胡椒薄荷（歐薄荷）、百里香、迷迭香、冬青。
金花蟲／葉蚤蟲（黑色）	薄荷、萵苣。	檸檬香茅、胡薄荷、真正薰衣草、迷迭香、丁香、百里香、胡椒薄荷（歐薄荷）。
蒼蠅	芸香、胡椒薄荷（歐薄荷）、菊蒿、番茄。 芸香很適合種植在堆肥、肥料和穀倉附近。	胡薄荷、丁香、檸檬香茅、真正薰衣草、香茅、胡椒薄荷（歐薄荷）、迷迭香、羅勒、綠薄荷、野馬鬱蘭、苦楝、岩蘭草、檸檬尤加利、天竺葵、廣藿香。
蚋	胡薄荷。	綠薄荷、肉桂、檸檬香茅、天竺葵、廣藿香。
綠蒼蠅（Greenfly）	大蒜。 綠蒼蠅可能會被羅勒和葡萄柚精油吸引，所以別用葡萄柚皮來捕捉溫室裡的蛞蝓。	真正薰衣草、松紅梅、茶樹、野馬鬱蘭、百里香、迷迭香、胡椒薄荷（歐薄荷）、苦楝。
虱子	綠薄荷、胡薄荷、胡椒薄荷（歐薄荷）、刺蕁麻、羅勒。	綠薄荷、胡椒薄荷（歐薄荷）、雪松、苦楝、胡薄荷、羅勒。
螨蟲	胡椒薄荷（歐薄荷）、青蒿。	尤加利、檸檬香茅、佛手柑、胡椒薄荷（歐薄荷）。
蚊子	黃樟（Sassafras）、胡薄荷、青蒿、迷迭香、鼠尾草、棉杉菊（santolina）、真正薰衣草、薄荷、羅勒。 種植蓖麻也可能有幫助。	貓薄荷、印度藏茴香（ajowan）、羅勒、迷迭香、檸檬尤加利、真正薰衣草、野馬鬱蘭、百里香、胡薄荷、天竺葵、丁香、廣藿香、岩蘭草、香茅、檸檬香茅。

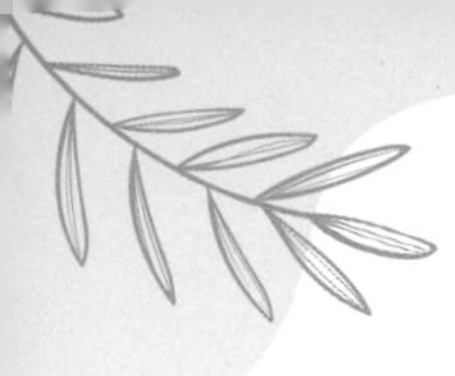

昆蟲種類	驅蟲植物或花草茶	驅蟲精油
蛾	青蒿、迷迭香、鼠尾草、棉杉菊、真正薰衣草、胡椒薄荷（歐薄荷）、菊蒿。	雪松、歐洲赤松、綠薄荷、真正薰衣草、牛膝草、胡薄荷、香茅、胡椒薄荷（歐薄荷）、岩蘭草、檸檬香茅。
植物蚜蟲（plant lice）	刺蕁麻 。	綠薄荷、胡薄荷、胡椒薄荷（歐薄荷）。
蛞蝓	大蒜、細香蔥。 把蛋殼壓碎，加入 1 滴迷迭香，然後撒在植物苗圃周圍。蛞蝓不喜歡強烈的香氣，也不喜歡粗糙的表面。也可以把粗砂紙裁成條狀，排成阻隔的柵欄。	大蒜、雪松、牛膝草、歐洲赤松、胡椒薄荷（歐薄荷）、丁香、迷迭香。
蝸牛	大蒜、胡椒薄荷（歐薄荷）、綠薄荷。 蝸牛不喜歡的精油氣味有很多。	檸檬香茅、丁香、綠薄荷、肉桂、胡椒薄荷（歐薄荷）、雪松、歐洲赤松、大蒜、廣藿香。
蜱蟲	芸香、胡薄荷、鼠尾草、胡椒薄荷（歐薄荷）。	香茅、檸檬香茅、百里香、鼠尾草、芸香、迷迭香、丁香、胡椒薄荷（歐薄荷）。
象鼻蟲	大蒜。	雪松、芸香、檀香、廣藿香。
粉蝨	萬壽菊屬植物、番茄、萬壽菊。	萬壽菊、真正薰衣草、鼠尾草、苦楝、迷迭香、胡椒薄荷（歐薄荷）、冬青。
棉蚜蟲	旱金蓮。	苦楝、歐洲赤松。

精油會因為光線和雨水而散失。在澆花器中加入 1 滴生態友善的環保洗碗精或卡斯提亞橄欖液態皂（castile soap），能幫助精油的香氣保留更久一點。

一般防蟲噴霧配方

錫蘭肉桂……1 滴
迷迭香……4 滴
丁香……2 滴
百里香……1 滴
檸檬尤加利（或檸檬香茅）……3 滴

取上述配方 2 滴，加入 1 品脫（475 毫升）的水中。注入未經漂白的咖啡濾紙中過濾，然後在每 1 品脫（475 毫升）的水中，加入 1 大匙（15 毫升）上述過濾後的精油水。或許需要持續好幾天，昆蟲才會放棄堅持，另去他處。

你可以在第 266 頁的表 18 中看到，螞蟻能被甜橙和胡椒薄荷（歐薄荷）驅走，它們寧可繞大遠路，也不想接觸這個氣味。要想清除蟻窩，只要將 2 滴未經稀釋的胡椒薄荷（歐薄荷）純精油，直接滴在蟻窩上，就可以靜待螞蟻傾巢離去。甜橙茶和薄荷茶也可以用來驅趕住家和花園的螞蟻。蒐集一些橙皮，在內裡白色的部分滴 1 滴胡椒薄荷（歐薄荷）精油，靜置幾天後加入 3 品脫（1.5 公升）的滾水中。泡製 24 小時，再取出橙皮。用這個溶液作為驅蟻噴霧。如果你手邊沒有橙皮，就用 1 滴甜橙精油取代，但記得先用濾紙過濾後再使用。

如果螞蟻入侵到家中，可以在門檻或螞蟻的任何入口處，滴上 1 或 2 滴胡椒薄荷（歐薄荷）、綠薄荷或丁香精油；但記得別把純精油滴在地毯、木製或複合木地板上，因為未經稀釋的精油可能損害這些材質。你也可以把胡椒薄荷種在盆子裡，當作移動式的阻隔界線；可以將盆栽放在後門，或在螞蟻學聰明改變路線時，隨時移動應變。或者，也可以把盆栽薄荷葉切碎，滴入胡椒薄荷（歐薄荷）精油，撒在需要建立界線的地方。老鼠通常也不喜歡薄荷的氣味，所以同樣的方法也能用來驅趕老鼠。

無論是胡椒薄荷（歐薄荷）盆栽或精油，都是驅除各種昆蟲的好幫手，包括白粉蝶。同樣地，可以把乾燥的薄荷葉撒在需要的地方，或者在澆花的水裡加入 1 滴精油。請參考接下來說明的各種用法；一個大的澆花器只需要 1 滴精油就足夠了——在花園裡使用精油，一樣秉持少即是多的原則。

有些昆蟲是重要的授粉幫手，包括蜜蜂、黃蜂和蝴蝶。利用從開花的植株萃取的香草類精油，能吸引蜜蜂拜訪你家的花園——在一小盤水裡，滴入 1 滴精油就可以了——蜜蜂會被這樣的香氣吸引，以為這裡正有花朵盛開。如果你種有需要授粉的果

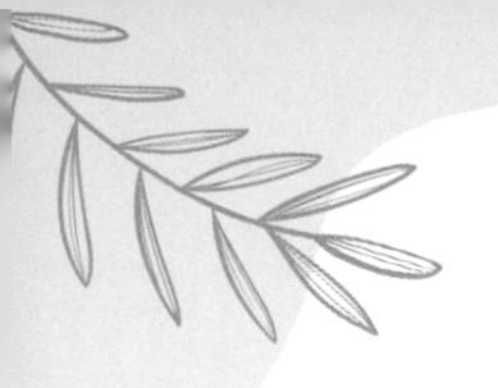

樹，這個方式值得好好考慮！如果你正養著一窩蜜蜂，可以好好運用百里香和野馬鬱蘭精油的抗微生物作用（可以參考本書第 17 章「動物的天然保健之道」中，關於「蜜蜂」的段落）。根部類精油對吸引蜜蜂沒有幫助。

至於蚊子，則有許多族群之分——沒錯，就是叫族群（*tribes*）——而每一種蚊子族群裡，都還有許多不同品種。每一種蚊子都有各自對香氣的喜惡，要達到驅蚊的效果，也會需要不同強度的精油用量。於是，要驅趕現正打擾住家的蚊子，會需要一定程度的實驗，才能找到最佳解方。貓薄荷（catnip）精油是花園裡相當好用的驅蚊劑——可以調和香茅使用，或混合上述列表中任何一種精油。不過請記得，使用貓薄荷也可能吸引住家附近的貓咪到來。檸檬香茅、香茅、苦楝或真正薰衣草精油，比起其他精油更能預防夏天夜晚蚊蟲的叮咬。

在花園裡，任何會飛的昆蟲都是一種困擾，尤其在花園烤肉的時候。把緞帶吊在樹上，能有效驅除會飛的昆蟲，包括糠蚊、蚊蚋或各種蚊子。這個方法非常容易辦到，也很容易更換添新。選定要用的精油，取 5 滴滴入一小碗水中，在水裡浸入不會褪色的緞帶，而後綁在花園遮陽傘、樹木枝條、柵欄，或任何邊界位置。這麼做，就能防止昆蟲進入你所在的空氣中。視需要隨時添加純精油。如果花園裡有任何瓶罐或桶子出現積水，請及時清除，因為這樣的水窪只會吸引更多昆蟲到來。

請注意，別把精油滴入池塘或湖水中。若想驅趕在池塘上盤旋的昆蟲，可以拿一根長竿，綁上滴入純精油的緞帶，然後把竿子插在池塘邊。如果你的仲夏夜晚總是受到蛾群侵擾，可以同樣使用上述方式，選用蛾不喜歡的真正薰衣草或雪松精油。驅蟲防蟲時，使用已超過保存期限的精油也沒有關係，因為只要香氣仍在就能達到驅蟲的效果。

花園裡的精油使用法

在花園裡使用精油時，省著用效果會更好。精油濃度極強，雖然我們不見得能察覺到某種香氣，但昆蟲與動物會。只需要一點精油香氣的痕跡，就足以讓平時受某株植物香氣吸引的昆蟲感到困惑。花園裡的精油使用法有很多，請根據你想驅趕的昆蟲、你想保護的植物，以及周圍還有哪些植物來決定。

噴霧

噴霧可以作為防蟲劑，也可以用來預防黴菌與發霉。在 100 毫升的水中，加入 3 滴精油，搖晃均勻後，靜置 24 小時。注入未經漂白的咖啡濾紙過濾，取 1 大匙（15 毫升）加入 2 品脫（950 毫升）的水中使用。

如要噴灑在花朵、水果或蔬菜上，請先確保液體仔細搖勻——因為油水會分離——每一次噴灑之前，也需要仔細搖晃均勻。如果你看到精油漂浮在水面上，只要用紙巾一角觸碰水面，就可以移除油點。

精油茶

取 8 滴精油加入 2½品脫（1.2 公升）的水中。開火煮滾，靜置放涼後，用咖啡濾紙濾除表面油點。取 2 大匙精油茶，加入 4 品脫（約 2 公升）的水中，按平常方式澆花。

芳香繩

將繩子浸在加了精油的水中，懸掛在排排蔬菜作物之間，可以混淆昆蟲的嗅覺感受，例如白粉蝶和胡蘿蔔蠅。請根據表 18（第 266 頁）來選擇合適的精油。

芳香繫帶

在一條布料上滴 1 滴純精油，綁在樹枝上懸掛。這麼做可以省下四處噴灑噴霧的苦差事。視需要補滴精油。

棉花球

棉花球可以用來驅逐昆蟲或會扒穴的動物，例如鼴鼠。在棉花球上滴入 3 滴精油，放在洞穴中或巢穴上，視需要補滴精油。可以試試味道特別強烈刺鼻的精油。

容器

這個方法很適合用來驅趕蛞蝓、蝸牛、老鼠、貓、狗，和各種會在地面移動的昆蟲。把一個不要的塑膠容器，例如優格杯埋在地面下，讓容器的開口和地面齊平。在容器裡放入一點水、植物油，和 2 滴精油。這個方法也可以防止貓狗在附近撒尿。下雨時，把容器蓋起來。

植物花草茶

香草、花朵或其他植物泡製成的花草茶，攜帶著來源植物的有效成分，是一種能將這些成分傳遞給其他植物的溫和方法。製作花草茶的植材可以是乾燥的，但新鮮花草最佳。在清晨把植物摘取下來，最好是葉片上還帶著露珠的時候。取新鮮的嫩株，因為枝葉中含有更多的生長成分。

每 1 杯新鮮或乾燥的植物材料，準備 2 杯水。將滾水注入植材，蓋上蓋子，靜置浸

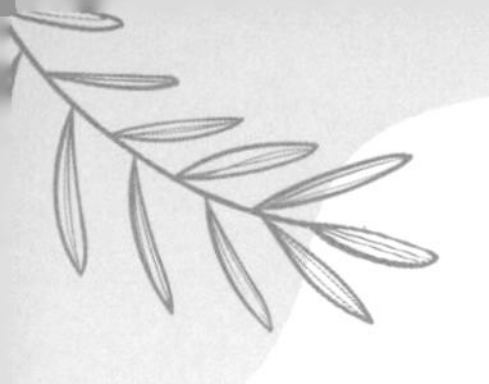

泡至少 4 小時。濾出水分，放在冰箱冷藏。接著，把 2 大匙（30 毫升）花草茶兌入 8 品脫（3.8 公升）的水中，放入澆花器或園藝噴霧器中使用。

如果想為花園植物準備更濃的花草茶，可以取一個帶蓋的玻璃罐，裡面放滿植物材料，注滿滾水後靜置過夜。濾出水分，然後再一次重複這個過程，不過接下來不用新的滾水，而是用上一次濾出的花草茶——當然要煮滾。這個程序可以重複幾次。接著取 1 至 2 小匙濃縮過的花草茶，加入 1 品脫（475 毫升）的水，放進園藝噴霧器使用。要想知道該使用什麼香草或花朵比較好，可以參考表 19、20 的同伴植物列表（第 274-276 頁）。

蛞蝓和鳥

這麼多年來，蛞蝓一定樹立了不少敵人，因為人們發明了好多方法，都是為了處理它們。最重要的是，首先要避免蛞蝓吃下你的植物。蛞蝓的嗅覺極為敏銳，它們痛恨任何形狀或形式的大蒜。然而大蒜精油的香氣非常濃烈，一不小心可能讓人也覺得不舒服，所以另一個選擇，就是剝下大蒜瓣放在地面上，尤其在花園的邊界，因為那是蛞蝓產卵的地方。翻開石頭或土塊找一找，看看下面有沒有像珍珠一樣小小、白白的卵。或者，也可以使用無臭大蒜膠囊：用針在膠囊上刺幾個孔，埋在苗圃周圍或花園的邊界。另一個方法，是在澆花器的水裡，加入 1 大匙壓碎的大蒜，然後澆在蛞蝓出沒並帶來破壞的區域，但注意別澆在植物上。

那些吸引蛞蝓的植物——通常是花園裡最厚實、最多汁的植物——可以透過設置護理柵欄來進行保護。乾燥的松針或冬青就很好用，但任何帶刺的材料都可以派上用場，例如壓碎的蛋殼、粗砂紙或銅線等。另一個方式是，在地面鋪上會黏在蛞蝓下方，並吸乾蛞蝓水分的材料，例如燕麥糠。

除非花園裡種著會被鳥咬食的水果，否則一般來說，花園有鳥常在是好事，因為鳥會以蚜蟲、毛毛蟲和蛞蝓為食。你可以透過裝設餵鳥器或戲水盆，吸引鳥兒到來。在花園、菜圃或果樹之間懸掛線或棉線，就能驅趕鳥類，但使用的材料最好顏色鮮艷一些，這樣鳥兒才能清楚看見，也要綁緊一些，才不至於纏住鳥兒的腳。

黴菌與發霉

黴菌與發霉，通常是因為澆了過多的水，或是澆在葉子而非澆在根部所導致。偶爾簡單灑些水是很好，但如果在葉片上留下大粒的水珠，就可能促進黴菌滋生，造成發霉。尤其當夏天轉涼的時候，更是如此。試試用精油茶或噴霧的方法：從以下建議精油中，取 1 或 2 滴精油，加入每 4 品脫（約 2 公升）的水中，用平常的方式以園藝噴霧器噴灑。

接骨木花茶最能抑制黴菌，而細香蔥茶對於使嬌嫩玫瑰枯萎的灰黴特別有效。刺蕁麻茶可以用來處理小黃瓜上的霉，而馬尾草茶（horsetail）因為含有高量的氧化矽，能保護植物，不受經常長在蔬菜上的許多黴菌侵襲。

抗發霉、抗黴菌適合使用的精油

廣藿香（*Pogostemon cablin*）
錫蘭肉桂葉（*Cinnamomum zeylanicum*）
茶樹（*Melaleuca alternifolia*）
丁香花苞（*Syzygium aromaticum*）
野馬鬱蘭（*Origanum vulgare*）
天竺葵（*Pelargonium graveolens*）
松紅梅（*Leptospermum scoparium*）

番茄和馬鈴薯會因受到真菌類有機體侵害而枯萎，園丁與農夫們經常為此所苦。這時，可以透過噴灑精油加上阿斯匹靈，或用白柳茶（willow，*Salix alba*）或其他來自白柳樹皮的產品來取代，因為白柳含有製造阿斯匹靈所用的水楊酸。然而，這種真菌有機體有可能基因突變，因此化學藥劑也不見得有效。然而，精油能跟上基因突變的速度。這不僅是因為能帶來幫助的精油不只區區幾種，而且當它們調和在一起，不同的比例也可能形成完全不同的組合。使用阿斯匹靈錠劑時，請先確保這是能溶於水的錠劑。在每夸特（950 毫升）的水中，加入約 500 毫克的阿斯匹靈，噴灑在葉片上，也別忘了葉片背部。

番茄和馬鈴薯枯萎病配方

水溶性阿斯匹靈膠囊（壓碎備用）
.............................500 毫克
水...............2 品脫（950 毫升）
*精油 .... 1 滴

*從第 273 頁的精油建議列表來選擇。

把阿斯匹靈錠劑壓碎，或使用白柳錠或白柳粉（如果不用阿斯匹靈兌水使用，替代的方式會是白柳錠兌水，或將白柳樹皮、嫩枝浸泡在水中，浸製數週後使用）。把阿斯匹靈放在園藝噴霧器中，加入水和精油。大力搖勻，確保藥片完全溶解後再噴灑。或者，也可以用 1 大匙的小蘇打粉（碳酸氫鈉）取代阿斯匹靈使用。

植物朋友圈

有幾種芳香植物，對大部分的花卉和蔬菜都能帶來益處，很適合種植在一起。

萬壽菊是阿茲提克文化的神聖植物，和

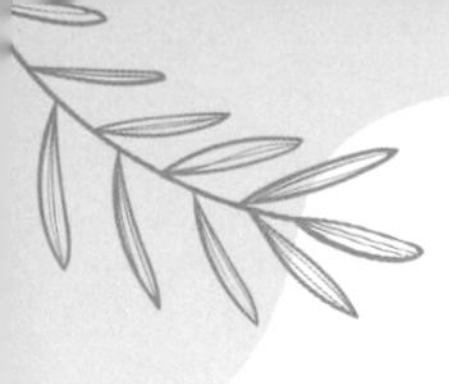

人們敬奉的農業之神有關——這也難怪，因為許多植物都會因萬壽菊在旁，而增加產量。鼠尾草也能對許多植物帶來幫助，包括真正薰衣草、迷迭香和百里香。最好把真正薰衣草和迷迭香種在菜圃的四周，而不是菜圃之中，因為這類植物很好存活、不易更替，也要記得經常修剪，才不至於長得太高。

龍艾幾乎能種在任何地方，因為它不像許多其他植物那樣，會把土壤的養分榨乾。據說，西洋蓍草能增強大部分香草植物的香氣品質，因此是藥用植物與藥草的好夥伴。纈草含磷會吸引有益土壤的蚯蚓。把毛地黃種在邊界或花圃後方，能對幾乎所有植物，都帶來好處。注意別把茴香種在蔬菜附近——大部分的蔬菜都不喜歡茴香長在附近。

據說，以下蔬菜能促進草莓生長，適合比鄰種植：矮生菜豆、韭蔥、萵苣、洋蔥和菠菜。另一方面，草莓不適合與高麗菜、紫色高麗菜或馬鈴薯共同種植。

表 19：蔬菜的同伴植物

蔬菜與植物	香草	花卉	其他蔬菜	精油
蘆筍	歐芹、蒔蘿、羅勒、康復力	金盞菊	番茄、胡蘿蔔	羅勒、蒔蘿、歐芹
蠶豆	香薄荷、羅勒		馬鈴薯、甜玉米	真正薰衣草、羅勒、夏季香薄荷
豆蔬：四季豆、矮生菜豆、刀豆	香薄荷		胡蘿蔔、青豆、馬鈴薯、櫻桃蘿蔔、甜玉米、各種南瓜、小黃瓜、茄子、萵苣	真正薰衣草、羅勒、夏季香薄荷
菜豆	香薄荷		馬鈴薯、甜玉米、櫻桃蘿蔔、大南瓜、各種南瓜	真正薰衣草、羅勒、夏季香薄荷
甜菜根	甜馬鬱蘭、鼠尾草		洋蔥、高麗菜、韭蔥、甜玉米	甜馬鬱蘭、鼠尾草
綠花椰菜	纈草、蒔蘿、迷迭香、鼠尾草、百里香、胡椒薄荷（歐薄荷）、洋甘菊	旱金蓮	高麗菜、青豆、番茄、芹菜、小黃瓜、洋蔥、萵苣、馬鈴薯	羅勒、百里香、迷迭香、胡椒薄荷（歐薄荷）、鼠尾草

蔬菜與植物	香草	花卉	其他蔬菜	精油
高麗菜	胡椒薄荷（歐薄荷）、鼠尾草、蒔蘿、迷迭香、小白菊、百里香、洋甘菊	金盞菊	小黃瓜、芹菜、甜菜根、洋蔥、萵苣	胡椒薄荷（歐薄荷）、鼠尾草、百里香、快樂鼠尾草、洋甘菊、迷迭香
胡蘿蔔	細香蔥、迷迭香、鼠尾草		青豆、豆類、韭蔥、萵苣、洋蔥	鼠尾草、迷迭香
白花椰菜	百里香、鼠尾草、迷迭香、細香蔥		菜豆、芹菜、小黃瓜、萵苣、蕓薹屬植物、甜菜根、胡蘿蔔	百里香、鼠尾草、胡椒薄荷（歐薄荷）、迷迭香、洋甘菊
芹菜	西洋蓍草	雛菊	高麗菜、韭蔥、矮生菜豆、根芹菜、番茄、白花椰菜	天竺葵、西洋蓍草
小黃瓜	細香蔥	向日葵	青豆、高麗菜、蕓薹屬植物、甜玉米、胡蘿蔔、菠菜	鼠尾草、西洋蓍草
茄子	龍艾、百里香、蒔蘿	金盞菊	青豆、菠菜、櫻桃蘿蔔、豆類	貓薄荷、百里香
韭蔥	纈草		芹菜、胡蘿蔔	芹菜、牛膝草
萵苣	羅勒	萬壽菊	胡蘿蔔、櫻桃蘿蔔、豆類、小黃瓜、甜菜根	胡蘿蔔籽、萬壽菊、羅勒
洋蔥	洋甘菊、夏季香薄荷	玫瑰	甜菜根、番茄、高麗菜、胡蘿蔔、萵苣	洋甘菊、夏季香薄荷
青豆	藏茴香	旱金蓮	蕓薹屬植物、甜玉米、芹菜、萵苣、胡蘿蔔、綠花椰菜、櫻桃蘿蔔、小黃瓜	天竺葵、胡蘿蔔籽、藏茴香、芫荽
胡椒	羅勒、甜馬鬱蘭	向日葵	豆類、番茄	羅勒、甜馬鬱蘭

蔬菜與植物	香草	花卉	其他蔬菜	精油
馬鈴薯	辣根、琉璃苣	毛地黃	所有豆類、甜玉米、高麗菜、青豆	羅勒、鼠尾草
大南瓜	琉璃苣、野馬鬱蘭	旱金蓮	甜玉米、豆類、櫻桃蘿蔔、小黃瓜、洋蔥	野馬鬱蘭
櫻桃蘿蔔	香葉芹、歐芹		胡蘿蔔、青豆、萵苣	歐芹籽、夏季香薄荷
菠菜	琉璃苣、細香蔥		胡蘿蔔、洋蔥、萵苣、白花椰菜、菜豆	百里香、真正薰衣草
各種南瓜	琉璃苣	旱金蓮、萬壽菊屬植物	櫻桃蘿蔔、小黃瓜、洋蔥、甜玉米、豆類	野馬鬱蘭
甜玉米	琉璃苣、香薄荷、蒔蘿、洋甘菊	萬壽菊屬植物	小黃瓜、蠶豆、菜豆、青豆、馬鈴薯、各種南瓜、茄子、大南瓜、葫蘆瓜（marrow）	夏季香薄荷、萬壽菊
番茄	羅勒、細香蔥、歐芹、胡椒薄荷（歐薄荷）	萬壽菊屬植物、萬壽菊、毛地黃	蘆筍、芹菜、胡蘿蔔、洋蔥、根芹菜、茄子	萬壽菊、羅勒
櫛瓜	琉璃苣	旱金蓮、金盞菊	櫻桃蘿蔔、小黃瓜、甜玉米、豆類	野馬鬱蘭

表 20：水果的同伴植物

水果	香草	花卉	蔬菜	精油
蘋果	青蒿、細香蔥	旱金蓮、糖芥花（wallflowers）、毛地黃、真正薰衣草	豆科植物、攀緣豆類植物	真正薰衣草
葡萄	牛膝草	鐵線蓮		牛膝草、真正薰衣草
草莓	琉璃苣、刺蕁麻、鼠尾草、迷迭香、薄荷、百里香		韭蔥、洋蔥、青豆、豆類、菠菜、萵苣	鼠尾草、迷迭香、百里香

自然界的保母

據說，把牛膝草種在其他植物之間，可以預防細菌孳生。洋甘菊是另一種保護型植物，能為生病的植物帶來療癒——你可以將洋甘菊移到病株附近，或者也可以用洋甘菊花製作花草茶，或製作精油噴霧或精油茶，噴灑在病株上。一旦植物恢復健康，就可以交由大地母親，讓自然的韻律來接手。

刺蕁麻是植物世界裡被大大低估的保護植物之一。若是發現刺蕁麻長在不該生長的地方，不妨將它們剪下，製成花草茶；這份刺蕁麻茶，可能在緊要關頭，成為你所有植物的「救命茶」。刺蕁麻也是極佳的肥料。一旦經過烹煮，刺蕁麻的刺就會脫落，可以加在茶裡喝，也可以作為湯品。

植物之間有相互共榮的同伴植物，也有相互干擾、不宜比鄰而居的植物。有時，我們能找到原因——例如，它們會相互爭奪資源，或吸引到傷害彼此的昆蟲或有機體——但有時，我們並不清楚為什麼。某些植物放在一起就是不太妥當。例如，在洋蔥、大蒜和紅蔥頭旁邊，種植任何一種豆類植物，無論土壤或天氣條件如何，大家都會長得不好。或許你能從下面這張表裡，解開你的花園失利之謎。一般來說，茴香和芸香對所有植物都不會帶來好處——這兩種植物最好單獨種在盆子裡。在花園這個小世界裡，它們大概就是被發配邊疆的一群吧！

表 21：不友善的植物鄰居

蔬菜	香草	花卉	其他蔬菜
所有綠色豆蔬	茴香	劍蘭、向日葵	甜菜根、大頭菜、洋蔥、紅蔥頭、大蒜
甜菜根	茴香、芥末	萬壽菊屬植物	所有豆類
高麗菜	茴香、歐芹		洋蔥、豆類、番茄
紫色高麗菜	茴香		番茄、豆類
胡蘿蔔	茴香、蒔蘿		櫻桃蘿蔔、歐防風
小黃瓜	茴香、百里香、胡椒薄荷（歐薄荷）		馬鈴薯
萵苣	茴香、歐芹		水芹、高麗菜、芹菜
青豆	茴香	劍蘭	洋蔥、大蒜
馬鈴薯	茴香	向日葵	大南瓜、番茄、各種南瓜、小黃瓜
番茄	茴香		大頭菜、高麗菜、甜玉米、辣椒

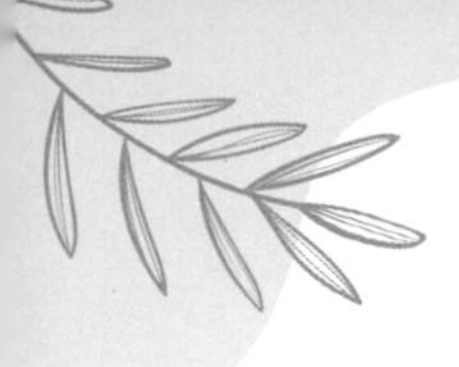

控制雜草生長

雜草會吸取土壤中的養分，如此一來，其他植物便無法加以運用。若是花園裡雜草叢生，也可能遮擋到其他植物的日照，此外，害蟲也可能隱蔽在雜草之中。

一般性雜草控制噴霧

丁香花苞 .... 2 滴
胡椒薄荷（歐薄荷）........... 2 滴
百里香 .... 2 滴

按照比例，均勻混合上述精油。取 1 滴加入 1 小匙（5 毫升）的醋裡，再稀釋到 1 品脫（475 毫升）的水中。

醋不懂得區辨植物，因此它不只會控制雜草生長，也可能傷害到你嬌弱的植物。請確保醋只會噴灑到雜草所在的位置。針對特別頑固的雜草，例如長在道路中間，或根部深長、影響到屋側的植物，只需要每天噴灑上述配方，或用刷子塗抹在草葉頂端，持續幾天就可以了。不過這樣的做法只能在天氣乾熱時使用，因為雨水會沖洗並沖淡醋液。

樹木和果樹

從同伴植物的角度來看，樹木也有各自合拍的好朋友。以下植物都能幫助身邊的樹木長得更高更茂盛：洋甘菊、細香蔥、大蒜、小白菊、菊蒿、青蒿、旱金蓮和萬壽菊。把旱金蓮種在樹下，或讓旱金蓮沿樹幹攀爬生長，能防止蚜蟲侵襲，也能防止蘋果樹出現黑斑病或灰粉病。蚜蟲非常熱愛旱金蓮，因此會極為受到吸引，其他植物便不會受到干擾。然而，蚜蟲的數量也需要控制。只要在附近種下叢叢的細香蔥或青蒿，就能有效控制蚜蟲的數量。糖芥花（wallflowers）也能帶來類似的保護作用；將植株種在蘋果樹附近，或是製成花草茶噴灑在樹上。一般來說，豆科植物對大部分的樹木都能帶來幫助，可以引導豆科植物沿樹幹攀爬生長。據說，豆類能幫助杏桃樹生長得更好。

把青蒿種植在果樹周圍，能驅走果樹蛾，菊蒿則能驅走大部分的飛行昆蟲。另一方面，蜜蜂是不可或缺的授粉昆蟲；在樹木間種植芫荽或蜜蜂喜歡的花卉植物，可以吸引蜜蜂到來。要防止昆蟲咬食水果，可以把真正薰衣草、迷迭香或丁香花苞精油滴在棉花球上，放在小塑膠袋裡。接著，在塑膠袋上刺幾個洞，讓香氣飄散出去，卻不至於迅速散光。把塑膠袋掛在樹枝，但不離果實太近。也可以使用新鮮或乾燥的植材，例如真正薰衣草，裝在紗布袋中。混淆昆蟲嗅覺的最佳時機，就是白天和晚上。

花費大把力氣保護果樹，獲得滿滿收成

之後，要是因為儲藏不當毀了一切，就太可惜了。花卉和水果通常並不適合存放在一起。蘋果不適合放在馬鈴薯附近，這兩種作物也不適合種在一起。另外，存放在蘋果附近的胡蘿蔔會失去原有的甜味。

褐腐病是所有農夫的惡夢，但農夫有四個超級好幫手：辣根、大蒜、洋蔥和細香蔥。這些植物可以種植在果樹間，也可以製作成花草茶，用來噴灑或澆淋果樹。刺蕁麻也是很好用的植物，因為其中含氮、鎂、鐵、磷酸鹽、礦物鹽和微量元素；把刺蕁麻種在任何醋栗類植物之間，無論是黑醋栗、紅醋栗或白醋栗，都能讓果實更大、更可口。或者，也可以用萬壽菊花草茶達到相同的效果。

在矮生菜豆、菠菜、萵苣和琉璃苣附近，草莓能長得非常好。琉璃苣花也能吸引蜜蜂前來協助授粉。只要環境條件正常、地面鋪好松針，萵苣和草莓就能免受蛞蝓來襲。銳利乾燥的松針，會讓蛞蝓避而不入，而松針的氣味能為草莓帶來一絲野草莓的氣味——這可是某些餐飲供應商的美味訣竅。

花卉與室內植物

花卉植物就像蔬菜一樣，也會出現害蟲。例如，玫瑰會受黑蠅侵擾，也會有白粉病與黑斑病。一般來說，防發霉、抗黴菌的精油，用在花卉植物上能帶來不錯的效果，而天竺葵和檸檬香茅精油，似乎可以改善玫瑰的白粉病。只有一件事情必須注意——花卉植物病不喜歡來自親緣植物的精油茶，所以別用玫瑰精油茶來噴灑你的玫瑰，否則小心被刺喔！

把小蘇打粉加在澆花器裡，能讓香豌豆和其他花卉植物都長得更好，不只花開得更多，花朵也會更大。頻率只需要每個月一次就好，甚至可以更長：將¼小匙的小蘇打粉加入 1 加侖（3.8 公升）的水中，澆淋植物根部。注意不要澆淋到植物的葉片或花朵上。寧願少用，也不要用得太多。這份稀釋液，也可以用來作為插花用的水。

只要用點小技巧，就可以讓花瓶裡的花延長壽命。最簡單的方法，就是在水裡加點黑糖或白糖，不過最多只能在 4 品脫（約 2 公升）的水裡，放入一撮的糖。水插水仙屬花卉植物，例如水仙花或洋水仙時，要是能在水裡加入 1 撮鹽，就能維持更久不枯萎。喝剩的茶也不須倒掉，任何剩下的茶都可以加入插花的水中，放進中式花瓶裡——顯然不適合用透明的玻璃花瓶——而剩下的茶葉可以覆蓋在任何花園植物的土壤上。

居家植物和窗台植物可以用稀釋過的牛奶澆淋，因此，當你喝完一罐牛奶，可以在牛奶盒中注滿水，取少量澆淋植物。人們認為，牛奶中的蛋白質能幫助植物生長。

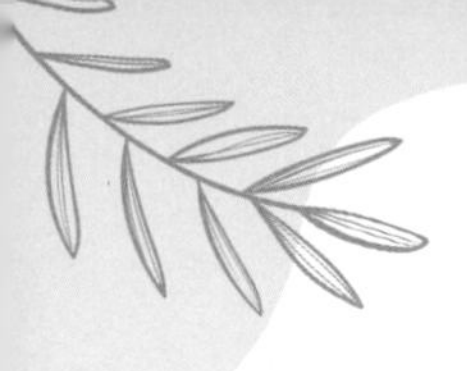

那些過期太久、不適合作為療癒用途的精油，可以加入水裡用來清洗盆具，再儲存起來。在每一桶水裡，加入 2 至 3 滴精油。這麼做能有助於消滅盆具中殘留的植物細菌與病毒。

香草植物

香草植物是非常適合種在蔬菜和花卉之間的植物。香草植物好搭檔包括：迷迭香與鼠尾草，以及八角茴香和芫荽；不過，所有植物都會因為附近種有西洋蓍草或刺蕁麻而受益。一般來說，香草類植物喜歡日照良好、排水良好的生長環境，雖然混合間作時，這樣的條件並不容易安排。試試在你的蔬菜和花卉植物之間，種植以下香草：琉璃苣、真正薰衣草、鼠尾草、羅勒、百里香、甜馬鬱蘭、洋甘菊、牛膝草、香葉芹和龍艾。某些蔬菜很適合與香草和花卉植物混合栽種，例如高麗菜、綠花椰菜、球芽甘藍和羽衣甘藍，都會因此有更豐盛的產出。甜玉米在蒔蘿附近，也會長得特別好。

善用土壤

肥沃的土壤是成功花園的關鍵。如果你把心力放在照料土壤而不是植物，事實上，植物就能照顧好自己。氮能促進植物生長強健。魯冰花能製造大量的氮，因此通常是荒廢之地重建時的首選植物——例如，在經歷火山爆發之後。豆科植物的根部長著根瘤，能把含氮化和物釋放進土壤中。豆類、青豆、三葉草、苜蓿芽、扁豆、花生和黃豆，都是這一類的植物。某些豆科植物是專門種來重新埋入地底，成為一種「綠肥」植物。每年更換豆科植物的生長位置，作為一種作物的輪種，能把綠肥的作用，帶到花園各個不同地方。芥末是一種生長快速的植物，能為土壤增加氮，只要在閒暇的空地上播種，只要四到六週可以翻入土中。要是再等久一點，花朵會長成種筴，而其中的種子會到處紛飛，占領整個花園。所以，如果想當作綠肥使用，記得提早收割。

在每一個生長季，調整花園中植物栽種的位置，能讓每一個植物都善用土壤中的養分，不至於讓一塊地被剝削殆盡。同時，植物也會釋放出某些養分，讓下一個來到這塊土地的植物能夠使用。作物的輪種是一門複雜的學問，在此難以細說，但如果你有心固定種植作物，這將是適合你深入研究的主題。

綠肥也不見得全是綠色的。香蕉皮就很適合作為玫瑰和芍藥等植物的肥料——只要在植株附近挖個洞埋進去就可以了。在玫瑰土壤附近埋下剩餘的大蒜和洋蔥，就能讓玫瑰的香氣更濃郁。瓜果植物的莖與葉富含鈣

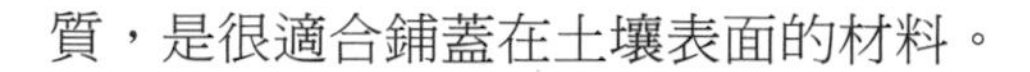
質，是很適合鋪蓋在土壤表面的材料。

某些需水量較大、根部深長的灌木植物或蔬菜，在乾旱的天氣裡經常格外乾渴；這時，可以在植株旁的土埋進舊水管或一段軟管，將水澆入管中，能確保水分到達土壤深處的根部。

古時候人們根據月亮的盈缺栽種植物；現在世界各地的高科技農夫認真看待這樣的種植智慧，並將它運用在大規模的商業耕種上。遙遠的行星默默對我們每一個人發揮著影響，雖然根據月相安排耕種的做法，可以用一個簡單的事實來解釋——新月、滿月、上弦月和下弦月後，通常會有大量降雨，因此種子會更快冒芽——但其中的學問恐怕不只這些。要想知道隨月相耕種作物究竟有沒有用，只有一個方法，就是自己種種看。也有人認為，南北向耕種和東西向耕種會帶來不同的結果。人們認為這樣的說法和電磁力，以及它們對有機體的影響有關。

管理花園有諸多方面需要考量，其中所有一切，都需要細致地求取平衡。園丁們會終其一生，建立起大量的知識，然而他們都明白學無止盡的道理。而孩子們可以簡單透過種下一顆種子，見證植物的生長歷程，明白生命就蘊藏在這小小一顆種子當中。園藝可以複雜，也可以簡單，全看你如何決定。精油在花園裡的一席之地，日後只會更加擴展，它們絕對是園藝包中珍貴的工具。當我們透過精油協助花園植物的生長，請記得，是大自然不斷演進的智慧，讓我們能有精油這樣的禮物在手。

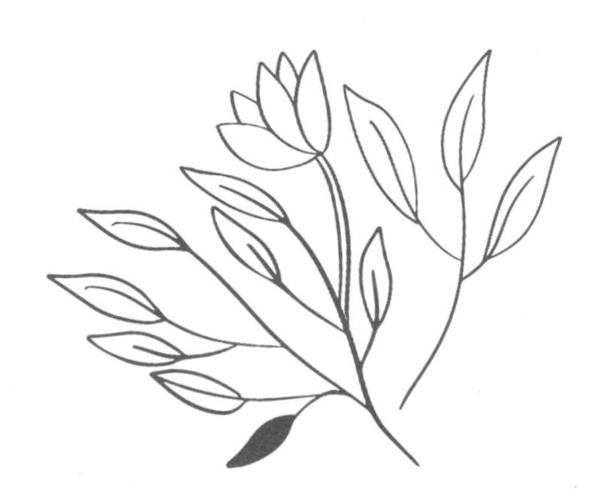

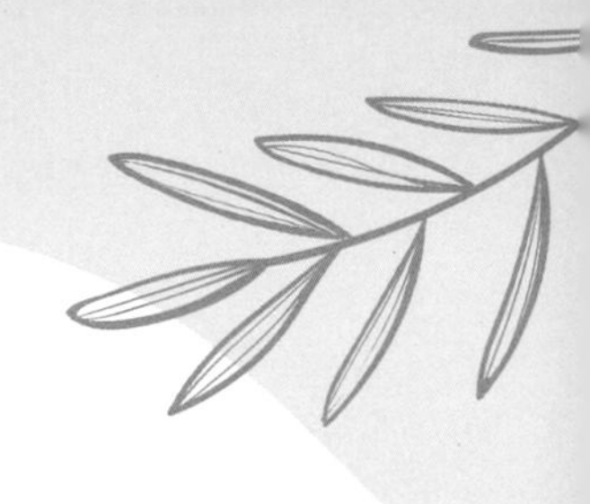

CHAPTER 19

基底油和純露

在芳香療法的世界裡，基底油和純露扮演著舉足輕重的角色：基底油是稀釋精油的重要介質；而主要以水構成的純露，當中含有大量水溶性或親水性的植物分子，這些都是精油當中沒有的成分。因為有基底油和純露的存在，我們才得以用更多方式，去運用大自然給我們的芬芳之藥。

基底油的重要性

人們很少以不稀釋的方式使用精油。在本書各個篇章中，你將看到在各種特殊情況下，可以用來稀釋精油的介質。精油被稀釋過後，就能輕易地使用，也因此有更多運用的可能。而稀釋精油最簡單的方式之一，就是使用基底油。

最適合用來搭配本書所有配方使用的基底油，就是甜杏仁油（除非文中特別提到其他更適合使用的基底油）。甜杏仁油適合所有年齡、所有肌膚類型使用——它對肌膚非常溫和、滋潤，皮膚容易吸收，並且通常不會造成任何刺激。

在這個段落，我將介紹許多種不同的基底油。其中，某些基底油適合搭配其他油品調合使用，這麼做能帶來更高的療癒效果。無論我們想用精油來做身體去角質，或是按摩，都必須先將精油稀釋在基底油當中；稀釋過後的精油延展度更高，比同等分量的純精油更容易塗抹、覆蓋全身，也更容易用於身體的特定部位。

植物油、基底油和基礎油——有什麼差別？為什麼我需要用它？

來自全球各地的芳香療法愛好者為數眾多，目前還沒有一個既定的說法，能統一指稱稀釋精油的油品。人們會用植物油（vegetable oil）這個字，來表示使用的油品是來自植物（堅果、核仁、種子或花朵），而不是石油化學工業生產出來的礦物油。我們不應用礦物油來稀釋精油，也不應用非植物性的油品，例如魚油或動物性油脂來稀釋精油。

基底油（*carrier oil*）和基礎油（*base*

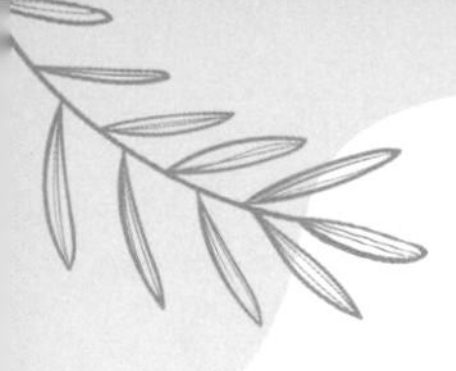

oil）這兩個字，通常會被交替使用。比方說，當我想表達植物油是扮演基底的角色，攜帶著分散在其中的精油分子時，我會用**基底油**這個字；而當我想表達某一樣植物油是配方的主要基礎，在此之上，會因特殊的使用需求，去加上不同分量的其他基底油或植物性添加物，這時我會用**基礎油**這個字。

每一種油都有獨特的特性與療癒特質——以下將列出部分油品的個別資料。我將油品分為四大類別：主要基底油（在配方中能佔有一定比例的主要用油）、特殊基底油、浸泡油，以及兩種脂類。並非只有精油才能帶來美妙的療癒功效，基底油也具有療癒的特質。因此，以基底油搭配精油一起使用能使配方效果更顯著。不過，只要一罐品質上乘的甜杏仁油在手，大部分的情況都能游刃有餘地妥善處理。

當我們在身體上使用稀釋過的精油，皮膚實際的精油吸收率，會因基底油的質地（厚稠或清淡），以及施用過後是否有包覆遮蓋（避免精油揮發）而有不同。無論使用稀釋過或未稀釋的精油，在塗上肌膚的那一刻，精油就已經開始揮發。因此，用基底油混合精油，能避免較輕的芳香分子快速揮發掉。揮發掉的精油也不會完全浪費，因為它們會透過鼻息呼吸，進入你我的身體。使用精油產品時，當你一邊聞到精油的香味，就表示精油正同時以兩種途徑在發揮它的療癒功效——透過呼吸與皮膚吸收。

複方基底油

當我們想把多種基底油混合在一起使用，最基本的守則，就是先加入分量最大的油品，然後再繼續依序按照配方分量，由多至少加入其他成分。完成後，將蓋子蓋好，瓶子放在雙手掌心之間，快速地前後滾動；這麼做能讓瓶中所有成分妥善混勻。以下是專業的身體與面部基底油複方，可以調入各種精油使用：

身體複方基底油

甜杏仁油........2 小匙（10 毫升）
杏桃核仁油.....2 小匙（10 毫升）
昆士蘭堅果油...1 小匙（5 毫升）
葡萄籽油.........1 小匙（5 毫升）
胡蘿蔔浸泡油.................4 滴
荷荷芭油.......................4 滴

面部複方基底油—大部分膚質皆適用

山茶花油 ....1 大匙（15 毫升）
甜杏仁油........2 小匙（10 毫升）
玫瑰果（籽）油..1 小匙（5 毫升）
酪梨油 ....1/5 小匙（1 毫升）
琉璃苣油.......................5 滴

品質的重要性

平時你我在超市看到的植物油，主要是一種食物來源。作為食物來源，每種植物油各自具有獨特的營養和能量。然而，食用油在生產過程中，必須以工業程序，去除殘留的殺蟲劑、除草劑、殺菌劑和化學肥料。此外，延長保存期限也是商業上的實際考量。除此之外，企業普遍認為，消費者更喜歡無色無味的油品。於是，植物油必須經過許多化學介入與加熱處理的加工過程，才能完成從植物生長、萃取、儲藏，直到最終上架的整趟旅程。這些加工過程，會使植物油中的天然營養成分流失，油品的保健功效也會大打折扣。因此，為了和純天然的油品有所區隔，本書會統一用精製油（processed oils）來稱呼這類油品。

精製油在生產過程中，必須經過一長串的程序，以各種化學溶劑和土類，除去油品中的蠟、膠、磷脂質、游離脂肪酸、甘油單酯、甘油二酯、有色物質、氣味（揮發性化合物）和殺蟲劑等多種成分。而後需要再以進一步的程序除去這些化學溶劑和土。若將精製油塗抹於皮膚，可能造成皮膚刺激或過敏，因為油品中或許還留有生產過程殘餘的除生物劑與化學溶劑。以上都是我們在挑選基底油時，需要列入考量的重要資訊。為了延長保存期限，食用油的精製過程中，可能包含溶劑萃取、脫膠（濾清）、中和、漂色以及脫臭等程序，也可能經過化學清洗（chemical washing）。

選用 100%有機純天然植物油的重要性

相較於上述的精製油品，100%有機純天然植物油的客群需求大不相同，因此這類油品不需要透過上述過程，來去除植物生長過程中可能殘留的化學物質。當我們為了調和精油而購買植物油時，務必注意包裝是否有以下字樣：純（*pure*）、有機（*organic*）、第一道（*first-pressing*）、冷壓（*coldpressed*）和初榨（*virgin*）

純（Pure）：「純」這個字意味著，產品沒有與任何其他油品調和，也沒有因為任何加工程序，而流失原有的維生素、礦物質與其他天然植物油中含有的有益成分。

有機（Organic）：當產品出現有機字樣，表示來源植物在種植過程中，並未使用殺蟲劑、除草劑或除菌劑（這三種化學物質統稱為除生物劑），也沒有使用化學肥料或生長促進劑。同時，標註為有機栽培的產品也不應來自基因改造的作物。

天然（Natural）：標示為天然的油品，表示其中只含有純天然物質。美妝保養品的油類成分，經常使用的是化學合成產物，那

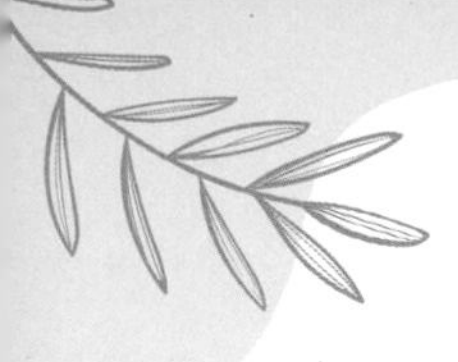

普遍的程度，可能多到嚇人——其中的添加物，是為了達到特定商業目的而生產的特定產品。

基底油個別介紹

以下介紹的基底油，只是市面上眾多基底油的一部分。油品的產地可能隨時間而有不同，因此「生產地區」的資料可能有所變化。

主要基底油

❖ 01 甜杏仁油（Sweet Almond Oil）

Prunus amygdalus var. dulcis

（植物科屬：薔薇科）

- 一般性多用途基底油；可以單獨用於身體或面部保養，也可以搭配其他基底油品調和使用。
- 可以作為本書所有精油配方的基底油（除非配方有其他指定的基底油）。

特質與功效：潤膚——軟化並滋潤肌膚、補充肌膚養分、重建與重組、膚質調理、安撫不適。

適用肌膚類型：所有臉部和身體膚質皆適用，包括敏感肌、發炎發紅、牛皮癬和出現濕疹的肌膚。

適用情況：適用於許多情況。包括乾燥、搔癢、發炎和受到刺激等情況。

使用方法：身體按摩油、臉部按摩油、乳霜、乳液、油膏與油霜。

萃取部位與生產地區：種籽／果仁；許多國家均有生產。

顏色：淡黃色。

含有成分：維生素 E、維生素 K、omega-9、omega-6 脂肪酸。

注意事項：如果身體對堅果過敏，使用前建議進行皮膚測試。

❖ 02 杏桃核仁油（Apricot Kernel Oil）

Prunus armeniaca **（植物科屬：薔薇科）**

- 一般性多用途基底油；可以單獨用於身體或面部保養，也可以搭配其他基底油調和使用。
- 可以作為本書所有精油配方的基底油（除非配方有其他指定的基底油）。

特質與功效：潤膚——軟化並滋潤肌膚，安撫不適、補充肌膚養分、防止老化。

適用肌膚類型：適用於所有肌膚類型，包括乾燥肌、敏感肌、肌膚發炎發紅、熟齡肌與提前老化的肌膚。

適用情況：適用於許多情況。包括乾燥、發炎、受到刺激的肌膚；也能改善肌膚彈性，帶來回春效果。

使用方法：身體按摩油、臉部按摩油、乳霜、乳液、油膏、油霜。

萃取部位與生產地區：核仁；許多國家均有生產。

顏色：淡黃色至黃色。

含有成分：維生素 E、omega-9 與 omega-6 脂肪酸。

注意事項：如果身體對堅果過敏，使用前建議進行皮膚測試。

❖ 03 摩洛哥堅果油（阿甘油）（Argan Oil）*Argania spinosa*（植物科屬：山欖科）

・可以單獨用於身體或面部保養，也可以按 15%至 50%的比例，搭配其他基底油品調和使用。

特質與功效：抗氧化、修復肌膚、軟化肌膚、調理滋養、幫助再生、保護肌膚。

適用肌膚類型：適用於所有肌膚類型，包括熟齡肌與提前老化的肌膚。

適用情況：乾燥脫屑的肌膚、疤痕、曬傷、受損肌膚；能增強肌膚彈性；可用於保養頭髮。

使用方法：身體按摩油、臉部按摩油、乳霜、乳液、油膏、油霜。

萃取部位與生產地區：核仁；產於摩洛哥。

顏色：黃色。

含有成分：維生素 E、omega-9 與 omega-6 脂肪酸。

❖ 04 亞麻薺油（Camelina）*Camelina sativa*（植物科屬：十字花科）

・可以單獨用於身體或面部保養，也可以按 20%至 60%的比例，搭配其他基底油品調和使用。

特質與功效：抗氧化、潤膚、消炎、滋潤、幫助再生、增進肌膚彈力、膚質調理。

適用肌膚類型：乾燥肌、熟齡肌、油性肌、混合性肌膚、面皰與問題性肌膚。

適用情況：牛皮癬、濕疹、乾燥、發炎、受損肌膚；能防止肌膚老化。

使用方法：身體按摩油、臉部按摩油、乳霜、乳液、油膏、頭髮保養。

萃取部位與生產地區：種籽；產於北歐地區及英國。

顏色：金黃色。

含有成分：含有高量的維生素 E；omega-3、omega-6、omega-7 與 omega-9 脂肪酸。

注意事項：英文也叫作 *Gold of Pleasure*；可能對敏感性肌膚造成刺激，購買時注意選擇冷壓產品。

❖ 05 山茶花油（Camellia Seed Oil）*Camellia japonica*（植物科屬：山茶科）

・可以單獨用於身體或面部保養，也可以按 30%至 70%的比例，搭配其他基底油品調和使用。

特質與功效：抗氧化、滋潤肌膚、補充肌膚

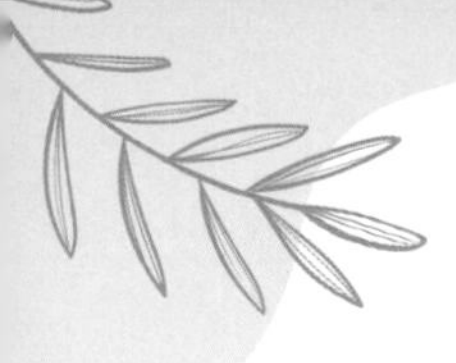
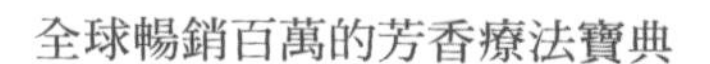

養分、幫助再生、防止老化、膚質調理、重建與重組。

適用肌膚類型：適用於所有肌膚類型，包括乾燥肌、熟齡肌與敏感性肌膚。

適用情況：老化、有疤痕、乾燥脫屑的肌膚，濕疹、牛皮癬與曬傷的肌膚。

使用方法：身體按摩油、臉部按摩油、乳霜、乳液、油膏、油霜、頭髮保養。

萃取部位與生產地區：種籽，主要產於日本。

顏色：非常淡的黃色。

含有成分：omega-9 和 omega-6 脂肪酸。

❖ 06 椰子油（Coconut Oil）*Cocos nucifera*（植物科屬：棕櫚科）

- 可以單獨用於身體保養，也可以 30%至 50%的比例，搭配其他基底油品調和使用。

特質與功效：補充肌膚養分、潤膚、保護肌膚。

適用肌膚類型：乾燥缺水的肌膚、熟齡肌。

適用情況：肌膚受到刺激、搔癢、曬傷；能軟化肌膚，安撫肌膚不適；可用於頭髮保養。

使用方法：身體按摩油、油膏、油霜。

萃取部位與生產地區：初榨的椰子油來自新鮮且成熟的椰子核仁；主要產自亞太地區。

顏色：無色，溫度較低時凝結為白色固體。

含有成分：月桂酸（一種飽和脂肪酸）。

注意事項：天然椰子油在天氣變冷時，會自然凝結成半固態的白色油脂；一旦碰到手掌的溫度就會自然融化。油性肌或容易長粉刺與青春痘的肌膚，應避免使用。有可能刺激敏感性肌膚。如果身體對堅果過敏，使用前建議進行皮膚測試。

❖ 07 葡萄籽油（Grapeseed Oil）*Vitis vinifera*（植物科屬：葡萄科）

- 可以單獨用於身體保養，也可以作為本書所有成人身體類精油配方的基底油（除非配方有其他指定的基底油）。

特質與功效：修復、安撫、抗氧化、重建與重組。

適用肌膚類型：適用於所有肌膚類型，包括混合性肌膚、油性肌，以及容易出現粉刺的肌膚。

適用情況：用於按摩、用於改善肌膚缺水；能滋潤肌膚、安撫肌膚不適。

使用方法：身體按摩油、臉部按摩油、乳霜、乳液、油膏。

萃取部位與生產地區：種籽；許多國家均有生產。

顏色：淺綠色。

含有成分：維生素 E、omega-6 和 omega-9 脂肪酸。

注意事項：請注意只購買有機栽種、冷壓粹取的葡萄籽油。目前，市面上也有來自特定釀酒葡萄品種的葡萄籽油，例如夏多內（chardonnay）。

❖ 08 榛果油（Hazelnut Oil）*Corylus avellana*（植物科屬：樺木科）

- 可以單獨用於身體或面部保養，也可以按 30%至 70%的比例，搭配其他基底油品調和使用。

特質與功效：潤膚、滋養肌膚、補充肌膚養分、恢復肌膚活力、幫助再生、調理肌膚。

適用肌膚類型：適用於所有肌膚類型，包括乾燥肌、熟齡肌、混合性肌膚、壓力型肌膚、受損和敏感性肌膚。

適用情況：防止老化；疤痕、乾燥、曬傷；有輕微的收斂功效。

使用方法：身體按摩油、臉部按摩油、乳霜、乳液、油膏。

萃取部位與生產地區：果仁；主要產於美國、歐洲與土耳其。

顏色：黃色。

含有成分：維生素 E、omega-9 與 omega-6 脂肪酸。

注意事項：如果身體對堅果過敏，使用前建議進行皮膚測試。

❖ 09 大麻籽油（Hemp Seed Oil）*Cannabis sativa*（植物科屬：大麻科）

- 可以單獨用於身體保養，或在身體或面部保養中，以 10%至 20%的比例，搭配其他基底油品調和使用。

特質與功效：緊實、滋潤肌膚、安撫不適、補充肌膚養分、消炎。

適用肌膚類型：熟齡肌、混合性肌膚、乾燥肌、受損肌、牛皮癬。

適用情況：發炎和乾燥的肌膚；能帶來調理滋養與平衡膚質的效果。

使用方法：身體按摩油、臉部按摩油、油膏、油霜、凝膠、頭髮保養。

萃取部位與生產地區：種籽；產於中國、法國、美國、加拿大與德國等地。

顏色：由淺至深的綠色。

含有成分：omega-3、omega-6 與 omega-9 脂肪酸；γ-次亞麻油酸（gamma linolenic acid，GLA）。

注意事項：帶有一股堅果氣味。

❖ 10 荷荷芭油（Jojoba Oil）*Simmondsia chinensis*（植物科屬：黃楊科）

- 可以單獨用於身體或面部保養，也可以按 30%至 80%的比例，搭配其他基底油品調和使用。

特質與功效：保護肌膚、滋潤肌膚、消炎、抗感染、補充肌膚養分、平衡膚質。

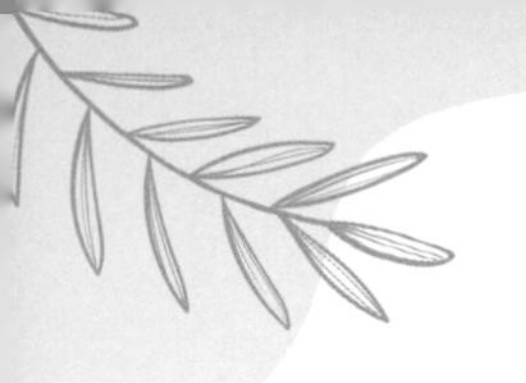

適用肌膚類型：適用於所有肌膚類型，包括熟齡肌、提前老化的肌膚、敏感肌、油性肌、面皰與問題性肌膚。

適用情況：皮膚感染、乾燥、疹子、發炎、酒糟性皮膚炎、濕疹、牛皮癬；能安撫不適、清潔肌膚、調理膚質。

使用方法：身體按摩油、臉部按摩油、乳霜、乳液、油膏、油霜、凝膠。

萃取部位與生產地區：荷荷芭豆；產於美國、埃及與阿根廷。

顏色：淡黃色。

含有成分：維生素 E；omega-3、omega-6 與 omega-9 脂肪酸。

注意事項：荷荷芭油含有蠟質，因此被歸類為一種液態蠟；可以作為製作天然香水的稀釋劑，質地相當接近人類皮脂。

❖ 11 石栗果油（Kukui）*Aleurites moluccana*（植物科屬：大戟科）

- 可以作為本書所有精油配方的基底油（除非配方有其他指定的基底油）。

特質與功效：潤膚、滋養肌膚、補充肌膚養分、幫助再生、修復、保護肌膚。

適用肌膚類型：適用於所有肌膚類型，包括敏感肌與熟齡肌。

適用情況：乾燥、受到刺激的肌膚；濕疹、牛皮癬、面皰、疼痛、日曬損傷的肌膚。

使用方法：身體按摩油、基礎油、乳霜、乳液、油膏。

萃取部位與生產地區：果仁；產於夏威夷與東南亞。

顏色：淺黃色。

含有成分：維生素 A、維生素 E；omega-6、omega-3 與 omega-9 脂肪酸。

注意事項：如果身體對堅果過敏，使用前建議進行皮膚測試。

❖ 12 昆士蘭堅果油（Macadamia Nut Oil）*Macadamia ternifolia*（植物科屬：山龍眼科）

- 可以單獨用於身體或面部保養，也可以按 30%至 70%的比例，搭配其他基底油品調和使用。

特質與功效：抗氧化、補充肌膚養分、滋潤肌膚、重建與重組、幫助再生、增進肌膚彈性。

適用肌膚類型：對所有肌膚類型都能帶來極佳的效果，尤其適合提前老化的肌膚、熟齡肌、混合性肌膚或敏感肌。

適用情況：防止老化；乾燥、發紅、濕疹與牛皮癬。

使用方法：身體按摩油、臉部按摩油、乳霜、乳液、油膏、油霜。

萃取部位與生產地區：果仁；產於澳洲、夏威夷、肯亞和南美洲。

顏色：黃色。

含有成分：omega-9 與 omega-7 脂肪酸。

注意事項：如果身體對堅果過敏，使用前建議進行皮膚測試。昆士蘭堅果油的脂肪酸結構和人類皮脂近似。

❖ 13 白芒花籽油（Meadowfoam Seed Oil）*Limnanthes alba*（植物科屬：池花科）

- 可以單獨用於身體或面部保養，也可以按 20%至 70%的比例，搭配其他基底油品調和使用。

特質與功效：抗氧化、潤膚、滋養肌膚、安撫不適、補充肌膚養分、保護肌膚。

適用肌膚類型：適用於所有肌膚類型，包括熟齡肌與乾燥肌。

適用情況：乾燥、粗糙的肌膚；可用於頭髮保養。

使用方法：身體按摩油、乳液、油膏、凝膠、頭髮保養。

萃取部位與生產地區：種籽／小果仁；產於美國。

顏色：淺金黃色。

含有成分：白芒花籽油有獨特的成分結構——特別長鏈的脂肪酸。

注意事項：白芒花籽油非常穩定，不容易氧化——因此不容易酸敗。

❖ 14 辣木油（Moringa Oil）*Moringa oleifera*（植物科屬：辣木科）

- 可以單獨用於身體或面部保養，也可以按 30%至 60%的比例，搭配其他基底油品調和使用。

特質與功效：潤膚、抗氧化、促進皮膚再生、補充肌膚養分、平衡膚質、保護肌膚。

適用肌膚類型：適用於所有肌膚類型，包括熟齡肌、提前老化的肌膚、面皰、問題性肌膚。

適用情況：可以防止老化；乾燥、受損肌膚、感染、提前老化的肌膚。

使用方法：身體按摩油、臉部按摩油、乳霜、乳液、油膏、油霜、頭髮保養。

萃取部位與生產地區：種籽；產於印度、塞內加爾、盧安達與南非等地。

顏色：淡黃至金黃色。

含有成分：維生素 A、C 與 E；omega-9 與 omega-3 脂肪酸。

注意事項：英文也叫作 *ben oil*。

❖ 15 水蜜桃仁油（Peach Kernel Oil）*Prunus persica*（植物科屬：薔薇科）

- 可以單獨用於身體或面部保養，也可以按 30%至 70%的比例，搭配其他基底油品調和使用。
- 可以作為本書所有精油配方的基底油（除非配方有其他指定的基底油）。

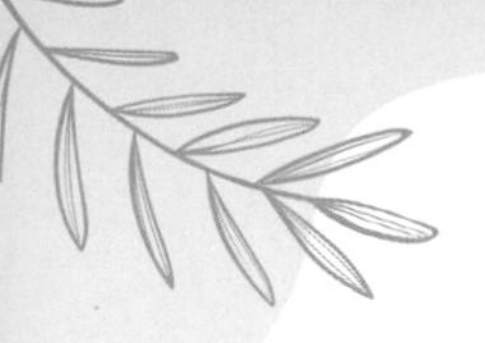
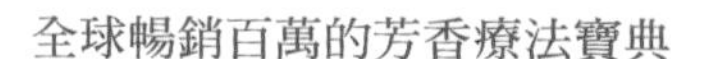

特質與功效：滋潤肌膚、回復活力、幫助再生、補充養分、保護肌膚。

適用肌膚類型：適用於所有肌膚類型，包括熟齡肌、缺水和敏感性肌膚。

適用情況：乾燥、搔癢、受到刺激、發炎的肌膚，以及濕疹、牛皮癬；能增進肌膚彈性。

使用方法：身體按摩油、臉部按摩油、乳霜、乳液、油膏、油霜、頭髮保養。

萃取部位與生產地區：核仁；產於中國等多個國家。

顏色：淡金黃色。

含有成分：維生素 A 與 E，omega-9 與 omega-6 脂肪酸。

❖ 16 米糠油（Rice Bran Oil）*Oryza sativa*（植物科屬：禾本科）

- 可以單獨用於身體或面部保養，也可以按 30%至 70%的比例，搭配其他基底油品調和使用。
- 可以作為本書所有成人精油配方的基底油（除非配方有其他指定的基底油）。

特質與功效：抗氧化、保護肌膚、補充肌膚養分、安撫不適、滋潤肌膚、修復肌膚。

適用肌膚類型：適用於所有肌膚類型，包括熟齡肌、提前老化的肌膚、乾燥肌與敏感性肌膚。

適用情況：防止老化、軟化肌膚；日曬損傷、受到刺激、搔癢的肌膚。

使用方法：身體按摩油、臉部按摩油、乳霜、乳液、頭髮保養。

萃取部位與生產地區：胚芽和位於米殼內層的米糠；產於日本、美國、義大利、越南與中國。

顏色：淡黃至金黃色。

含有成分：維生素 E，omega-9 與 omega-6 脂肪酸。

❖ 17 紅花籽油（Safflower Oil）*Carthamus tinctorius*（植物科屬：菊科）

- 可以單獨用於身體或面部保養，也可以按 30%至 50%的比例，搭配其他基底油品調和使用。
- 可以作為本書所有成人精油配方的基底油（除非配方有其他指定的基底油）。

特質與功效：補充肌膚養分、滋潤肌膚、平衡膚質。

適用肌膚類型：適用於所有肌膚類型，包括乾燥肌、油性肌、熟齡肌、易生面皰的肌膚。

適用情況：疼痛脫屑的肌膚、乾燥、搔癢、缺水的肌膚。

使用方法：身體按摩油、臉部按摩油、乳霜、乳液、油膏、油霜。

萃取部位與生產地區：種籽；產於美國、墨西哥、印度、德國與中國。

顏色：金黃色。

含有成分：維生素 E、omega-6 和 omega-9 脂肪酸。

❖ 18 葵花籽油（Sunflower Oil）*Helianthus annuus*（**植物科屬：菊科**）

・可以單獨用於身體或面部保養，也可以按 30%至 70%的比例，搭配其他基底油品調和使用。

・可以作為本書所有成人精油配方的基底油（除非配方有其他指定的基底油）。

特質與功效：軟化肌膚、滋潤肌膚、幫助再生、膚質調理、保護肌膚

適用肌膚類型：適用於所有肌膚類型，包括敏感性肌膚、混合性肌膚、面皰肌與油性肌。

適用情況：乾燥、受到刺激的肌膚，出疹子、發紅、缺水的肌膚。

使用方法：身體按摩油、臉部按摩油、乳霜、乳液、油膏、油霜。

萃取部位與生產地區：種籽；產於歐洲、烏克蘭、俄羅斯與阿根廷。

顏色：淡黃色。

含有成分：維生素 E、omega-9 與 omega-6 脂肪酸。

注意事項：請務必只選用有機冷壓的葵花籽油，而不是食用的葵花油。葵花籽油的脂肪酸結構和人類皮脂近似。

❖ 19 核桃油（Walnut Oil）*Juglans regia*（**植物科屬：胡桃科**）

・可以單獨用於身體或面部保養，也可以按 30%至 70%的比例，搭配其他基底油品調和使用。

特質與功效：幫助再生、滋潤肌膚、調理滋養、補充肌膚養分。

適用肌膚類型：適用於所有肌膚類型，包括乾燥肌、熟齡肌、日曬受損的肌膚與油性肌。

適用情況：防止老化；可用於搔癢、受損、乾燥的肌膚，以及局部乾燥的部位。

使用方法：身體按摩油、臉部按摩油、乳霜、乳液、油膏、油霜。

萃取部位與生產地區：果仁；產於美國、澳洲與法國。

顏色：黃色。

含有成分：omega-6、omega-9 與 omega-3 脂肪酸。

注意事項：如果身體對堅果過敏，使用前建議進行皮膚測試。

可按比例調入主要基底油的油品

❖ 01 酪梨油（Avocado Oil）*Persea americana/gratissima*（**植物科屬：樟科**）

・可以單獨使用，但通常以 10%至 40%的比例，調入身體或面部保養油中。

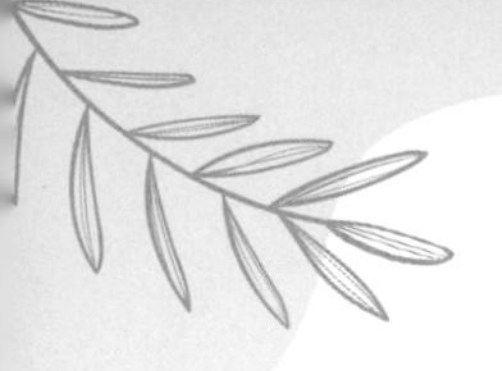
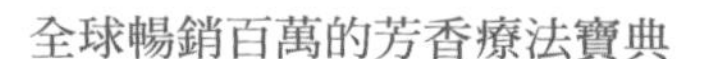

特質與功效：潤膚——安撫不適、軟化肌膚、幫助再生、保護肌膚、補充肌膚養分、調理滋養、滋潤與修復。

適用肌膚類型：適和所有肌膚類型使用，包括乾燥肌、熟齡肌與提前老化的肌膚。

適用情況：缺水、發炎的肌膚，或有傷疤、疹子、濕疹的肌膚；能防止肌膚老化。

使用方法：身體按摩油、臉部按摩油、乳霜、乳液、油膏、頭髮保養。

萃取部位與生產地區：果肉；產於美國、義大利與南非。

顏色：淺綠至顏色飽和的深綠色；精製過的酪梨油為黃色。

含有成分：維生素A、B、D與E；omega-6、omega-9與omega-3脂肪酸。

注意事項：未精製的酪梨油在非常低溫的情況下，有可能凝結成固體。

❖ 02 琉璃苣油（Borage Seed Oil）

Borago officinalis（植物科屬：紫草科）

・通常以10%至30%的比例，調入身體或面部保養油中。

特質與功效：柔軟肌膚、滋潤肌膚、幫助肌膚再生、回復肌膚活力、補充養分、安撫不適。

適用肌膚類型：適用於所有肌膚類型，包括乾燥肌、熟齡肌、提前老化的肌膚和敏感性肌膚。

適用情況：牛皮癬、濕疹、疤痕；能防止老化、增進肌膚彈性。

使用方法：身體按摩油、臉部按摩油、乳霜、乳液。

萃取部位與生產地區：種籽；產於英國、中國與肯亞。

顏色：淺黃色至淡金黃色。

含有成分：脂肪酸含量極高。含有omega-3、omega-6、omega-9脂肪酸和γ-次亞麻油酸。

❖ 03 月見草油（Evening Primrose Oil）

Oenothera biennis

（植物科屬：柳葉菜科）

・通常以10%至30%的比例，調入身體或面部保養油中。

特質與功效：補充肌膚養分、滋潤肌膚、幫助肌膚再生、安撫不適、膚質調理。

適用肌膚類型：適用於所有肌膚類型，包括熟齡肌、乾燥肌，以及混合性肌膚。

適用情況：用於防止老化；濕疹、牛皮癬、乾燥、發炎、受損與帶有疤痕的肌膚。

使用方法：身體按摩油、臉部按摩油、乳霜、乳液。

萃取部位與生產地區：種籽；產於英國與中國。

顏色：淡黃色。

含有成分：omega-6、omega-3與omega-9脂肪酸；γ-次亞麻油酸。

❖ 04 苦楝油（Neem Oil）*Azadirachta indica*（植物科屬：楝科）

- 並非一般性的基底油。可以單獨用來調理皮膚感染或驅蟲；可以按 10%至 20%的比例，調入身體或面部保養油中。

特質與功效：抗細菌、抗真菌、抗微生物、抗菌消毒、抗寄生蟲。

適用肌膚類型：以療癒目的使用時，大部分肌膚類型都適用，唯有敏感性肌膚需要多加注意。

適用情況：割傷、蚊蟲叮咬、傷口、真菌感染、皮膚感染、頭皮屑、頭皮問題。

使用方法：調入油品、乳液、油膏、油霜、凝膠。

萃取部位與生產地區：核仁；產於印度。

顏色：苦楝油可能呈現多種不同顏色，包括淡棕色、黃色、紅棕色、綠棕色與紅色。

含有成分：omega-9 與 omega-6 脂肪酸，棕櫚酸與印楝素（azadirachtin）。

注意事項：苦楝油氣味強烈，一般呈半固態狀，需要加熱才能成為可用的液態。

❖ 05 橄欖油（Olive Oil）*Olea europaea*（植物科屬：木樨科）

- 可以按 30%至 50%的比例，調入基底油使用。

特質與功效：補充肌膚養分、幫助肌膚再生、滋潤肌膚、保護肌膚、消炎。

適用肌膚類型：適用於所有肌膚類型，包括熟齡肌與乾燥肌。

適用情況：乾燥、搔癢、乾裂、受損、瘀傷、曬傷的肌膚；可用於安撫肌膚不適。

使用方法：身體按摩油、乳液、油霜、潤髮、頭髮保養。

萃取部位與生產地區：橄欖；產於歐洲和北非。

顏色：淺至中等的綠色。

含有成分：維生素 E、維生素 K，omega-9 與 omega-6 脂肪酸。

注意事項：請務必選用冷壓初榨的有機橄欖油，勿使用一般食用橄欖油。

❖ 06 橄欖角鯊烯油（Olive Squalane）*Olea europaea*（植物科屬：木樨科）

- 可以按 10%至 50%的比例，調入身體基底油使用。
- 可以單獨作為面部保養油使用。

特質與功效：潤膚、滋養肌膚、補充肌膚養分、保護肌膚、幫助再生。

適用肌膚類型：適用於所有肌膚類型，包括熟齡肌、混合性肌膚、受損肌膚與提前老化的肌膚。

適用情況：安撫肌膚不適、幫助防止老化；用於缺水肌膚。

使用方法：身體按摩油、臉部按摩油、乳霜、乳液、油膏。

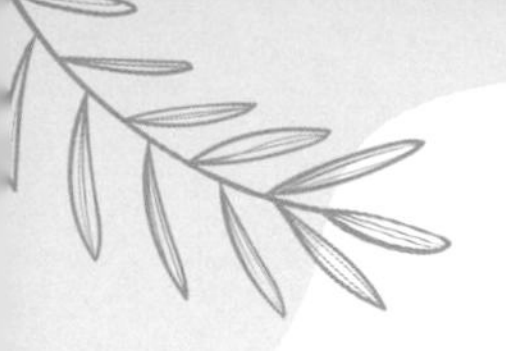

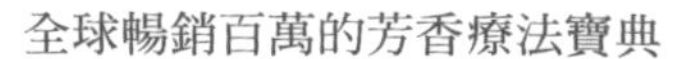

萃取部位與生產地區：橄欖渣；主要產於法國。

顏色：透明無色。

注意事項：角鯊烯是橄欖當中有機形成的脂質粹取物，它的分子結構和人體的皮脂與皮脂膜相當接近。

❖ 07 芝麻油（Sesame Seed Oil）*Sesamum indicum*（植物科屬：胡麻科）

・通常基於特殊療癒用途，使用在特定部位；可以按 30%至 50%的比例，調入基底油使用。

特質與功效：潤膚、抗氧化、滋潤肌膚、補充肌膚養分、膚質調理、抗細菌、抗真菌。

適用肌膚類型：混合性肌膚、乾燥肌、熟齡肌、受損肌膚與問題肌膚。

適用情況：牛皮癬、濕疹、乾燥、日曬損傷、皮膚感染。

使用方法：身體按摩油、油膏、油霜、凝膠。

萃取部位與生產地區：種籽；許多國家均有生產。

顏色：深黃色、淺金黃色。

含有成分：維生素 E 與 K，omega-6 和 omega-9 脂肪酸。

注意事項：有可能出現過敏反應。如有過敏體質，請先進行皮膚測試。

❖ 08 小麥胚芽油（Wheatgerm Oil）*Triticum vulgare*（植物科屬：禾本科）

・通常基於特殊療癒用途，使用於特定部位，可以按 10%至 30%的比例，調入基底油使用。

特質與功效：潤膚、補充肌膚養分、滋養肌膚、抗氧化、幫助再生、回復肌膚活力、安撫不適。

適用肌膚類型：適用於所有肌膚類型，包括熟齡肌、乾燥肌與缺水肌膚。

適用情況：乾燥、刺激、搔癢、受損肌膚，曬傷、傷疤與發炎。

使用方法：身體按摩油、臉部按摩油、油膏、油霜。

萃取部位與生產地區：小麥仁的胚芽；產於加拿大與德國。

顏色：黃色。

含有成分：含有非常高量的維生素 E、omega-6 與 omega-3 脂肪酸。

注意事項：小麥過敏者可能感到刺激或引起過敏反應。

特殊基底油

❖ 01 黑醋栗籽油（Blackcurrant Seed Oil）*Ribes nigrum*（植物科屬：虎耳草科）

・通常以 0.5%至 5%的比例，調入面部護膚油。

特質與功效：回復肌膚活力、幫助再生、保護肌膚、滋潤肌膚、消炎。

適用肌膚類型：適用於所有肌膚類型，包括熟齡與提前老化的肌膚。

適用情況：防止老化、增進肌膚彈性、回復肌膚活力；可用於乾燥、受損肌膚。

使用方法：身體按摩油、臉部按摩油、乳霜、乳液。

萃取部位與生產地區：種籽；產於德國、芬蘭與中國。

顏色：淺黃至蜂蜜色。

含有成分：維生素 E、omega-6 與 omega-3 脂肪酸、γ-次亞麻油酸。

❖ 02 百香果籽油（Passion Flower Seed Oil）*Passifloria incarnata*（植物科屬：西番蓮科）

・可以單獨用於身體或面部保養；但一般以 10%至 30%的比例，搭配其他基底油品調和使用。

特質與功效：潤膚、補充肌膚養分、消炎、回復肌膚活力。

適用肌膚類型：適用於所有肌膚類型，包括熟齡肌、提前老化的肌膚和敏感性肌膚。

適用情況：乾燥肌膚；膚質調理、滋養；增進肌膚彈性。

使用方法：身體按摩油、臉部按摩油、乳霜、乳液。

萃取部位與生產地區：種籽；產於巴西和祕魯。

顏色：金黃色。

含有成分：維生素 A 與 E，omega-6 與 omega-9 脂肪酸。

注意事項：英文也叫作 *maracuja oil*。

❖ 03 玫瑰果（籽）油（Rosehip Seed Oil）*Rosa rubiginosa*（植物科屬：薔薇科）

・可以單獨作為面部護膚油使用，也可以按 20%至 30%的比例，搭配其他基底油品調和使用。

特質與功效：抗氧化、幫助細胞和組織再生，激勵振奮、滋潤肌膚，調理、平衡膚質，重建與重組、滋養、消炎、幫助再生。

適用肌膚類型：適用於所有膚質，尤其是熟齡肌、提前老化的肌膚、面皰和敏感性肌膚。

適用情況：防止老化；疤痕、濕疹、受損肌膚、日曬損傷；可以用於增進肌膚彈性、刺激肌膚再生活力。

使用方法：身體按摩油、臉部按摩油、乳霜、乳液。

萃取部位與生產地區：種籽；產於智利。

顏色：橘色／紅金色。

含有成分：omega-3、omega-6 和 omega-9 脂肪酸；維 A 酸（transretinoic acid）。

注意事項：有可能具有強烈的氣味；某些玫

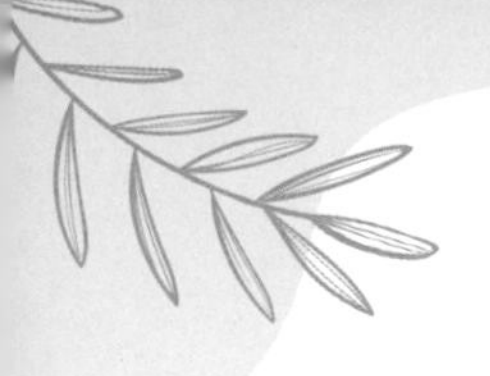

瑰果（籽）油會使皮膚和衣服染上顏色。

❖ 04 沙棘油（Sea Buckthorn Oil）*Hippophae rhamnoides*（植物科屬：胡頹子科）

・在某些情況下，可以按 10%的比例調入面部護膚油，也可以按 1%至 5%的比例，搭配其他基底油品調和使用。

特質與功效：抗氧化、消炎、細胞再生、膚質調理、補充肌膚養分、平衡膚質、調理滋養、回復細胞和組織活力、修復滋養。

適用肌膚類型：適用於所有肌膚類型，包括熟齡肌、提前老化的肌膚、面皰。

適用情況：防止老化；增進肌膚彈性；用於日曬損傷、皮膚組織受傷、傷口、疼痛、受到刺激、濕疹、酒糟性皮膚炎等情況。

使用方法：身體按摩油、臉部按摩油、乳霜、乳液、油膏、油霜。

萃取部位與生產地區：來自果肉以及（或）種籽；產於俄羅斯、德國與芬蘭。

顏色：深橘紅色。

含有成分：含有維生素 A、C、E 與 K；類胡蘿蔔素；非常高比例的 omega-3、omega-6、omega-7 和 omega-9 脂肪酸——沙棘籽油含有較多 omega-6，沙棘果油則有更豐富的 omega-7。

注意事項：如不稀釋使用，皮膚和衣物有可能暫時染上橘紅色。

❖ 05 瓊崖海棠油（Tamanu）*Calophyllum inophyllum*（植物科屬：藤黃科）

・在某些情況下，可以單獨作為身體或面部按摩油使用，也可以按 30%至 50%的比例，搭配其他基底油品調和使用。

特質與功效：潤膚、幫助皮膚組織再生、消炎、抗菌消毒、抗微生物、抗氧化、止痛。

適用肌膚類型：適用於所有肌膚類型，包括熟齡和敏感性肌膚。

適用情況：受損肌膚、面皰、感染、傷口、割傷、皮膚擦傷、潰瘍、皮膚炎、濕疹、傷疤；可用於防止老化。

使用方法：身體按摩油、乳液、油膏、油霜、頭髮保養。

萃取部位與生產地區：核仁；產於太平洋地區的玻里尼西亞、美拉尼西亞，以及馬達加斯加島。

顏色：深綠色。

含有成分：維生素 E 與 A；omega-9、omega-6 與 omega-3 脂肪酸。

注意事項：敏感性肌膚請先進行皮膚測試；未經稀釋使用，可能對敏感性肌膚造成刺激。瓊崖海棠油也叫作伊諾菲倫油，英文別名為 *foraha*。

浸泡油

浸泡油（*macerated oils*）指的是透過傳

統方式，將植材長時間浸泡在合適的植物油中，最後獲得的成品。有時，浸泡期間會以新鮮的植材取代浸泡過的材料，不斷重複這個程序，透過多次浸泡取得最終成品。這樣的做法，能增加浸泡油中有效成分的濃度。有時，廠家可能先以二氧化碳萃取法萃出植材精華，再稀釋至植物基底油中，然而，透過這類作法取得的成品，就不算是傳統意義上的浸泡油——購買前，請記得向產品供應商確認生產浸泡油所用的程序。

❖ 01 山金車浸泡油（Arnica Macerated Oil）

Arnica montana（植物科屬：菊科）

- 為達到療癒目的，可按 20%的比例調入身體按摩油中，短期塗擦於身體局部。或可以按 2%至 5%的比例，搭配其他基底油品調和使用。

特質與功效：止痛、消炎、調理肌膚組織。

適用肌膚類型：為達療癒效果使用時，所有肌膚類型皆適用。

適用情況：瘀傷、肌膚組織創傷、紅腫、結節、疼痛、風濕、四肢過度拉伸、肌肉僵硬、反覆發作的扭傷。

使用方法：身體按摩油、油霜、凝膠。

萃取部位與生產地區：新鮮花朵；產於德國、瑞士、荷蘭與法國。

顏色：綠黃色。

含有成分：類胡蘿蔔素、菊糖（inulin）、硒與錳。

注意事項：不可塗抹在有傷口的皮膚上，也不適合用於面部護膚。有可能造成皮膚過敏。山金車浸泡油不等於山金車精油，須注意分辨。

❖ 02 金盞菊浸泡油（Calendula／Marigold）

Calendula officinalis（植物科屬：菊科）

- 可以基於特定目的，單獨作為身體保養油使用；也可以按 30%至 70%的比例，搭配其他基底油品調和使用。

特質與功效：潤膚、安撫不適、消炎、促進組織再生、收斂。

適用肌膚類型：適用於所有肌膚類型，包括敏感性肌膚。

適用情況：修復肌膚組織；瘀傷、受到刺激、皮膚搔癢、濕疹、牛皮癬、疼痛、日曬損傷、皮膚粗糙乾裂。

使用方法：身體按摩油、乳霜、乳液、油霜。

萃取部位與生產地區：花瓣；許多國家均有生產，包括美國、英國與德國。

顏色：黃色至橘色。

含有成分：類胡蘿蔔素——β-胡蘿蔔素；皂苷；維生素 A、B、D 與 E。

注意事項：以上建議的調和比例、用法和稀釋濃度，只適用於以傳統方式製作的金盞菊浸泡油，不適用於二氧化碳萃取法製成的金

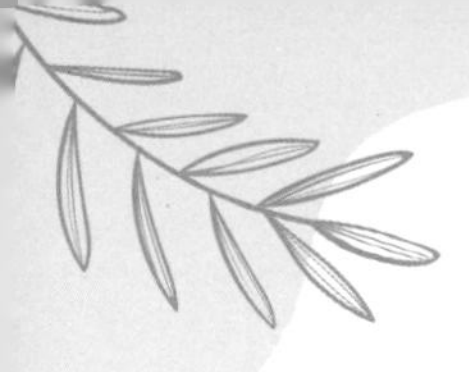

盞菊油。

❖ 03 胡蘿蔔根浸泡油（Carrot Root Oil）

Daucus carota

（植物科屬：傘形科／繖形科）

・一般以 5%至 20%的比例，搭配其他基底油品調和使用。

特質與功效：抗氧化、安撫不適、鎮靜肌膚、幫助再生、回復肌膚活力、補充肌膚養分。

適用肌膚類型：適用於所有肌膚類型，包括乾燥肌、缺水肌膚、熟齡肌、面皰肌與易生粉刺的肌膚。

適用情況：可用於防止老化、安撫不適；搔癢、乾燥、疼痛、日曬損傷、牛皮癬與疤痕。

使用方法：身體按摩油、臉部按摩油、乳霜、乳液、油膏、油霜、凝膠。

萃取部位與生產地區：組織／根部；產於加拿大與歐洲。

顏色：淺橘色至深橘色。

含有成分：維生素 A、維生素 E、類胡蘿蔔素——β-胡蘿蔔素。

注意事項：請使用實際以胡蘿蔔組織浸泡取得的浸泡油；與胡蘿蔔籽精油不同，宜注意分辨。胡蘿蔔根浸泡油很容易染色，可能使身體和衣物沾上顏色。

❖ 04 摩諾依油（Monoi Oil）

（植物科屬：茜草科＋棕櫚科）

大溪地梔子花（Gardenia taitensis）浸泡於椰子油（Cocos nucifera）

・可以單獨用於身體保養，也可以搭配其他基底油品，以 30%至 60%的比例調和使用。

・最適合用來保養身體和頭髮。

特質與功效：潤膚——軟化肌膚、安撫不適、滋潤肌膚、幫助肌膚再生、保護肌膚。

適用肌膚類型：適用於所有肌膚類型，包括乾燥肌、缺水肌與熟齡肌。

適用情況：安撫肌膚、防止老化；乾燥、日曬損傷。

使用方法：身體按摩油、乳液、油膏、頭髮保養。

萃取部位與生產地區：花朵浸泡於椰子油中；產於玻里尼西亞。

顏色：淡奶油色。

含有成分：油酸、亞油酸、鉀、鎂、維生素 B 與維生素 C。

注意事項：摩諾依油是將大溪地梔子花（tiare flower）浸泡於初榨椰子油製成的浸泡油。當室溫降低，可能凝結成固體，一旦溫度回暖（例如被溫暖的雙手觸碰），就能融化。摩諾依油有一股香甜的花香。

❖ 05 聖約翰草浸泡油（St. John's Wort Oil）*Hypericum perforatum*（植物科屬：金絲桃科）

- 為達到特定療癒效果，可以單獨用在身體局部區域；此外，也可以搭配其他基底油品，以 30%至 50%的比例調和使用。

特質與功效：止痛、消炎、安撫不適、抗菌消毒。

適用肌膚類型：所有肌膚類型均適用，但只在有特定療癒需求時使用。

適用情況：外傷、瘀傷、皮膚組織創傷、紅腫、撞傷、傷口、日曬損傷、疼痛、風濕、四肢過度拉伸、肌肉僵硬。

使用方法：身體按摩油、油霜、凝膠。

萃取部位與生產地區：莖、葉片、花朵；產於法國與英國。

顏色：紅棕色。

含有成分：金絲桃素（hypericin）、貫葉金絲桃素（hyperforin）、單寧酸（tannins）、類黃酮（flavonoids）。

注意事項：聖約翰草浸泡油具有光敏性，使用後須避免陽光直曬。上述建議使用比例與用途，只針對以傳統方式製作的聖約翰草浸泡油，不適用於以二氧化碳萃取的聖約翰草油。

脂類

有幾種脂類可以在特殊情況下單獨使用，但通常脂類會與基底油調和，製成油膏類產品。傳統萃取脂類的方法，是將植物材料烤過並且（或）壓碎，萃取出其中的脂肪成分。萃取出的脂類產品當中，有些實際上是油加上細微的蠟分子。蠟能使乳霜增稠，也能讓油霜與油膏結構更紮實。蠟在室溫下也是固體狀，必須加熱成液態，才能用於製作產品。最常見的蠟就是蜜蠟，但除此之外，還有許多不含動物性成分的植物蠟也可以使用，例如月桂蠟（laurel wax）、小燭樹蠟（或稱堪地里拉蠟 candelilla wax）和棕櫚蠟（carnauba wax）。

❖ 01 可可脂（Cocoa Butter）*Theobroma cacao*（植物科屬：錦葵科）

- 固態；必須先加熱融化，才能製成油膏、乳液、乳霜或按摩油等身體保養品；通常與其他基底產品混合使用，所佔比例不超過 10%。

特質與功效：潤膚、滋潤、軟化肌膚、舒緩、安撫不適、抗氧化。

適用肌膚類型：適用於所有膚質類型。

適用情況：乾燥、搔癢、脫屑的肌膚；能增進肌膚彈力。

使用方法：油膏、乳液、乳霜、按摩油。

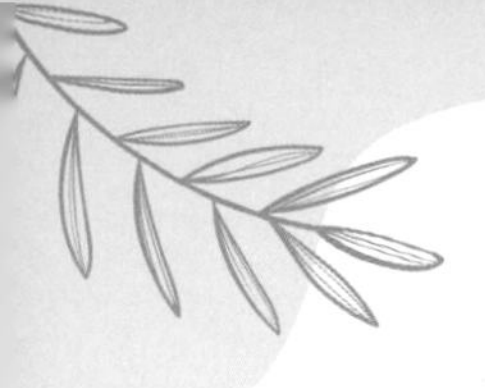

萃取部位與生產地區：可可豆或可可漿；產於烏干達、肯亞，以及南美洲中南部地區。

顏色：淡奶油色。

含有成分：維生素 E、omega-6 脂肪酸、可可鹼。

注意事項：可可脂也叫作 *theobroma oil*。有時帶有微微的巧克力香氣。

❖ 02 乳油木果脂（雪亞脂）（Shea Butter）*Vitellaria paradoxa/Butyrospermum parkii*（**植物科屬：山欖科**）

- 半固態；需要先融化才能用於製作產品，只要接觸到溫暖的皮膚就會融化。

特質與功效：滋潤、潤膚、安撫不適、軟化肌膚、消炎、保護肌膚。

適用肌膚類型：適用於所有膚質類型。

適用情況：乾燥、受到刺激、脫屑的肌膚，疼痛、日曬損傷、長疹子的肌膚；能安撫肌膚不適。

使用方法：乳霜、乳液、油膏、手工皂、頭髮保養。

萃取部位與生產地區：核果；產於非洲西部。

顏色：白色至奶油色。

含有成分：維生素 A、維生素 E 與維生素 F，omega-9 脂肪酸。

注意事項：如果身體對堅果過敏，使用前建議進行皮膚測試。也叫作乳木果油，英文有另一俗名叫作 *African karite butter*。

珍貴的天然純露

在我的孩童時期，純露是家中的常備用品——胃痛時用胡椒薄荷（歐薄荷），消化不良用蒔蘿純露，玫瑰純露則用來保養肌膚。長大後旅居歐洲學習植物療法的那些年，讓我更明白了純露的珍貴價值——純露不僅可以作為療癒的工具，還可以用於烹飪和其他許多用途。多年前，我受邀前往知名法國蒸餾匠人亨利・偉歐（Henri Viaud）在南法的家，也因此有幸能從蒸餾者的角度，重新探索純露的奧秘。當時，偉歐在住家附近的小坡上，摘了一些野生的百里香，這片百里香綿延佈滿整座山的一側，隨後被蒸餾成我見過最美妙的百里香精油與純露。偉歐告訴我，當我們把兩種不同植物同時放在一起蒸餾，就如同植物聯姻一樣，能締造出極大的療癒價值。這樣雙材蒸餾（double-distillation）的做法，當時在該地區的蒸餾圈子裡相當常見，匠人們以此創造出各式各樣令自己自豪又喜悅的有效植物產品。於是，多年來我也不斷嘗試蒸餾出純露。關於這部分，在本書第 15 章「芬芳精油照顧我的家」中，有更多的說明。請參見第 209 頁「製作精油水與純露」的段落。

在本書中，純露（hydrosol）這個字代表精油蒸餾過程中產生的副產品，或是專門為了生產純露而蒸餾獲得的產品。透過蒸氣蒸餾法萃取精油時，大量的水分會以蒸氣的形式，從植材釋放出具有揮發性的芳香分子，進而成為精油。當精油被取走，剩下的就是水狀的蒸餾液。這些蒸餾液帶有微量的精油，以及來自植材的水溶性分子（通常不存在於精油當中）。人們將此蒸餾液命名為 *hydrola*，也就是純露。雖然純露和精油都來自同樣的植材，但彼此攜帶的成分卻不相同。因此，純露和精油是不同的療癒工具，有各自不同的功效與用法。

歐洲是芳香療法的起源地，在當地會以「蒸餾成純露的某某植材」來稱呼純露這個產品。比方說，蒸餾成純露的真正薰衣草（Hydroalted Lavender）。除了純露之外，還有許多從植物萃取的產品也同樣呈液狀；當中有些具有療癒價值，有些則否（產品是否具有療效，並非取決於名稱，而是取決於萃取方式）。例如：植露、草本蒸餾液、花水、芳香露、芳香水、植物萃取液、植物精華液、精露等等。換句話說，許多植物萃取方式都能製作出水狀的植物性產品，但這些產品並不等同於純露。隨著人們越來越了解純露的益處，這些名稱也就越來越可能被互相替換使用。

要釐清這一切，必須得從頭說起。從文獻資料中可以看到，早在數百年前，人們就懂得透過滾煮植物取得植物湯液。這些湯液可能用來治療，也可能用來烹調或美容。當然，有些植物湯液同時具有以上三種用途。從某個角度來看，這不僅是傳統藥草史的一部分，也是家家戶戶都可能世代承襲的傳統。

這些湯液的製作方式因地而異，但通常會隨著植物的生長季節，在短時間內新鮮萃取、迅速用完。水液容易孳生細菌，以當時人們的衛生條件來看，久放並非明智之舉。

透過蒸氣蒸餾法來製作芬芳的花水，例如玫瑰花水或橙花花水，是某些國家傳統的習俗。例如，在土耳其、黎巴嫩和伊朗等地，用玫瑰花水料理食物是數百年來的傳統習俗。直到現在，當地人仍用玫瑰花水來製作米布丁、優格、糕點，以及芬芳的土耳其軟糖（Turkish delight）。印度人用玫瑰花水來製作一種叫作玫瑰蜜炸奶球（*gulab jamun*）的甜點，而橙花花水則無論在過去或現在，也都和玫瑰花水有著類似的用途。

總的來說，人類透過植物萃取水液使用，已是一種歷史悠久的傳統。多年來，人們懂得根據各種植物的特色，萃出水液來使用。這樣的歷史背景一直承襲到現在。傳統的藥草使用方式依然存在，各種植物萃出的水液，也一如既往有著珍貴的價值。在某些地區的雜貨店裡，野馬鬱蘭和百里香水是普遍常見的商品，人們可以用來治療病痛，或

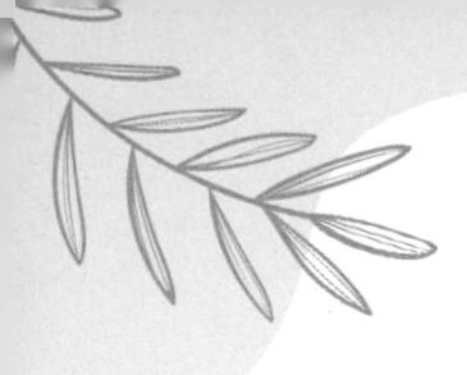

是調理食物。此外，薄荷水在許多國家也是藥局的常備商品，時間早已不可考。

然而，這些產品並不一定都是從精油萃取過程中取得的純露。透過蒸餾精油收集到的水狀液——純露，會含有微量的精油成分——其中較溶於水的化學成分比例較大，例如醇類，而不容易分散於水中的化學成分比例較小，例如酮類。除此之外，純露中也會含有精油中沒有的水溶性分子。於是，即便是來自同一種植物材料的精油和純露，其中的成分、功效特質和用途卻可能大大不同。有時候，純露的氣味和精油很相似，有時則不然。從香氣的角度來看，純露會受到許多變因而影響有多接近植物本身的氣味。其中，絕大部分與蒸餾程序有關，尤其是加熱的溫度和萃取的時間長短。蒸餾取得的純露可以重複用於第二次、第三次蒸餾，這麼一來，純露的香氣也會更濃郁。

現在，有兩件事情正影響市面上純露的普及度。首先，人們越來越明白，蒸餾精油後剩餘的純露具有珍貴的價值。再者，傳統藥草學將植物浸置水中萃取湯液的做法，正重新引起旋風。這兩種植物萃取液具有各自的價值，但人們經常混為一談。因此，在購買時必須明智地分辨，手上的產品是純露或是藥草萃取液。明智地分辨是非常重要的事，因為萃取液的品質差異很大：如果精油的品質優劣可以用 1 到 10 來區分的話，液狀產品的品質優劣則是 1 至 100 的差異。充分了解產品資訊，可以避免買到不如預期的商品。

那些被稱為純露或花水的產品，可能來自許多不同製作方法。其中一種也包括在水中添加香精。這樣的產品或許聞起來有玫瑰花水的氣味，但本質上和天然的玫瑰一點關係也沒有。又或者，也可能用煮茶的方式烹煮植材，再過濾為成品，而不是透過蒸餾的方式製作。還有一種做法，是用界面活性劑將精油乳化後加入水裡，因為精油需經過乳化，才能均勻分散在水中。

現在你應該能察覺有點不對勁了？產品的品質是否有所保證，始終和供應商品格是否正直、值得信任有關。在最理想的狀態下，純露萃取自有機生長的植材，過程中只使用純水，成品不含任何防腐劑或酒精，並且全程在衛生的環境下製作、裝瓶，避免沾染細菌。要是為了延長產品壽命而摻入其他添加物，一個好的供應商會如實說明；此外，當瓶底出現團狀物（白色、霧狀的沉澱物），好的供應商也會提供處理建議。如果你希望以治療或烹調的方式使用純露，請洽詢你的供應商，確保產品符合食品等級，可以口服使用。未添加防腐劑的純露容易變質，請存放在陰涼處，避免光線及接觸高溫。

純露的用法

加濕：可以掛在暖氣（金屬散熱片）上，幫助空間更清新。

空間噴霧：可以用來清新空氣。

製作敷包：身體保健或美容護膚用。

擦拭面部：身體保健或美容護膚用。

擦拭身體：身體保健、美容護膚或嬰兒照護用。

用於泡澡或足浴：身體保健或促進身心幸福感。

用於坐浴：身體保健或促進身心幸福感。

添加於茶水／飲料：身體保健或促進身心幸福感。

料理使用：料理調味或促進身心幸福感。

美容護膚：調理問題肌膚；面部調理。

嬰兒照護：緩解尿布疹或促進身心幸福感。

關於純露在美容保養方面的運用，在本書第 13 章「芳香美容之道」有更多的說明（請參見本書第 107 至 110 頁）。

26 種純露簡介和使用方法

❖ 01 洋茴香（大茴香）純露（*Pimpinella anisum*）

身體保健／促進身心幸福感：口臭、消化不良、消化問題、食慾不佳。

美容護膚／身體保養：無。

料理使用：湯品調味、菜餚調味、魚類料理、烘焙。

居家使用：空間噴霧、暖氣加濕（用於金屬散熱片）、空間擴香、擦拭檯面。

❖ 02 羅勒純露（*Ocimum basilicum*）

身體保健／促進身心幸福感：滋補全身、振奮活力；口服可以幫助消化。

美容護膚／身體保養：激勵、振奮活力、滋補、提振精神；混合性肌膚、疲倦無生氣的肌膚。

用於製作：化妝水、乳液、乳霜、凝膠、潤髮乳、洗髮精；可以添加於泡澡水中。

料理使用：醬汁調味、菜餚調味、肉類料理、蔬菜料理、醃製品、烘焙、冰沙果昔、甜點。

居家使用：空間噴霧、空間擴香、暖氣加濕（用於金屬散熱片）。

❖ 03 金盞菊純露（*Calendula officinalis*）

身體保健／促進身心幸福感：消炎、安撫不適；適合用來處理各種皮膚問題，例如與真正薰衣草和洋甘菊純露混合，處理疹子與皮膚擦傷。

美容護膚／身體保養：安撫不適、舒緩；用於乾燥、脫屑的肌膚、鬆弛的肌膚、油性肌、面皰、粉刺；可以添加於泡澡水中，緩解發炎發紅或受到刺激的肌膚。

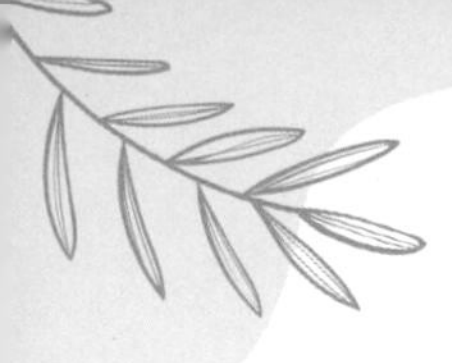

用於製作：噴霧、肌膚調理水、乳霜、乳液、凝膠、護髮產品。

料理使用：無。

居家使用：無。

❖ 04 德國洋甘菊純露（*Matricaria recutita*）

身體保健／促進身心幸福感：舒緩、安撫不適；疹子、發炎、濕疹、牛皮癬、抗菌消毒；可以用來改善眼睛酸澀——閉上眼睛以化妝棉濕敷。

美容護膚／身體保養：可用於大部分的肌膚類型——一般性肌膚、面皰、粉刺、敏感性肌膚、乾燥肌、脆弱肌、老化肌；幫助再生、平衡、軟化肌膚、安撫不適

用於製作：噴霧、化妝水、乳霜、乳液、凝膠、敷包、塗敷品。

料理使用：平撫鎮定的茶飲。

居家使用：用於臥房、空間擴香、暖氣加濕（用於金屬散熱片）。

❖ 05 羅馬洋甘菊純露（*Anthemis nobilis*）

身體保健／促進身心幸福感：神經緊張、焦慮、失眠、疹子、皮膚病、濕疹、牛皮癬、發炎、搔癢；可以和真正薰衣草純露共同使用；可以用來改善眼睛酸澀——閉上眼睛加在眼罩上濕敷。

美容護膚／身體保養：可用於大部分的肌膚類型——一般性肌膚、敏感性肌膚、脆弱肌、乾燥肌、老化肌；滋潤肌膚、幫助再生、平衡、安撫不適；用於面皰、粉刺、皮膚泛紅、疤痕。

用於製作：噴霧、肌膚調理水、乳霜、乳液、凝膠、敷包、塗敷品、護髮產品；可以添加於泡澡水中。

料理使用：平撫鎮定的茶飲。

居家使用：空間噴霧、暖氣加濕（用於金屬散熱片）、空間擴香。

❖ 06 矢車菊純露（*Centaurea cyanus*）

身體保健／促進身心幸福感：安撫不適、清涼鎮定；可用來改善眼睛疲勞、因汙染而發紅，或是使用電腦時間過長的情況——閉上眼睛以化妝棉濕敷。

美容護膚／身體保養：滋潤肌膚、安撫不適、鎮定舒緩。

用於製作：噴霧、肌膚調理水、乳霜、乳液、凝膠。

料理使用：無。

居家使用：無。

❖ 07 澳洲尤加利純露（*Eucalyptus radiata*）

身體保健／促進身心幸福感：咳嗽、感冒、各種呼吸道問題、發炎；除臭、清涼鎮定、安撫不適。

美容護膚／身體保養：油性肌、鬆弛的肌膚、面皰、粉刺；收斂肌膚、提振精神、振奮活力；調理肌膚。

用於製作：噴霧、肌膚調理水、凝膠、敷包、塗敷品、護髮產品；可以添加於泡澡水中。

料理使用：加上蜂蜜與檸檬製成茶飲，緩解各種呼吸道問題。

居家使用：空間噴霧、暖氣加濕（用於金屬散熱片）、空間擴香。

❖ 08 甜茴香純露（*Foeniculum vulgare var. dulce*）

身體保健／促進身心幸福感：可以用來緩解眼睛浮腫——閉上眼睛以化妝棉濕敷；疲憊倦怠、精力耗竭、消化問題。

美容護膚／身體保養：一般性肌膚、乾燥肌、老化肌；可以調理肌膚、提振精神、軟化肌膚、滋養；改善橘皮組織。

用於製作：乳液、凝膠、敷包、塗敷品；也可添加於泡澡水中。

料理使用：蔬菜料理、湯品、高湯、魚類料理、烘焙、甜點。

居家使用：暖氣加濕（用於金屬散熱片）、空間擴香；作為空間噴霧最好搭配其他純露一起使用。

❖ 09 天竺葵純露（*Pelargonium graveolens*）

身體保健／促進身心幸福感：各種循環問題、感染、腫脹；平衡、提振精神。

美容護膚／身體保養：適用於所有肌膚類型；防止老化、幫助再生、平衡、調理滋養；橘皮組織。

用於製作：噴霧、化妝水、乳液、凝膠、乳霜、敷包。

料理使用：烘焙、水果盤、甜點、飲料、冰沙果昔。

居家使用：空間噴霧、空間擴香、暖氣加濕（用於金屬散熱片）。

❖ 10 薑純露（*Zingiber officinale*）

身體保健／促進身心幸福感：幫助消化、消化問題、胃抽筋或絞痛、噁心、暈車、暈船、暈機、神經緊張。

身體保養：激勵、平衡、調理滋養；可改善橘皮組織。

用於製作：身體芳香噴霧、身體調理水、凝膠、敷包、塗敷品。

料理使用：茶、醬料、湯品、肉類料理、烘焙（派餡）、醃製品、冰沙果昔、蔬菜料理。

居家使用：空間噴霧、暖氣加濕（用於金屬散熱片）、空間擴香。

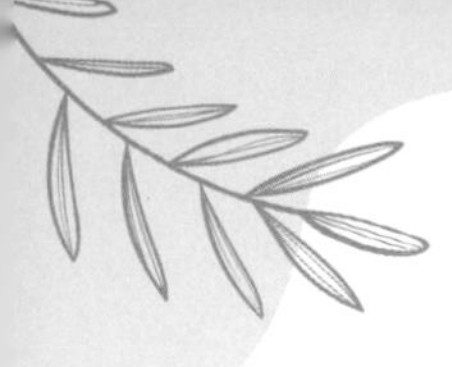

❖ 11 杜松漿果純露（*Juniperus communis*）

身體保健／促進身心幸福感：除臭；一般性疲勞、神經緊張、腿腳腫脹或疼痛。

美容護膚／身體保養：清潔、調理滋養；激勵肌膚；油性肌、面皰、粉刺、腫脹、瘀傷。

用於製作：肌膚噴霧、化妝水、凝膠、敷包、塗敷品；可以添加於泡澡水中。

料理使用：茶飲、肉類料理、魚類料理、飲料、湯品。

居家使用：空間淨化、能量清理；可用於噴霧與空間擴香。

❖ 12 真正薰衣草純露（*Lavandula angustifolia*）

身體保健／促進身心幸福感：溫和滋補神經系統；安撫不適、鎮定舒緩、抗菌消毒；割傷、皮膚擦傷、疹子、蚊蟲叮咬、疼痛、發炎、濕疹、牛皮癬；可以用來改善眼睛酸澀——閉上眼睛以化妝棉濕敷。

美容護膚／身體保養：適用於所有肌膚類型——包括一般性肌膚、敏感性肌膚、乾燥肌、油性肌、混合性肌膚、老化肌；面皰、粉刺、發紅；能提振精神、幫助再生、安撫不適、消炎；調理膚質，使膚色明亮。

用於製作：噴霧、肌膚調理水、乳霜、乳液、凝膠、敷包、塗敷品、護髮產品；可以添加於泡澡水中。

料理使用：烘焙、甜點、冰沙果昔、魚類料理、肉類料理、醃製品。

居家使用：空間噴霧、暖氣加濕（用於金屬散熱片）、空間擴香、洗衣。

❖ 13 香蜂草純露（*Melissa officinalis*）

身體保健／促進身心幸福感：鎮定舒緩、提振活力；失眠、神經緊張、焦慮、精力耗竭、感染；康復調理。

美容護膚／身體保養：油性肌、肌膚搔癢、敏感性肌膚、乾燥肌、鬆弛的肌膚、粉刺；提振精神、幫助再生、軟化肌膚、收斂、調理膚質。

用於製作：噴霧、化妝水、乳霜、乳液、凝膠；也可添加於泡澡水中，或製成敷包、塗敷品。

料理使用：飲料、烘焙、甜點、醬料、湯品、魚類料理、肉類料理、蔬菜料理、醃製品、水果盤、冰沙果昔。

居家使用：空間噴霧、暖氣加濕（用於金屬散熱片）、空間擴香。

❖ 14 檸檬馬鞭草純露（*Lippia citriodora*）

身體保健／促進身心幸福感：發炎；鎮定舒緩、安撫不適、平衡、提振活力。

美容護膚／身體保養：可用於大部分的肌膚類型；有收斂作用，能解充血、安撫不適、鎮定舒緩。

用於製作：噴霧、肌膚調理水、乳霜、乳液、凝膠。

料理使用：烘焙、甜點、醬料、湯品、魚類料理、肉類料理、蔬菜料理、醃製品、水果盤。

居家使用：空間噴霧、暖氣加濕（用於金屬散熱片）、空間擴香。

❖ 15 菩提（椴花）純露（*Tilia vulgaris / cordata*）

身體保健／促進身心幸福感：失眠；放鬆、鎮定舒緩。

美容護膚／身體保養：乾燥肌、脫屑的肌膚、敏感性肌膚；滋潤肌膚、安撫不適、調理滋養。

用於製作：噴霧、化妝水、乳霜、乳液、凝膠。

料理使用：茶飲、甜點。

居家使用：空間噴霧、暖氣加濕（用於金屬散熱片）、空間擴香。

❖ 16 甜馬鬱蘭純露（*Origanum majorana*）

身體保健／促進身心幸福感：鎮定舒緩；神經緊張、疲倦；滋補全身。

美容護膚／身體保養：問題性肌膚、容易長痘痘及變色的肌膚、油性肌、有斑點或膚色不勻的肌膚。

用於製作：噴霧、肌膚調理水、乳霜、乳液、凝膠、敷包、塗敷品；可以添加於泡澡水中。

料理使用：醬料、湯品、蔬菜料理、肉類料理、魚料理。

居家使用：空間噴霧、暖氣加濕（用於金屬散熱片）、空間擴香。

❖ 17 橙花純露（*Citrus aurantium*）

身體保健／促進身心幸福感：鎮定舒緩、安撫不適；失眠、一般性疲勞、神經緊張、消化道不適。

美容護膚／身體保養：可用於大部分的肌膚類型——敏感性肌膚、老化肌、鬆弛的肌膚；受到刺激、有傷疤；收斂、提振精神、幫助再生、平衡、安撫不適；讓受到刺激的肌膚重新恢復平衡。

用於製作：噴霧、化妝水、乳霜、乳液、凝膠、敷包、塗敷品。

料理使用：甜點、烘焙、醃製品、飲料、冰沙果昔、水果盤。

居家使用：空間噴霧、暖氣加濕（用於金屬散熱片）、空間擴香。

❖ 18 野馬鬱蘭純露（*Origanum vulgare*）

身體保健／促進身心幸福感：感染、割傷、皮膚擦傷、傷口、咳嗽、感冒、呼吸道問題、喉嚨痛、牙齦感染、各種疼痛。

身體保養：皮膚感染、疹子、橘皮組織；激

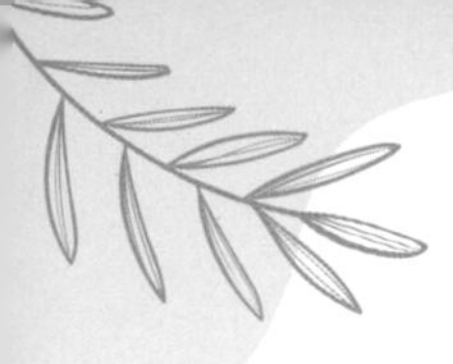

勵全身。

用於製作：噴霧、凝膠、敷包、塗敷品。

料理使用：醬料、肉類料理、蔬菜料理。

居家使用：噴霧、空間擴香、暖氣加濕（用於金屬散熱片）、擦拭檯面。

❖ 19 胡椒薄荷（歐薄荷）純露（*Mentha piperita*）

身體保健／促進身心幸福感：消化問題、飽脹感、脹氣、發炎、疲倦；滋補全身；鎮定舒緩。

美容護膚／身體保養：問題性肌膚、容易長痘痘的肌膚、油性肌；帶來清涼感。

用於製作：噴霧、肌膚調理水、凝膠、敷包、塗敷品；可以添加於泡澡水中。

料理使用：茶飲、醬料、肉類料理、魚料理、醃製品、甜點、冰沙果昔、水果盤。

居家使用：空間噴霧、暖氣加濕（用於金屬散熱片）、空間擴香。

❖ 20 歐洲赤松純露（*Pinus sylvestris*）

身體保健／促進身心幸福感：除臭；疲憊倦怠、精力耗竭、感染；增添生氣與活力。

美容護膚／身體保養：調理滋養、增添生氣與活力。

用於製作：噴霧、化妝水、乳液、凝膠、洗髮精、潤髮乳。

料理使用：無。

居家使用：空間噴霧、暖氣加濕（用於金屬散熱片）、空間擴香、擦拭檯面。

❖ 21 玫瑰純露（大馬士革玫瑰／千葉玫瑰）（*Rosa damascena / centifolia*）

身體保健／促進身心幸福感：咳嗽、喉嚨痛；可以用來改善眼睛酸澀——閉上眼睛以化妝棉濕敷；作為漱口水；神經緊張、焦慮；提振活力、滋補全身。

美容護膚／身體保養：大多數肌膚都可以使用——一般性肌膚、混合性肌膚、乾燥肌、老化肌、敏感性肌膚；安撫不適、提振精神、緊緻、幫助再生、平衡、軟化肌膚；淡化疤痕。

用於製作：噴霧、化妝水、乳霜、乳液、凝膠、敷包、塗敷品；可以添加於泡澡水中。

料理使用：烘焙、糕點、飲料、醃製品、果汁、冰沙果昔、甜點。

居家使用：空間噴霧、暖氣加濕（用於金屬散熱片）、空間擴香。

❖ 22 迷迭香純露（*Rosmarinus officinalis*）

身體保健／促進身心幸福感：頭痛、呼吸道問題、疼痛；強身健體。

美容護膚／身體保養：皮膚感染、油性肌、面皰、粉刺、鬆弛的肌膚；解充血、激勵、提振精神、幫助再生。

用於製作：噴霧、化妝水、乳霜、乳液、凝膠、塗敷品、敷包。

料理使用：醬料、湯品、肉類料理、魚類料理、蔬菜料理、冰沙果昔。

居家使用：空間噴霧、暖氣加濕（用於金屬散熱片）、空間擴香、擦拭檯面。

❖ 23 鼠尾草純露（*Salvia officinalis*）

身體保健／促進身心幸福感：作為漱口水使用；喉嚨痛。

美容護膚／身體保養： 熟齡肌、黯淡無生氣的肌膚、傷疤；能幫助再生、平衡、軟化肌膚。

用於製作：噴霧、化妝水、乳液、凝膠、敷包、塗敷品、護髮產品。

料理使用：蔬菜料理、湯品、醬料、肉類料理、魚類料理。

居家使用：空間淨化、能量清理；可用於噴霧和空間擴香；通常會與其他純露混合使用。

❖ 24 綠薄荷純露（*Mentha spicata*）

身體保健／促進身心幸福感：除臭、化妝水、漱口水；清涼、提振精神。

美容護膚／身體保養：油性肌、粉刺、肥胖紋或妊娠紋；調理滋養。

用於製作：噴霧、化妝水、乳霜、乳液、凝膠、敷包、塗敷品；可以添加於泡澡水中。

料理使用：烘焙、甜點、醬料、湯品、魚類料理、肉類料理、蔬菜料理、水果盤、冰沙果昔。

居家使用：空間噴霧、暖氣加濕（用於金屬散熱片）、空間擴香。

❖ 25 百里香純露（*Thymus vulgaris*）

身體保健／促進身心幸福感：抗菌消毒；感染、各種呼吸道問題、咳嗽、感冒、疲憊倦怠。

美容護膚／身體保養：皮膚感染、面皰、鬆弛的肌膚、疲憊無生氣的肌膚；平衡、清理。

用於製作：噴霧、化妝水、乳液、凝膠、敷包、塗敷品、護髮產品。

料理使用：醬料、湯品、肉類料理、魚類料理、蔬菜料理。

居家使用：空間噴霧、暖氣加濕（用於金屬散熱片）、空間擴香、擦拭檯面。

❖ 26 金縷梅純露（*Hamamelis virginiana*）

身體保健／促進身心幸福感：紅腫、瘀傷、疼痛、擦傷、腫脹；可以改善眼睛酸澀——閉上眼睛以化妝棉濕敷；收斂、安撫不適。

美容護膚／身體保養：收斂、淨化、調理滋養。

用於製作：噴霧、化妝水、凝膠、敷包、塗敷品。

料理使用：無。

居家使用：無。

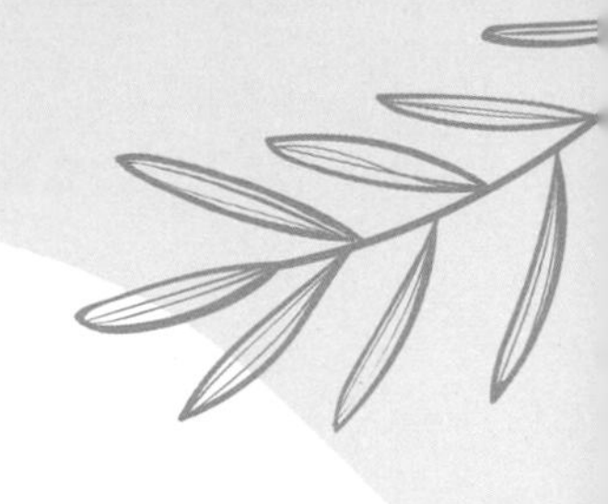

CHAPTER 20

精油與原精

本章內容包括一個能讓你快速查閱的精油檔案速查表，以及涵蓋 125 種精油和原精的全面精油檔案內容。速查表列出了每一種精油或原精的對應症狀、療癒屬性及使用禁忌，若想知道更詳細的內容，可以參閱本章後半部的個別精油檔案。

本章在「對應症狀」底下列出的內容並非絕對，也未完整包括該精油的所有用途。在決定要選擇哪一支精油之前，請先看看「對應症狀」中是否列出你要處理的症狀，如果沒有，再參考「療癒屬性」的描述是否合適。這麼一來，對於特定精油在療癒層面能發揮的可能性，會有更全面、更完整的認識。舉例來說，如果要處理的是肌肉緊縮、疼痛的情況，可以從「療癒屬性」中，找具有止痛、抗痙攣或解痙攣特質的精油來使用。關於療癒屬性的各種名詞解釋，可以參考本書附錄二「精油療癒屬性——名詞解釋」的段落（第 444 頁）。

本章列出的某些精油，其實應該稱為原精。原精通常萃取自花朵，或是無法用一般蒸氣蒸餾法或水蒸餾法處理的植材。多數的原精都是以溶劑萃取，完成後再移除其中的溶劑；或者，也可能用二氧化碳萃取法處理，也就是用超臨界的方式萃取出油質。

針對孩童的精油使用建議，可以參考本書第 7 章「給嬰兒、孩童與青少年的溫柔關懷」。

針對懷孕期間的精油使用建議，可以參考本書第 8 章「女性保健的天然之選」。

針對稀釋比例與調配精油的建議，可以參考本書第 1 章當中，關於「適當的用量與調和方法」的段落（第 33 至 35 頁）。

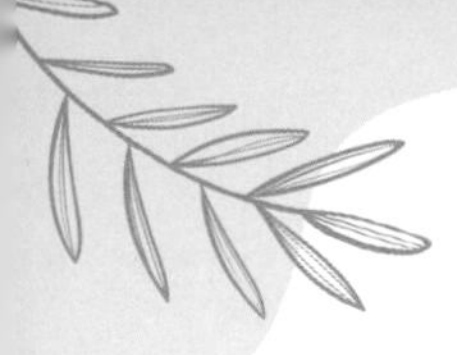

表 22：精油檔案速查表

	植物俗名（拉丁學名）	對應症狀	療癒屬性	使用禁忌
01	阿米香樹（*Amyris balsamifera*）	咳嗽、胸腔充血、躁動不安、壓力、緊張、一般性的放鬆滋補劑、美容護膚。	抗菌消毒、抗痙攣、安撫呼吸道、潤膚、祛痰、幫助再生、鎮靜、溫和的消炎作用。	無。
02	歐白芷根（*Angelica archangelica*）	咳嗽、鼻竇炎、病毒感染、風濕、關節炎、痛風、身體疲勞、強化與滋補、壓力相關症狀。	抗感染、抗痙攣、止咳、利尿、化痰、健胃。	可能造成光敏性，使用後避免直接照射陽光。懷孕期間不宜使用。
03	歐白芷（籽）（*Angelica archangelica*）	月經不順、咳嗽、感冒、發燒、消化問題、消化不良、脹氣、壓力、焦慮、神經緊張；具安撫效果。	抗菌消毒、消脹氣、利膽、淨化、幫助消化、祛痰、健胃、強身健體。	無。
04	洋茴香（大茴香）（*Pimpinella anisum*）	咳嗽、支氣管炎、上呼吸道黏膜炎、脹氣、腸痙攣、消化不良、消化問題引起的偏頭痛和頭痛；能安撫因緊張引起的腸胃不適。	抗菌消毒、抗痙攣、消脹氣、祛痰、健胃。	可能對極度敏感的肌膚造成刺激，建議通過皮膚測試再使用。懷孕及哺乳期間不宜使用。
05	祕魯香脂（*Myroxylon balsamum*）	各種皮膚問題、疹子、傷口、皮膚搔癢、疥瘡、輪癬、褥瘡、割傷、潰瘍、痔瘡、咳嗽、支氣管炎、頭蝨、頭皮屑、各種呼吸道問題。	驅除體內寄生蟲、抗細菌、抗真菌、消炎、抗菌消毒、止咳、安撫呼吸道、鎮靜、促進傷口癒合、祛痰。	可能對極度敏感的肌膚造成刺激，建議通過皮膚測試再使用。

	植物俗名（拉丁學名）	對應症狀	療癒屬性	使用禁忌
06	甜羅勒（*Ocimum basilicum*）	肌肉痙攣和緊繃、風濕、各種消化問題、噁心、脹氣、月經不調、經痛、頭痛、偏頭痛、緊張、 壓力、身心耗竭。	抗細菌、抗感染、抗菌消毒、抗痙攣、消脹氣、幫助消化、修復身體、健胃、強身健體。	可能對極度敏感的肌膚造成刺激，建議通過皮膚測試再使用。不可在泡澡或淋浴時使用。務必先行稀釋，不可純油使用。懷孕及哺乳期間不宜使用。
07	沉香醇羅勒（*Ocimum basilicum ct. linalool*）	肌肉痙攣和緊繃、風濕、各種呼吸道問題、經痛、月經不順、頭痛、偏頭痛、腸抽筋或腸絞痛、噁心、膀胱炎、身心疲憊、壓力、緊張。	抗細菌、抗憂鬱、抗感染、殺菌消毒、抗痙攣、鎮靜、消脹氣、安神、修復身體、強身健體。	懷孕期間不宜使用。
08	神聖羅勒（突西羅勒）（*Ocimum tenuiflorum*／*O. sanctum*）	肌肉痙攣和緊繃、各種呼吸道問題、膀胱炎、腸痙攣、寄生蟲感染、絞痛、經痛、各種經期問題、頭痛、偏頭痛、身心疲憊。	抗細菌、抗感染、抗菌消毒、抗痙攣、鎮靜、消脹氣、緩解胸腔與呼吸道不適、修復身體。	可能對極度敏感的肌膚造成刺激，建議通過皮膚測試再使用。不可在泡澡或淋浴時使用。務必稀釋，不可純油使用。懷孕及哺乳期間不宜使用。
09	西印度月桂（*Pimenta racemosa*）	肌肉痠痛、肌肉疼痛、神經痛、關節炎、各種循環問題、支氣管感染、消化問題。	止痛、抗感染、止神經痛、抗風濕、殺菌消毒、抗痙攣、激勵循環、安神、強身健體。	有可能刺激皮膚，建議通過皮膚測試再使用。建議只用於處理急性症狀。懷孕期間不宜使用。

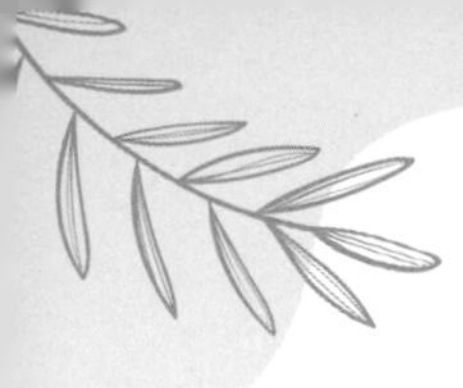

	植物俗名（拉丁學名）	對應症狀	療癒屬性	使用禁忌
10	月桂（*Laurus nobilis*）	流行性感冒、風濕、肌肉痠痛和疼痛、神經痛、關節炎、循環系統問題、念珠菌感染、呼吸道和支氣管感染、各種消化問題、脹氣、感冒、流行性感冒、皮膚疹、皮膚疙瘩或斑點、身體疼痛、牙科感染、香港腳、神經緊張、一般性疲勞。	止痛、抗細菌、抗真菌、抗感染、抗微生物、止神經痛、抗病毒、激勵循環、祛痰、緩解胸腔與呼吸道不適。	過敏體質建議通過皮膚測試再使用。懷孕期間請勿使用。
11	安息香（*Styrax benzoin*）	上呼吸道黏膜炎、支氣管炎、咳嗽、感冒、疤痕、緊張、壓力、情緒危機。	抗憂鬱、消炎、抗菌消毒、消脹氣、祛痰、緩解胸腔與呼吸道不適、協助外傷癒合。	敏感性肌膚或過敏體質，建議通過皮膚測試再使用。
12	佛手柑（*Citrus bergamia*）	感染、發燒、消化不良、膀胱炎、傷口、面皰、疱疹疼痛、憂鬱、壓力、緊張、失眠、恐懼、情緒危機、帶來堅強與力量、康復調理。	抗細菌、抗憂鬱、抗菌消毒、抗痙攣、鎮靜、消脹氣、退熱、健胃、協助外傷癒合。	具有光敏性，使用後須避免陽光直射。經過分餾處理的去光敏性佛手柑（FCF）則不具有光敏性。
13	甜樺（*Betula lenta*）	肌肉痠痛、肌肉疼痛、風濕、關節炎、肌肉損傷、骨骼發炎、腰部疼痛、神經痛、各種循環問題、排毒、水腫、四肢沉重。	止痛、消炎、抗痙攣、激勵循環、利尿、激勵全身。	服用多種藥物或含抗凝血劑者，須避免使用。不建議業餘芳療使用者自行使用。懷孕和哺乳期間須避免使用。

	植物俗名（拉丁學名）	對應症狀	療癒屬性	使用禁忌
14	黑胡椒（*Piper nigrum*）	一般性痠痛和疼痛、胃絞痛、各種消化問題、風濕、各種循環問題、四肢冰冷、發冷、精力耗竭、康復調理；一般性的神經滋補劑。	止痛、抗上呼吸道黏膜炎、抗感染、抗微生物、殺菌消毒、激勵循環、利尿、退熱、滋補全身、激勵免疫、安神、修復身體、強身健體。	極度敏感的肌膚可能會感到刺激。
15	白千層（*Melaleuca Cajuputi*）	關節炎、風濕、神經痛、肌肉痙攣與收縮、坐骨神經痛、喉嚨痛、鼻竇炎、支氣管炎、咳嗽、感冒、寄生蟲導致的皮膚問題、皮膚感染、頭蝨、蚊蟲叮咬、疲憊倦怠。	止痛、抗細菌、抗感染、抗微生物、抗痙攣、解充血、祛痰、退熱、防蟲、緩解胸腔與呼吸道不適、激勵全身、強身健體。	無。
16	樟樹（*Cinnamomum camphora*）	肌肉痠痛、肌肉疼痛、風濕、肌肉傷害、深至胸腔的咳嗽、支氣管炎、感冒、鼻竇問題、面皰、疹子、寄生蟲造成的皮膚感染、挫傷、瘀傷；激勵、驅蟲。	驅除體內寄生蟲、抗細菌、抗感染、消炎、抗菌消毒、祛痰、激勵全身。	懷孕及哺乳期間不宜使用。樟樹精油又稱為白樟精油，與褐樟和黃樟不可混為一談，只有白樟精油是可以使用的樟樹精油。
17	康納加（大葉依蘭）（*Cananga odorata ct. macrophylla*）	各種循環問題、發炎發紅的肌膚、體力耗竭、壓力、緊張、緊繃、焦慮；調香、美容護膚。	抗憂鬱、消炎、抗菌消毒、抗痙攣、鎮靜、降血壓。	無。
18	藏茴香（*Carum carvi*）	腸胃不適、胃弱、腹部痙攣、腹絞痛、脹氣、腸抽筋、腸絞痛和腸痙攣、腸躁症、結腸炎、憩室炎、胃潰瘍、過敏性鼻炎、支氣管炎、咳嗽、神經緊張。	抗細菌、抗組織胺、消炎、抗微生物、抗菌消毒、抗痙攣、鎮靜、消脹氣、幫助消化、祛痰、安神、緩解胸腔與呼吸道不適、健胃。	無。

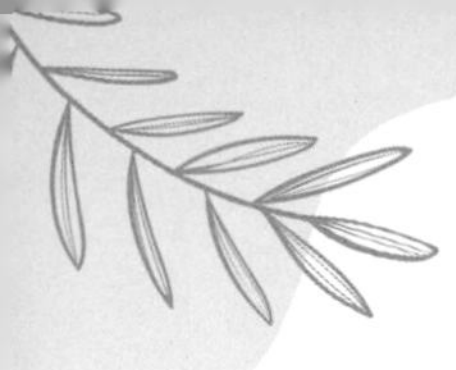

	植物俗名（拉丁學名）	對應症狀	療癒屬性	使用禁忌
19	荳蔻（*Elettaria cardamomum*）	消化不良、腸痙攣、脹氣、胃弱、噁心、偏頭痛、便祕、腸躁症、結腸炎、克隆氏症、肌肉抽筋或拉傷、肌肉痙攣、支氣管充血、精力耗竭與心理上的疲憊倦怠；強化、鞏固身心。	止痛、消炎、抗痙攣、鎮靜、消脹氣、安神、緩解胸腔與呼吸道不適、健胃。	無。
20	康乃馨（香石竹）原精（*Dianthus caryophyllus*）	壓力、失眠、用腦過多、工作狂、缺乏安全感、不擅表達內心感受、與現實脫節、孤獨感；有助於放鬆。	鎮靜、放鬆、強身健體。	無。
21	胡蘿蔔籽（*Daucus carota*）	關節炎、風濕、消化不良、水腫（水分滯留）、生殖泌尿系統感染、泌尿道感染、排毒、濕疹、潰瘍、牛皮癬、面皰、粉刺。	鎮靜、細胞防禦、淨化、利尿、利肝、幫助再生、血管舒張。	懷孕和哺乳期間避免使用。
22	維吉尼亞雪松（*Juniperus virginiana*）	呼吸道感染、上呼吸道黏膜炎、支氣管炎、咳嗽、泌尿道感染、橘皮組織。	抗菌消毒、收斂劑、安撫呼吸道、解充血、淨化、利尿、祛痰、防蟲、緩解胸腔與呼吸道不適。	可能對敏感性肌膚造成刺激。建議通過皮膚測試再使用。懷孕期間請勿使用。
23	大西洋雪松（*Cedrus atlantica*）	胸腔感染、上呼吸道黏膜炎、排毒、橘皮組織、焦慮、壓力、緊張、身體耗竭、面皰、頭皮問題。	消炎、減少皮膚出油、殺菌消毒、淨化、緩解胸腔與呼吸道不適、促進再生、修復身體、強身健體。	無。

	植物俗名（拉丁學名）	對應症狀	療癒屬性	使用禁忌
24	芹菜籽（*Apium graveolens*）	靜脈曲張、腿腳沉重、身體瘀滯、便祕、痔瘡、排毒、壓力型消化問題、神經緊張、憂鬱。	抗菌消毒、鎮定安撫、激勵循環、淨化、幫助消化、鎮靜。	無。
25	德國洋甘菊（*Matricaria recutita*）	紓解疼痛、發炎、發燒、風濕、關節炎、肌肉痙攣、神經痛、子宮內膜異位症、經痛、淨化排毒、腹絞痛、胃痛、皮膚發炎發紅、皮膚感染的各種症狀、傷口、疹子、牛皮癬、濕疹、面皰、皮膚疙瘩或斑點、凍瘡。	止痛、抗細菌、消炎、可作為消炎劑、殺菌消毒、抗痙攣、鎮靜、促進傷口癒合、通經、退熱、利肝、激勵免疫、健胃、協助外傷癒合。	無。
26	野洋甘菊（摩洛哥洋甘菊）（*Ormenis multicaulis*）	肌肉痙攣、經痛、腸痙攣、胃痛、偏頭痛、頭痛、神經緊張、易怒、焦慮。	驅除體內寄生蟲、抗感染、抗菌消毒、抗痙攣、消脹氣、可作為鬆弛劑、鎮靜。	無。
27	羅馬洋甘菊（*Anthemis nobilis*）	肌肉痙攣和緊繃、風濕、經痛、疹子、面皰、濕疹、牛皮癬、皮膚刺激、皮膚感染發炎、曬傷、口腔和牙齒問題、失眠、焦慮、神經緊張、憂鬱、壓力相關症狀、蚊蟲叮咬或螫咬。	止痛、抗細菌、抗感染、消炎、止神經痛、抗痙攣、鎮靜、促進傷口癒合、激勵免疫、安神、協助外傷癒合。	無。

	植物俗名（拉丁學名）	對應症狀	療癒屬性	使用禁忌
28	錫蘭肉桂葉（*Cinnamomum zeylanicum*）	細菌感染、病毒感染、寄生蟲感染、腸道感染、真菌感染、呼吸道感染、發燒、咳嗽、流行性感冒、肌肉損傷、痠痛和疼痛、風濕、關節炎、四肢冰冷、一般性的身體疲勞、精力耗竭、疲憊倦怠、總是無精打采。	止痛、驅除體內寄生蟲、抗細菌、抗真菌、抗微生物、防腐劑、抗菌消毒、抗痙攣、抗病毒、消脹氣、激勵循環、淨化、激勵免疫、激勵全身、強身健體。	如正服用多種藥物或抗凝血劑，最好避免使用。如果皮膚格外敏感，請先進行皮膚測試。
29	岩玫瑰（*Cistus ladani ferus*）	病毒感染、流行性感冒、支氣管不適、關節痠痛和疼痛、肌肉疼痛、關節炎、割傷、傷口、皮膚疙瘩或斑點、面皰、止血、疤痕、神經緊張、緊張、壓力。	止痛、抗細菌、抗菌消毒、抗痙攣、抗病毒、鎮靜、促進傷口癒合、激勵免疫。	懷孕期間避免使用。
30	錫蘭香茅（*Cymbopogon nardus*）	肌肉痠痛、肌肉疼痛、傳染性皮膚病、發燒、痱子、多汗、真菌感染、足部真菌感染、疲憊倦怠、防蟲、蚊蟲叮咬。	抗細菌、抗真菌、消炎、可作為消炎劑、殺菌消毒、退熱、驅蟲。	可能對極度敏感的肌膚造成刺激，請先進行皮膚測試。懷孕期間不建議皮膚外用。
31	快樂鼠尾草（*Salvia sclarea*）	月經不順、經痛、子宮內膜異位症、經前症候群、更年期問題、熱潮紅、肌肉痠痛、肌肉疼痛、肌肉勞累、肌肉痙攣、多汗、頭痛、注意力渙散、記憶力不佳、失眠、神經緊張、憂鬱、焦慮、身體上的壓力、心理上的壓力。	止痛、抗細菌、抗憂鬱、抗菌消毒、止汗劑、鎮靜、通經、安神、修復身體、助眠、解痙攣、強身健體。	懷孕期間避免使用。

	植物俗名（拉丁學名）	對應症狀	療癒屬性	使用禁忌
32	丁香花苞（*Syzygium aromaticum*）	紓解疼痛、細菌感染、真菌感染、皮膚病毒感染、病毒疣、疣、牙痛、牙齦疾病、肌肉疼痛、風濕、流行性感冒、支氣管炎、四肢疲勞、噁心、脹氣、胃抽筋、胃絞痛、腹部痙攣、寄生蟲感染、疥瘡、輪癬。	止痛、驅除腸道寄生蟲、抗細菌、抗真菌、抗感染、止神經痛、抗菌消毒、消脹氣、解痙攣、健胃。	不可長期使用。不可在未經稀釋的情況下，將純精油塗擦於肌膚；極度敏感的肌膚請先進行皮膚測試。懷孕期間請勿使用。
33	古巴香脂（*Copaifera officinalis*）	支氣管炎、喉嚨痛、扁桃腺炎、靜脈問題、靜脈曲張、痔瘡、尿道感染、膀胱炎、腸痙攣、腸絞痛、胃痛、胃不適、幽門桿菌、肌肉疼痛、皮膚細菌感染、皮膚發炎、皮膚真菌感染、灰指甲、指甲感染、香港腳。	止痛、抗真菌、可作為消炎劑、抗微生物、抗菌消毒、收斂劑、促進傷口癒合、激勵循環、利尿、祛痰、激勵全身。	無。
34	芫荽籽（*Coriandrum sativum*）	消化問題、脹氣、胃弱、腹脹、消化不良、腹部痙攣、腹部不適、腸躁症、排毒、神經緊張、肌肉勞累、肌肉痠痛和疼痛、心理倦怠、總是無精打采、情緒耗竭。	止痛、抗細菌、抗痙攣、消脹氣、淨化、幫助再生、鎮靜、激勵全身、健胃。	無。

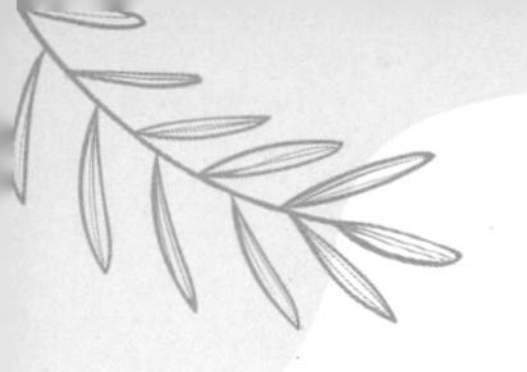

	植物俗名（拉丁學名）	對應症狀	療癒屬性	使用禁忌
35	絲柏（*Cupressus sempervirens*）	靜脈曲張、水分滯留、痔瘡、瘀堵、雙腿疲憊沉重、水腫、風濕、經痛、更年期的疲憊感、熱潮紅、橘皮組織、乾咳、支氣管痙攣、氣喘、各種呼吸道問題。	抗痙攣、止汗劑、止咳、收斂劑、激勵循環、利尿、利肝、修復身體、血管收縮劑、紓解靜脈充血。	不可長期使用。懷孕和哺乳期間不宜使用。
36	達米阿那（*Turnera diffusa*）	上呼吸道黏膜炎、呼吸道受到刺激、經痛、各種更年期症狀、頭痛、偏頭痛、陽痿、性欲不振、神經緊張、神經耗竭。	抗憂鬱、抗菌消毒、催情劑、收斂劑、利膽、利尿、祛痰、安神、激勵全身、健胃、強身健體。	懷孕和哺乳期間避免使用。
37	印蒿（*Artemisia pallens*）	細菌感染、支氣管充血、咳嗽、感冒、流行性感冒、神經性胃痛、消化不良、噁心、經痛、各種更年期症狀、體力虛弱、焦慮、壓力、易怒、緊張。	抗憂鬱、抗感染、抗微生物、抗菌消毒、鎮靜、解充血、化痰、安神、修復身體、健胃。	懷孕期間避免使用。
38	蒔蘿籽（*Anethum graveolens*）	腹絞痛、消化不良、胃弱、脹氣、腸胃絞痛、腸痙攣、胃痙攣、腸躁症、憩室病、便祕、排毒、頭痛、神經性胃痛、經痛、激勵消化功能、神經緊張。	防腐劑、抗菌消毒、抗痙攣、鎮靜、消脹氣、利膽、解充血、淨化、幫助消化、利肝。	正服用多種藥物者不宜使用。

	植物俗名（拉丁學名）	對應症狀	療癒屬性	使用禁忌
39	欖香脂（*Canarium luzonicum*）	呼吸道感染、久咳不癒、上呼吸道黏膜炎、壓力導致的支氣管問題、肌肉勞累、肌肉過度使用、傳染性皮膚病、傷口、割傷與擦傷、疲倦；舒緩且具安撫效果。	止痛、抗感染、殺菌消毒、抗痙攣、促進傷口癒合、祛痰、緩解胸腔與呼吸道不適、激勵全身、健胃、強身健體。	無。
40	藍膠尤加利（*Eucalyptus globulus*）	呼吸道感染、支氣管炎、發燒、上呼吸道黏膜炎、鼻竇炎、發燒、肌肉痠痛、肌肉疼痛、風濕、關節炎、尿道感染、膀胱炎、寄生蟲感染。	止痛、驅除體內寄生蟲、抗細菌、抗真菌、抗感染、消炎、抗微生物、防腐劑、抗風濕、抗菌消毒、抗病毒、祛痰、退熱、緩解胸腔與呼吸道不適。	年長者和康復中的患者，較適合使用澳洲尤加利。懷孕及哺乳期間不宜使用。
41	檸檬尤加利（*Eucalyptus citriodora／Corymbia citriodora*）	肌肉傷害、皮膚真菌感染、皮膚細菌感染、身體疼痛、傷口、呼吸道不適、氣喘、發燒、念珠菌感染、蚊蟲叮咬；驅蟲。	止痛、抗細菌、抗真菌、抗感染、消炎、抗菌消毒、抗痙攣、鎮靜、防蟲、協助外傷癒合。	無。
42	薄荷尤加利（*Eucalyptus dives*）	呼吸道感染、鼻竇炎、竇性頭痛、流行性感冒、發燒、頭痛、偏頭痛、風濕、關節炎、肌肉痠痛和疼痛、腿部抽筋、腹絞痛、經痛、神經痛、各種發炎不適、念珠菌感染、橘皮組織、寄生蟲感染、頭蝨、疲憊倦怠、精力耗竭、面皰、粉刺。	止痛、抗細菌、消炎、止神經痛、抗菌消毒、祛痰、化痰、緩解胸腔與呼吸道不適、解痙攣、激勵全身、血管舒張。	過敏體質建議通過皮膚測試再使用。懷孕及哺乳期間不宜使用。

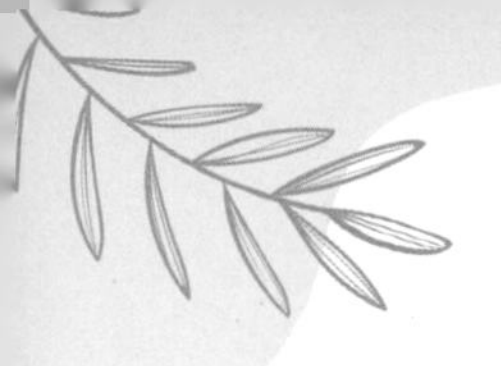

	植物俗名 （拉丁學名）	對應症狀	療癒屬性	使用禁忌
43	澳洲尤加利 （*Eucalyptus radiata*）	呼吸道感染、支氣管炎、上呼吸道黏膜炎、鼻竇炎、鼻炎、感冒、流行性感冒、發燒、氣喘、風濕、肌肉痠痛和疼痛、神經痛、腹絞痛、經痛、頭痛、心理耗竭、疲憊倦怠、全身性的激勵與滋補、蚊蟲叮咬。	止痛、抗細菌、抗感染、消炎、可作為消炎劑、抗風濕、抗菌消毒、抗痙攣、止咳、抗病毒、祛痰、退熱、激勵免疫、緩解胸腔與呼吸道不適、強身健體、協助外傷癒合。	無。
44	甜茴香 （*Foeniculum vulgare var. dulce*）	消化問題、腹絞痛、胃弱、腸胃絞痛、脹氣、噁心、便祕、腸躁症、腹部痙攣、月經不順、經痛、經前症候群、受孕困難、子宮內膜異位症、各種更年期症狀、排毒、橘皮組織、水分滯留、腿腳沉重、支氣管炎、各種呼吸道問題、寄生蟲感染。	消炎、抗菌消毒、抗痙攣、消脹氣、淨化、利尿、通經、祛痰、解痙攣、健胃、驅蟲劑。	如正服用多種藥物，應避免使用。懷孕及哺乳期間不宜使用。
45	歐洲冷杉 （*Abies alba*）	上呼吸道黏膜炎、鼻竇炎、支氣管炎、支氣管不適、乾咳、風濕、肌肉痠痛和疼痛、發燒發熱、焦慮、緊張；滋補全身。	止痛、殺菌消毒、止咳、祛痰、緩解胸腔與呼吸道不適、強身健體。	呼吸系統疾病患者不宜使用。
46	芳枸葉 （*Agonis fragrans*）	各種呼吸道問題、支氣管炎、上呼吸道黏膜炎、鼻塞、感冒、細菌感染、真菌感染、皮膚感染、疼痛、面皰、粉刺、肌肉發炎、肌肉痠痛和疼痛。	止痛、抗感染、消炎、抗微生物、防腐劑、激勵免疫、化痰、緩解胸腔與呼吸道不適、修復身體、解痙攣、協助外傷癒合。	無。

	植物俗名（拉丁學名）	對應症狀	療癒屬性	使用禁忌
47	乳香（*Boswellia carterii*）	咳嗽、感冒、支氣管炎、緊張性氣喘、皮膚感染、傷疤、傷口、尿道感染、心理倦怠、憂鬱、神經緊張、壓力、緊繃、難以溝通表達。	抗細菌、抗憂鬱、抗微生物、抗菌消毒、鎮靜、促進傷口癒合、細胞防禦、祛痰、安神、修復身體、強身健體。	無。
48	白松香（*Ferula galbaniflua*）	皮膚感染、各種皮膚炎、面皰、粉刺、割傷與擦傷、傷口、疤痕、支氣管炎、咳嗽、呼吸困難、發炎性肌肉痠痛、肌肉疼痛、類風濕性關節炎、消化不良、壓力與神經相關疾病。	消炎、抗微生物、殺菌消毒、鎮靜、消脹氣、促進傷口癒合、幫助消化、安神、解痙攣、強身健體。	無。
49	天竺葵（*Pelargonium graveolens/ Pelargonium x asperum*）	婦科疾病、經痛、受孕困難、子宮內膜異位症、經前症候群、各種更年期症狀、循環問題、雷諾氏綜合症、靜脈曲張、痔瘡、神經痛、神經性皮膚病、憂鬱、疲憊倦怠、情緒危機、壓力相關疾病。	止痛、抗細菌、抗憂鬱、抗感染、消炎、抗菌消毒、收斂、激勵循環、止血、安神、修復身體、解痙攣、激勵全身、強身健體、協助外傷癒合。	無。
50	大根老鸛草（*Geranium macrorrhizum*）	月經不順、各種更年期症狀、受孕困難、失眠、神經性憂鬱症、疲憊倦怠、各種皮膚問題——皮膚刺激、疼痛、問題性肌膚。	抗憂鬱、抗感染、抗痙攣、消脹氣、促進發汗、退熱、提高血壓、安神、鎮靜、激勵。	無。

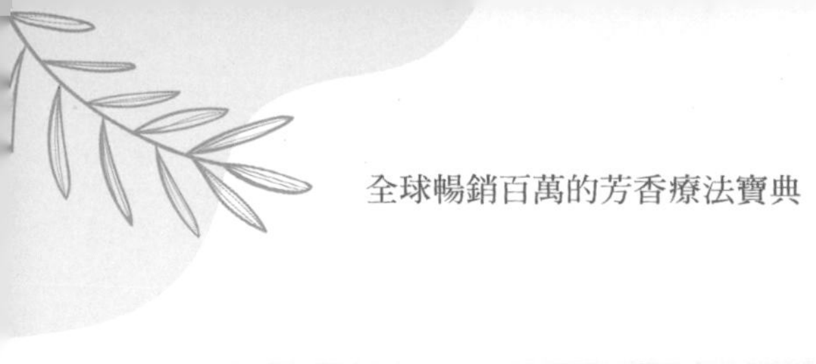

	植物俗名（拉丁學名）	對應症狀	療癒屬性	使用禁忌
51	薑（*Zingiber officinale*）	發燒、風濕、關節炎、肌肉疲勞、肌肉無力、麻木無感、經痛、腸胃絞痛、消化問題、脹氣、憩室病、腸躁症、便祕、噁心、暈車、暈船、暈機、感冒、發冷、流行性感冒、鼻塞、慢性上呼吸道黏膜炎、滋補循環系統、雷諾氏綜合症、四肢冰冷、神經緊張、心理耗竭、體力虛弱。	止痛、殺菌消毒、抗痙攣、止咳、消脹氣、激勵循環、祛痰、退熱、強化身體、緩解胸腔與呼吸道不適、激勵全身、健胃、生熱。	無。
52	白草果根（*Hedychium spicatum*）	割傷、刮傷、傷口、各種呼吸道問題、失眠、噁心、咳嗽、胸腔感染、心理倦怠、焦慮、慢性疲勞、壓力、神經緊張。	抗細菌、消炎、抗菌消毒、消脹氣、幫助消化、祛痰、激勵全身、強身健體。	極度敏感或容易過敏的肌膚，宜先進行皮膚測試。
53	葡萄柚（*Citrus paradisi*）	肌肉疲勞、肌肉無力、橘皮組織、偏頭痛、頭痛、水分滯留、腸躁症、排毒、身體耗竭、心理耗竭、憂鬱、壓力。	抗感染、抗菌消毒、利膽、淨化、幫助消化、利尿、利肝、激勵免疫、強身健體。	如正服用多種藥物，應避免使用。具輕微光敏性，使用後須避免陽光直射。
54	格陵蘭喇叭茶（*Ledum groenlandicum*）	循環機能不佳、體內發炎、軟組織發炎、肝臟問題、排毒、水腫、水分滯留、外傷、肌肉痠痛、肌肉疼痛、壓力相關症狀、焦慮、緊張。	止痛、抗細菌、抗憂鬱、消炎、抗菌消毒、抗痙攣、激勵循環、淨化、利尿、利肝、激勵免疫、解痙攣、強身健體。	不可長期使用。極度敏感的肌膚可能感到刺激，建議先進行皮膚測試。懷孕及哺乳期間不宜使用。

	植物俗名（拉丁學名）	對應症狀	療癒屬性	使用禁忌
55	蛇麻草（*Humulus lupulus*）	神經痛、瘀傷、止痛、月經不順、各種更年期症狀、失眠、咳嗽、壓力型氣喘、壓力型消化問題、神經緊張、壓力、緊張。	抗微生物、收斂、鎮靜、消脹氣、潤膚、雌激素、安神、助眠、解痙攣。	懷孕和哺乳期間避免使用。
56	芳樟（*Cinnamomum camphora ct. linalool*）	流行性感冒、感冒、發冷、呼吸道的細菌或病毒感染、經痛、陰道感染、寄生蟲造成的皮膚感染、傷口、割傷、皮膚擦傷、濕疹、面皰、壓力與壓力相關症狀、焦慮、緊張。	止痛、驅除體內寄生蟲、抗細菌、抗憂鬱、抗真菌、抗感染、殺菌消毒、抗病毒、細胞防禦、激勵免疫、修復身體、強身健體。	無。
57	高地牛膝草（*Hyssopus officinalis var. decumbens*）	咳嗽、感冒、流行性感冒、支氣管炎、上呼吸道黏膜炎、氣喘、支氣管感染、挫傷、瘀傷、傷口、關節炎、風濕、肌肉痠痛、肌肉疼痛、消化問題。	抗細菌、抗病毒、收斂、消脹氣、促進傷口癒合、激勵循環、幫助消化、利尿、祛痰、緩解胸腔與呼吸道不適、解痙攣。	懷孕和哺乳期間不宜使用。
58	義大利永久花（*Helichrysum italicum*）	紓解疼痛、瘀傷、傷口、挫傷、咳嗽、支氣管充血、鼻炎、腹絞痛、肌肉痙攣、風濕、關節炎、腕隧道症候群、肌腱炎、水腫、靜脈曲張、痔瘡、各種循環問題、潰瘍、面皰、粉刺、濕疹、牛皮癬。	止痛、抑制膽汁、抗凝血劑、消炎、促進傷口癒合、激勵循環、利尿、祛痰、利肝、化痰、解痙攣、激勵全身、協助外傷癒合。	不可長期使用。懷孕期間不宜使用。

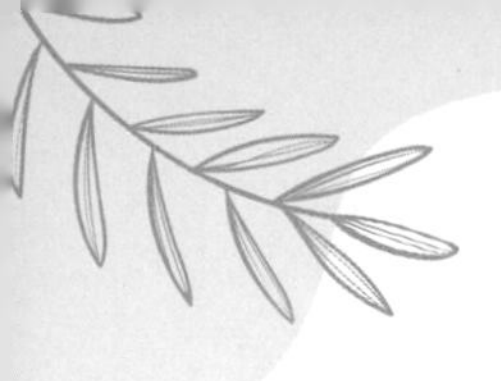

	植物俗名（拉丁學名）	對應症狀	療癒屬性	使用禁忌
59	茉莉原精（大花茉莉）（*Jasminum grandiflorum/ officinale*）	助孕、經痛、腹部痙攣、神經緊繃、緊張、壓力相關問題、疲累、淡漠、疲憊倦怠、缺乏安全感、自尊低落、焦慮、憂鬱。	抗憂鬱、抗菌消毒、抗痙攣、促進傷口癒合、安神、鎮靜、激勵全身。	無。
60	杜松漿果（*Juniperus communis*）	水分滯留、膀胱炎、泌尿道感染、腹脹、經痛、腿腳沉重、排毒、橘皮組織、痛風、風濕、關節炎、面皰、潰瘍、濕疹、心理耗竭、慢性疲勞、焦慮、緊張。	止痛、驅除體內寄生蟲、消炎、抗菌消毒、祛風（消脹氣）、淨化、利尿、通經、安神、解痙攣、強身健體。	腎臟疾病患者不宜使用。懷孕期間不宜使用。
61	醒目薰衣草（*Lavandula x intermedia*）	皮膚感染、傷口、經痛、肌肉收縮、肌肉痙攣、肌肉傷害、偏頭痛、壓力、緊張、呼吸道感染、疹子、粉刺、面皰、神經緊張、紓解疼痛。	止痛、抗細菌、抗感染、消炎、抗菌消毒、抗痙攣、安神、鎮靜、協助外傷癒合。	無。
62	真正薰衣草（*Lavandula angustifolia*）	各種發炎不適、皮膚感染、傷口、割傷、皮膚擦傷、疹子、搔癢、壓力型濕疹、神經性牛皮癬、曬傷、燒燙傷、肌肉痙攣、肌肉收縮、腹絞痛、頭痛、偏頭痛、失眠、神經緊張與相關問題、面皰、粉刺、蚊蟲叮咬、壓力、緊張、焦慮、恐慌；防蟲。	止痛、驅除體內寄生蟲、抗細菌、抗憂鬱、抗感染、消炎、抗微生物、抗菌消毒、抗蛇毒、鎮定、促進傷口癒合、細胞防禦、鎮靜、助眠、解痙攣、協助外傷癒合。	無。

	植物俗名（拉丁學名）	對應症狀	療癒屬性	使用禁忌
63	穗花薰衣草（*Lavandula latifolia*）	肌肉痠痛、肌肉疼痛、肌肉痙攣、肌肉傷害、偏頭痛、上呼吸道黏膜炎、支氣管充血、頭痛、粉刺、疹子、神經緊張、蚊蟲叮咬。	止痛、抗細菌、抗真菌、抗菌消毒、抗毒素、抗病毒、促進傷口癒合、解充血、祛痰、激勵免疫、驅蟲、解痙攣。	無。
64	檸檬（*Citrus limon*）	消化問題、失去食慾、排毒、橘皮組織、支氣管不適、流行性感冒、喉嚨痛、喉嚨發炎、靜脈曲張、痔瘡、面皰、皮膚感染、疱疹、膿腫、身體耗竭、疲憊倦怠、身體虛弱、焦慮型憂鬱症、神經緊張、無法專心集中。	抗感染、抗微生物、抗菌消毒、抗痙攣、抗病毒、收斂、鎮靜、消脹氣、促進傷口癒合、激勵循環、淨化、幫助消化、利尿、止血、激勵全身、強身健體、驅蟲劑。	冷壓榨法萃取的檸檬精油具有光敏性，使用後須避免陽光直射。蒸餾萃取的檸檬精油不具有光敏性。極度敏感的肌膚可能感到刺激，建議先進行皮膚測試。
65	檸檬香茅（*Cymbopogon citratus／flexuosus*）	肌肉痠痛、肌肉疼痛、肌肉韌帶或肌腱損傷、腸胃不適、消化不良、結腸炎、利尿、排毒、橘皮組織、發燒、無特定原因的感染、身心耗竭、面皰、粉刺、蚊蟲叮咬。	止痛、驅除體內寄生蟲、抗真菌、抗感染、抗微生物、抗菌消毒、收斂、淨化、幫助消化、利尿、退熱、防蟲、強身健體。	極度敏感的肌膚可能感到刺激，建議先進行皮膚測試。懷孕期間不宜使用。如正服用多種藥物，應避免使用。
66	檸檬馬鞭草（*Lippia citriodora*）	神經性消化不良、腹絞痛、肌肉痙攣、腸胃問題、憩室病、腸躁症、失眠、壓力、憂鬱、緊張性氣喘、焦慮、躁動不安。	驅除體內寄生蟲、消炎、抗菌消毒、抗痙攣、消脹氣、幫助消化、鎮靜、激勵全身。	具有光敏性，使用後須避免陽光直射。極度敏感的肌膚可能感到刺激，建議先進行皮膚測試。

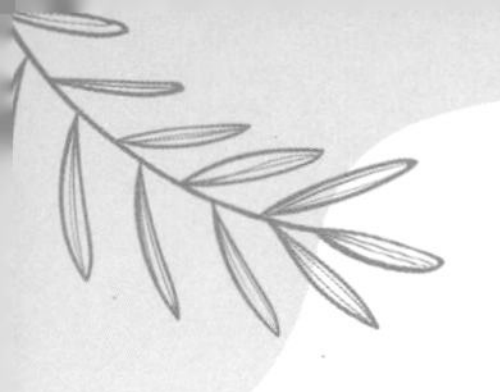

	植物俗名（拉丁學名）	對應症狀	療癒屬性	使用禁忌
67	萊姆（*Citrus aurantifolia*）	消化問題、失去食慾、排毒、橘皮組織、腿腳沉重或痠痛、喉嚨感染、扁桃腺炎、喉嚨痛、支氣管不適、流行性感冒、疲累、慢性疲勞、心理耗竭、腸道寄生蟲。	驅除體內寄生蟲、抗微生物、抗菌消毒、抗病毒、收斂劑、利膽、淨化、幫助消化、修復身體。	冷壓榨法萃取的萊姆精油具有光敏性，使用後須避免陽光直射。蒸餾萃取的萊姆精油，則不具有光敏性。
68	菩提（椴花）原精（*Tilia vulgaris*／*cordata*）	神經緊張、神經性痙攣、肌肉痙攣、失眠、安撫不適、具安撫效果、情緒危機、壓力或焦慮相關的情況。	抗憂鬱、抗菌消毒、抗痙攣、收斂劑、鎮靜、鎮痛、祛痰、安神。	懷孕期間避免使用。
69	白玉蘭花（*Michelia alba*）	傷疤、傷口、肌肉痠痛、腹絞痛、腸痙攣、恐懼導致的焦慮、失眠、難以溝通表達、壓力導致的緊張、憂鬱	止痛、抗憂鬱、抗菌消毒、抗痙攣、鎮靜、細胞防禦、安神、修復身體。	無。
70	橘（桔）（*Citrus reticulata*／*C. nobilis*）	消化問題、神經性痙攣、腸痙攣、腸躁症、胃痛、便祕、橘皮組織、失眠、睡眠障礙、神經緊張、易怒、壓力、康復調理、問題性肌膚。	抗菌消毒、抗痙攣、幫助消化、鎮靜、健胃、強身健體。	無。
71	松紅梅（*Leptospermum scoparium*）	支氣管感染、支氣管炎、上呼吸道黏膜炎、咳嗽、流行性感冒、皮膚感染、傷口、割傷、皮膚擦傷、挫傷、潰瘍、幽門桿菌、皮膚真菌感染、香港腳、寄生蟲感染、輪癬、蟎蟲、頭蝨、疥瘡。	止痛、抗細菌、抗真菌、抗感染、消炎、抗微生物、抗菌消毒、細胞防禦、祛痰、激勵免疫、解痙攣、協助外傷癒合。	無。

	植物俗名（拉丁學名）	對應症狀	療癒屬性	使用禁忌
72	甜馬鬱蘭（*Origanum majorana*）	肌肉鬆弛、肌肉痙攣、肌肉疼痛、一般性痠痛、麻木無感、身體僵硬、腹部疼痛、經痛、各種經期問題、各種更年期症狀、挫傷、瘀傷、頭傷疼痛、腸胃不適、腹部痙攣、消化不良、腸痙攣、便祕、腸躁症、憩室病、失眠、壓力相關症狀、焦慮。	止痛、抗細菌、抗菌消毒、抗痙攣、鎮靜、激勵循環、幫助消化、安神、血管舒張。	無。
73	熏陸香（*Pistacia lentiscus*）	支氣管疾病、咳嗽、感冒、關節炎、風濕、靜脈曲張、各種循環問題、幽門桿菌、潰瘍、傷口、割傷與擦傷、痔瘡、腿腳沉重痠痛、下肢冰冷且麻木無感、口腔衛生。	止痛、消炎、抗微生物、殺菌消毒、抗痙攣、止咳、激勵循環、解充血、祛痰、緩解胸腔與呼吸道不適、血管收縮劑、協助外傷癒合。	無。
74	山雞椒（*Litsea cubeba*）	橘皮組織、胃痛、腹絞痛、消化不良、肌肉痠痛、肌肉疼痛、肌腱炎、關節炎、風濕、問題性肌膚——面皰、粉刺、癤腫（紅色腫塊）；循環問題、神經緊張、焦慮、壓力。	驅除體內寄生蟲、抗憂鬱、抗真菌、抗感染、消炎、抗菌消毒、收斂、消脹氣、激勵循環、防蟲、鎮靜、激勵全身。	極度敏感的肌膚可能感到刺激，建議先進行皮膚測試。懷孕期間不宜使用。
75	香蜂草（*Melissa officinalis*）	失眠、睡眠障礙、消化不良、噁心、真菌感染、念珠菌感染、皮膚病毒感染、疱疹、各種更年期症狀、排毒、神經緊張、壓力和焦慮相關症狀、憂鬱。	抗細菌、抗憂鬱、抗真菌、抗菌消毒、抗病毒、鎮靜、激勵循環、淨化、驅蟲、安神、助眠、解痙攣、健胃。	如正服用多種藥物，應避免使用。極度敏感的肌膚可能感到刺激，建議先進行皮膚測試。懷孕及哺乳期間不宜使用。

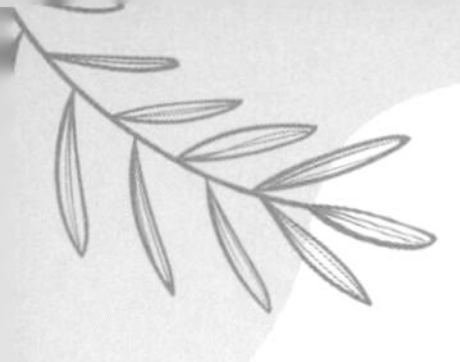

	植物俗名（拉丁學名）	對應症狀	療癒屬性	使用禁忌
76	銀合歡原精（*Acacia decurrens/ A. farnesiana*）	神經緊張、神經相關問題、壓力導致疲憊倦怠、壓力、憂鬱、腸道感染、腹瀉、胃部不適。	抗菌消毒、收斂劑、鎮靜、潤膚。	懷孕和哺乳期間避免使用。
77	沒藥（*Commiphora myrrha*）	咳嗽、上呼吸道黏膜炎、支氣管炎、支氣管充血、傷口、身體疼痛、潰瘍、濕疹、皮膚感染、輪癬、疥瘡、蚊蟲叮咬、寄生蟲叮咬、痰液過多、牙齦疾病、口腔潰瘍、指甲真菌感染。	抗真菌、消炎、抗微生物、殺菌消毒、收斂劑、安撫呼吸道、消脹氣、促進傷口癒合、祛痰、緩解胸腔與呼吸道不適、協助外傷癒合。	懷孕和哺乳期間避免使用。
78	香桃木（*Myrtus communis*）	支氣管炎、鼻竇炎、喉嚨發炎、支氣管感染、咳嗽、感冒、膀胱炎、尿道感染、腿腳沉重、失眠、總是無精打采、皮膚問題、牛皮癬、面皰、粉刺、癤腫（紅色腫塊）、寄生蟲感染、頭蝨、蟎蟲叮咬、情緒和身心疲憊。	抗細菌、抗上呼吸道黏膜炎、抗病毒、收斂、祛痰、緩解胸腔與呼吸道不適、幫助再生、修復身體、助眠、激勵全身、強身健體。	懷孕及哺乳期間不宜使用。如正服用多種藥物，應避免使用。
79	水仙原精（*Narcissus poeticus*）	壓力、緊張、焦慮、失眠、肌肉痙攣、肌肉痠痛、肌肉疼痛、神經緊張、無法放鬆、心緒迷惘。	抗痙攣、催眠、安神、鎮靜、助眠。	可能使某些人頭痛。懷孕及哺乳期間不宜使用。

	植物俗名（拉丁學名）	對應症狀	療癒屬性	使用禁忌
80	苦楝（*Azadirachta indica*）	牛皮癬、濕疹、寄生蟲造成的皮膚感染、輪癬、疥瘡、潰瘍、皮膚細菌感染、頭皮感染、頭皮屑、頭蝨、面皰、身體疼痛、粉刺、蚊蟲叮咬、昆蟲螫咬。	止痛、驅除體內寄生蟲、抗細菌、抗真菌、消炎、抗病毒、殺蟲劑、除蟲劑、鎮靜。	可能對敏感性肌膚造成刺激。懷孕期間不宜使用。
81	橙花（*Citrus aurantium*）	失眠、康復調理、消化不良、腹部痙攣、腸痙攣、壓力相關情況、疤痕、疤痕、肌膚再生、面皰、問題性肌膚、妊娠紋或肥胖紋、更年期的焦慮感、失眠、睡眠障礙、緊張、憂鬱、緊繃、情緒耗竭。	抗憂鬱、抗感染、抗微生物、抗菌消毒、消脹氣、促進傷口癒合、激勵循環、細胞防禦、幫助再生、修復身體、鎮靜、解痙攣、強身健體。	無。
82	綠花白千層（*Melaleuca quinquenervia*）	支氣管炎、呼吸道不適、流行性感冒、鼻塞、喉嚨痛、上呼吸道黏膜炎、咳嗽、感冒、子宮感染、風濕、肌肉傷害、疹子、粉刺、面皰、疱疹、傷口、割傷與皮膚擦傷。	止痛、抗細菌、抗上呼吸道黏膜炎、抗真菌、抗菌消毒、抗病毒、安撫呼吸道、解充血、祛痰、防蟲、緩解胸腔與呼吸道不適、強身健體、協助外傷癒合。	無。
83	肉豆蔻（*Myristica fragrans*）	腸胃絞痛、噁心、胃部不適、風濕、關節炎、肌肉痠痛、肌肉疼痛、肌肉傷害、經痛、失眠、躁動不安、神經緊張、緊繃。	止痛、抗感染、殺菌消毒、鎮靜、消脹氣、幫助消化、安神、解痙攣。	如正服用多種藥物，應避免使用。懷孕及哺乳期間不宜使用。

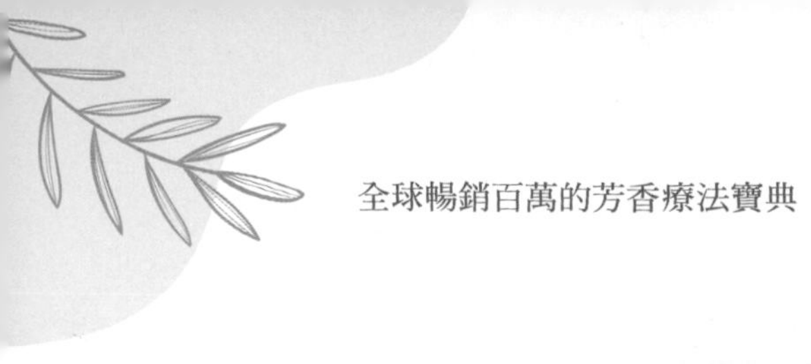

	植物俗名（拉丁學名）	對應症狀	療癒屬性	使用禁忌
84	甜橙（*Citrus sinensis*）	神經性焦慮、便祕、腸痙攣、水分滯留、排毒、腿腳沉重、橘皮組織、失眠、憂鬱、焦慮與壓力相關疾病、緊張、康復調理。	抗細菌、殺菌消毒、鎮靜、利膽、淨化、利尿、激勵全身、健胃、強身健體。	無。
85	野馬鬱蘭（*Origanum vulgare*）	病毒感染、細菌感染、呼吸道感染、肌肉疼痛。	止痛、驅除體內寄生蟲、抗細菌、抗真菌、抗菌消毒、抗病毒、祛痰、促進局部血液循環、激勵全身	可能刺激皮膚；建議通過皮膚測試再使用。懷孕及哺乳期間不宜使用。如正服用多種藥物，應避免使用。
86	希臘野馬鬱蘭（*Origanum heracleoticum*）	病毒感染、細菌感染、寄生蟲感染、呼吸道感染、腸胃感染、支氣管炎、上呼吸道黏膜炎、感冒、流行性感冒、風濕、肌肉疼痛、面皰、膿腫。	止痛、驅除體內寄生蟲、抗細菌、抗真菌、抗感染、抗菌消毒、抗病毒、激勵免疫、激勵全身。	極度敏感的肌膚可能感到刺激，建議先進行皮膚測試。懷孕及哺乳期間不宜使用。
87	玫瑰草（*Cymbopogon martinii*）	鼻竇炎、痰液過多、膀胱炎、尿道感染、細菌感染、腸胃不適、疤痕、傷口、面皰、粉刺、癤腫（紅色腫塊）、真菌感染、一般性疲勞、肌肉痠痛、肌肉過度操勞、壓力、易怒、躁動不安、蚊蟲叮咬或螫咬。	抗細菌、抗真菌、抗感染、殺菌消毒、抗病毒、促進傷口癒合、細胞防禦、幫助消化、激勵免疫、防蟲、協助外傷癒合。	懷孕期間避免使用。

	植物俗名（拉丁學名）	對應症狀	療癒屬性	使用禁忌
88	廣藿香（*Pogostemon cablin*）	真菌感染、寄生蟲造成的皮膚感染、輪癬、疥瘡、蟎蟲、頭皮感染、問題性肌膚、身體疼痛、膿腫、割傷、皮膚擦傷、驅蟲、蚊蟲叮咬或螫咬、經前症候群、憂鬱、情緒起伏不定、易怒。	抗憂鬱、抗真菌、抗感染、消炎、抗微生物、殺菌消毒、收斂劑、促進傷口癒合、細胞防禦、防蟲、安神。	無。
89	胡椒薄荷（歐薄荷）（*Mentha piperita*）	頭痛、偏頭痛、各種消化問題、噁心、腹絞痛、腸胃不適、脹氣、結腸炎、憩室炎、克隆氏症、腸躁症、鼻塞、鼻竇炎、肌肉痠痛、肌肉疼痛、肌肉傷害、肌肉痙攣、坐骨神經痛、扭傷、風濕、經痛、神經痛、心理耗竭、緊張、身體耗竭、疲憊倦怠、淡漠。	止痛、抗細菌、抗感染、可作為消炎劑、抗菌消毒、抗痙攣、抗病毒、消脹氣、利膽、激勵循環、解充血、幫助消化、通經、激勵全身、健胃、強身健體。	懷孕和哺乳期間避免使用。不可用未經稀釋的純精油來泡澡或淋浴。
90	苦橙葉（*Citrus aurantium*）	壓力相關症狀、神經性痙攣、肌肉痙攣、一般性痠痛、高血壓、緊張性氣喘、失眠、憂鬱、體力虛弱、壓力、緊張、易怒。	抗憂鬱、消炎、抗菌消毒、抗痙攣、鎮靜、促進傷口癒合、細胞防禦、安神、可作為鬆弛劑、強身健體。	無。
91	歐洲赤松（*Pinus sylvestris*）	風濕、肌肉疼痛、肌肉損傷、肌肉勞累、腿腳疲憊沉重、痛風、支氣管感染、鼻塞、體力虛弱、疲憊倦怠、心理和神經耗竭。	抗感染、抗微生物、抗菌消毒、安撫呼吸道、解充血、利尿、祛痰、緩解胸腔與呼吸道不適、強身健體。	極度敏感或容易過敏的肌膚可能感到刺激，建議先進行皮膚測試。有呼吸問題的患者最好避免使用。

	植物俗名（拉丁學名）	對應症狀	療癒屬性	使用禁忌
92	泰國蔘薑（*Zingiber cassumunar*）	關節炎、關節疼痛、肌肉疼痛、肌肉傷害、韌帶損傷、肌肉痙攣、肌腱炎、經痛、腹部痙攣、結腸炎、憩室病。	止痛、消炎、止神經痛、抗痙攣、鎮靜、消脹氣。	無。
93	芳香羅文莎葉（*Ravensara aromatica*）	感冒、流行性感冒、細菌感染、病毒感染、疱疹、帶狀疱疹、支氣管感染、支氣管炎、呼吸道感染、鼻炎、鼻竇炎、肌肉疼痛。	抗細菌、抗感染、抗菌消毒、抗病毒、祛痰、激勵免疫、激勵全身。	懷孕期間避免使用。
94	桉油樟（羅文莎葉）（*Cinnamomum camphora ct. cineole*）	支氣管炎、支氣管充血、感冒、鼻竇炎、鼻炎、痰液過多、喉嚨發炎、呼吸道感染、病毒感染。	驅除體內寄生蟲、抗細菌、抗上呼吸道黏膜炎、抗真菌、抗感染、抗菌消毒、抗病毒、祛痰、激勵免疫、化痰。	懷孕期間避免使用。
95	沼澤茶樹（*Melaleuca ericifolia*）	呼吸道感染、鼻竇炎、竇性頭痛、咳嗽、感冒、躁動不安、緊張、易怒、面皰、粉刺、蚊蟲叮咬。	止痛、抗細菌、抗感染、抗微生物、抗菌消毒、抗痙攣、抗病毒、鎮靜、祛痰、激勵免疫、安神、緩解胸腔與呼吸道不適。	無。
96	玫瑰原精（*Rosa centifolia*）	受孕困難、月經不順、子宮內膜異位症、月經不調、經痛、腹絞痛、循環問題、憂鬱、焦慮、緊繃、各種恐懼症、神經緊張、壓力相關症狀、疤痕。	抗憂鬱、抗菌消毒、抗痙攣、收斂劑、鎮靜、促進傷口癒合、細胞防禦、催眠、安神、強身健體。	無。

	植物俗名（拉丁學名）	對應症狀	療癒屬性	使用禁忌
97	迷迭香（*Rosmarinus officinalis*）	肌肉痠痛、肌肉疼痛、風濕、關節炎、肌肉無力、肌肉傷害、頭痛、偏頭痛、胃不適、腹部痙攣、各種呼吸道問題、鼻塞、水分滯留、腿腳沉重、水腫、橘皮組織、排毒、增強記憶力、體力虛弱、面皰、粉刺、癤腫（紅色腫塊）、膿腫、頭皮屑、掉髮。	止痛、抗微生物、抗菌消毒、抗痙攣、消脹氣、促進傷口癒合、解充血、淨化、利尿、激勵免疫、防蟲、修復身體、解痙攣、健胃、激勵全身。	懷孕期間避免使用。
98	奧圖玫瑰（保加利亞／土耳其玫瑰）（*Rosa damascena*）	婦科問題、受孕困難、月經不規律、子宮內膜異位症、月經不調、經痛、腹絞痛、各種循環問題、面皰、皮膚缺水、疤痕、皮膚提前老化、憂鬱、焦慮、情緒性焦慮、神經緊張、壓力相關症狀。	抗憂鬱、抗感染、抗菌消毒、收斂劑、鎮靜、促進傷口癒合、激勵循環、細胞防禦、通經、潤膚、解痙攣、強身健體。	無。
99	花梨木（*Aniba rosaeodora*）	支氣管感染、扁桃腺炎、咳嗽、壓力導致頭痛、康復調理、面皰、濕疹、牛皮癬、疤痕、蚊蟲叮咬或螫咬、神經緊張、憂鬱、焦慮、壓力相關疾病；強身健體。	止痛、驅除體內寄生蟲、抗真菌、抗微生物、抗菌消毒、抗病毒、鎮靜、細胞防禦、解痙攣、強身健體。	無。

	植物俗名（拉丁學名）	對應症狀	療癒屬性	使用禁忌
100	鼠尾草（*Salvia officinalis*）	關節炎、風濕、肌肉痠痛、肌肉疼痛、肌肉損傷、肌腱炎、關節疼痛、月經不調、經痛、各種更年期症狀、熱潮紅、排汗過盛、靜脈瘀堵、雙腿疲憊沉重。	抗細菌、抗真菌、消炎、抗菌消毒、抗痙攣、抗病毒、收斂劑、利膽、促進傷口癒合、祛痰、幫助消化、利尿、通經、化痰、健胃、強身健體。	使用須謹慎，務必妥善稀釋，且不可長期使用。癲癇和高血壓患者不可使用。懷孕和哺乳期間避免使用。
101	希臘鼠尾草（三葉鼠尾草）（*Salvia fruticosa/tribola*）	肌肉痠痛、肌肉疼痛、肌肉損傷、關節疼痛、頭痛、胃痛、喉嚨痛、經痛、面皰、粉刺。	消炎、抗微生物、抗菌消毒、抗痙攣、收斂劑、健胃、強身健體。	使用須謹慎，只可在短期內以低濃度使用。懷孕及哺乳期間不宜使用。
102	檀香（*Santalum album*）	咳嗽、喉嚨痛、尿道感染、膀胱炎、陰道感染、腿腳沉重、疤痕、失眠、焦慮、神經緊張、神經耗竭、憂鬱。	抗憂鬱、消炎、抗菌消毒、抗痙攣、收斂劑、鎮靜、促進傷口癒合、利尿、潤膚、安神、緩解胸腔與呼吸道不適、修復身體、強身健體。	無。
103	太平洋檀香（*Santalum austrocaledonicum*）	失眠、壓力、子宮收縮、憂鬱、神經性焦慮。	抗菌消毒、抗痙攣、鎮靜、鎮痛、祛痰。	無。
104	莎羅白樟（*Cinnamosma fragrans*）	支氣管炎、上呼吸道黏膜炎、咳嗽、感冒、流行性感冒、鼻竇炎、肌肉疼痛、肌肉傷害、橘皮組織、身體耗竭。	止痛、抗真菌、抗微生物、抗寄生蟲、抗菌消毒、抗痙攣、祛痰、化痰。	懷孕期間避免使用。

	植物俗名（拉丁學名）	對應症狀	療癒屬性	使用禁忌
105	夏季香薄荷（*Satureja hortensis*）	支氣管感染、上呼吸道黏膜炎、流行性感冒、肌肉痠痛、肌肉疼痛、真菌感染、蚊蟲叮咬。	驅除體內寄生蟲、抗真菌、抗感染、抗微生物、收斂、消脹氣、激勵免疫。	可能對皮膚造成刺激；使用前建議先進行皮膚測試。懷孕及哺乳期間不宜使用。如正服用多種藥物，應避免使用。
106	冬季香薄荷（*Satureja montana*）	病毒感染、細菌感染、呼吸道感染、支氣管炎、真菌感染、肌肉痠痛、肌肉疼痛、骨頭疼痛、各種消化問題、傷口、膿腫。	驅除體內寄生蟲、抗細菌、抗真菌、抗感染、抗寄生蟲、抗病毒、激勵免疫、強身健體。	可能對皮膚造成刺激；使用前建議先進行皮膚測試。懷孕及哺乳期間不宜使用。如正服用多種藥物，應避免使用。
107	綠薄荷（*Mentha spicata*）	腹絞痛、胃弱、噁心、脹氣、消化不適、胃痛、神經痛、腰部疼痛、肌肉痠痛、神經性偏頭痛、神經疲憊。	抗菌消毒、鎮定、解充血、幫助消化、安神、修復身體、解痙攣、激勵全身、健胃。	無。
108	穗甘松（*Nardostachys jatamansi*）	失眠、月經不順、肌肉痙攣、肌肉收縮、神經痛、坐骨神經痛、身體瘀滯、老化肌、疹子、蕁麻疹、身體緊繃、壓力相關疾病、焦慮、神經緊張；具安撫效果。	止痛、抗細菌、抗感染、消炎、殺菌消毒、安神、活化再生、修復身體、鎮靜、助眠、解痙攣。	無。
109	挪威雲杉（*Picea abies*）	支氣管炎、呼吸問題、身體疲勞、心理耗竭、風濕、一般性痠痛和疼痛、面皰、焦慮、壓力。	抗細菌、抗真菌、消炎、抗痙攣、止咳、祛痰、強身健體。	極度敏感的肌膚可能感到刺激，建議先進行皮膚測試。懷孕期間不宜使用。

	植物俗名（拉丁學名）	對應症狀	療癒屬性	使用禁忌
110	黑雲杉（*Picea mariana*）	支氣管感染、上呼吸道黏膜炎、鼻塞、關節炎、風濕、痛風、肌肉過度操勞、關節僵硬、肌肉拉傷、肌腱炎、橘皮組織。	止痛、驅除體內寄生蟲、抗細菌、抗真菌、消炎、抗痙攣、利尿、祛痰、防蟲、緩解胸腔與呼吸道不適。	極度敏感的肌膚可能感到刺激，建議先進行皮膚測試。懷孕期間不宜使用。
111	萬壽菊（*Tagetes minuta*）	香港腳、雞眼、硬繭、拇趾滑液囊炎、寄生蟲感染、抗藥性真菌感染。	抗真菌、抗微生物、殺菌消毒、防蟲、抗寄生蟲。	具有光敏性，使用後須避免陽光直射。極度敏感的肌膚可能感到刺激，建議先進行皮膚測試。懷孕及哺乳期間不宜使用。
112	柑（*Citrus reticulata/ C. nobilis*）	壓力導致失眠、神經耗竭、輕微的肌肉痙攣、橘皮組織、各種消化問題、排毒、脹氣、便祕、身體瘀滯、總是無精打采、易怒、低落消沉、過度焦慮。	抗菌消毒、抗痙攣、細胞防禦、淨化、幫助消化、鎮靜、健胃、強身健體。	無。
113	龍艾（*Artemisia dracunculus*）	胃弱、脹氣、消化不良、腸痙攣、腸胃問題、便祕、噁心、抽筋、肌肉痙攣、風濕、腹部壅塞腫脹。	消炎、抗痙攣、抗病毒、消脹氣、利尿、健胃、強身健體。	如正服用多種藥物，應避免使用。不可長期使用。可能對極度敏感的肌膚造成刺激，建議通過皮膚測試再使用。懷孕及哺乳期間不宜使用。

	植物俗名（拉丁學名）	對應症狀	療癒屬性	使用禁忌
114	茶樹（*Melaleuca alternifolia*）	皮膚細菌感染、寄生蟲造成的皮膚感染、呼吸道感染、鼻竇炎、鼻炎、傷口、潰瘍、粉刺、面皰、膿腫、頭蝨、體蝨、香港腳、足部真菌感染、病毒疣、疣。	驅除體內寄生蟲、抗細菌、抗真菌、抗菌消毒、抗病毒、解充血、激勵免疫、協助外傷癒合。	極度敏感的肌膚可能感到刺激，建議先進行皮膚測試。
115	百里香（*Thymus vulgaris*）	皮膚細菌感染、皮膚病毒感染、呼吸道感染、上呼吸道黏膜炎、支氣管炎、肌肉痙攣、感染滲液的傷口、疱疹、慢性疲勞、心理倦怠。	止痛、驅除體內寄生蟲、抗真菌、抗感染、抗微生物、防腐劑、抗菌消毒、抗痙攣、抗病毒、激勵免疫、激勵全身、強身健體、驅蟲劑。	不可長期使用。 可能造成皮膚刺激，使用前建議先進行皮膚測試。懷孕期間不宜使用。
116	沉香醇百里香（*Thymus vulgaris ct. linalool*）	流行性感冒、咳嗽、感冒、支氣管炎、鼻竇炎、鼻炎、喉嚨發炎、喉嚨痛、痰液聚集、皮膚病毒感染、皮膚細菌感染、循環問題、四肢冰冷、麻木無感、肌肉疼痛、肌腱炎、關節炎、風濕、面皰、病毒疣、疣、疲累、無法專注。	止痛、抗細菌、抗真菌、抗感染、防腐劑、抗菌消毒、抗痙攣、抗病毒、祛痰、激勵免疫、緩解胸腔與呼吸道不適、修復身體、激勵全身、強身健體、驅蟲劑。	無。
117	晚香玉原精（*Polianthes tuberosa*）	肌肉痙攣、壓力相關問題、身體緊繃、失眠、神經緊張、躁動不安、易怒、焦慮、憂鬱。	抗憂鬱、鎮靜、消脹氣、催眠、可作為鬆弛劑、痙攣、激勵全身。	敏感的肌膚可能感到刺激，建議先進行皮膚測試。懷孕及哺乳期間不宜使用。

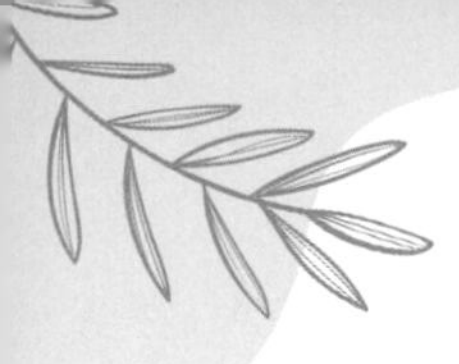

	植物俗名（拉丁學名）	對應症狀	療癒屬性	使用禁忌
118	薑黃（*Curcuma longa*）	腸胃不適、消化不良、胃弱、胃絞痛、一般性痠痛與疼痛、風濕、類風濕性關節炎。	止痛、消炎、抗微生物、抗痙攣、利膽、幫助消化、利尿、修復身體、激勵全身、健胃、強身健體。	不可長期使用。敏感的肌膚可能感到刺激，建議先進行皮膚測試。懷孕期間不宜使用。如正服用多種藥物，須避免使用。
119	纈草（*Valeriana officinalis*）	失眠、神經緊張、壓力、緊張、神經性頭痛、壓力造成的偏頭痛、肌肉痙攣、絞痛、躁動不安、無法放鬆、不寧腿、顫抖症。	抗微生物、抗痙攣、鎮靜、淨化、利尿、催眠、安神、助眠、健胃。	如正服用鎮定劑或抗憂鬱症藥物，請避免使用。懷孕及哺乳期間不宜使用。
120	香草原精（*Vanilla plantifolia*）	壓力相關問題、神經性焦慮、神經緊張、失眠且躁動不安、神經性胃痛、無法放鬆。	抗憂鬱、安撫呼吸道、鎮靜、激勵全身。	極度敏感的肌膚可能感到刺激，建議先進行皮膚測試。
121	岩蘭草（*Vetiveria zizanoides*）	壓力相關問題、神經緊張、肌肉痙攣、肌肉疼痛、經痛、經前症候群、躁動不安、不寧腿、工作狂、身體耗竭、易怒、憂鬱。	抗微生物、抗菌消毒、抗痙攣、淨化、安神、修復身體、鎮靜、強身健體。	無。
122	紫羅蘭葉原精（*Viola odorata*）	水分滯留、水腫、橘皮組織、壓力導致的青春痘、提前老化的肌膚、瘀傷、皮膚疼痛、神經耗竭。	止痛、抗細菌、殺菌消毒、收斂劑、細胞防禦、利尿、潤膚、助眠、激勵全身。	無。
123	西洋蓍草（*Achillea millefolium*）	風濕、關節炎、發炎、肌肉損傷、經痛、傷口、疤痕。	消炎、抗菌消毒、抗痙攣、收斂劑、消脹氣、促進傷口癒合、激勵循環、祛痰。	如正服用多種藥物，應避免使用。極度敏感的肌膚可能感到刺激，建議先進行皮膚測試。

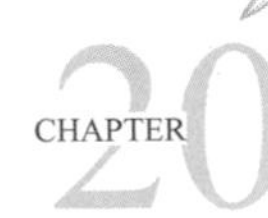

	植物俗名 （拉丁學名）	對應症狀	療癒屬性	使用禁忌
124	依蘭 （*Cananga odorata*）	高血壓、循環問題、抽筋、經痛、腸痙攣、失眠、神經緊張、壓力、神經緊張、憂鬱、身體耗竭。	抗憂鬱、可作為消炎劑、抗菌消毒、抗痙攣、安神、鎮靜、強身健體。	極度敏感的肌膚可能感到刺激，建議先進行皮膚測試。
125	日本柚子 （*Citrus junos*）	滋補全身、神經性胃絞痛、橘皮組織、神經痛、流行性感冒、一般性感冒、病毒感染後的調理恢復、壓力造成的各種皮膚問題、神經緊張、焦慮、神經耗竭。	止痛、抗細菌、抗感染、殺菌消毒、抗病毒、鎮靜、利尿、安神、激勵全身、強身健體。	有可能造成皮膚刺激。極度敏感的肌膚，建議通過皮膚測試再使用。

個別精油檔案

以下檔案中列出「適合搭配的精油」，並不包括所有適合搭配使用的精油。精油的配伍沒有絕對的原則，這裡只是提出搭配建議供讀者參考。這個項目中列出的精油，是當檔案主述精油作為配方主角時，能與它相輔相成的其他精油。最終，精油之間發揮了什麼樣相輔相成的效用，還是要看配方的用途來決定。

在「使用禁忌」的部分，有些精油具有「GRAS 認證」，這代表在「一般情況下可安全使用」（generally recognized as safe）。這是美國食品藥物監管局（FDA，the United States Food and Drug Administration）給予的認定，表示該物質在不含溶劑且用於一般目的前提下，可以安全添加於食品當中。

❖ 01 阿米香樹

Amyris（*Amyris balsamifera*）（芸香科）

植物型態：阿米香樹是一種小型的開花常綠喬木，葉片油亮、花開成簇，開迷你的小白花。

萃取部位：木質。

萃取方式：蒸氣蒸餾法。

精油資料：萃取阿米香樹精油，需要花上好幾年的時間。首先，木材需要風乾三年之久才能進行蒸餾，完成後還需要再靜置一年，才能醞釀出完整的香氣。阿米香樹是海地的

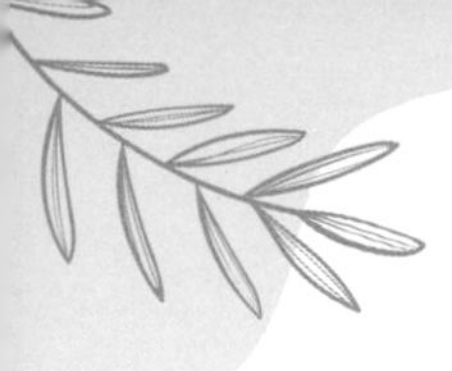

野生樹種，在當地又稱為蠟燭木（candlewood）。木材中帶有易燃的樹脂，因此在過去經常作為火炬使用。現在，阿米香樹木被用來製作家具，而阿米香樹精油則用於香水業。

主要產地：海地、牙買加、古巴、多明尼加共和國。

選購重點：阿米香樹精油是一種淡黃色的液體，稍微有點黏稠，帶有類似檀香的香甜木質氣味。阿米香樹有時會被當作檀香出售——畢竟檀香的價格昂貴許多，來源也越來越不易取得。雖然阿米香樹在香水業可以作為檀香的替代品，但在芳香療法的使用中，兩者不可相互取代。

療癒屬性：抗菌消毒、抗痙攣、安撫呼吸道、潤膚、祛痰、幫助再生、鎮靜、溫和的消炎作用。

對應症狀：咳嗽、胸腔充血、躁動不安、壓力、緊張；一般性的放鬆滋補劑、美容護膚。

適合搭配的精油：西印度月桂、佛手柑、康納加（大葉依蘭）、荳蔻、康乃馨、雪松、乳香、天竺葵、葡萄柚、芳樟、風信子、真正薰衣草、檸檬、萊姆、白玉蘭、肉豆蔻、甜橙、玫瑰草、苦橙葉、玫瑰原精、花梨木、檀香、穗甘松、柑、晚香玉、纈草、岩蘭草、依蘭。

使用禁忌：無。

❖ 02 歐白芷根

Angelica Root（*Angelica archangelica*）

（傘形科／繖形科）

植物型態：歐白芷是一種高大的藥草，頂部有巨大的花頭，成簇地開著像小球一般的綠色、白色小花。

萃取部位：根部。

萃取方式：蒸氣蒸餾法。

精油資料：歐白芷根與歐白芷（籽）是不同精油，需注意分辨。歐白芷的莖、葉、根和種籽都帶有芬芳的氣味，在許多國家都是歷史悠久的傳統藥草之一。可參見關於歐白芷（籽）的介紹。

主要產地：比利時、法國、中國、西班牙、俄羅斯、埃及、印度、匈牙利、荷蘭、德國。

選購重點：歐白芷根精油呈無色至淡黃色，顏色可能隨時間而加深，成為淡琥珀色。帶著如麝香、香料與根的氣味。

療癒屬性：抗感染、抗痙攣、止咳、利尿、化痰、健胃。

對應症狀：咳嗽、鼻竇炎、病毒感染、風濕、關節炎、痛風、身體疲勞、壓力相關症狀；強化與滋補。

適合搭配的精油：黑胡椒、白千層、荳蔻、雪松、德國洋甘菊、絲柏、欖香脂、天竺葵、薑、葡萄柚、杜松漿果、檸檬、松紅梅、甜馬鬱蘭、綠花白千層、甜橙、玫瑰草、芳香羅文莎葉、沼澤茶樹、茶樹、薑黃、岩蘭草、西洋蓍草。

使用禁忌：有光敏性的可能，使用後避免直接照射陽光。懷孕及哺乳期間不宜使用。一般情況下可安全使用（GRAS 認證）。

❖ 03 歐白芷（籽）

Angelica Seed（*Angelica archangelica*）**（傘形科／繖形科）**

植物型態：歐白芷是一種高大的藥草，頂部有巨大的花頭，成簇地開著像小球一般的綠色、白色小花。

萃取部位：種籽。

萃取方式：蒸氣蒸餾法。

精油資料：歐白芷（籽）與歐白芷根是不同精油，需注意分辨（關於歐白芷根可參考前述內容）。世界各地有超過 30 個品種的歐白芷。歐白芷頂部的花簇令人聯想到天使的翅膀，因而得到 Angelica 這個名稱。在古羅馬和中世紀的歐洲，都有使用歐白芷作為藥草的紀錄，而後在歐洲、中國和加拿大原住民部落——第一民族（American First Nations），也都是當地的傳統藥草之一。歐白芷的莖幹也經常被人們用糖處理，作為蛋糕的裝飾。

主要產地：比利時、匈牙利、俄羅斯、德國。

選購重點：歐白芷（籽）精油呈無色至淡黃色，流動性佳，帶有清新的麝香、青草和胡椒的香氣。

療癒屬性：抗菌消毒、消脹氣、利膽、淨化、幫助消化、祛痰、健胃、強身健體。

對應症狀：月經不順、咳嗽、感冒、發燒、消化問題、消化不良、脹氣、壓力、焦慮、神經緊張；具安撫效果。

適合搭配的精油：羅勒、佛手柑、黑胡椒、荳蔻、羅馬洋甘菊、快樂鼠尾草、芫荽籽、蒔蘿籽、甜茴香、薑、葡萄柚、杜松漿果、真正薰衣草、檸檬、萊姆、甜馬鬱蘭、香蜂草、甜橙、苦橙葉、玫瑰、柑、纈草。

使用禁忌：無。一般情況下可安全使用（GRAS 認證）。

❖ 04 洋茴香（大茴香）

Aniseed（*Pimpinella anisum*）**（傘形科／繖形科）**

植物型態：洋茴香是一種開花的藥草，能長到 2 至 3 英尺高（大約 60 到 90 公分），葉如蕨類，開白色花朵。

萃取部位：種籽。

萃取方式：蒸氣蒸餾法。

精油資料：洋茴香也叫做大茴香（*anis* 或 *anise*），與八角茴香（star anise）是不同的精油，需注意分辨。洋茴香是廣泛運用在食物和飲料中的調味香料，在製藥業和牙醫界也經常被使用。此外，它也是古代常用藥

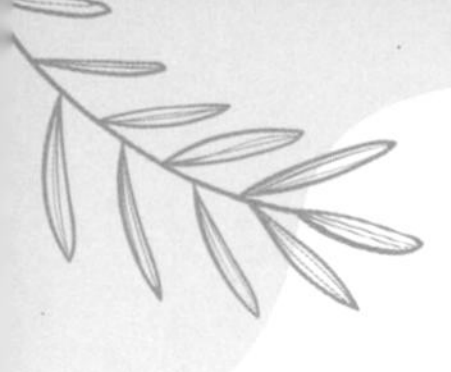
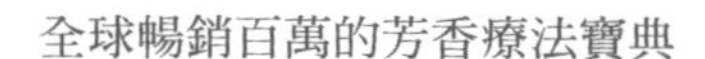

草，包括在古希臘羅馬時代，都早有藥用紀錄，通常用來緩解消化系統不適。

主要產地：西班牙、埃及、中南美洲、印尼、印度、中國。

選購重點：洋茴香精油呈透明至淡黃色，流動性佳，帶有洋茴香典型的香甜香料氣味。

療癒屬性：抗菌消毒、抗痙攣、消脹氣、祛痰、健胃。

對應症狀：咳嗽、支氣管炎、上呼吸道黏膜炎、脹氣、腸痙攣、消化不良，以及消化問題引起的偏頭痛和頭痛；能安撫因緊張引起的腸胃不適。

適合搭配的精油：歐白芷（籽）、月桂、黑胡椒、藏茴香、荳蔻、錫蘭肉桂葉、丁香花苞、薄荷尤加利、甜茴香、天竺葵、薑、葡萄柚、檸檬、甜橙、胡椒薄荷（歐薄荷）、綠薄荷、柑。

使用禁忌：可能對極度敏感的肌膚造成刺激，建議通過皮膚測試再使用。懷孕及哺乳期間不宜使用。一般情況下可安全使用（GRAS 認證）。

❖ 05 祕魯香脂

Balsam de Peru（*Myroxylon balsamum*）（豆科）

植物型態：祕魯香脂樹是一種高大的常綠喬木，能長到 140 英尺高（大約 42 公尺）。它的葉片散闊，每一個花朵能結出一個 3 至 4 英吋長（大約 7 到 10 公分）的種籽。

萃取部位：樹脂。

萃取方式：溶劑萃取法、真空蒸餾法。

精油資料：祕魯香脂樹巨大的種籽非常硬實。若是被帶入沒有天敵的陌生地區，很輕鬆就能繁殖擴散，容易對當地的原生植物造成威脅。雖然名為祕魯香脂樹，但此植物其實原生於中美洲的薩爾瓦多、宏都拉斯和瓜地馬拉等地。祕魯香脂精油萃取自樹脂，樹脂可以用多種方式收集：切開樹皮，使樹脂分泌出來，乾硬後採集；或者，燃燒部分樹皮促進樹脂分泌，接著將布料包覆在外，用幾週的時間吸取樹脂，然後從布料中擠出採集。

主要產地：薩爾瓦多、巴拉圭、委內瑞拉、哥倫比亞。

選購重點：祕魯香脂精油是無色至中等琥珀色的黏稠液體，帶有獨特的、溫暖、香甜的香脂氣味。

療癒屬性：驅除體內寄生蟲、抗細菌、抗真菌、消炎、抗菌消毒、止咳、安撫呼吸道、鎮靜、促進傷口癒合、祛痰。

對應症狀：各種皮膚問題、疹子、傷口、皮膚搔癢、疥瘡、輪癬、褥瘡、割傷、潰瘍、痔瘡、咳嗽、支氣管炎、頭蝨、頭皮屑、咳嗽、各種呼吸道問題。

適合搭配的精油：安息香、白千層、德國洋甘菊、錫蘭肉桂葉、丁香花苞、古巴香脂、

絲柏、欖香脂、乳香、天竺葵、芳樟、醒目薰衣草、真正薰衣草、檸檬香茅、松紅梅、沒藥、甜橙、玫瑰草、花梨木、纈草、香草。

使用禁忌：可能對極度敏感的肌膚造成刺激，建議通過皮膚測試再使用。一般情況下可安全使用（GRAS 認證）。

❖ 06 甜羅勒

Basil Sweet（*Ocimum basilicum*）

（脣形科）

植物型態：羅勒是一種叢生的一年生草本植物，能長到 2 英尺高（大約 60 公分），開白色、粉紅色或紫色的花朵。

萃取部位：葉片及開花的頂端。

萃取方式：蒸氣蒸餾法。

精油資料：萃取羅勒精油時，要在正開花時收割，並立刻進行蒸餾，一旦植株乾萎，香氣便會散失。羅勒在印度等許多國家，都是一種神聖的植物。在地中海地區，羅勒是家家戶戶的花園植物，因為它能保護居家環境，使蒼蠅遠離。在希臘，住家和商店的外頭也經常能看到羅勒的蹤影。羅勒的品種有許多，精油也有不同種類，請參考接下來對各種羅勒的介紹。

主要產地：越南、印度、美國、留尼旺島（法屬）、科摩羅群島（非洲）、馬達加斯加島、塞席爾島（非洲）、泰國、法國、南非、埃及。

選購重點：甜羅勒是一種無色至淡黃色的液體，帶有溫暖、像茴香般的香氣，並有些許胡椒氣味。

療癒屬性：抗細菌、抗感染、抗菌消毒、抗痙攣、消脹氣、幫助消化、修復身體、健胃、強身健體。

對應症狀：肌肉痙攣和緊繃、風濕、消化問題、噁心、脹氣、月經不調、經痛、頭痛、偏頭痛、緊張、壓力、身心耗竭。

適合搭配的精油：月桂、佛手柑、黑胡椒、雪松、羅馬洋甘菊、快樂鼠尾草、芫荽籽、絲柏、澳洲尤加利、甜茴香、芳枸葉、天竺葵、薑、葡萄柚、杜松漿果、真正薰衣草、檸檬、檸檬香茅、松紅梅、甜馬鬱蘭、熏陸香、山雞椒、綠花白千層、甜橙、野馬鬱蘭、玫瑰草、胡椒薄荷（歐薄荷）、苦橙葉、迷迭香、綠薄荷、茶樹、沉香醇百里香、依蘭。

使用禁忌：可能對極度敏感的肌膚造成刺激，建議通過皮膚測試再使用。不可在泡澡或淋浴時使用。務必稀釋，不可純油使用。懷孕及哺乳期間不宜使用。一般情況下可安全使用（GRAS 認證）。

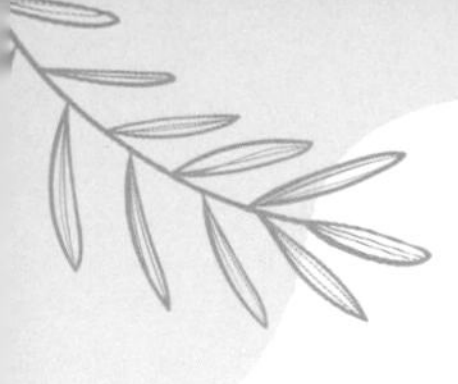

❖ 07 沉香醇羅勒

Basil Linalol（*Ocimum basilicum ct. linalool*）（脣形科）

植物型態：羅勒是一種叢生的一年生草本植物，能長到 2 英尺高（大約 60 公分），開白色、粉紅色或紫色的花朵。

萃取部位：葉片及開花的頂端。

萃取方式：蒸氣蒸餾法。

精油資料：沉香醇羅勒的療癒特質與甜羅勒（*Ocimum basilicum*）很相近。全球的羅勒品種至少有 35 種以上，羅勒在許多國家都被認為具有靈性及療癒的特質。沉香醇羅勒是一種為了高比例的沉香醇而特別栽培的羅勒品種。

主要產地：埃及、尼泊爾、義大利、法國。

選購重點：沉香醇羅勒精油呈無色至淡黃色，流動性佳，帶有溫暖、柔和的胡椒氣味。

療癒屬性：抗細菌、抗憂鬱、抗感染、抗菌消毒、抗痙攣、鎮靜、消脹氣、安神、修復身體、強身健體。

對應症狀：肌肉痙攣和緊繃、風濕、各種呼吸道問題、經痛、月經不順、頭痛、偏頭痛、腸痙攣、噁心、膀胱炎、身心疲憊、壓力、緊張。

適合搭配的精油：西印度月桂、佛手柑、荳蔻、雪松、羅馬洋甘菊、岩玫瑰、快樂鼠尾草、芫荽籽、絲柏、澳洲尤加利、芳枸葉、天竺葵、葡萄柚、義大利永久花、杜松漿果、真正薰衣草、檸檬、松紅梅、甜馬鬱蘭、熏陸香、綠花白千層、甜橙、野馬鬱蘭、玫瑰草、胡椒薄荷（歐薄荷）、苦橙葉、泰國蔘薑、迷迭香、檀香、綠薄荷、沉香醇百里香、依蘭。

使用禁忌：懷孕期間不宜使用。

❖ 08 神聖羅勒

Basil Tulsi（*Ocimum tenuiflorum*、*O. sanctum*）（脣形科）

植物型態：神聖羅勒是一種灌木，能長到 2 英尺高（大約 60 公分），芳香的葉片為綠色或紫色，開紫色的小花。

萃取部位：葉片及開花的頂端。

萃取方式：蒸氣蒸餾法。

精油資料：神聖羅勒又叫做突西羅勒（*tulsi, tulasi*），原生於印度北部，現在是南亞地區的常見植物。神聖羅勒是阿育吠陀療法使用的藥草之一，也可製成藥草茶。神聖羅勒也因為「長生不老草」（the elixir of life）的綽號，受到人們重視。在印度教中，神聖羅勒是用來獻給毗濕奴（Vishnu）和祂的多樣化身的神聖藥草。神聖羅勒的葉片被視為是拉克希米女神（Lakshmi，克里希那神的配偶）的代表。在印度家家戶戶的門前，通常都能看到神聖羅勒的蹤跡。

主要產地：印度。

選購重點：神聖羅勒精油呈無色至淡黃色、流動性佳，帶有溫暖的青草及香料氣味。

療癒屬性：抗細菌、抗感染、抗菌消毒、抗痙攣、鎮靜、消脹氣、緩解胸腔與呼吸道不適、修復身體。

對應症狀：肌肉痙攣和緊繃、各種呼吸道問題、膀胱炎、腸痙攣、寄生蟲感染、抽筋或絞痛、經痛、月經不順、頭痛、偏頭痛、身心疲憊。

適合搭配的精油：月桂、佛手柑、黑胡椒、荳蔻、雪松、快樂鼠尾草、芫荽籽、乳香、天竺葵、薑、義大利永久花、檸檬、檸檬香茅、橘（桔）、甜馬鬱蘭、香桃木、綠花白千層、甜橙、野馬鬱蘭、胡椒薄荷（歐薄荷）、泰國蔘薑、迷迭香、檀香、綠薄荷、穗甘松、沉香醇百里香、薑黃。

使用禁忌：可能對極度敏感的肌膚造成刺激，建議通過皮膚測試再使用。不可用於泡浴或淋浴。務必稀釋，不可純油使用。懷孕及哺乳期間不宜使用。

❖ 09 西印度月桂

Bay, West Indian（*Pimenta racemosa*）

（桃金孃科）

植物型態：西印度月桂是一種能長到 30 英尺高（大約 9 公尺）的常綠喬木，葉片不大但香氣濃郁，開小花，結黑色的漿果。

萃取部位：葉片。

萃取方式：蒸氣蒸餾法。

精油資料：精油萃取自乾燥的葉片。西印度月桂樹在加勒比海和中美洲地區，是非常普遍常見的樹種。長久以來，當地人用酒精蒸餾葉片，製成滋補的月桂酒（bay rum）——能對抗感冒、肌肉疼痛，並且有護髮效果。除外，也經常被添加於男用香氛。

主要產地：多米尼克、牙買加、維京群島。

選購重點：西印度月桂精油呈深琥珀色到淡棕色，流動性佳，帶有香料般香甜的、類似丁香的氣味。和月桂（*Laurus nobilis*）是不同精油，需注意分辨。

療癒屬性：止痛、抗感染、止神經痛、抗風濕、抗菌消毒、抗痙攣、激勵循環、安神、強身健體。

對應症狀：肌肉痠痛、肌肉疼痛、神經痛、關節炎、各種循環問題、支氣管感染、消化問題。

適合搭配的精油：佛手柑、黑胡椒、荳蔻、錫蘭肉桂葉、丁香花苞、芫荽籽、乳香、天竺葵、薑、葡萄柚、高地牛膝草、穗花薰衣草、檸檬、橘（桔）、甜馬鬱蘭、熏陸香、肉豆蔻、甜橙、玫瑰草、苦橙葉、迷迭香、檀香、依蘭。

使用禁忌：不可長期使用。有可能刺激皮膚。過敏體質建議通過皮膚測試再使用。懷孕期間不宜使用。一般情況下可安全使用（GRAS 認證）。

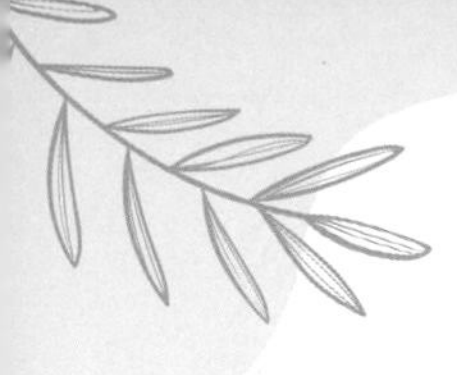

❖ 10 月桂

Bay Laurel（*Laurus nobilis*）（樟科）

植物型態：月桂是一種 60 英尺高（大約 18 公尺）的常綠喬木，葉片油亮，開奶綠色的花朵，結小小的黑色漿果。

萃取部位：葉片。

萃取方式：蒸氣蒸餾法。

精油資料：月桂原生於地中海至中東地區，早在古代，月桂葉在當地就有獨特的重要性。古希臘人會用月桂葉製成頭冠，當作體育家、戰士和學者勝利的榮耀象徵。沿襲這個傳統，英國人為官方任命的國家詩人賜予「桂冠詩人」（Poet Laureate）的頭銜；而在法國，則用 *baccalauréat* 這個字，代表高中或高職畢業後的升學會考。月桂葉也是普遍常見的烹飪及調味用香料。

主要產地：克羅埃西亞、土耳其、希臘克里特島、波士尼亞與赫塞哥維納（南歐）。

選購重點：月桂精油呈淡黃色至淡綠色，流動性佳。有香甜的藥草香氣，帶些許樟腦氣味。

療癒屬性：止痛、抗細菌、抗真菌、抗感染、抗微生物、止神經痛、抗病毒、激勵循環、祛痰、緩解胸腔與呼吸道不適。

對應症狀：流行性感冒、風濕、肌肉痠痛、肌肉疼痛、神經痛、關節炎、各種循環問題、念珠菌感染、呼吸道和支氣管感染、消化問題、脹氣、感冒、皮膚疹、斑點、身體疼痛、牙科感染、足部真菌感染、神經緊張、一般性疲勞。

適合搭配的精油：沉香醇羅勒、安息香、佛手柑、黑胡椒、羅馬洋甘菊、丁香花苞、絲柏、檸檬尤加利、澳洲尤加利、乳香、天竺葵、芳樟、義大利永久花、真正薰衣草、穗花薰衣草、檸檬、松紅梅、甜馬鬱蘭、香桃木、野馬鬱蘭、玫瑰草、胡椒薄荷（歐薄荷）、莎羅白樟、茶樹、沉香醇百里香、西洋蓍草。

使用禁忌：過敏體質建議通過皮膚測試再使用。懷孕期間請勿使用。一般情況下可安全使用（GRAS 認證）。

❖ 11 安息香

Benzoin（*Styrax benzoin, S. tonkinensis*）（安息香科）

植物型態：安息香樹能長到約 80 英尺高（大約 24 公尺），開黃綠色的花朵。

萃取部位：樹脂。

萃取方式：溶劑萃取法。

精油資料：安息香是從樹幹分泌的樹脂，剛分泌時呈黃色，乾燥後顏色漸深。安息香的使用歷史長達千年，尤其在中東和亞洲地區相當受到重視，有時也被稱為班傑明樹膠（*benjamin gum*）。安息香樹和精油有四種不同品種，*Styrax benzoin dryander* 大多作為藥材使用，而所有品種都可用於香水業。

主要產地：寮國、印尼、泰國、柬埔寨、越南、中國。

選購重點：安息香精油是一種琥珀色、質地像蜂蜜一般的黏稠液體，帶有香草般溫暖的樹脂香氣。安息香精油有時會有等級之分。

療癒屬性：抗憂鬱、消炎、抗菌消毒、消脹氣、祛痰、緩解胸腔與呼吸道不適、協助外傷癒合。

對應症狀：上呼吸道黏膜炎、支氣管炎、咳嗽、感冒、疤痕、神經緊張、壓力、情緒危機。

適合搭配的精油：月桂、佛手柑、黑胡椒、荳蔻、德國洋甘菊、芫荽籽、乳香、天竺葵、薑、葡萄柚、茉莉、真正薰衣草、檸檬、熏陸香、山雞椒、沒藥、香桃木、綠花白千層、肉豆蔻、甜橙、玫瑰草、廣藿香、苦橙葉、玫瑰原精、檀香、晚香玉、香草、依蘭。

使用禁忌：脆弱敏感肌或敏感體質，建議通過皮膚測試再使用。

❖ 12 佛手柑

Bergamot（*Citrus bergamia, Citrus aurantium ssp. bergamia*）（芸香科）

植物型態：佛手柑是一種約 15 英尺高（大約 4.5 公尺）的矮樹，開星形的白色花朵，結黃綠色的小型柑橘果實。

萃取部位：果皮。

萃取方式：冷壓榨法後進行蒸餾。

精油資料：佛手柑是伯爵茶主要的香氣來源，也是古龍水的常見成分。雖然佛手柑的英文名稱 bergamot，是來自義大利北部一個叫做伯干摩（Bergamo）的小鎮，但佛手柑精油主要的萃取地是在義大利南部。另外還有一種一年生草本植物——蜂香薄荷（*Monarda didyma*）——其英文俗名也叫做 bergamot，不過它和佛手柑精油一點關係也沒有。去光敏性佛手柑（FCF）指的是去除了佛手柑內酯或呋喃香豆素的佛手柑精油。

主要產地：全世界九成的佛手柑精油都來自義大利南端的瑞吉歐地區（Reggio di Calabria），以及鄰近的西西里島。

選購重點：佛手柑精油呈綠色，流動性佳，有新鮮的柑橘果香，隱約帶著香料與花香的氣息。

療癒屬性：抗細菌、抗憂鬱、抗菌消毒、抗痙攣、鎮靜、消脹氣、退熱、健胃、協助外傷癒合。

對應症狀：感染、發燒、消化不良、膀胱炎、傷口、面皰、皰疹、身體疼痛、憂鬱、壓力、緊張、失眠、恐懼、情緒危機、康復調理；強化情緒。

適合搭配的精油：西印度月桂、黑胡椒、康納加（大葉依蘭）、野洋甘菊（摩洛哥洋甘菊）、快樂鼠尾草、絲柏、乳香、天竺葵、薑、義大利永久花、茉莉、真正薰衣草、穗

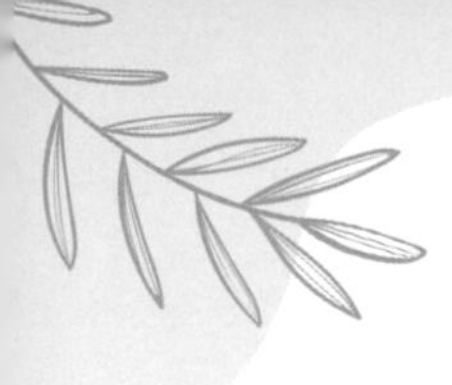

花薰衣草、白玉蘭花、橘（桔）、香桃木、橙花、肉豆蔻、甜橙、玫瑰原精、迷迭香、奧圖玫瑰、檀香、穗甘松、茶樹、沉香醇百里香、岩蘭草、依蘭。

使用禁忌：具有光敏性，使用後須避免陽光直射。經過分餾處理的去光敏性佛手柑（FCF）不具有光敏性。一般情況下可安全使用（GRAS 認證）。

❖ 13 甜樺

Birch, Sweet（*Betula lenta*）（**樺木科**）

植物型態：甜樺樹是一種大而多葉的落葉喬木，開隨風搖擺的柔荑花——雄性花從枝頭上垂下，而雌性花則直直挺立。

萃取部位：樹皮。

萃取方式：蒸氣蒸餾法。

精油資料：甜樺原生於美國東岸、加拿大南部與部分俄羅斯地區。樹液在熬煮後能製成糖漿，因此名稱帶有甜字，採集甜樺糖漿是加拿大第一民族的傳統之一。甜樺精油原先是冬青精油（又稱白珠樹，*Gaultheria procumbens*）的替代品。

主要產地：美國、加拿大、俄羅斯。

選購重點：甜樺精油呈無色至淡黃色，流動性佳，有甜而強烈、類似冬青的味道。與白樺精油（*Betula alba*）不同，需注意分辨。

療癒屬性：止痛、消炎、抗痙攣、激勵循環、利尿、激勵全身。

對應症狀：肌肉痠痛、肌肉疼痛、風濕、關節炎、肌肉損傷、骨骼發炎、腰部疼痛、神經痛、各種循環問題、水腫、四肢沉重。

適合搭配的精油：沉香醇羅勒、雪松、羅馬洋甘菊、快樂鼠尾草、澳洲尤加利、乳香、天竺葵、杜松漿果、醒目薰衣草、真正薰衣草、檸檬、甜馬鬱蘭、胡椒薄荷（歐薄荷）、泰國蔘薑、沼澤茶樹、希臘鼠尾草（三葉鼠尾草）、莎羅白樟。

使用禁忌：正服用多種藥物或抗凝血劑的患者應避免使用。不建議非專業芳療師使用。懷孕及哺乳期間不可使用。

❖ 14 黑胡椒

Black Pepper（*Piper nigrum*）
（**胡椒科**）

植物型態：黑胡椒是一種攀緣性的木質藤蔓植物，葉片呈深綠色，開小白花，果實成熟後呈深紅色。黑胡椒藤蔓攀爬在其他樹上，可存活 20 年之久。

萃取部位：果實（漿果）。

萃取方式：蒸氣蒸餾法。

精油資料：胡椒粒在顏色青嫩、尚未成熟時摘採，通常稍微煮過之後，放在陽光下曝曬幾天，等到顏色轉為深褐色，就可以開始蒸餾。千年以來，黑胡椒一直是印度阿育吠陀療法中使用的藥材，其珍貴的身價，甚至曾使葡萄牙、英國、荷蘭與法國等殖民國，為爭奪資源而引發戰爭。18 世紀時，來自法國的皮耶．波微（Pierre Poivre）將黑胡椒引進法國殖民的馬達加斯加島栽種，打破了葡萄牙的壟斷優勢。此舉對法國來說至關重要，因此在法文裡，黑胡椒這個字，便以波微起名（*poivre*）。黑胡椒甚至成為市場上可交易的貨幣，人稱黑金（*black gold*），也因此衍生出「胡椒租金」（peppercorn rent）這樣的說法。

主要產地：印度、斯里蘭卡、馬達加斯加島、馬來西亞、中國、印尼。

選購重點：黑胡椒精油呈無色至淡黃色，流動性佳，帶有強烈、溫暖的胡椒氣味。

療癒屬性：止痛、抗上呼吸道黏膜炎、抗感染、抗微生物、抗菌消毒、激勵循環、利尿、退熱、一般性滋補、激勵免疫、安神、修復身體、強身健體。

對應症狀：一般性痠痛和疼痛、胃絞痛、消化問題、風濕、各種循環問題、四肢冰冷、發冷、精力耗竭、康復調理；一般性神經滋補劑。

適合搭配的精油：西印度月桂、佛手柑、荳蔻、錫蘭肉桂葉、快樂鼠尾草、丁香花苞、甜茴香、芳枸葉、天竺葵、薑、葡萄柚、杜松漿果、真正薰衣草、穗花薰衣草、檸檬、檸檬香茅、萊姆、橘（桔）、甜馬鬱蘭、肉豆蔻、甜橙、玫瑰草、廣藿香、泰國蔘薑、玫瑰原精、迷迭香、鼠尾草、檀香、柑、茶樹、依蘭。

使用禁忌：非常敏感的肌膚有可能感到刺激。一般情況下可安全使用（GRAS 認證）。

❖ 15 白千層

Cajuput（*Melaleuca Cajuputi*、*M. leucadendron*）（桃金孃科）

植物型態：白千層樹是一種高大的常綠喬木，灰色的樹皮如薄紙，開白色或綠色的穗狀花朵。

萃取部位：葉片與嫩枝。

萃取方式：蒸氣蒸餾法。

精油資料：白千層的英文俗名叫做 Cajuput 或是 Cajeput，是白千層屬所有植物最原始的原生種。由於樹幹顏色淺白，因此在西方世界也叫做白樹（white tree）。白千層的樹皮可以作為屋頂和地板材料使用。澳洲原住民則用白千層來緩解痠痛、疼痛和頭痛。1876 年的一本藥典曾經提到，白千層能有效處理腸道問題。

主要產地：印尼、越南、馬來西亞、印度、澳洲。

選購重點：白千層精油呈透明至淡黃色，流動性佳、氣味強勁，帶點果香的樟腦氣味。

療癒屬性：止痛、抗細菌、抗感染、抗微生物、抗痙攣、解充血、祛痰、退熱、防蟲、緩解胸腔與呼吸道不適、激勵全身、強身健

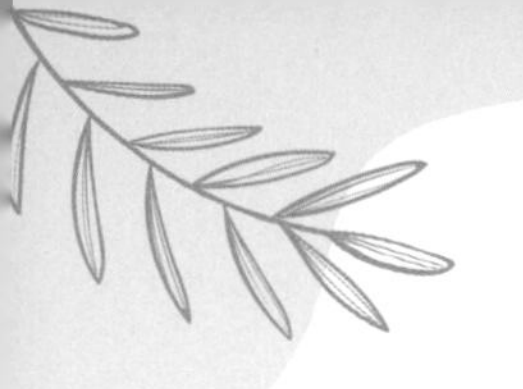

體。

對應症狀：關節炎、風濕、神經痛、肌肉痙攣和緊繃、坐骨神經痛、喉嚨痛、鼻竇炎、支氣管炎、咳嗽、感冒、寄生蟲導致的皮膚問題、皮膚感染、頭蝨、蚊蟲叮咬、疲憊倦怠。

適合搭配的精油：月桂、佛手柑、樟樹、荳蔻、錫蘭肉桂葉、丁香花苞、檸檬尤加利、澳洲尤加利、天竺葵、薑、高地牛膝草、杜松漿果、醒目薰衣草、檸檬、香桃木、綠花白千層、肉豆蔻、甜橙、野馬鬱蘭、胡椒薄荷（歐薄荷）、歐洲赤松、迷迭香、希臘鼠尾草（三葉鼠尾草）、檀香、雲杉、茶樹、沉香醇百里香。

使用禁忌：無。

❖ 16 樟樹

Camphor, White（*Cinnamomum camphora*）（樟科）

植物型態：樟樹是一種闊葉常綠喬木，能長到 100 英尺（約 30 公尺）高。樟樹的樹皮粗糙，葉片油亮芬芳，白色的花朵細密豐沛，花後結成黑色漿果。

萃取部位：切碎的木塊及根部。

萃取方式：蒸氣蒸餾法。

精油資料：樟樹在英文中也叫做 *camphor laurel*。在亞洲地區傳統醫學系統中，是歷史悠久的經典藥材，尤其是中醫常用的藥材。在印度等其他亞洲地區國家，人們會將碎樟腦塊戴在脖子上，達到抗感染和防寄生蟲的效果。

主要產地：中國、印尼、日本。

選購重點：樟樹精油呈無色液體狀，有鮮明的樟腦氣味。在芳香療法中，只能使用白樟精油（white camphor），務必不可使用黃樟或褐樟精油（yellow／brown camphor）。

療癒屬性：驅除體內寄生蟲、抗細菌、抗感染、消炎、抗菌消毒、祛痰、激勵全身。

對應症狀：肌肉痠痛、肌肉疼痛、風濕、肌肉損傷、胸咳、支氣管炎、感冒、鼻竇問題、面皰、疹子、寄生蟲導致的皮膚感染、挫傷、瘀傷；激勵、驅蟲。

適合搭配的精油：沉香醇羅勒、白樺、黑胡椒、雪松、德國洋甘菊、錫蘭肉桂葉、丁香花苞、欖香脂、澳洲尤加利、乳香、薑、義大利永久花、真正薰衣草、松紅梅、甜馬鬱蘭、綠花白千層、胡椒薄荷（歐薄荷）、歐洲赤松、芳香羅文莎葉、迷迭香、茶樹、沉香醇百里香、西洋蓍草。

使用禁忌：懷孕及哺乳期間不宜使用。白樟精油與褐樟和黃樟需注意分辨，褐樟和黃樟具有毒性。

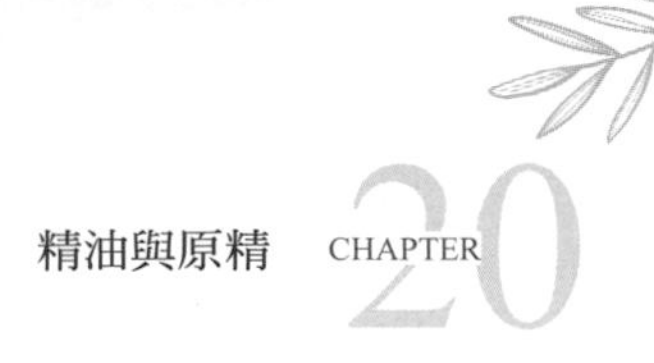

❖ 17 康納加（大葉依蘭）

Cananga（*Cananga odorata ct. macrophylla*）（番荔枝科）

植物型態：康納加樹是能長到 50 英尺（約 15 公尺）的高大樹種，葉片寬闊油亮，開巨大且芬芳的黃色花朵。

萃取部位：花朵。

萃取方式：水蒸餾法或蒸氣蒸餾法。

精油資料：康納加生於印尼、馬來西亞和菲律賓等亞洲熱帶地區國家，當地人通常用其花朵進行裝飾，或用於特殊儀式典禮。有時，人們會用康納加作為依蘭花的替代品。康納加的氣味和依蘭相似，只是花香不那麼強烈。

主要產地：印尼、泰國、馬來西亞。

選購重點：康納加精油呈透明至淡黃色，流動性佳，有花朵的香氣。

療癒屬性：抗憂鬱、消炎、抗菌消毒、抗痙攣、鎮靜、降血壓。

對應症狀：發炎發紅的肌膚、身體耗竭、壓力、緊繃、神經緊張、焦慮；可用於調製香水、美容護膚。

適合搭配的精油：佛手柑、康乃馨、錫蘭肉桂葉、快樂鼠尾草、丁香花苞、檸檬尤加利、乳香、天竺葵、薑、葡萄柚、茉莉、醒目薰衣草、檸檬、菩提（椴花）、白玉蘭葉、橘（桔）、山雞椒、橙花、甜橙、玫瑰草、廣藿香、苦橙葉、玫瑰原精、檀香、岩蘭草。

使用禁忌：無特殊禁忌。一般情況下可安全使用（GRAS 認證）。

❖ 18 藏茴香

Caraway Seed（*Carum carvi*）（傘形科／繖形科）

植物型態：藏茴香是一種開花植物，株高可達 2 英尺（約 0.6 公尺），葉片如羽，頂端開白色或粉紅色的傘狀花朵。

萃取部位：種籽。

萃取方式：蒸氣蒸餾法。

精油資料：藏茴香籽呈鐮刀型，表面有條紋。由於藏茴香相當擅於自播生長，在亞洲、歐洲和美國等許多地區，都能見到它的身影。人們曾在古歐洲考古遺址中發現藏茴香化石，因此我們知道，至少在 8,000 年前，藏茴香就是人類的食物之一。古埃及和古羅馬人，對藏茴香也不陌生。的確，目前藏茴香依然廣泛地被世界各地的人們使用，包括在歐洲和印度等地，都是常見的香料。

主要產地：芬蘭、埃及、波蘭、荷蘭、丹麥、匈牙利、德國、奧地利、印度、西班牙、俄羅斯、突尼西亞、巴基斯坦、英國。

選購重點：藏茴香精油呈無色至淡黃色，流動性佳。精油的顏色會隨著時間變深，具有清新香甜的香料氣味。

療癒屬性：抗細菌、抗組織胺、消炎、抗微

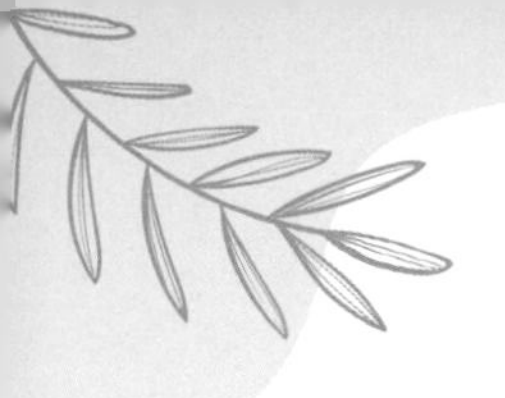
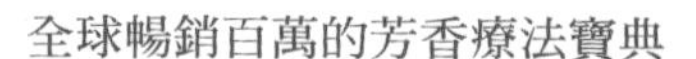

生物、抗菌消毒、抗痙攣、鎮靜、消脹氣、幫助消化、祛痰、安神、緩解胸腔與呼吸道不適、健胃。

對應症狀：腸胃不適、胃弱、腹部痙攣、腹絞痛、脹氣、腸痙攣、腸絞痛、腸躁症、結腸炎、憩室炎、胃潰瘍、過敏性鼻炎、支氣管炎、咳嗽、神經緊張。

適合搭配的精油：歐白芷（籽）、洋茴香（大茴香）、佛手柑、荳蔻、胡蘿蔔籽、羅馬洋甘菊、快樂鼠尾草、古巴香脂、芫荽籽、蒔蘿籽、薄荷尤加利、甜茴香、白松香、天竺葵、葡萄柚、橘（桔）、甜馬鬱蘭、玫瑰草、苦橙葉、綠薄荷。

使用禁忌：無。一般情況下可安全使用（GRAS 認證）。

❖ 19 荳蔻

Cardamom（*Elettaria cardamomum*）

（薑科）

植物型態：荳蔻是一種生長飛快的多年生草本植物。葉片為劍形，細小的黃色花朵尖端有紫色點綴。花後的蒴果，結出紅棕色的種籽。

萃取部位：果莢。

萃取方式：蒸氣蒸餾法。

精油資料：荳蔻原生於亞洲，在古文化中作為醫藥和香料使用，至少有 2,000 年的歷史，一直到 16 世紀，才第一次在歐洲被蒸餾。萃取精油時，必須先將種籽曬乾，才能進行蒸餾。荳蔻在印度、中國和某些中東地區，一直都是備受重視的傳統藥材，它能幫助消化、為料理增香添味，也有助於催情。

主要產地：瓜地馬拉、印度、斯里蘭卡。

選購重點：荳蔻精油呈透明至淡黃色，流動性佳，是溫暖、柔軟的香料氣味，帶著一絲柑橘香調。

療癒屬性：止痛、消炎、抗痙攣、鎮靜、消脹氣、安神、緩解胸腔與呼吸道不適、健胃。

對應症狀：消化不良、腸痙攣、脹氣、胃弱、噁心、胃部偏頭痛、便祕、腸躁症、結腸炎、克隆氏症、抽筋和拉傷、肌肉痙攣、支氣管充血、精力耗竭與心理上的疲憊倦怠；強化、鞏固身心。

適合搭配的精油：西印度月桂、安息香、佛手柑、黑胡椒、雪松、錫蘭肉桂葉、丁香花苞、芫荽籽、甜茴香、天竺葵、薑、葡萄柚、芳樟、茉莉、醒目薰衣草、檸檬、橘（桔）、甜馬鬱蘭、山雞椒、肉豆蔻、甜橙、玫瑰草、苦橙葉、多香果、花梨木、檀香、薑黃、纈草、依蘭。

使用禁忌：無。一般情況下可安全使用（GRAS 認證）。

❖ 20 康乃馨（香石竹）原精

Carnation（*Dianthus caryophyllus*）（石竹科）

植物型態：康乃馨是一種多年生草本植物，銀灰色的葉片形狀細長，花朵以粉紅色調為主，深淺不一，花瓣邊緣為鋸齒狀。

萃取部位：花朵。

萃取方式：先以溶劑萃取，接著用酒精提取出原精。

精油資料：康乃馨是常見的花園裝飾植物，在英文中也叫做粉紅丁香花（clove pink），因為它的香氣令人聯想到丁香。人們經常以送康乃馨來表達愛。康乃馨（carnation）這個字來自英文中的加冕禮（coronation），因為康乃馨曾經是人們用來製作加冕花環與花冠的材料。

主要產地：法國、埃及。

選購重點：康乃馨原精是偏深琥珀色的綠棕色，質地稍微有點黏稠，但可流動，帶著飽滿、如花般的香料氣味。

療癒屬性：鎮靜、可作為鬆弛劑、強身健體。

對應症狀：壓力、失眠、用腦過多、工作狂、缺乏安全感、不擅表達內心感受、與現實脫節、孤獨感；可作為鬆弛劑使用。

適合搭配的精油：西印度月桂、安息香、佛手柑、黑胡椒、康納加（大葉依蘭）、荳蔻、野洋甘菊（摩洛哥洋甘菊）、丁香花苞、芫荽籽、風信子、義大利永久花、茉莉、檸檬、菩提（椴花）、白玉蘭葉、水仙、甜橙、玫瑰原精、檀香、晚香玉、依蘭、日本柚子。

使用禁忌：無。

❖ 21 胡蘿蔔籽

Carrot Seed（*Daucus carota*）（傘形科／繖形科）

植物型態：胡蘿蔔是一種野生的草本植物，大大的葉片形狀如羽，開細小的白色花朵。

萃取部位：種籽。

萃取方式：蒸氣蒸餾法。

精油資料：胡蘿蔔的花朵細細密密排列成傘狀，聚集在一起就像簇生的巢一樣，能為種籽帶來保護。將種籽曬乾壓碎後，就能進入蒸餾程序。胡蘿蔔籽在歐洲和亞洲，都是歷史悠久的藥材。不過，這裡提到的胡蘿蔔和一般料理用的橘色胡蘿蔔並不相同，宜注意分辨。

主要產地：法國、匈牙利。

選購重點：胡蘿蔔籽精油呈淡黃至深黃色，流動性佳，帶著溫暖、水果般的泥土氣味。

療癒屬性：鎮靜、細胞防禦、淨化、利尿、利肝、幫助再生、血管舒張。

對應症狀：排毒、關節炎、風濕、消化不良、水腫（水分滯留）、生殖泌尿道感染、尿道感染、濕疹、潰瘍、牛皮癬、面皰、粉

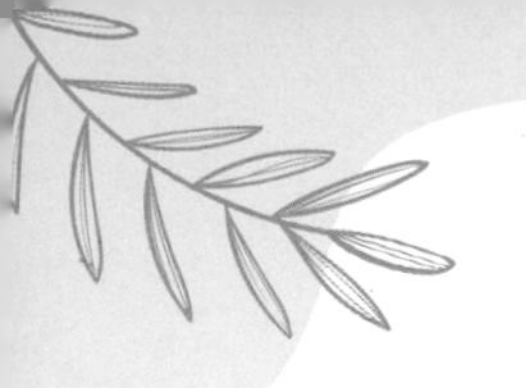

刺。

適合搭配的精油：沉香醇羅勒、佛手柑、黑胡椒、康納加（大葉依蘭）、雪松、德國洋甘菊、羅馬洋甘菊、錫蘭肉桂葉、岩玫瑰、丁香花苞、絲柏、甜茴香、乳香、天竺葵、葡萄柚、格陵蘭喇叭茶、義大利永久花、杜松漿果、真正薰衣草、檸檬、橘（桔）、苦橙葉、奧圖玫瑰、花梨木、檀香、西洋蓍草。

使用禁忌：懷孕及哺乳期間不宜使用。一般情況下可安全使用（GRAS 認證）。

❖ 22 維吉尼亞雪松

Cedarwood, Virginia（*Juniperus virginiana*）（柏科）

植物型態：維吉尼亞雪松是一種高大的常綠喬木，能長到超過 100 英尺高（大約 30 公尺），葉片為針葉，結漿果。

萃取部位：木質碎屑。

萃取方式：蒸氣蒸餾法。

精油資料：維吉尼亞雪松原生於美國洛磯山脈東部的斜坡。由於樹幹為紅色，因此又被稱為紅雪松（red cedar）。不過，雖然名為雪松，維吉尼亞雪松卻是歸類在柏科的刺柏樹，和絲柏是親屬關係。維吉尼亞雪松紫棕色的漿果、針葉和樹皮，長久以來都是加拿大原住民「第一民族」會使用的藥材。

主要產地：美國。

選購重點：維吉尼亞雪松精油呈透明至橘黃色，質地稍微有些黏稠，但可流動，有著清新的木質香脂氣味。

療癒屬性：抗菌消毒、收斂劑、安撫呼吸道、淨化、利尿、祛痰、防蟲、緩解胸腔與呼吸道不適。

對應症狀：呼吸道感染、解充血、上呼吸道黏膜炎、支氣管炎、咳嗽、泌尿道感染、橘皮組織。

適合搭配的精油：沉香醇羅勒、佛手柑、黑胡椒、快樂鼠尾草、絲柏、乳香、天竺葵、葡萄柚、杜松漿果、真正薰衣草、檸檬、甜馬鬱蘭、沒藥、綠花白千層、廣藿香、苦橙葉、桉油樟（羅文莎葉）、迷迭香、花梨木、檀香、沉香醇百里香、依蘭。

使用禁忌：可能對極度敏感的肌膚造成刺激，建議通過皮膚測試再使用。懷孕期間請勿使用。

❖ 23 大西洋雪松

Cedarwood Atlas（*Cedrus atlantica*）（松科）

植物型態：大西洋雪松是一種常綠喬木，能長到超過 100 英尺（約 30 公尺）高，枝條、針葉和毬果開枝散葉的範圍相當寬闊。

萃取部位：木質碎屑。

萃取方式：蒸氣蒸餾法。

精油資料：大西洋雪松（*Cedrus atlantica*）

這個品種原生於非洲北部的亞特拉斯山（Atlas Mountains）。根據記載，雪松的壽命可達 2,000 年之久。莊嚴宏偉的大西洋雪松，和猶太教、基督教與伊斯蘭教都有關聯。目前，由於大西洋雪松是保育類樹木，精油只能從合格木材廠收集木屑來萃取。

主要產地：摩洛哥、法國、阿爾及利亞。

選購重點：大西洋雪松質地稍微有點黏稠，顏色呈淡黃至深黃色，帶有香甜柔軟又溫暖的木質氣味。許多同樣被稱為雪松樹的樹種，其實是來自柏科的刺柏樹，並不具備真正雪松所有的療癒特質。

療癒屬性：消炎、減少皮膚出油、抗菌消毒、淨化、緩解胸腔與呼吸道不適、幫助再生、修復身體、強身健體。

對應症狀：胸腔感染、上呼吸道黏膜炎、身體瘀滯、面皰、頭皮問題、橘皮組織、焦慮、壓力、緊張、身體耗竭；排毒。

適合搭配的精油：沉香醇羅勒、西印度月桂、佛手柑、荳蔻、羅馬洋甘菊、快樂鼠尾草、絲柏、乳香、天竺葵、葡萄柚、芳樟、杜松漿果、穗花薰衣草、檸檬、檸檬香茅、甜馬鬱蘭、甜橙、苦橙葉、桉油樟（羅文莎葉）、玫瑰原精、迷迭香、花梨木、檀香、沉香醇百里香、依蘭。

使用禁忌：無。

❖ 24 芹菜籽

Celery Seed（*Apium graveolens*）（**傘形科／繖形科**）

植物型態：芹菜是一種野生的芹類植物，長長的花莖上，筆直簇生的葉片呈環形排列，頂端開白綠色的小花，結細小的種子。

萃取部位：種籽。

萃取方式：蒸氣蒸餾法。

精油資料：一般認為，芹菜原生於歐洲。芹菜喜歡生長在鹽沼地帶，或靠近海岸的地區。現在，芹菜是常見的食用蔬菜，在世界各地都有廣泛的栽種。芹菜也是許多國家史上留名的傳統藥草。芹菜精油萃取自野生的芹菜。收成後，先經過脫殼步驟收集種籽，再將種籽壓碎，以蒸餾法萃取精油。

主要產地：印度、法國、美國、匈牙利、荷蘭。

選購重點：芹菜籽精油呈透明至淡黃色，流動性佳，有濃厚的芹菜氣味。芹菜籽精油和芹菜葉精油是不同產品，宜注意分辨。芹菜籽精油若未妥善保存，便很可能氧化，不應作為療癒用途使用。

療癒屬性：抗菌消毒、鎮靜、激勵循環、淨化、幫助消化、鎮定。

對應症狀：靜脈曲張、腿腳沉重、身體瘀滯、便祕、痔瘡、壓力導致的消化問題、神經緊張、憂鬱；排毒。

適合搭配的精油：阿米香樹、歐白芷根、神

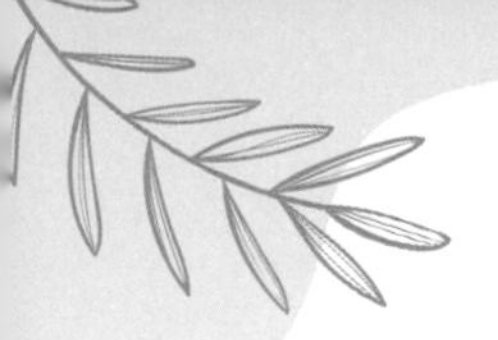
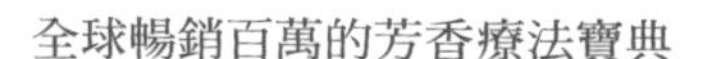

聖羅勒、雪松、丁香花苞、芫荽籽、絲柏、甜茴香、天竺葵、薑、葡萄柚、格陵蘭喇叭茶、芳樟、義大利永久花、杜松漿果、檸檬、檸檬香茅、香桃木、甜橙、苦橙葉、迷迭香、鼠尾草。

使用禁忌：無。一般情況下可安全使用（GRAS 認證）。

❖ 25 德國洋甘菊

Chamomile, German（*Matricaria recutita*）（菊科）

植物型態：德國洋甘菊的葉片呈羽狀，花朵如雛菊一般，外圍是白色，中心為黃色。

萃取部位：開花的頂端。

萃取方式：蒸氣蒸餾法。

精油資料：德國洋甘菊的學名也可能寫做 *Chamomilla recutita*or 或 *Matricaria chamomilla*。精油取自乾燥的藥草，蒸餾過程會釋放出母菊天藍烴，因此精油呈藍色。*matricaria* 這個字來自拉丁文的 *matrix*，也就是「子宮」的意思。德國洋甘菊在世界各地都是女性遇到婦科情況或生產期間普遍使用的藥草，也因此有這樣的字源根源。某些法國利口酒也會加入德國洋甘菊來製作。

主要產地：德國、匈牙利、摩洛哥、埃及、智利、英國、法國、南美、南非。

選購重點：德國洋甘菊精油呈深藍色，流動性佳，帶有香甜的稻草、草本氣味。

療癒屬性：止痛、抗細菌、消炎、可作為消炎劑、抗菌消毒、抗痙攣、鎮靜、促進傷口癒合、淨化、通經、退熱、利肝、激勵免疫、健胃、協助外傷癒合。

對應症狀：紓解疼痛、發炎、發燒、風濕、關節炎、肌肉痙攣、神經痛、子宮內膜異位症、經痛、排毒、腹絞痛、胃痛、皮膚發炎發紅、皮膚感染的各種症狀、傷口、疹子、牛皮癬、濕疹、面皰、粉刺、凍瘡。

適合搭配的精油：佛手柑、大西洋雪松、羅馬洋甘菊、快樂鼠尾草、絲柏、澳洲尤加利、乳香、天竺葵、葡萄柚、義大利永久花、杜松漿果、醒目薰衣草、真正薰衣草、檸檬、甜馬鬱蘭、綠花白千層、泰國蔘薑、芳香羅文莎葉、玫瑰原精、迷迭香、穗甘松、茶樹、岩蘭草、西洋蓍草。

使用禁忌：無。一般情況下可安全使用（GRAS 認證）。

❖ 26 野洋甘菊（摩洛哥洋甘菊）

Chamomile Maroc / Wild Chamomile（*Ormenis multicaulis*, *O. mixta*）（菊科）

植物型態：野洋甘菊是一種多年生草本植物，開雛菊般的黃色花朵，葉片細碎如髮。

萃取部位：開花的頂端。

萃取方式：蒸氣蒸餾法。

精油資料：雖然野洋甘菊的花朵看起來和一般洋甘菊無異，事實上卻是不同品種，也因此有相當不一樣的療癒特質。在購買任何洋甘菊精油之前，很重要的是務必確認植物學名，以確保買到的是你在尋找的洋甘菊精油。野洋甘菊精油有時也被標示為 *Chamomile mixta* 或 ormenis flower。除此之外，還有一種英文俗名為 Tansy 的摩洛哥藍艾菊（*Tanacetum annuum*），有時也被標示為摩洛哥洋甘菊（Moroccan chamomile），但事實上它並不是一種洋甘菊。

主要產地：摩洛哥。

選購重點：野洋甘菊精油呈黃綠至琥珀色，流動性佳，帶有香甜的香脂、草本氣味。選購時須注意產品名稱，詳細可參見上文。

療癒屬性：驅除體內寄生蟲、抗感染、抗菌消毒、抗痙攣、鎮靜、消脹氣、可作為鬆弛劑。

對應症狀：肌肉痙攣、經痛、腸痙攣、胃痛、偏頭痛、頭痛、神經緊張、易怒、焦慮。

適合搭配的精油：月桂、佛手柑、黑胡椒、荳蔻、岩玫瑰、快樂鼠尾草、芫荽籽、乳香、天竺葵、葡萄柚、茉莉、真正薰衣草、檸檬、檸檬香茅、橘（桔）、甜馬鬱蘭、香蜂草、甜橙、廣藿香、苦橙葉、玫瑰原精、檀香、依蘭。

使用禁忌：無。

❖ 27 羅馬洋甘菊

Chamomile, Roman（*Anthemis nobilis*）（菊科）

植物型態：羅馬洋甘菊是一種低矮的小形植物，葉片呈羽狀，開迷你、雛菊般的白色小花。

萃取部位：花朵和枝葉。

萃取方式：蒸氣蒸餾法。

精油資料：羅馬洋甘菊是一種普遍的藥用植物，在人類史上的藥用紀錄，已經有至少 2,000 年的歷史。羅馬洋甘菊的植物學名來自希臘文中的 *anthemis*，意思是「小花」（現為春黃菊屬的名稱）。甚至在古埃及前王朝的考古遺址中，曾經發現一種春黃菊屬植物。在早期北歐文化中，洋甘菊象徵太陽神，並且是歐洲各地常見的藥草。

主要產地：法國、英國、保加利亞、匈牙利、智利。

選購重點：羅馬洋甘菊精油呈淡藍色，有時帶些微的藍綠色，氣味香甜、清新，帶水果香氣，是蘋果般的草本氣味。

療癒屬性：止痛、抗細菌、抗感染、消炎、止神經痛、抗痙攣、鎮靜、促進傷口癒合、激勵免疫、安神、協助外傷癒合。

對應症狀：肌肉痙攣、肌肉緊繃、風濕、經痛、疹子、面皰、濕疹、牛皮癬、皮膚刺激、皮膚發炎感染、曬傷、口腔和牙齒問題、蚊蟲叮咬或螫咬、失眠、焦慮、神經緊

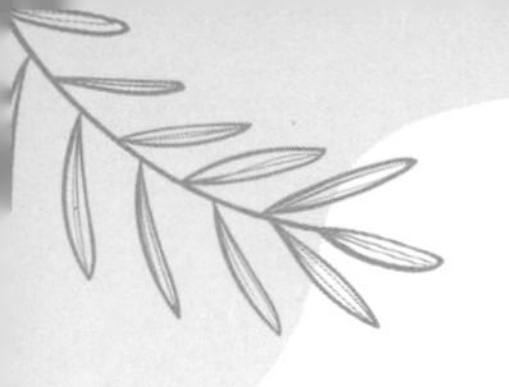

張、憂鬱、壓力相關症狀。

適合搭配的精油：佛手柑、大西洋雪松、德國洋甘菊、快樂鼠尾草、絲柏、檸檬尤加利、澳洲尤加利、甜茴香、乳香、天竺葵、葡萄柚、義大利永久花、杜松漿果、真正薰衣草、檸檬、橘（桔）、甜馬鬱蘭、香蜂草、橙花、肉豆蔻、甜橙、玫瑰草、桉油樟（羅文莎葉）、迷迭香、奧圖玫瑰、檀香、穗甘松、纈草、岩蘭草。

使用禁忌：無。一般情況下可安全使用（GRAS 認證）。

❖ 28 錫蘭肉桂葉

Cinnamon Leaf（*Cinnamomum zeylanicum, C. verum*）（樟科）

植物型態：錫蘭肉桂是能長到 20 至 30 英尺（約 6 至 9 公尺）高的常綠喬木，但通常被當作矮樹栽培。肉桂樹的樹皮厚實，新生的嫩枝為綠至橘色，開細小的白色花朵。果實成熟時轉為深藍色，並有白色斑點。

萃取部位：葉片與嫩枝。

萃取方式：蒸氣蒸餾法。

精油資料：斯里蘭卡是位於印度東岸的島國，島嶼的形狀就像一顆寶石。過去，這裡曾多次遭列強佔領——先是 1505 年的葡萄牙，而後荷蘭，再到英國；最主要的原因，就是島上珍貴的肉桂資源。肉桂不僅是珍貴的藥材，也有多元的香料和香氣用途，幾世紀以來，都是各國間的貿易商品。cinnamon 這個字，來自希臘文中的 *kinnamon*，意思是「管子」，就像肉桂皮深入人心的空管形狀一樣。

主要產地：斯里蘭卡、印度、馬達加斯加島、科摩羅群島（非洲）、塞席爾島（非洲）。

選購重點：芳香療法中使用的錫蘭肉桂葉精油，外觀呈深黃色。精油可能略為濃稠，也可能較為淡薄，帶有溫暖的大地、香料氣息。除了肉桂葉精油之外，也有萃取自樹皮、樹枝和根部的精油，然而，這些肉桂精油的性質大有不同，也不建議居家使用。

療癒屬性：止痛、驅除體內寄生蟲、抗細菌、抗真菌、抗微生物、防腐劑、抗菌消毒、抗痙攣、抗病毒、消脹氣、激勵循環、淨化、激勵免疫、激勵全身、強身健體。

對應症狀：細菌感染、病毒感染、寄生蟲感染、腸道感染、真菌感染、呼吸道感染、發燒、咳嗽、流行性感冒、肌肉損傷、痠痛和疼痛、風濕、關節炎、四肢冰冷、一般性的身體疲勞、精力耗竭、疲憊倦怠、總是無精打采。

適合搭配的精油：月桂、安息香、佛手柑、荳蔻、康乃馨、胡蘿蔔籽、丁香花苞、芫荽籽、檸檬尤加利、澳洲尤加利、乳香、天竺葵、薑、葡萄柚、醒目薰衣草、真正薰衣草、穗花薰衣草、檸檬、檸檬香茅、橘

（桔）、山雞椒、香桃木、肉豆蔻、甜橙、野馬鬱蘭、玫瑰草、苦橙葉、多香果、玫瑰原精、柑、龍艾、依蘭、日本柚子。

使用禁忌：服用多種藥物或抗凝血劑者不宜使用。敏感性肌膚建議通過皮膚測試再使用。懷孕及哺乳期間不宜使用。一般情況下可安全使用（GRAS 認證）。

❖ 29 岩玫瑰（勞丹脂）

Cistus/ Labdanum/ Rockrose

（*Cistus ladaniferus*）（半日花科）

植物型態：岩玫瑰是一種 10 英尺（約 3 公尺）高的小灌木，白色的花朵寬闊而芬芳。

萃取部位：新鮮的開花植株，包括花朵、嫩枝與葉片／膠脂。

萃取方式：蒸氣蒸餾法。

精油資料：岩玫瑰這種植物的精油，一直以來讓人有許多混淆之處，因為可以萃取的方式太多了——每一種方法，萃取出來的都是不一樣的精油成品。本書中提到的岩玫瑰精油，是透過蒸氣蒸餾法，從新鮮的花朵和帶著豐富葉片的嫩枝萃取而來的成品。以這種方式萃取出來的精油，和以下萃取方式獲得的成品，截然不同。其他萃取方式包括：

（a）將葉片與嫩枝在水中滾煮，讓膠脂浮上水面；取出膠脂、曬乾，而後蒸餾這些膠脂塊。

（b）直接以蒸氣蒸餾法，萃取來自葉片和嫩枝的精油，成品氣味和歐洲赤松類似。

（c）透過溶劑萃取法，從葉片和嫩枝萃出凝香體或原精。

透過以上所有萃取方式得到的成品，來源植物都會標註為岩玫瑰（*Cistus ladaniferus*），但其實是完全不同的精油。除此之外，還有一種巴赫花精就叫做岩玫瑰，但卻是來自完全不同的植物 *Helianthemum canadense*！因此，在選購岩玫瑰精油時，請確保產品是透過蒸氣蒸餾法萃取而來。

主要產地：法國、西班牙、塞浦路斯、摩洛哥、希臘、葡萄牙。

選購重點：岩玫瑰精油的顏色可能是深黃、琥珀色或棕色，帶有溫暖飽滿的樹脂、琥珀、草本氣味。

療癒屬性：止痛、抗細菌、抗菌消毒、抗痙攣、抗病毒、鎮靜、促進傷口癒合、激勵免疫。

對應症狀：病毒感染、流行性感冒、支氣管不適、關節痠痛和疼痛、肌肉疼痛、關節炎、割傷、傷口、粉刺、面皰、疤痕、神經緊張、緊繃、壓力。

適合搭配的精油：月桂、康納加（大葉依蘭）、胡蘿蔔籽、大西洋雪松、羅馬洋甘菊、快樂鼠尾草、絲柏、欖香脂、檸檬尤加利、乳香、天竺葵、葡萄柚、義大利永久花、醒目薰衣草、真正薰衣草、檸檬、沒

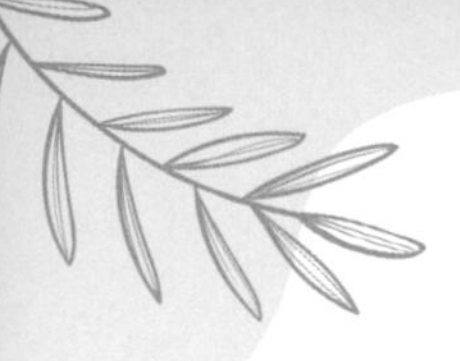
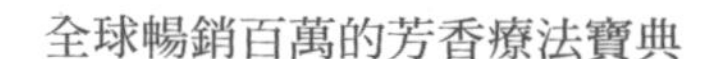

葉、甜橙、玫瑰草、歐洲赤松、桉油樟（羅文莎葉）、花梨木、希臘鼠尾草（三葉鼠尾草）、檀香、柑、依蘭、日本柚子。

使用禁忌：懷孕期間不宜使用。

❖ 30 錫蘭香茅

Citronella（*Cymbopogon nardus*）（禾本科）

植物型態：錫蘭香茅是一種高大的多年生草葉植物，細長芬芳的葉片，呈簇狀叢生。

萃取部位：葉片。

萃取方式：蒸氣蒸餾法。

精油資料：在斯里蘭卡，人們口中的馬納草（*mana grass*），就是我們說的錫蘭香茅。錫蘭香茅在許多亞洲國家一直是重要的出口貨物，不僅用於烹調，也能驅除飛蛾、跳蚤、蜘蛛、蜱蟲和蚊子等多種昆蟲。中醫也會用香茅葉來治療風濕性疼痛。

主要產地：斯里蘭卡、中國、台灣、印尼、巴西、馬達加斯加島。

選購重點：錫蘭香茅精油質地稀薄，呈黃色至淡棕色，流動性佳，帶有一股清新的檸檬柑橘香氣。

療癒屬性：抗細菌、抗真菌、消炎、可作為消炎劑、抗菌消毒、退熱；驅蟲。

對應症狀：肌肉痠痛、肌肉疼痛、傳染性皮膚病、發燒、痱子、多汗、真菌感染、足部真菌感染、疲憊倦怠、蚊蟲叮咬；防蟲。

適合搭配的精油：西印度月桂、雪松、錫蘭肉桂葉、丁香花苞、絲柏、澳洲尤加利、天竺葵、薑、杜松漿果、檸檬、檸檬香茅、萊姆、山雞椒、香桃木、甜橙、玫瑰草、廣藿香、歐洲赤松、迷迭香、綠薄荷、雲杉、柑、岩蘭草、依蘭。

使用禁忌：有可能使極度敏感的肌膚或受損的肌膚感到刺激；建議通過皮膚測試再使用。懷孕期間不建議皮膚外用。一般情況下可安全使用（GRAS 認證）。

❖ 31 快樂鼠尾草

Clary Sage（*Salvia sclarea*）（唇形科）

植物型態：快樂鼠尾草是一種二年生草本植物，株高可達 3 英尺（大約 90 公分），莖幹多毛，有碩大、芬芳、布滿細絨的葉片，開粉紫色的穗狀花朵。

萃取部位：開花的頂端。

萃取方式：蒸氣蒸餾法。

精油資料：快樂鼠尾草精油有兩種萃取方式，一般快樂鼠尾草精油取乾燥的藥草進行蒸餾，英文名為傳統萃取快樂鼠尾草（traditional clary sage）；此外，也可以蒸餾新鮮植株，得到名為鮮切萃取快樂鼠尾草（green crushed clary sage）的精油。快樂鼠尾草的精油成分，就儲存在於植株上下滿滿密布的腺毛當中。快樂鼠尾草原生於中歐、南歐與西亞等地，在許多古文明中都有相關使用記載。印度智者認為快樂鼠尾草能令人開悟啟蒙，羅馬人則看中它強身健體的作用。德國人會用快樂鼠尾草和接骨木花為便宜的酒調味，帶來類似麝香葡萄的氣味。

主要產地：法國、保加利亞、俄羅斯、匈牙利、英國、德國、西班牙、中國。

選購重點：快樂鼠尾草精油呈透明至淡黃色，流動性佳，帶有溫暖、清亮的堅果、麝香、草本氣息。

療癒屬性：止痛、抗細菌、抗憂鬱、抗菌消毒、止汗劑、鎮靜、通經、安神、修復身體、助眠、解痙攣、強身健體。

對應症狀：月經不順、經痛、子宮內膜異位症、經前症候群、更年期問題、熱潮紅、肌肉痠痛、肌肉疼痛、肌肉勞累、肌肉痙攣、多汗、頭痛、注意力渙散、記憶力不佳、失眠、神經緊張、憂鬱、焦慮、生活壓力、心理壓力。

適合搭配的精油：阿米香樹、佛手柑、黑胡椒、康納加（大葉依蘭）、荳蔻、野洋甘菊（摩洛哥洋甘菊）、羅馬洋甘菊、芫荽籽、絲柏、達米阿那、天竺葵、葡萄柚、芳樟、茉莉、真正薰衣草、檸檬、萊姆、橘（桔）、廣藿香、玫瑰原精、奧圖玫瑰、檀香、柑、纈草。

使用禁忌：懷孕及哺乳期間不宜使用。一般情況下可安全使用（GRAS 認證）。

❖ 32 丁香花苞

Clove Bud（*Syzygium aromaticum*）

（桃金孃科）

植物型態：這個 40 英尺（大約 12 公尺）高的常綠喬木，每個部位都有芬芳的香氣：包括樹幹、花朵和葉片。

萃取部位：花苞。

萃取方式：蒸氣蒸餾法。

精油資料：丁香花苞在採收後會先放在陽光下曬乾，直到花苞轉為大家熟悉的深紅棕色才進行蒸餾。早在西元前 1700 年，就有丁香在黎凡特（Levant）地區的使用記載，丁香也被列於西元前 1500 年印度阿育吠陀療法典籍當中，在中國的使用更可追溯至西元前三世紀，並一直持續作為中藥材使用至今。亞洲至加勒比海地區的香料戰爭，就是因歐洲各國看重丁香的藥用與香料價值，亟欲爭奪而引爆。一直以來，丁香在料理界和香水業都有歷久不衰的重要地位。

主要產地：馬達加斯加島、印尼、斯里蘭卡、坦尚尼亞（東非）、加勒比海地區、菲律賓。

選購重點：丁香花苞精油是淡黃至淡棕色的液體，帶有飽滿、溫暖、香甜的香料氣味。除了花苞萃取之外，也有來自丁香葉和丁香枝的精油，但這些精油可能對皮膚造成極大的刺激，因此請避免使用。在芳香療法的使用上，請只使用來自丁香花苞的精油。

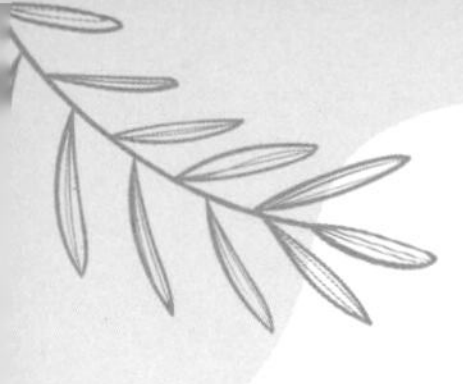

療癒屬性：止痛、驅除體內寄生蟲、抗細菌、抗真菌、抗感染、止神經痛、抗菌消毒、消脹氣、解痙攣、健胃。

對應症狀：紓解疼痛、細菌感染、真菌感染、皮膚病毒感染、病毒疣、疣、牙痛、牙齦疾病、肌肉疼痛、風濕、流行性感冒、支氣管炎、四肢疲勞、噁心、脹氣、胃絞痛、腹部痙攣、寄生蟲感染、疥瘡、輪癬。

適合搭配的精油：西印度月桂、安息香、佛手柑、黑胡椒、荳蔻、野洋甘菊（摩洛哥洋甘菊）、羅馬洋甘菊、錫蘭肉桂葉、岩玫瑰、欖香脂、甜茴香、天竺葵、薑、葡萄柚、茉莉、穗花薰衣草、檸檬、檸檬香茅、菩提（椴花）、橘（桔）、甜馬鬱蘭、山雞椒、香桃木、甜橙、野馬鬱蘭、玫瑰草、胡椒薄荷（歐薄荷）、芳香羅文莎葉、摩洛哥玫瑰、柑、沉香醇百里香、依蘭。

使用禁忌：不可長期使用。不可在未經稀釋的情況下，將純精油塗擦於肌膚；極度敏感的肌膚，請通過皮膚測試再使用。懷孕及哺乳期間不宜使用。

❖ 33 古巴香脂

Copaiba（*Copaifera officinalis*）（豆科）

植物型態：古巴香脂是來自熱帶雨林的樹種，株高能達 50 至 90 英尺（約 15 至 27 公尺）高。古巴香脂枝條細長，在尖端開呈圓錐花序的白色小花。

萃取部位：樹脂。

萃取方式：蒸氣蒸餾法。

精油資料：用來萃取古巴香脂精油的樹木品種，遍布南美洲和亞馬遜地區。人們在樹上鑽孔或切口，待樹脂滲出後採集。這樣的作法並不會傷害到樹木。將採集到的樹脂送往蒸餾程序，便能萃取出精油。人類最早使用古巴香脂的紀錄，出現在 1600 年代初期的歐洲地區。亞馬遜地區的原住民用古巴香脂處理多種疑難雜症，並將用法紀錄在傳統醫者的藥典當中。至今科學家仍持續透過科學研究，探索古巴香脂多樣的藥用潛能。

主要產地：巴西。

選購重點：古巴香脂精油呈無色至淡棕色，質地較濃稠，帶有溫軟、香甜的大地與樹脂氣味。

療癒屬性：止痛、抗真菌、消炎、抗微生物、抗菌消毒、收斂劑、促進傷口癒合、激勵循環、利尿、祛痰、激勵全身。

對應症狀：支氣管炎、喉嚨痛、扁桃腺炎、靜脈問題、靜脈曲張、痔瘡、泌尿道感染、膀胱炎、腸抽筋、腸絞痛、腸痙攣、胃痛、胃不適、幽門桿菌、肌肉疼痛、皮膚細菌感染、皮膚發炎、皮膚真菌感染、灰指甲、足部念珠菌感染、指甲感染、香港腳。

適合搭配的精油：安息香、黑胡椒、白千層、荳蔻、德國洋甘菊、羅馬洋甘菊、芫荽籽、欖香脂、澳洲尤加利、天竺葵、薑、格陵蘭喇叭茶、高地牛膝草、杜松漿果、真正薰衣草、檸檬、松紅梅、熏陸香、山雞椒、香桃木、綠花白千層、芳香羅文莎葉、沉香醇百里香、薑黃。

使用禁忌：無。

❖ 34 芫荽籽

Coriander Seed（*Coriandrum sativum*）

（傘形科／繖形科）

植物型態：芫荽是一種一至二年生的草本植物，葉片小而形狀細緻。白粉色的花朵能結出綠色的種籽。

萃取部位：種籽。

萃取方式：透過蒸氣蒸餾法，以壓碎的成熟種籽進行萃取。

精油資料：芫荽籽精油是來自常見的料理食材——香菜的種籽。香菜是世界各地烹調料理時經常用到的香料。人們曾在古埃及法老圖坦卡門的墓穴中，發現芫荽籽的蹤跡。14世紀，歐洲修女用芫荽籽做出赫赫有名的加爾慕羅回春水（Carmelite water），而法國修士則延續這悠久的傳統，用芫荽籽製作出夏特勒茲（Chatreuse）和班尼迪克（Benedictine）這兩款利口酒。芫荽籽作為食用香料，在世界各地都廣泛使用。

主要產地：匈牙利、俄羅斯、烏克蘭、印度、埃及、突尼西亞、摩洛哥、美國、義大利。

選購重點：芫荽籽精油呈透明至淡黃色，流動性佳，帶有香甜、溫暖、清新的香料氣味，與些微的木質香氣。

療癒屬性：止痛、抗細菌、抗痙攣、消脹氣、淨化、幫助再生、鎮靜、激勵全身、健胃。

對應症狀：消化問題、脹氣、胃弱、腹脹、消化不良、腹部痙攣、腹部不適、腸躁症、排毒、神經緊張、 肌肉勞累、肌肉痠痛、肌肉疼痛、心理倦怠、總是無精打采、情緒耗竭。

適合搭配的精油：佛手柑、黑胡椒、白千層、荳蔻、錫蘭肉桂葉、快樂鼠尾草、乳香、天竺葵、薑、葡萄柚、茉莉、杜松漿果、檸檬、松紅梅、香蜂草、橙花、肉豆蔻、甜橙、玫瑰草、廣藿香、苦橙葉、檀香、綠薄荷、龍艾、岩蘭草、依蘭。

使用禁忌：無。一般情況下可安全使用（GRAS 認證）。

❖ 35 絲柏 Cypress

（*Cupressus sempervirens*）（柏科）

植物型態：絲柏是一種松杉類常綠喬木，株高可超過 100 英尺（大約 30 公尺），細小的深綠色葉片遍布小小的細枝，花為單性，雌雄花同株。

萃取部位：葉片及嫩枝。

萃取方式：蒸氣蒸餾法。

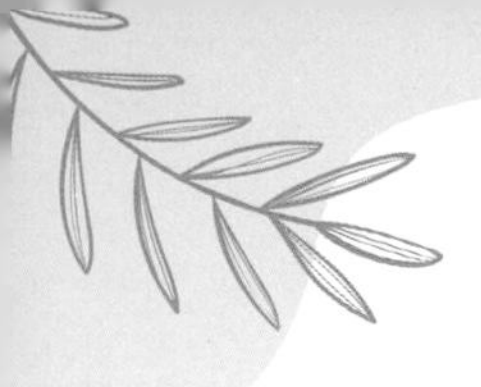

精油資料：絲柏又稱為地中海絲柏，樹齡相當長壽，是具有歷史代表性的追思和墓園植物。伊朗就有一棵長壽的絲柏樹，根據估計已有 4,000 歲。cypress 這個英文名稱，是來自地中海的塞浦路斯島（Cyprus）。由於絲柏木含有精油成分，因此不易受蟲蛀侵害，也因此呈為木製藝術品和家具的極佳之選。絲柏精油也是男士古龍水常見的成分。

主要產地：法國、摩洛哥、西班牙。

選購重點：絲柏精油呈透明至淡黃色，流動性佳，帶有溫暖的青草香，加上少許香料、木質的氣味。市面上另有藍絲柏精油（blue cypress），兩者為不同精油，宜注意分辨。

療癒屬性：抗痙攣、止汗劑、止咳、收斂劑、激勵循環、利尿、利肝；修復身體、紓解靜脈充血。

對應症狀：靜脈曲張、水分滯留、痔瘡、瘀堵、雙腿疲憊沉重、水腫、風濕、經痛、更年期的疲憊感、熱潮紅、橘皮組織、乾咳、支氣管痙攣、氣喘、各種呼吸道問題。

適合搭配的精油：佛手柑、大西洋雪松、羅馬洋甘菊、快樂鼠尾草、乳香、天竺葵、薑、葡萄柚、義大利永久花、杜松漿果、醒目薰衣草、真正薰衣草、檸檬、橘（桔）、松紅梅、甜馬鬱蘭、甜橙、苦橙葉、歐洲赤松、芳香羅文莎葉、桉油樟（羅文莎葉）、迷迭香。

使用禁忌：不可長期使用。懷孕及哺乳期間不宜使用。

❖ 36 達米阿那

Damiana（*Turnera diffusa*）**（西番蓮科）**

植物型態：達米阿那是一種小型的芳香灌木，有著深綠色的葉片，和亮黃色、氣味芬芳的花朵，果實不大，氣味香甜。

萃取部位：葉片。

萃取方式：蒸氣蒸餾法。

精油資料：達米阿那的葉片作為藥材，已有久遠的歷史，此外，人們也用它來為飲品調味。許多原住民族系運用達米阿那的傳統方法，造就了它聲名赫赫的催情地位。現在，市面上已有許多添加了達米阿那成分的專利藥品，能用來協助人們增進親密時的體驗。

主要產地：加勒比海地區、墨西哥。

選購重點：達米阿那精油呈黃綠色至淡棕色，流動性佳，有微微的香料與青草香氣。

療癒屬性：抗憂鬱、抗菌消毒、催情、收斂、利膽、利尿、祛痰、安神、激勵全身、健胃、強身健體。

對應症狀：上呼吸道黏膜炎、呼吸道受到刺激、經痛、各種更年期症狀、頭痛、偏頭痛、陽痿、性欲不振、神經緊張、神經耗竭。

適合搭配的精油：神聖羅勒、康納加（大葉依蘭）、荳蔻、白千層、快樂鼠尾草、雪松、甜茴香、天竺葵、白草果根、茉莉、醒目薰衣草、檸檬、白玉蘭葉、橙花、甜橙、廣藿香、苦橙葉、多香果、芳香羅文莎葉、桉油樟（羅文莎葉）、玫瑰原精、檀香、晚香玉、香草、岩蘭草、依蘭。

使用禁忌：懷孕及哺乳期間不宜使用。

❖ 37 印蒿

Davana（*Artemisia pallens*）（菊科）

植物型態：印蒿是一種小型草本植物，株高大約 2 英尺（約 60 公分），銀白色的葉片布滿絨毛，開小型黃色花朵，結細小的種籽。

萃取部位：葉片及開花的頂端。

萃取方式：蒸氣蒸餾法。

精油資料：在印度，印蒿的栽培主要用來製作典禮用的花環，以及萃取精油。印蒿和印度的濕婆神有關，人們通常用它的花朵來裝飾祭壇，或進行傳統阿育吠陀療法。印蒿精油帶有獨特的果香，可以用來調製香水和香氛產品。某些國家的人們，會用印蒿為飲品或烘焙產品調味。

主要產地：印度。

選購重點：印蒿精油呈深黃至琥珀色，流動性佳，帶有複雜的香甜水果氣味，和一絲溫暖的柑橘、草本香氣。

療癒屬性：抗憂鬱、抗感染、抗微生物、抗菌消毒、鎮靜、解充血、化痰、安神、修復身體、健胃。

對應症狀：細菌感染、支氣管充血、咳嗽、感冒、流行性感冒、神經性胃痛、消化不良、噁心、經痛、各種更年期症狀、體力虛弱、焦慮、壓力、易怒、緊張。

適合搭配的精油：沉香醇羅勒、神聖羅勒、荳蔻、快樂鼠尾草、乳香、白松香、天竺葵、薑、葡萄柚、穗花薰衣草、檸檬、萊姆、松紅梅、熏陸香、山雞椒、迷迭香、花梨木、穗甘松、岩蘭草、依蘭。

使用禁忌：懷孕及哺乳期間不宜使用。

❖ 38 蒔蘿籽

Dill Seed（*Anethum graveolens*）

（傘形科／繖形科）

植物型態：蒔蘿是一種高大的藥草，綠色的葉片呈羽狀，細小的黃花簇生於莖幹頂端，以頭狀花序排列。花後結出細小的種籽。

萃取部位：種籽。

萃取方式：蒸氣蒸餾法。

精油資料：蒔蘿的食用與藥用淵源已有上千年的歷史，自中世紀以來，就一直是香草花園中不可或缺的要角。直到今日，蒔蘿仍是記載於許多歐洲藥典的重要藥材。小兒腹絞痛藥水的主要成分就是蒔蘿；而用蒔蘿來醃黃瓜的作法，則是英王查理一世在 1640 年首創的配方。

主要產地：英國、匈牙利、法國、西班牙、德國。

選購重點：蒔蘿精油呈無色至黃色，流動性佳，帶有清新香甜的草香，和一絲香料氣息。印度蒔蘿（*Anethum sowa*）則是另一種不同精油，宜注意分辨。

療癒屬性：防腐劑、抗菌消毒、抗痙攣、鎮靜、消脹氣、利膽、解充血、淨化、幫助消化、利肝。

對應症狀：腹絞痛、消化不良、胃弱、脹氣、腸胃絞痛、腸痙攣、胃痙攣、腸躁症、憩室病、便祕、排毒、頭痛、神經性胃痛、經痛、激勵消化功能、神經緊張。

適合搭配的精油：歐白芷（籽）、洋茴香（大茴香）、佛手柑、藏茴香、荳蔻、錫蘭肉桂葉、芫荽籽、甜茴香、葡萄柚、杜松漿果、檸檬、橘（桔）、山雞椒、肉豆蔻、甜橙、苦橙葉、綠薄荷。

使用禁忌：正服用多種藥物者不宜使用。

❖ 39 欖香脂

Elemi（*Canarium luzonicum*）（**橄欖科**）

植物型態：欖香脂是一種高大的常綠喬木，深綠色的葉片表面富有光澤，開黃色花朵，果實如同橄欖一般。

萃取部位：樹脂。

萃取方式：蒸氣蒸餾法。

精油資料：萃取欖香脂精油，必須先在樹幹上切出長長的水平切痕，待白色的樹脂從切口分泌出來，便以日或週為單位定期採收（採收的頻率和樹齡有關）。收集而來的欖香脂大部分出口歐洲，並在當地進行蒸餾。欖香脂樹在英文中又叫做 *canary tree*，是一種原生於菲律賓的樹種；除此之外的另一個別名，是馬尼拉欖香脂（Manila elemi）。欖香脂一直以來都是製作線香的材料，也能用於治療身體。它能修復傷口和骨頭斷裂，因此早在 16 世紀就被引入歐洲。欖香脂也一度被用來製作藝術家的漆料和塗料。

主要產地：東印度群島（菲律賓）、印尼。

選購重點：欖香脂精油呈透明至淡黃色，流動性佳，帶有清新的柑橘氣味和一絲胡椒與香脂的香氣。

療癒屬性：止痛、抗感染、抗菌消毒、抗痙攣、促進傷口癒合、祛痰、緩解胸腔與呼吸道不適、激勵全身、健胃、強身健體。

對應症狀：呼吸道感染、久咳不癒、上呼吸道黏膜炎、壓力造成的支氣管不適、肌肉勞累、肌肉過度使用、傳染性皮膚病、傷口、割傷與擦傷、疲倦；舒緩且具安撫效果。

適合搭配的精油：安息香、佛手柑、野洋甘菊（摩洛哥洋甘菊）、錫蘭肉桂葉、香茅、丁香花苞、檸檬尤加利、澳洲尤加利、乳香、葡萄柚、真正薰衣草、檸檬、檸檬香茅、松紅梅、甜馬鬱蘭、沒藥、香桃木、玫瑰草、多香果、芳香羅文莎葉、迷迭香、希臘鼠尾草（三葉鼠尾草）、茶樹、沉香醇百里香。

使用禁忌：無。

❖ 40 藍膠尤加利

Eucalyptus globulus（*Eucalyptus globulus*）（桃金孃科）

植物型態：藍膠尤加利是一種生長快速的喬木，株高能達到 300 英尺（約 90 公尺）以上。藍膠尤加利樹樹皮光滑、呈藍白色，葉片為鐮刀形，閃著銀綠色的光，開大型的白色或米色花朵。

萃取部位：葉片與嫩枝。

萃取方式：蒸氣蒸餾法。

精油資料：藍膠尤加利原生於澳洲塔斯馬尼亞島，和新南威爾斯地區。最早的發現紀錄，是在 1792 年的塔斯馬尼亞島；而最早的精油蒸餾記錄，則是 1850 年代的澳洲。到了二十世紀，有著經典鴨嘴獸商標的塔斯馬尼亞尤加利精油公司，在當時已成了極具分量的精油供應商。尤加利的藥用價值迅速傳開，而尤加利樹本身，也相當程度地造福當地環境，因為它對水分的大量需求，不僅能將沼澤轉為可用的土地，還可以減少地面積水，達到抑制蚊蟲孳生的效果。於是，尤加利樹進一步被輸出至地中海北岸與南岸，以及世界其他地區。在 19 世紀晚期，尤加利就已傳入南非，當地人用其木材來製作礦場中的建築物。

主要產地：塔斯馬尼亞島（澳洲）、澳洲、中國、葡萄牙、西班牙、美國、巴西、尼泊爾。

選購重點：藍膠尤加利精油質地稀薄，呈無色至淡黃色，流動性佳，有強烈而清新的青草、樟腦、木質氣味。

療癒屬性：止痛、驅除體內寄生蟲、抗細菌、抗真菌、抗感染、消炎、抗微生物、防腐劑、抗風濕、抗菌消毒、抗病毒、祛痰、退熱、緩解胸腔與呼吸道不適。

對應症狀：呼吸道感染、支氣管炎、傳染性疾病、發燒、上呼吸道黏膜炎、鼻竇炎、發燒、肌肉痠痛、肌肉疼痛、風濕、關節炎、尿道感染、膀胱炎、寄生蟲感染。

適合搭配的精油：沉香醇羅勒、黑胡椒、雪松、德國洋甘菊、絲柏、欖香脂、芳枸葉、乳香、天竺葵、薑、義大利永久花、杜松漿果、醒目薰衣草、檸檬、松紅梅、胡椒薄荷（歐薄荷）、迷迭香、柑、沉香醇百里香。

使用禁忌：年長者和康復中的患者，較適合使用澳洲尤加利精油。懷孕及哺乳期間不宜使用。

❖ 41 檸檬尤加利

Eucalyptus Lemon（*Eucalyptus citriodora, Corymbia citriodora*）（桃金孃科）

植物型態：檸檬尤加利是一種高大的常綠喬木，可長到超過 100 英尺（約 30 公尺）高，樹皮光滑而有斑點，可能呈白色、粉色

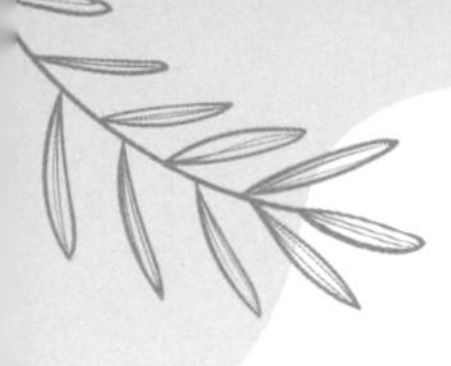
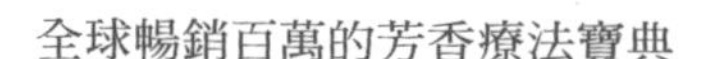

或古銅色。葉片細窄，白色的花朵毛茸茸的，種籽表皮光滑，呈紅黑色。

萃取部位：葉片與嫩枝。

萃取方式：蒸氣蒸餾法。

精油資料：檸檬尤加利在英文中又被稱為lemon-scented gum（檸檬膠樹）或 spotted gum（斑膠樹），原生於澳洲東北部昆士蘭地區。不過多年來，檸檬尤加利已被大量輸出到世界各地。為了萃取精油，檸檬尤加利樹有時必須經過修剪，刺激新芽生長，因為新葉的精油含量最高。檸檬尤加利的木材經常用在既需要承受力，又需要靈活調整的地方，例如造船、造橋、地板、鏟子或鋤子的手把等等。檸檬尤加利還有另一價值——它能吸引蜜蜂，因此能幫助產蜜。

主要產地：澳洲、塔斯馬尼亞島（位於澳洲）、巴西、中國、印度、巴拉圭、馬達加斯加島。

選購重點：檸檬尤加利精油呈無色至淡黃色，流動性佳，有強烈的柑橘香脂氣味。

療癒屬性：止痛、抗細菌、抗真菌、抗感染、消炎、抗菌消毒、抗痙攣、鎮靜、防蟲、協助外傷癒合。

對應症狀：肌肉損傷、皮膚真菌感染、皮膚細菌感染、身體疼痛、傷口、呼吸道不適、氣喘、發燒、念珠菌感染、蚊蟲叮咬、驅蟲。

適合搭配的精油：沉香醇羅勒、黑胡椒、雪松、絲柏、欖香脂、薄荷尤加利、澳洲尤加利、芳枸葉、天竺葵、薑、義大利永久花、杜松漿果、醒目薰衣草、真正薰衣草、松紅梅、甜馬鬱蘭、胡椒薄荷（歐薄荷）、歐洲赤松、芳香羅文莎葉、桉油樟（羅文莎葉）、迷迭香、柑、茶樹、沉香醇百里香、岩蘭草。

使用禁忌：無。

❖ 42 薄荷尤加利

Eucalyptus Peppermint

（*Eucalyptus dives*）（**桃金孃科**）

植物型態：薄荷尤加利樹能長到 60 英尺（約 18 公尺）高，灰色的樹皮表面有皺褶，比起其他尤加利樹，葉片格外寬闊，開小型、毛茸茸的花朵。

萃取部位：葉片與嫩枝。

萃取方式：蒸氣蒸餾法。

精油資料：在澳洲，有兩種尤加利樹都被人們稱為薄荷尤加利，芳香療法經常使用的薄荷尤加利精油，是來自 *Eucalyptus dives*；另一種薄荷尤加利樹，是原生於新南威爾斯的 *Eucalyptus piperita*，也叫做雪梨薄荷（Sydney peppermint）。1790 年，來自英國的「第一艦隊外科醫生」（Surgeon to the First Fleet）約翰·懷特醫師，出版了著作《新南威爾斯旅行記事》（*Journal of a Voyage to New South Wales*）提到，自 1788

年起，他就自行以 *Eucalyptus piperita* 蒸餾精油，那也是目前所知最早的尤加利精油蒸餾紀錄。*Eucalyptus dives* 原生於新南威爾斯和維多利亞地區的沿海地帶，唯有長到 6 英尺（約 1.8 公尺）高，才會開花結果。*Eucalyptus dives* 又被稱為闊葉薄荷尤加利（broad-leafed peppermint），是當地原住民使用的傳統藥草，當人們出現發燒的情況，醫者會燃燒藥草，用煙氣為患者治療。現在，薄荷尤加利也被添加在藥物、漱口水和動物藥品當中。

主要產地：澳洲、塔斯馬尼亞島（位於澳洲）。

選購重點：薄荷尤加利精油呈淡黃色，質地稀薄、流動性佳，帶有木質、香脂和經典的薄荷氣味。

療癒屬性：止痛、抗細菌、消炎、止神經痛、抗菌消毒、祛痰、化痰、緩解胸腔與呼吸道不適、解痙攣、激勵全身、血管舒張。

對應症狀：呼吸道感染、鼻竇炎、竇性頭痛、流行性感冒、發燒、頭痛、偏頭痛、風濕、關節炎、肌肉痠痛、肌肉疼痛、腿部痙攣、腹絞痛、經痛、神經痛、各種發炎不適、念珠菌感染、橘皮組織、寄生蟲感染、頭蝨、疲憊倦怠、精力耗竭、面皰、粉刺。

適合搭配的精油：月桂、佛手柑、黑胡椒、德國洋甘菊、絲柏、欖香脂、甜茴香、乳香、天竺葵、義大利永久花、醒目薰衣草、真正薰衣草、檸檬、松紅梅、香桃木、桉油樟（羅文莎葉）、柑、沉香醇百里香、日本柚子。

使用禁忌：容易過敏的肌膚，建議通過皮膚測試再使用。懷孕及哺乳期間不宜使用。

❖ 43 澳洲尤加利

Eucalyptus radiata（*Eucalyptus radiata*）

（桃金孃科）

植物型態：澳洲尤加利樹可長到 100 英尺（約 30 公尺）高，低矮處的樹皮呈黑色，接近頂端則變得光滑。尖矛狀的葉片相當細瘦，花量豐碩。

萃取部位：葉片與嫩枝。

萃取方式：蒸氣蒸餾法。

精油資料：澳洲尤加利的自然棲息地，多分布在澳洲新南威爾斯沿海山區的溪谷或河畔。因此，當地人又將它稱為河畔白膠樹（river white gum）。和其他尤加利樹相比，澳洲尤加利葉片所含的油量更為豐富。根據文獻記載，澳洲尤加利精油最早的蒸餾紀錄，是在 1898 年；不過顯然，墨爾本地區有位藥師，早在此前幾十年，就已經在使用澳洲尤加利精油。現在，人們普遍認為，澳洲尤加利是最適合一般芳香療法用途使用的尤加利精油。

主要產地：澳洲、塔斯馬尼亞島（位於澳洲）、南非、俄羅斯。

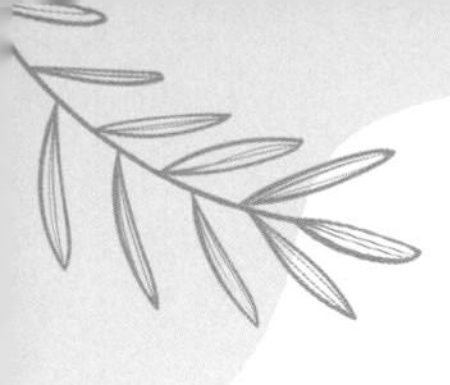

選購重點：澳洲尤加利精油質地稀薄、流動性佳，顏色透明或帶點黃，帶有較溫和的尤加利香氣，以及一絲木質氣味。澳洲尤加利還有另一學名：*Eucalyptus australiana*。

療癒屬性：止痛、抗細菌、抗感染、消炎、可作為消炎劑、抗風濕、抗菌消毒、抗痙攣、止咳、抗病毒、祛痰、退熱、激勵免疫、緩解胸腔與呼吸道不適、強身健體、協助外傷癒合。

對應症狀：呼吸道感染、支氣管炎、上呼吸道黏膜炎、鼻竇炎、鼻炎、感冒、流行性感冒、發燒、氣喘、風濕、肌肉痠痛和疼痛、神經痛、腹絞痛、經痛、頭痛、心理耗竭、疲憊倦怠、蚊蟲叮咬；全身性的激勵與滋補。

適合搭配的精油：沉香醇羅勒、黑胡椒、雪松、德國洋甘菊、羅馬洋甘菊、欖香脂、薄荷尤加利、芳枸葉、天竺葵、葡萄柚、義大利永久花、杜松漿果、醒目薰衣草、真正薰衣草、檸檬、松紅梅、綠花白千層、歐洲赤松、芳香羅文莎葉、桉油樟（羅文莎葉）、迷迭香、柑、茶樹、沉香醇百里香。

使用禁忌：無。

❖ 44 甜茴香

Fennel, sweet（*Foeniculum vulgare var. dulce*）（傘形科／繖形科）

植物型態：甜茴香是一種高大的藥草，株高可達 5 英尺（約 1.5 公尺），葉片細緻，像羽毛也像蕾絲，草莖頂端細小的黃色花朵，以頭狀花序排列。

萃取部位：種籽。

萃取方式：蒸氣蒸餾法。

精油資料：甜茴香籽必須先曬乾，才能進行蒸餾。甜茴香一直是古希臘羅馬人鍾愛的植物，在當時被大量用來治療身體、料理食物，人們相信茴香不僅能增強力氣、延年益壽、改善視力、促進泌乳、調理月經，還有助於耐受飢餓。甜茴香原生於地中海地區，現在世界各地均有栽種。

主要產地：匈牙利、法國、德國、義大利、印度、日本、保加利亞、俄羅斯、摩爾多瓦（東歐）、羅馬尼亞。

選購重點：甜茴香精油質地稀薄、流動性佳，顏色為無色至淡黃色，帶有溫暖、香甜、如茴香與胡椒的氣味。甜茴香與苦茴香（*Foeniculum vulgare var. amara*）不同，需注意分辨。

療癒屬性：消炎、抗菌消毒、抗痙攣、消脹氣、淨化、利尿、通經、祛痰、解痙攣、健胃、驅蟲劑。

對應症狀：消化問題、腹絞痛、胃弱、腸胃絞痛、脹氣、噁心、便祕、腸躁症、腹部痙攣、月經不順、經痛、經前症候群、助孕、子宮內膜異位症、各種更年期症狀、排毒、橘皮組織、水分滯留、腿腳沉重、支氣管

炎、各種呼吸道問題、寄生蟲感染。

適合搭配的精油：佛手柑、黑胡椒、康納加（大葉依蘭）、藏茴香、荳蔻、德國洋甘菊、羅馬洋甘菊、天竺葵、薑、葡萄柚、芳樟、杜松漿果、醒目薰衣草、真正薰衣草、檸檬、橘（桔）、甜橙。

使用禁忌：正服用多種藥物者不宜使用。懷孕及哺乳期間不宜使用。一般情況下可安全使用（GRAS 認證）。

❖ 45 歐洲冷杉

Fir, Silver（*Abies alba*）**（松科）**

植物型態：歐洲冷杉是一種松杉類植物，能長到超過 150 英尺高（大約 45 公尺），針葉扁平，毬果為長形。

萃取部位：針葉與嫩枝。

萃取方式：蒸氣蒸餾法。

精油資料：歐洲冷杉源生於中歐地區，生長在海拔 1,000 至 6,000 英尺（約 300 至 1800 公尺）間的高地，有時也被稱為銀雲杉（silver spruce）或白雲杉（white spruce）。歐洲冷杉是製作止咳劑的成分之一，也可以結合樟樹一同治療風濕。此外，歐洲冷杉經常被用來製作鬍後水和體香劑，人們還會將歐洲冷杉的針葉放在三溫暖的熱源上。歐洲冷杉樹也經常作為聖誕樹被大量栽種。

主要產地：奧地利、波蘭、德國、克羅埃西亞、俄羅斯。

選購重點：歐洲冷杉精油呈無色至淡黃色，流動性佳，帶著溫軟的香脂氣味和清新的松杉氣息。

療癒屬性：止痛、抗菌消毒、止咳、祛痰、緩解胸腔與呼吸道不適、強身健體。

對應症狀：上呼吸道黏膜炎、鼻竇炎、支氣管炎、支氣管不適、乾咳、風濕、肌肉痠痛、肌肉疼痛、發燒發熱、焦慮、緊張；滋補全身。

適合搭配的精油：黑胡椒、雪松、德國洋甘菊、野洋甘菊（摩洛哥洋甘菊）、絲柏、澳洲尤加利、乳香、天竺葵、醒目薰衣草、穗花薰衣草、檸檬、甜橙。

使用禁忌：有呼吸問題者最好避免使用。

❖ 46 芳枸葉

Fragonia（*Agonis fragrans*）**（桃金孃科）**

植物型態：芳枸葉是一種會開花的小灌木。大約 7 至 8 英尺高（2 至 2.5 公尺），開一簇簇的白色粉芯花朵。

萃取部位：葉片與嫩枝。

萃取方式：蒸氣蒸餾法。

精油資料：芳枸葉是澳洲西南沿岸生長的野生植物，直到近年，人們才發現其中攜帶著有療癒效用的精油成分。也因此，雖然芳枸葉精油也可能因成分的不同，而有多種化學類屬的區別，但目前相關的研究資料還不

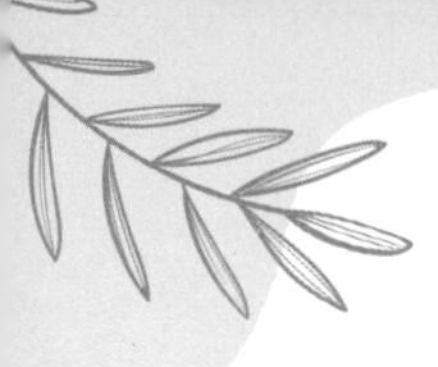
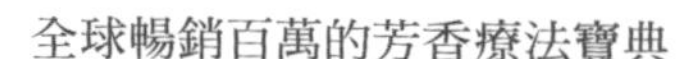

多。不過，實驗結果已證明，芳枸葉具有抗細菌、抗真菌和消炎的效果。蒸餾芳枸葉精油使用的是新鮮的葉片。芳枸葉精油是一種相當平衡、強大的藥用精油，不僅對皮膚溫和不刺激，氣味也相當宜人。它的用途和茶樹精油相似，但味道更討喜。有時，人們也將芳枸葉稱為粗茶樹（*coarse tea tree*）。

主要產地：澳洲。

選購重點：芳枸葉精油質地稀薄、流動性佳，顏色呈無色至黃色，帶有清新的青草香和微微的香料、香脂、水果氣味。

療癒屬性：止痛、抗細菌、抗真菌、抗感染、消炎、抗微生物、防腐劑、激勵免疫、化痰、緩解胸腔與呼吸道不適、修復身體、解痙攣、協助外傷癒合。

對應症狀：各種呼吸道問題、支氣管炎、上呼吸道黏膜炎、鼻塞、感冒、細菌感染、真菌感染、皮膚感染、各種疼痛、面皰、粉刺、肌肉發炎、肌肉痠痛、肌肉疼痛。

適合搭配的精油：沉香醇羅勒、月桂、佛手柑、德國洋甘菊、羅馬洋甘菊、欖香脂、檸檬尤加利、薄荷尤加利、乳香、天竺葵、芳樟、檸檬、檸檬香茅、松紅梅、熏陸香、甜橙、野馬鬱蘭、玫瑰草、芳香羅文莎葉、桉油樟（羅文莎葉）、綠薄荷、茶樹、沉香醇百里香。

使用禁忌：無。

❖ 47 乳香

Frankincense（*Boswellia carterii*）

（橄欖科）

植物型態：乳香是一種木本矮樹，株高能達 25 英尺（大約 7.5 公尺），綠色的葉片小而稀疏，白色小花質地如蠟，花芯為黃色與橘色。

萃取部位：樹脂。

萃取方式：蒸氣蒸餾法。

精油資料：乳香一直都是重要的製香材料。它是耶穌誕生時，東方三賢士獻上的三樣禮物之一，世界各地的宗教儀式和典禮，都少不了它的一席之地。製成線香的乳香能清除負面能量，為事業和家庭增添好運。要取得乳香樹脂，必須先在樹皮上砍出切口，讓樹木滲出不透明的黃白色樹脂。滲出的樹脂如淚珠般呈梨形，結成硬塊後，就能被採集起來。這些乳香淚可分成不同等級，顏色最白的，價值最高。乳香精油就是從塊狀的樹膠中蒸餾而來。有好幾種乳香品種都可以用來蒸餾精油，但芳香療法中最常使用的乳香，是來自常見乳香（*Boswellia carterii*）和神聖乳香（*Boswellia sacra*），除此之外，市面上也能見到印度乳香（*Boswellia serrata*）這個品種。

主要產地：阿曼（佐法爾省）、索馬利亞（東非）、衣索比亞（東非）。

選購重點：乳香精油質地稀薄、流動性佳，呈透明無色至淡黃色，帶有溫暖、香甜，如香脂、香料與線香的氣味。

療癒屬性：抗細菌、抗憂鬱、抗微生物、抗菌消毒、鎮靜、促進傷口癒合、細胞防禦、祛痰、安神、修復身體、強身健體。

對應症狀：咳嗽、感冒、支氣管炎、緊張性氣喘、皮膚感染、傷疤、傷口、尿道感染、心理倦怠、憂鬱、神經緊張、壓力、緊張、難以溝通表達。

適合搭配的精油：歐白芷根、佛手柑、康乃馨、野洋甘菊（摩洛哥洋甘菊）、羅馬洋甘菊、岩玫瑰、快樂鼠尾草、芫荽籽、絲柏、天竺葵、薑、葡萄柚、義大利永久花、杜松漿果、真正薰衣草、檸檬、菩提（椴花）、橘（桔）、熏陸香、沒藥、橙花、甜橙、廣藿香、玫瑰原精、奧圖玫瑰、檀香、穗甘松、纈草、依蘭。

使用禁忌：無。

❖ 48 白松香

Galbanum（*Ferula galbaniflua, F. gummosa*）（傘形科／繖形科）

植物型態：白松香是一種高大的植物，株高可達 6 英尺（大約 1.8 公尺），莖桿粗壯，頂端有大型的頭狀花序，由細小的黃色花朵組成。花後結出種籽，和茴香相似。

萃取部位：樹脂。

萃取方式：蒸氣蒸餾法。

精油資料：白松香的樹脂，是來自植株與根部連接處的根頸，在切開切痕之前，必須先讓根頸暴露在外，樹脂才能滲出。樹脂凝固後會在幾日內結成棕色、淚珠狀的硬塊，於是可以採集。接著，繼續切開同一部位，會滲出更多樹脂，這樣的步驟可以重複進行。白松香是摩西在西奈山（Mount Sinai）受耶和華指示用來製作膏油的材料之一。古希臘醫師希波克拉底（Hippocrates）用白松香入藥，古羅馬博物學家普林尼（Pliny），則認為它是具有魔法力量的植物。直到現在，白松香在中東地區依然是重要的藥材、調香與製香材料，也是在淨化儀式當中會使用的藥草。

主要產地：伊朗、黎巴嫩。

選購重點：白松香精油呈無色至淡黃色，可能帶點綠。精油流動性佳，帶有強烈的青草、泥土和胡椒香氣。

療癒屬性：消炎、抗微生物、抗菌消毒、鎮靜、消脹氣、促進傷口癒合、幫助消化、安神、解痙攣、強身健體。

對應症狀：皮膚感染、各種皮膚炎、面皰、粉刺、割傷與擦傷、傷口、疤痕、支氣管炎、咳嗽、呼吸困難、肌肉發炎疼痛、類風濕性關節炎、消化不良、壓力與神經問題導致的情況。

適合搭配的精油：佛手柑、荳蔻、雪松、德國洋甘菊、羅馬洋甘菊、錫蘭肉桂葉、丁香

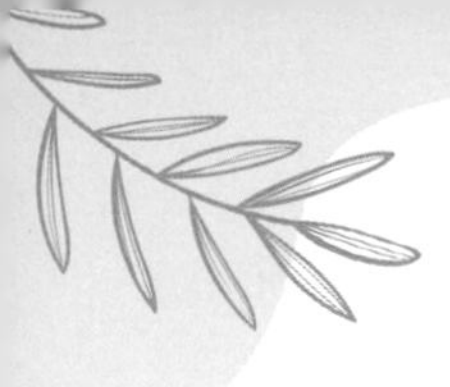

花苞、乳香、天竺葵、杜松漿果、真正薰衣草、檸檬、檸檬香茅、松紅梅、香蜂草、香桃木、水仙、綠花白千層、肉豆蔻、甜橙、廣藿香、芳香羅文莎葉、摩洛哥玫瑰、穗甘松、纈草、紫羅蘭葉、西洋蓍草。

使用禁忌：無。

❖ 49 天竺葵

Geranium（*Pelargonium graveolens, P. roseum, P. asperum*）（牻牛兒科）

植物型態：天竺葵的葉片是細緻美麗的裂葉形狀，上面有明顯的葉脈紋路，開小型的粉紅花朵。

萃取部位：葉片與莖。

萃取方式：蒸氣蒸餾法。

精油資料：天竺葵精油來自芬芳青嫩的植物頂端，新鮮切下後進行蒸餾。植材也可以稍微陰乾後再行蒸餾，香氣會更濃郁。天竺葵精油的氣味主要和萃取的天竺葵品種有關，此外也和莖葉的年齡有關。天竺葵的精油成分多半聚集在年輕的嫩枝，嫩枝切碎後，會從檸檬般的玫瑰香氣，轉為更像玫瑰氣味的香氣。蒸餾時，如果捨去較老的枝條，就能萃取出更接近玫瑰的氣味。天竺葵精油是南非的在地產品，不過精油價值最高、最被香水業推崇的，卻是來自馬達加斯加島外緣的一個小島——留尼旺島。留尼旺島早先又叫作波旁島，這也是波旁天竺葵這個名稱的由來。有好幾種天竺葵品種，都可以萃取出天竺葵精油，包括：*Pelargonium graveolens*、*P. roseum*、*P. asperum*、*P. radens* 和 *P. capitatum*。

主要產地：留尼旺島（法屬）、馬達加斯加島、南非、埃及、中國。

選購重點：天竺葵精油呈淡黃至淡綠色，流動性佳，帶有香甜、柔軟、如玫瑰的花香和青草香。

療癒屬性：止痛、抗細菌、抗憂鬱、抗感染、消炎、抗菌消毒、收斂劑、激勵循環、止血劑、安神、修復身體、解痙攣、激勵全身、強身健體、協助外傷癒合。

對應症狀：婦科疾病、經痛、受孕困難、子宮內膜異位症、經前症候群、各種更年期症狀、循環問題、雷諾氏綜合症、靜脈曲張、痔瘡、神經痛、神經性皮膚病、憂鬱、疲憊倦怠、情緒危機、壓力相關症狀。

適合搭配的精油：沉香醇羅勒、西印度月桂、安息香、佛手柑、黑胡椒、白千層、康納加（大葉依蘭）、荳蔻、康乃馨、德國洋甘菊、野洋甘菊（摩洛哥洋甘菊）、羅馬洋甘菊、岩玫瑰、快樂鼠尾草、絲柏、甜茴香、乳香、薑、葡萄柚、高地牛膝草、義大利永久花、茉莉、杜松漿果、真正薰衣草、檸檬、橘（桔）、香桃木、橙花、甜橙、胡椒薄荷（歐薄荷）、廣藿香、玫瑰原精、迷迭香、奧圖玫瑰、檀香、綠薄荷、岩蘭草、

依蘭。

使用禁忌：無。一般情況下可安全使用（GRAS 認證）。

❖ 50 大根老鸛草

Geranium, Bulgarian

（*Geranium macrorrhizum*）（**牻牛兒科**）

植物型態：大根老鸛草是一種生長快速，自行生根繁殖的多年生植物，株高可達 2 英尺（大約 60 公分），開粉紅色花朵。

萃取部位：葉片與莖。

萃取方式：蒸氣蒸餾法。

精油資料：大根老鸛草又稱為保加利亞天竺葵，或羅伯特天竺葵（geranium Robert），因為大根老鸛草隸屬於老鸛草屬底下名為 *Robertium* 的亞屬。其他的別名還包括大根天竺葵（*bigroot geranium*）或岩地老鸛草（*rock cranesbill*），因為它喜生於遮陰的岩地，幾乎在保加利亞各地山區中，都能見到它的蹤影。大根老鸛草在保加利亞是知名的養生藥草，長久以來，都是當地傳統醫療使用的藥材之一。

主要產地：保加利亞。

選購重點：大根老鸛草精油有容易結晶的特性。顏色呈淡綠至深綠色，帶有溫暖的青草、香料、草本、花香氣味。氣溫降低時會結晶，溫度回暖後恢復液狀。

療癒屬性：抗憂鬱、抗感染、抗痙攣、消脹氣、促進發汗、退熱、提高血壓、安神、鎮靜、激勵。

對應症狀：月經不順、各種更年期症狀、受孕困難、失眠、神經性憂鬱、疲憊倦怠、各種皮膚問題——皮膚刺激、疼痛與問題肌膚。

適合搭配的精油：沉香醇羅勒、神聖羅勒、月桂、胡蘿蔔籽、德國洋甘菊、快樂鼠尾草、絲柏、高地牛膝草、杜松漿果、醒目薰衣草、真正薰衣草、穗花薰衣草、甜馬鬱蘭、香桃木、野馬鬱蘭、迷迭香、希臘鼠尾草（三葉鼠尾草）、沉香醇百里香、纈草、西洋蓍草。

使用禁忌：無。

❖ 51 薑

Ginger（*Zingiber officinale*）（**薑科**）

植物型態：薑是一種萌生於根莖的多年生草本植物，地底下的根莖會自行增生。根莖上萌生出高達 4 英尺（約 1.2 公尺）的主莖，沿主莖長出細長的葉片。

萃取部位：根莖。

萃取方式：蒸氣蒸餾法與二氧化碳萃取法。

精油資料：根莖採集之後，先靜置數週乾燥而後切碎，篩選過後進入蒸餾程序。薑原生於中國，之後遍布整個亞洲，目前在亞洲地區都仍有極高的藥用價值。薑也是知名的催情劑。薑在中世紀時期，被阿拉伯商隊傳入

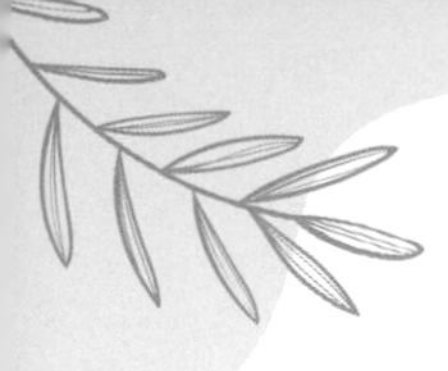

歐洲。除了藥用之外，薑也是異國東方調香水使用的調香材料之一；在食品界，薑的應用鹹甜不拘，還可製成薑汁啤酒與薑酒。

主要產地：中國、印度、斯里蘭卡、加勒比海地區。

選購重點：薑精油呈淡黃至深黃色，流動性佳，帶有溫暖的泥土、香料氣味，有如一般熟知的薑的味道。

療癒屬性：止痛、抗菌消毒、抗痙攣、止咳、消脹氣、激勵循環、祛痰、退熱、強化身體、緩解胸腔與呼吸道不適、激勵全身、健胃、生熱。

對應症狀：發燒、風濕、關節炎、肌肉疲勞、肌肉無力、麻木無感、經痛、腸胃絞痛、消化問題、脹氣、憩室病、腸躁症、便祕、噁心、暈車、暈船、暈機、感冒、發冷、流行性感冒、鼻塞、慢性上呼吸道黏膜炎、滋補循環系統、雷諾氏綜合症、四肢冰冷、神經緊張、心理耗竭、體力虛弱。

適合搭配的精油：西印度月桂、佛手柑、黑胡椒、荳蔻、岩玫瑰、丁香花苞、芫荽籽、絲柏、乳香、天竺葵、葡萄柚、義大利永久花、茉莉、杜松漿果、檸檬、萊姆、橘（桔）、甜馬鬱蘭、綠花白千層、甜橙、玫瑰草、廣藿香、苦橙葉、泰國蔘薑、沼澤茶樹、摩洛哥玫瑰、迷迭香、奧圖玫瑰、檀香、綠薄荷、薑黃、香草、岩蘭草、依蘭。

使用禁忌：無。一般情況下可安全使用（GRAS 認證）。

❖ 52 白草果根原精

Ginger Lily Root（*Hedychium spicatum*）（薑科）

植物型態：白草果是一種耐寒的多年生植物，主根水平生長，其上有大而油亮的葉片，株高能達 3 英尺（大約 90 公分）。此外，長長的莖幹單獨挺立，開出密集且芬芳的白色花朵，花瓣長而纖薄。

萃取部位：根莖。

萃取方式：蒸氣萃取法。

精油資料：白草果原生於中國、尼泊爾、不丹、北印度、泰國和緬甸地區，生長於海拔 3,500 至 9,000 英尺（約 1,000 至 2,700 公尺）之間的高地。在印度傳統阿育吠陀療法中，有多元的運用。根莖曬乾磨成粉，能用來製作線香，也可以加入料理。

主要產地：尼泊爾、印度、中國。

選購重點：白草果根精油呈淡黃至深黃色，流動性佳，有著像麝香、青草、木質、香脂和胡椒的氣味。

療癒屬性：抗細菌、消炎、抗菌消毒、消脹氣、幫助消化、祛痰、激勵全身、強身健體。

對應症狀：割傷、刮傷、傷口、各種呼吸道問題、失眠、噁心、咳嗽、胸腔感染、心理倦怠、焦慮、慢性疲勞、焦慮、壓力、神經緊張。

適合搭配的精油：西印度月桂、佛手柑、黑胡椒、荳蔻、芫荽籽、乳香、天竺葵、義大利永久花、茉莉、杜松漿果、檸檬、萊姆、橘（桔）、甜馬鬱蘭、綠花白千層、甜橙、玫瑰草、廣藿香、苦橙葉、泰國蔘薑、沼澤茶樹、檀香、綠薄荷、薑黃、香草、岩蘭草、依蘭。

使用禁忌：高度敏感，或容易起過敏反應的肌膚，建議通過皮膚測試再使用。

❖ 53 葡萄柚

Grapefruit（*Citrus paradisi*）（芸香科）

植物型態：葡萄柚樹是亞熱帶地區的常綠喬木，開芬芳的白色花朵，結碩大的黃色果實。

萃取部位：果皮。

萃取方式：冷壓榨法。

精油資料：由於葡萄柚是一種雜交種，原生地目前仍未有定論。有些人說，起初是由夏鐸克船長（Captain Shaddock）從中國引入加勒比海地區，因此葡萄柚又被稱為夏鐸克果（Shaddock fruit）；也有人說，葡萄柚是 1750 年由植物學家葛利夫．休斯（Griffth Hughes）在加勒比海巴貝多島（Barbados）跨種育苗的結果，也因此，葡萄柚也被稱為巴貝多果（Barbados fruit）。無論何者為真，葡萄柚的種籽都在 1809 年隨著西班牙移民被帶入美國，1880 年起，成為當地廣泛種植的經濟作物。現在，市面上大部分的葡萄柚精油，都產於美國佛羅里達州。而葡萄柚籽則有天然的防腐作用。

主要產地：美國、墨西哥、以色列、阿根廷、南非、土耳其。

選購重點：葡萄柚精油呈淡黃色、流動性佳，帶著香甜、清新的柑橘果香。

療癒屬性：抗感染、抗菌消毒、利膽、淨化、幫助消化、利尿、利肝、激勵免疫、強身健體。

對應症狀：肌肉疲勞、肌肉無力、橘皮組織、肥胖問題、偏頭痛、頭痛、水分滯留、腸躁症、排毒、身體耗竭、心理耗竭、憂鬱、壓力。

適合搭配的精油：歐白芷根、沉香醇羅勒、佛手柑、黑胡椒、康納加（大葉依蘭）、藏茴香、荳蔻、快樂鼠尾草、丁香花苞、絲柏、甜茴香、乳香、天竺葵、薑、茉莉、杜松漿果、醒目薰衣草、真正薰衣草、橘（桔）、香桃木、橙花、甜橙、廣藿香、胡椒薄荷（歐薄荷）、多香果、迷迭香、綠薄荷、沉香醇百里香、依蘭。

使用禁忌：正服用多種藥物者不宜使用。具有低光敏性，使用後須避免陽光直射。一般情況下可安全使用（GRAS 認證）。

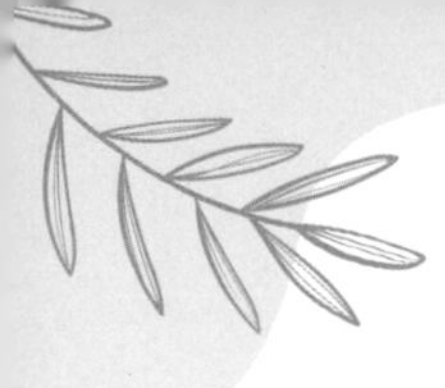

❖ 54 格陵蘭喇叭茶

Greenland Moss/ Labrador Tea（*Ledum groenlandicum*）（杜鵑花科）

植物型態：格陵蘭喇叭茶是一種木本的多年生常綠灌木，株高可達 1 公尺，倒折狀的葉片粗厚如革，葉背有毛髮，枝條頂端開叢聚的白色花朵。

萃取部位：葉片。

萃取方式：蒸氣蒸餾法。

精油資料：格陵蘭喇叭茶通常是野生種植。雖然在英文中，又叫作格陵蘭苔（greenland moss），長的卻一點也不是苔癬的樣子。格陵蘭喇叭茶在泥炭地等潮濕的土壤能生長良好，在不完全遮蔽、能透出日光的松杉林裡，也有它的蹤跡。它的葉子能泡茶，因此有格陵蘭喇叭茶（*Labrador tea*）的稱呼。格陵蘭喇叭茶的葉片可以放在衣櫃中達到驅蟲效果，也可以放在儲藏的穀物中，防止動物和害蟲接近。格陵蘭喇叭茶一直是加拿大原住民「第一民族」用來治療的多用途草藥。

主要產地：加拿大。

選購重點：格陵蘭喇叭茶精油呈淡黃色，流動性佳，帶有草本、香脂、木質的氣味。

療癒屬性：止痛、抗細菌、抗憂鬱、消炎、抗菌消毒、抗痙攣、激勵循環、淨化、利尿、利肝、激勵免疫、解痙攣、強身健體。

對應症狀：循環機能不佳、身體內部和軟組織發炎、肝臟問題、排毒、肥胖問題、水腫、水分滯留、外傷、肌肉痠痛、肌肉疼痛、壓力相關症狀、焦慮、緊張。

適合搭配的精油：歐白芷根、月桂、白千層、荳蔻、德國洋甘菊、羅馬洋甘菊、快樂鼠尾草、絲柏、天竺葵、薑、高地牛膝草、義大利永久花、杜松漿果、真正薰衣草、檸檬香茅、甜馬鬱蘭、山雞椒、綠花白千層、桉油樟（羅文莎葉）、迷迭香、綠薄荷。

使用禁忌：不可長期使用。可能對極度敏感的肌膚造成刺激，建議通過皮膚測試再使用。懷孕及哺乳期間不宜使用。

❖ 55 蛇麻草

Hop（*Humulus lupulus*）（大麻科）

植物型態：蛇麻草是一種多年生的攀緣植物，毬果分雌雄，由交疊的鱗狀構造組成。

萃取部位：雌株毬果。

萃取方式：蒸氣蒸餾法；溶劑萃取法。

精油資料：蛇麻草最著名的用途，就是作為釀製啤酒的材料（啤酒花）。蛇麻草也有植物性雌激素的效用，這解釋了用它來促進乳汁分泌的傳統做法；或許也是因此，有人宣稱它是造成「啤酒肚」的罪魁禍首。數百年來，蛇麻草都是知名的鎮定劑；直到現在，世界各地都仍能購得幫助睡眠的蛇麻草枕。

主要產地：英國、匈牙利、克羅埃西亞、德國、法國。

選購重點：蛇麻草精油呈淡黃至深黃色、流動性佳，帶有青草、藥草的氣味。

療癒屬性：抗微生物、收斂、鎮靜、消脹氣、潤膚、雌激素、安神、助眠、解痙攣。

對應症狀：神經痛、瘀傷、止痛、月經不順、各種更年期症狀、失眠、咳嗽、壓力型氣喘、壓力相關的消化問題、神經緊張、壓力、緊繃。

適合搭配的精油：阿米香樹、康納加（大葉依蘭）、康乃馨、雪松、野洋甘菊（摩洛哥洋甘菊）、羅馬洋甘菊、快樂鼠尾草、天竺葵、檸檬、橘（桔）、甜馬鬱蘭、肉豆蔻、甜橙、穗甘松、雲杉、纈草、岩蘭草。

使用禁忌：懷孕及哺乳期間不宜使用。一般情況下可安全使用（GRAS 認證）。

❖ 56 芳樟（沉香醇樟樹）

Ho Wood（*Cinnamomum camphora ct. linalool*）（樟科）

植物型態：芳樟是一種常綠闊葉樹，株高能達 100 英尺（大約 30 公尺），樹皮粗糙，葉面芬芳油亮，白色花朵數量豐沛，結黑色漿果。

萃取部位：樹皮、葉片與嫩枝。

萃取方式：蒸氣蒸餾法。

精油資料：芳樟可以作為花梨木的替代品，因此，當花梨木被列為瀕臨絕種的保育樹木，香水業便大量以芳樟取而代之。樟樹原生於中國、台灣、越南與日本，有許多不同品種，但外觀結構上相當近似，因此人們透過分析葉片精油成分的化學類屬，來作為品種辨別的方式。分析的結果，大致可以分為五類：沉香醇、1,8-桉油醇、樟腦、龍腦和橙花叔醇。其中，精油成分以樟腦為主的樟樹，長期以來都是天然樟腦的萃取來源；以 1,8-桉油醇為主的樟樹精油，就是所謂的桉油樟（羅文莎葉）精油；若想用芳樟精油，請確保你手中的樟樹精油成分以沉香醇為主。

主要產地：中國、台灣、越南。

選購重點：芳樟精油呈透明至淡黃色、流動性佳，帶著溫暖的木質與草本氣味，以及甜美的花香。芳樟的英文俗名也叫 *Ho-Sho*。

療癒屬性：止痛、驅除體內寄生蟲、抗細菌、抗憂鬱、抗真菌、抗感染、抗菌消毒、抗病毒、細胞防禦、激勵免疫、修復身體、強身健體。

對應症狀：流行性感冒、感冒、發冷、呼吸道的細菌或病毒感染、經痛、陰道感染、寄生蟲造成的皮膚感染、傷口、割傷、皮膚擦傷、濕疹、面皰、壓力與其相關症狀、焦慮、緊張。

適合搭配的精油：阿米香樹、歐白芷（籽）、沉香醇羅勒、西印度月桂、安息香、黑胡椒、藏茴香、雪松、羅馬洋甘菊、快樂鼠尾草、古巴香脂、絲柏、欖香脂、乳

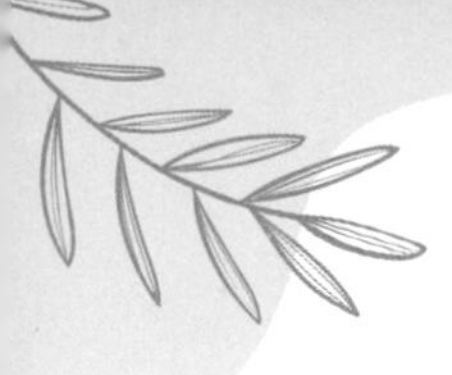

香、天竺葵、檸檬、檸檬香茅、甜馬鬱蘭、香桃木、醒目薰衣草、真正薰衣草、芳香羅文莎葉、沼澤茶樹、檀香、柑。

使用禁忌：無。

❖ 57 高地牛膝草

Hyssop Decumbens（*Hyssopus officinalis var. decumbens*）（**唇形科**）

植物型態：高地牛膝草是一種 2 英尺高（大約 60 公分）的藥草植物，莖葉繁茂，頂端有穗狀的藍紫色花朵。

萃取部位：葉片及開花的頂端。

萃取方式：蒸氣蒸餾法。

精油資料：高地牛膝草精油來自夏末收割的新鮮植材，透過蒸餾的方式萃取。牛膝草在古希伯來文化當中，是一種神聖的藥草，人們用它來淨化神殿，直到現在，仍是過逾越節（Passover）時用到的「苦菜」之一。牛膝草的藥用價值也相當受到古希臘人推崇，當時人們用它來處理胸腔不適，增進血液循環。此外，中世紀歐洲的羅馬人也是牛膝草的愛用者，因此，牛膝草在當時，是藥草花園中常見的固定班底。

主要產地：法國、西班牙、斯洛維尼亞（中歐）、克羅埃西亞、巴西、巴勒斯坦。

選購重點：高地牛膝草精油呈透明或者帶點黃，介在淡黃至淡棕色之間。它的流動性佳，帶有清新而強烈的香料味，和類似樟腦的草本氣味。本書提到的牛膝草，是高地牛膝草（*Hyssop officinalis var. decumbens*）這個品種。

療癒屬性：抗細菌、抗病毒、收斂劑、消脹氣、促進傷口癒合、激勵循環、幫助消化、利尿、祛痰、緩解胸腔與呼吸道不適、解痙攣。

對應症狀：咳嗽、感冒、流行性感冒、支氣管炎、上呼吸道黏膜炎、氣喘、支氣管感染、挫傷、瘀傷、傷口、關節炎、風濕、肌肉痠痛、肌肉疼痛、消化問題。

適合搭配的精油：佛手柑、樟樹、快樂鼠尾草、澳洲尤加利、芳枸葉、乳香、天竺葵、義大利永久花、杜松漿果、醒目薰衣草、真正薰衣草、檸檬、橘（桔）、松紅梅、甜馬鬱蘭、香桃木、甜橙、玫瑰草、桉油樟（羅文莎葉）、迷迭香、希臘鼠尾草（三葉鼠尾草）、茶樹。

使用禁忌：懷孕及哺乳期間不宜使用。一般情況下可安全使用（GRAS 認證）。

❖ 58 義大利永久花

Immortelle/ Italian Everlasting/ Helicrysum（*Helichrysum italicum*）（**菊科**）

植物型態：義大利永久花是一種叢生的草本植物，長長的莖桿上，有著大小迷你、表面覆絨的葉片，莖桿頂端開著叢聚的小黃花。

萃取部位：花朵。

萃取方式：蒸氣蒸餾法。

精油資料：義大利永久花是由乾燥的苞片（而非花瓣）組成，顏色能夠持久不退——因此名為永久花。在古希臘、羅馬、中古歐洲的許多典籍中，都是記錄在冊的藥草。永久花的種類有上百種，但只有其中幾種能用來萃取精油。

主要產地：法國科西嘉島、西班牙、義大利、匈牙利、保加利亞、克羅埃西亞。

選購重點：義大利永久花精油呈淡黃色，流動性佳，帶有溫暖的泥土、草本氣味，有些微的花香，還有像乾草一樣的香氣。

療癒屬性：止痛、抑制膽汁、抗凝血劑、消炎、促進傷口癒合、激勵循環、利尿、祛痰、利肝、化痰、痙攣、激勵全身、協助外傷癒合。

對應症狀：各種疼痛、瘀傷、傷口、挫傷、咳嗽、支氣管充血、鼻炎、腹絞痛、肌肉痙攣、風濕、關節炎、腕隧道症候群、肌腱炎、水腫、靜脈曲張、痔瘡、各種循環問題、潰瘍、面皰、粉刺、濕疹、牛皮癬。

適合搭配的精油：沉香醇羅勒、月桂、佛手柑、羅馬洋甘菊、快樂鼠尾草、絲柏、芳枸葉、乳香、天竺葵、葡萄柚、杜松漿果、真正薰衣草、穗花薰衣草、檸檬、甜馬鬱蘭、綠花白千層、甜橙、玫瑰草、歐洲赤松、泰國蔘薑、芳香羅文莎葉、迷迭香、茶樹、沉香醇百里香、岩蘭草、依蘭。

使用禁忌：不可長期使用。懷孕和哺乳期間避免使用。

❖ 59 茉莉原精

Jasmine 大花茉莉（*Jasminum grandiflorum*）／摩洛哥茉莉（*J. officinale*）（木樨科）

植物型態：茉莉是一種攀緣灌木，葉片深綠，開星形白色小花，香氣非常濃郁。

萃取部位：花朵。

萃取方式：二氧化碳萃取法或溶劑萃取法。

精油資料：茉莉纖柔細緻的花朵，必須在香氣最盛的黎明之前，由工人親手摘下；接著便以溶劑萃出凝香體，而後成為原精。要得到 4 磅（約 2 公斤）原精，需要超過一噸的新鮮茉莉花才能辦到。此外，這是個需要大量人工參與的過程，於是能說明茉莉原精為何如此價格高昂。茉莉原生於北印度的喜馬拉雅山谷，16 世紀時，西班牙航海家將這香氣極盛的植物傳入歐洲。當香水成為法國格拉斯的重要產業，茉莉是其中不可或缺的核心角色。數百年來，印度、中國和阿拉伯等地，則活用了茉莉的藥用價值——使用的是原生於當地、花瓣更厚實的另一個茉莉品種，小花茉莉（*Jasminum sambac*）。現在，茉莉花茶在中國仍是常見的飲品，印度則仍保有以茉莉製成花環獻給來客的習俗。

主要產地：法國、印度、埃及、中國。

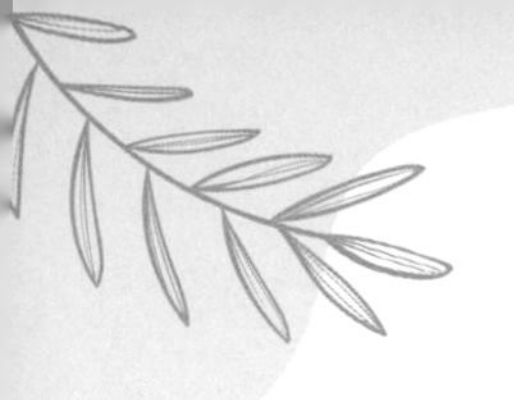

選購重點：茉莉原精是質地黏稠的液體，呈琥珀金至棕橘色，帶有香甜、飽滿、濃郁的花朵香氣。

療癒屬性：抗憂鬱、抗菌消毒、抗痙攣、鎮靜、促進傷口癒合、安神、鎮定、激勵全身。

對應症狀：受孕困難、經痛、腹部痙攣、神經緊張、壓力相關症狀、疲累、淡漠、疲憊倦怠、缺乏安全感、自尊心低落、焦慮、憂鬱。

適合搭配的精油：阿米香樹、佛手柑、黑胡椒、荳蔻、羅馬洋甘菊、岩玫瑰、快樂鼠尾草、芫荽籽、乳香、天竺葵、薑、葡萄柚、檸檬、菩提（椴花）、橘（桔）、香蜂草、橙花、甜橙、苦橙葉、摩洛哥玫瑰、檀香、依蘭、日本柚子。

使用禁忌：無。一般情況下可安全使用（GRAS 認證）。

❖ 60 杜松漿果

Juniper berry（*Juniperus communis*）

（柏科）

植物型態：杜松是一種矮樹或灌木，株高 30 英尺（大約 9 公尺）左右，針葉綠而短，種實為漿果狀。

萃取部位：果實（漿果）。

萃取方式：蒸氣蒸餾法。

精油資料：杜松是北半球常見的植物，幾乎遍布各個地區。直到現在，西藏和加拿大第一民族，仍會在進行靈性儀式時燃燒杜松枝。杜松漿果也出現在許多文明的藥學系統中，包括中醫和前王朝時期的古埃及，均有記載。舊石器時代的歐洲，就有焚燒杜松的記錄，進入歷史時期後，人們也用杜松來驅除疾病。除此之外，杜松漿果最知名的用途，就是製作琴酒。

主要產地：義大利、法國、西班牙、匈牙利、克羅埃西亞、美國。

選購重點：杜松漿果精油呈透明至淡黃色，流動性佳，帶有清新的青草、果香和些微木質香氣，令人想到琴酒的氣味。

療癒屬性：止痛、驅除體內寄生蟲、消炎、抗菌消毒、消脹氣、淨化、利尿、通經、安神、解痙攣、強身健體。

對應症狀：水分滯留、膀胱炎、尿道感染、腹脹、經痛、腿腳沉重、排毒、橘皮組織、肥胖問題、痛風、風濕、關節炎、面皰、潰瘍、濕疹、心理耗竭、慢性疲勞、焦慮、緊張。

適合搭配的精油：沉香醇羅勒、神聖羅勒、月桂、佛手柑、藏茴香、荳蔻、胡蘿蔔籽、雪松、芹菜籽、德國洋甘菊、羅馬洋甘菊、岩玫瑰、香茅、快樂鼠尾草、古巴香脂、絲柏、甜茴香、乳香、天竺葵、葡萄柚、格陵蘭喇叭茶、義大利永久花、醒目薰衣草、真正薰衣草、穗花薰衣草、檸檬、橘（桔）、甜馬鬱蘭、香桃木、甜橙、野馬鬱蘭、胡椒薄荷（歐薄荷）、歐洲赤松、泰國蔘薑、玫瑰原精、迷迭香、奧圖玫瑰、希臘鼠尾草（三葉鼠尾草）、檀香、莎羅白樟、龍艾、沉香醇百里香、薑黃、紫羅蘭葉、西洋蓍草。

使用禁忌：腎臟疾病患者最好避免使用。懷孕期間不宜使用。一般情況下可安全使用（GRAS 認證）。

❖ 61 醒目薰衣草

Lavandin（*Lavandula x intermedia*）

（唇形科）

植物型態：醒目薰衣草是像灌木一樣的小樹叢，長得比真正薰衣草高大，每個莖條頂端有三個花頭，顏色呈灰藍色至深紫色。

萃取部位：開花的頂端。

萃取方式：蒸氣蒸餾法。

精油資料：醒目薰衣草也叫做雜交薰衣草（*Lavandula hybrida*），或有葛羅索醒目薰衣草（*L. hybrid grosso*）和亞碧拉醒目薰衣草（*L. abrialis*）等品種之分。醒目薰衣草是真正薰衣草和穗花薰衣草的自然雜交種，往來海拔 500 至 700 公尺高度間的昆蟲，在自然的情況下為兩種植物傳粉、授粉，因而造就了這個雜交品種。醒目薰衣草精油的萃取已有超過一百年的歷史。不過，醒目薰衣草和真正薰衣草並不能混為一談，兩者的療癒作用並不相同。

主要產地：法國、西班牙、匈牙利、保加利亞。

選購重點：醒目薰衣草精油呈無色至淡黃色，流動性佳，帶有草本、花香、接近樟腦的氣味。

療癒屬性：止痛、抗細菌、抗感染、消炎、抗菌消毒、抗痙攣、安神、鎮靜、協助外傷癒合。

對應症狀：皮膚感染、傷口、經痛、肌肉緊縮與抽筋、肌肉痙攣、肌肉損傷、偏頭痛、壓力、緊張、呼吸道感染、粉刺、面皰、紓解疼痛。

適合搭配的精油：沉香醇羅勒、佛手柑、黑胡椒、雪松、德國洋甘菊、羅馬洋甘菊、快樂鼠尾草、絲柏、欖香脂、檸檬尤加利、澳洲尤加利、乳香、天竺葵、薑、格陵蘭喇叭茶、義大利永久花、杜松漿果、檸檬、橘（桔）、松紅梅、甜馬鬱蘭、香桃木、綠花白千層、甜橙、野馬鬱蘭、玫瑰草、泰國蔘薑、芳香羅文莎葉、綠薄荷、柑、龍艾、茶樹、沉香醇百里香、岩蘭草、西洋蓍草、依蘭。

使用禁忌：無。

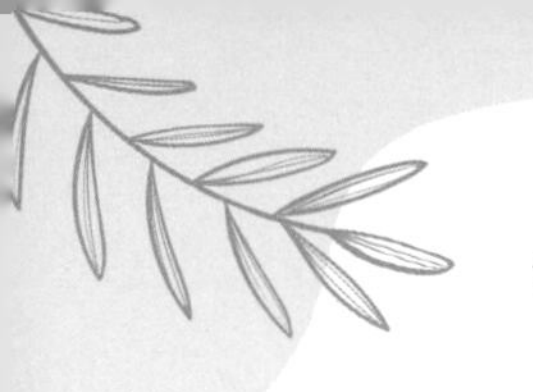

❖ 62 真正薰衣草

Lavender（*Lavandula angustifolia*）

（唇形科）

植物型態：真正薰衣草是一種常綠小灌木叢，尖狀的葉片呈銀灰綠色，花朵開在長而堅實的細莖頂端，呈現出各種不同的漸層紫色。

萃取部位：開花的頂端。

萃取方式：蒸氣蒸餾法與二氧化碳萃取法。

精油資料：真正薰衣草在仲夏之際收割，蒸餾前需放置幾日陰乾，讓香氣更濃郁。野生的法國真正薰衣草長在海拔 2,800 英尺（約 850 公尺）以上的高地，人們將這樣的薰衣草稱為「真正」（true）的法國薰衣草，尤其是生長在上普羅旺斯阿爾卑斯（Alpes de Haute）地區的品種。法國境內還有一般常見的真正薰衣草，遍生於海拔 1,650 英尺（約 500 公尺）以上的高地。現在，真正薰衣草被廣泛種植於許多國家，不同地域的栽培成品都多少有些不同的特質。古希臘、波斯和羅馬人會在病人的房間裡焚燒真正薰衣草。而 lavender 這個字是來自拉丁文的 *lavera*，意思是「洗滌」，因為羅馬人會在洗浴時使用薰衣草。

主要產地：法國、英國、保加利亞、匈牙利、克羅埃西亞、中國、俄羅斯、塔斯馬尼亞島（位於澳洲）。

選購重點：真正薰衣草精油呈透明無色帶點微黃，流動性佳，飄散出清新、柔軟的花香和草本香氣。

療癒屬性：止痛、驅除體內寄生蟲、抗細菌、抗憂鬱、抗感染、消炎、抗微生物、抗菌消毒、抗蛇毒、鎮靜、促進傷口癒合、細胞防禦、助眠、解痙攣、協助外傷癒合。

對應症狀：各種發炎不適、皮膚感染、傷口、割傷、皮膚擦傷、疹子、搔癢、壓力型濕疹、神經性牛皮癬、曬傷、燒燙傷、肌肉痙攣、肌肉收縮、腹絞痛、頭痛、偏頭痛、失眠、神經緊張與相關問題、面皰、粉刺、蚊蟲叮咬、壓力、緊張、焦慮、緊繃、恐慌；防蟲。

適合搭配的精油：沉香醇羅勒、佛手柑、黑胡椒、雪松、德國洋甘菊、羅馬洋甘菊、快樂鼠尾草、絲柏、欖香脂、檸檬尤加利、澳洲尤加利、乳香、天竺葵、薑、白草果根、葡萄柚、格陵蘭喇叭茶、義大利永久花、杜松漿果、檸檬、檸檬香茅、橘（桔）、松紅梅、甜馬鬱蘭、香蜂草、 香桃木、綠花白千層、甜橙、野馬鬱蘭、玫瑰草、苦橙葉、歐洲赤松、泰國蔘薑、芳香羅文莎葉、桉油樟（羅文莎葉）、摩洛哥玫瑰、迷迭香、奧圖玫瑰、綠薄荷、穗甘松、雲杉、柑、茶樹、沉香醇百里香、纈草、岩蘭草、西洋蓍草。

使用禁忌：無。一般情況下可安全使用（GRAS 認證）。

❖ 63 穗花薰衣草

Lavender, Spike

（*Lavandula latifolia, L. spica*）（唇形科）

植物型態：穗花薰衣草是一種叢生的草本植物，銀色的葉片形狀細窄，長而堅實的莖桿頂端，開紫色的花朵。

萃取部位：開花的頂端。

萃取方式：蒸氣蒸餾法。

精油資料：蒸餾穗花薰衣草的萃油率，能達到真正薰衣草的三倍之多，因此，穗花薰衣草有時也被用來作為混摻的材料。穗花薰衣草價格低廉，因此一度相當受到香水界的青睞，用來作為「薰衣草」肥皂或香氛的氣味來源。野生的穗花薰衣草生長的海拔高度，比真正薰衣草低許多，目前大部分叢生於西班牙偏僻的野地。在法國，穗花薰衣草也被稱為闊葉薰衣草，因為它的葉子較其他薰衣草寬一些。

主要產地：西班牙、法國、克羅埃西亞、匈牙利。

選購重點：穗花薰衣草精油呈無色帶點微黃，流動性佳，帶有清新的草本、花香氣味，並有樟腦香調。

療癒屬性：止痛、抗細菌、抗真菌、抗菌消毒、解充血、祛痰、解痙攣、驅蟲。

對應症狀：皮膚感染、傷口、割傷、皮膚擦傷、肌肉痙攣、肌肉收縮、腹絞痛、頭痛、偏頭痛、面皰、粉刺；蚊蟲叮咬、防蟲。

適合搭配的精油：沉香醇羅勒、月桂、白千層、樟樹、錫蘭肉桂葉、快樂鼠尾草、丁香花苞、絲柏、澳洲尤加利、歐洲冷杉、天竺葵、葡萄柚、芳樟、高地牛膝草、杜松漿果、檸檬、檸檬香茅、松紅梅、甜馬鬱蘭、香桃木、玫瑰草、胡椒薄荷（歐薄荷）、歐洲赤松、泰國蔘薑、希臘鼠尾草（三葉鼠尾草）、雲杉、芳香羅文莎葉、迷迭香、茶樹、岩蘭草、依蘭。

使用禁忌：無。一般情況下可安全使用（GRAS 認證）。

❖ 64 檸檬

Lemon（*Citrus limon*）（芸香科）

植物型態：檸檬是一種小型常綠喬木，葉片油亮，白色的花朵氣味芬芳，果實鮮黃。

萃取部位：新鮮的果皮。

萃取方式：冷壓榨法、蒸氣蒸餾法。

精油資料：檸檬樹全年都能結果，因此只要果實成熟便能採收，全年無休。在冷壓榨法的製程當中，檸檬透過壓榨釋放出精油，而後透過離心技術，將汁液與精油分離開來。過去，歐洲人從不知道檸檬的存在，直到當亞歷山大大帝將檸檬從亞洲帶入歐洲，才初次見識到這種植物。然而，一般認為，檸檬的原生地是印度。檸檬精油富含各種維生素與礦物質，檸檬汁也是檸檬酸的攝取來源。檸檬精油能有效去除污漬、擦亮金屬，也可

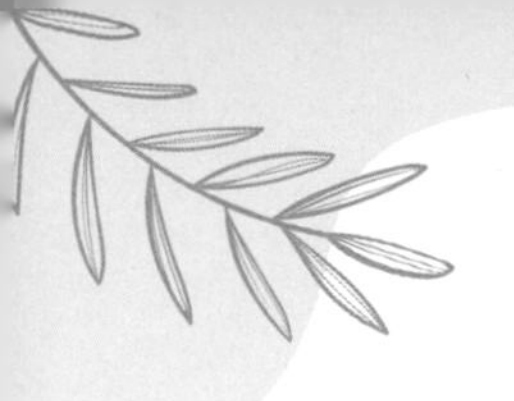

以作為溶劑使用。

主要產地：阿根廷、美國、義大利、西班牙、巴西、希臘、南非、中國。

選購重點：檸檬精油外觀呈淡黃至微綠色，流動性佳，帶有香甜、清淡的果香，是新鮮的柑橘氣味。

療癒屬性：抗感染、抗微生物、抗菌消毒、抗痙攣、抗病毒、收斂、鎮靜、消脹氣、促進傷口癒合、激勵循環、淨化、幫助消化、利尿、止血劑、激勵全身、強身健體、驅蟲。

對應症狀：消化問題、失去食慾、排毒、橘皮組織、支氣管不適、流行性感冒、喉嚨痛、喉嚨發炎、面皰、皮膚感染、疱疹、膿腫、身體耗竭、疲憊倦怠、身體虛弱、蚊蟲叮咬、焦慮型憂鬱症、神經緊張、無法專心集中。

適合搭配的精油：大部分精油都適合搭配檸檬使用，包括西印度月桂、月桂、黑胡椒、康納加（大葉依蘭）、雪松、野洋甘菊（摩洛哥洋甘菊）、羅馬洋甘菊、錫蘭肉桂葉、岩玫瑰、快樂鼠尾草、芫荽籽、絲柏、檸檬尤加利、薄荷尤加利、澳洲尤加利、甜茴香、芳枸葉、乳香、白松香、天竺葵、薑、葡萄柚、義大利永久花、茉莉、杜松漿果、醒目薰衣草、真正薰衣草、菩提（椴花）、松紅梅、香桃木、甜橙、野馬鬱蘭、胡椒薄荷（歐薄荷）、多香果、桉油樟（羅文莎葉）、玫瑰原精、迷迭香、奧圖玫瑰、鼠尾草、綠薄荷、龍艾、茶樹、沉香醇百里香、岩蘭草、依蘭。

使用禁忌：冷壓榨法萃取的檸檬精油具有光敏性，使用後須避免陽光直射。透過蒸餾法萃取的檸檬精油，則不具有光敏性。極度敏感的肌膚可能感到刺激，建議通過皮膚測試再使用。一般情況下可安全使用（GRAS 認證）。

❖ 65 檸檬香茅

Lemongrass 東印度檸檬香茅（*Cymbopogon flexuosus*）西印度檸檬香茅（*C. citratus*）（禾本科）

植物型態：檸檬香茅是一種多年生草葉植物，細長的葉片可以長到大約 3 英尺（約 90 公分）高。

萃取部位：葉片。

萃取方式：蒸氣蒸餾法。

精油資料：檸檬香茅可以新鮮草葉，或是半乾的草葉進行蒸餾。不過，關於檸檬香茅，人們最熟知的用法，是作為印度與亞洲料理中的重要香料。用於料理時，香茅底部的鱗莖也會一同被使用。檸檬香茅也是印度傳統阿育吠陀療法使用的藥草，並廣泛地被人們用來防蟲。

主要產地：尼泊爾、印度、斯里蘭卡、馬達加斯加島、瓜地馬拉、巴西。

選購重點：檸檬香茅精油呈淡黃至金黃色，流動性佳，帶有混合著草葉、泥土和柑橘的香氣。

療癒屬性：止痛、驅除體內寄生蟲、抗真菌、抗感染、抗微生物、抗菌消毒、收斂劑、淨化、幫助消化、利尿、強身健體。

對應症狀：肌肉痠痛、肌肉疼痛、腸胃不適、消化不良、結腸炎、利尿、排毒、橘皮組織、發燒、不明原因的感染、身心耗竭、面皰、粉刺；蚊蟲叮咬、驅蟲。

適合搭配的精油：羅勒、黑胡椒、藏茴香籽、雪松、快樂鼠尾草、芫荽籽、絲柏、薄荷尤加利、澳洲尤加利、甜茴香、芳枸葉、天竺葵、薑、義大利永久花、杜松漿果、穗花薰衣草、松紅梅、甜橙、野馬鬱蘭、玫瑰草、廣藿香、胡椒薄荷（歐薄荷）、多香果、泰國蔘薑、桉油樟（羅文莎葉）、迷迭香、綠薄荷、茶樹、沉香醇百里香、岩蘭草、依蘭。

使用禁忌：可能對極度敏感的肌膚造成刺激，建議通過皮膚測試再使用。懷孕期間不宜使用。正服用多種藥物者不宜使用。一般情況下可安全使用（GRAS 認證）。

❖ 66 檸檬馬鞭草

Lemon Verbena（*Lippia citriodora*、*Aloysia triphylla*）（馬鞭草科）

植物型態：檸檬馬鞭草是叢生的多年生灌木植物，株高能達 6 英尺（大約 1.8 公尺），細長的葉片帶著檸檬香氣，草莖頂端開小巧迷你的花朵，呈白色、淡粉色或淡紫色。

萃取部位：開花的頂端。

萃取方式：蒸氣蒸餾法。

精油資料：蒸餾精油時，會同時採收檸檬馬鞭草的花與葉，而後直接進行蒸餾。檸檬馬鞭草原生於南美洲，在 17 世紀首度由西班牙人傳入歐洲，現在在世界各地均有廣泛種植。氣味芬芳的檸檬馬鞭草是相當熱門的花園灌木植物，葉片經常用來製作芬芳的乾燥花與草藥枕。

主要產地：法國、西班牙、摩洛哥、阿爾及利亞、留尼旺島（法屬）。

選購重點：檸檬馬鞭草呈黃色至金黃色，流動性佳，帶有清新、香甜、柔軟的柑橘與草藥氣味。檸檬馬鞭草和俗稱馬鞭草（*Verbena officinalis*）或西班牙馬鞭草（Spanish verbena oil）的精油並不相同，需注意分辨。

療癒屬性：驅除體內寄生蟲、消炎、抗菌消毒、抗痙攣、消脹氣、幫助消化、鎮靜。

對應症狀：神經性消化不良、腹絞痛、肌肉痙攣、腸胃問題、憩室病、腸躁症、失眠、

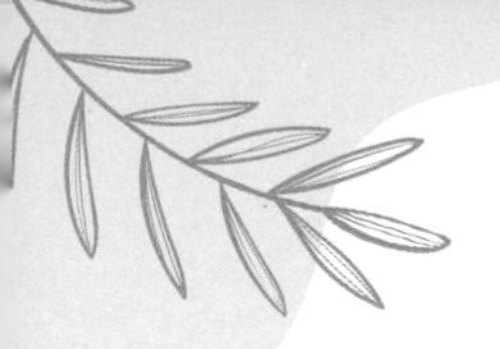
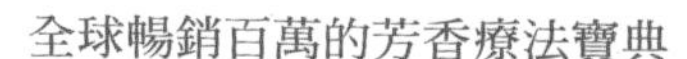

壓力、憂鬱、緊張性氣喘、焦慮、躁動不安。

適合搭配的精油：黑胡椒、康納加（大葉依蘭）、荳蔻、丁香花苞、芫荽籽、絲柏、欖香脂、甜茴香、薑、茉莉、杜松漿果、橘（桔）、甜馬鬱蘭、香桃木、甜橙、胡椒薄荷（歐薄荷）、苦橙葉、迷迭香、綠薄荷、纈草、岩蘭草、依蘭。

使用禁忌：具有光敏性，使用後須避免陽光直射。極度敏感的肌膚有可能感到刺激，建議通過皮膚測試再使用。

❖ 67 萊姆

Lime（*Citrus aurantifolia*）（芸香科）

植物型態：萊姆是一種帶刺的常綠喬木，株高大約 15 英尺（大約 4.5 公尺），葉片深綠、油亮，開米白色的花朵，果實小而翠綠。

萃取部位：果皮。

萃取方式：蒸氣蒸餾法、冷壓榨法。

精油資料：萊姆精油可以用兩種方式萃取——蒸氣蒸餾法和冷壓榨法。作為料理使用時，萊姆的每一個部分都可以派上用場。萊姆被廣泛地用來製作非酒精性飲料和各種食品，也可作為香水、鬍後水和體香劑的香氣來源。萊姆原生於亞洲，先是由阿拉伯商隊傳入歐洲，而後由西班牙人在 16 世紀之前傳入美洲。

主要產地：墨西哥、祕魯、印度、巴西。

選購重點：萊姆精油呈無色至黃綠色，流動性佳，有著為人熟知的清新、香甜、強烈柑橘香氣。

療癒屬性：驅除體內寄生蟲、抗微生物、抗菌消毒、抗病毒、收斂劑、利膽、淨化、幫助消化、修復身體。

對應症狀：消化問題、失去食慾、排毒、橘皮組織、喉嚨感染、扁桃腺炎、喉嚨痛、流行性感冒、疲累、慢性疲勞、心理耗竭、腸道寄生蟲。

適合搭配的精油：西印度月桂、安息香、黑胡椒、荳蔻、香茅、快樂鼠尾草、絲柏、欖香脂、薄荷尤加利、天竺葵、芳枸葉、乳香、薑、杜松漿果、醒目薰衣草、檸檬、松紅梅、香桃木、肉豆蔻、甜橙、多香果、玫瑰原精、迷迭香、希臘鼠尾草（三葉鼠尾草）、柑、晚香玉、薑黃、香草、岩蘭草、依蘭。

使用禁忌：冷壓榨法萃取的萊姆精油具有光敏性，使用後須避免陽光直射。蒸餾萃取的萊姆精油則不具光敏性。一般情況下可安全使用（GRAS 認證）。

❖ 68 菩提（椴花）原精

Linden Blossom（*Tilia vulgaris/cordata, T. europaea, T. platyphyllos*）（椴樹科）

植物型態：菩提是一種高大的落葉喬木，株高可達80英尺（大約24公尺），葉片呈心形，開一簇簇芬芳的米白色花朵。

萃取部位：花朵。

萃取方式：溶劑萃取法、二氧化碳萃取法；或製為浸泡油。

精油資料：菩提在西方世界也被稱為萊姆樹（lime tree）。菩提花可以作為花茶飲用，有安神、助眠、安撫神經緊張的效果。被菩提花吸引的蜜蜂，產出的蜂蜜能帶來鎮靜的效果。菩提是一種長壽的樹種，可以存活800年之久。在歐洲，菩提是市政公園和莊園古宅周圍常見的樹種。

主要產地：法國。

選購重點：菩提原精質地較為黏稠，外觀呈綠黃色至棕黃色，帶有清淡而溫暖香甜的花香氣味。

療癒屬性：抗憂鬱、抗菌消毒、抗痙攣、收斂劑、鎮靜、潤膚、祛痰、安神。

對應症狀：神經緊張、神經性痙攣、肌肉痙攣、失眠、情緒危機、壓力或焦慮相關的情況；安撫不適、具安撫效果。

適合搭配的精油：祕魯香脂、安息香、佛手柑、黑胡椒、康納加（大葉依蘭）、錫蘭肉桂葉、芫荽籽、天竺葵、葡萄柚、茉莉、檸檬、萊姆、橘（桔）、山雞椒、橙花、甜橙、苦橙葉、玫瑰原精、奧圖玫瑰、檀香、穗甘松、纈草、依蘭、日本柚子。

使用禁忌：懷孕期間請勿使用。一般情況下可安全使用（GRAS 認證）。

❖ 69 白玉蘭花

Magnolia Flower（*Michelia alba*）

（木蘭科）

植物型態：白玉蘭樹可長到50英尺高（大約15公尺），葉片大而油亮，白色的花朵細緻而有濃香，每一朵花由12瓣細長的花瓣組成。

萃取部位：花朵。

萃取方式：蒸氣蒸餾法。

精油資料：白玉蘭樹是人工栽培的雜交種，在野地裡找不到它的蹤跡。在亞洲，它通常是裝飾用的樹種。在中國，白玉蘭不僅是一味傳統中藥，也能用來製作芬芳的茶飲。整個亞洲地區的人們，會在寺廟中用白玉蘭花來獻神，也用來慶祝誕辰、舉行其他祭典。廣義來說，木蘭屬植物可說是世上最古老的植物之一，早在有翅昆蟲出現之前，就已存活於地球，因此更多是由古代的金龜子進行傳粉、授粉。木蘭樹的化石可以追溯到一億年之久，人們因此知道，它曾經生長於歐洲、美洲和亞洲，上述地區也是木蘭樹的原生棲息地。

主要產地：中國。

選購重點：白玉蘭花精油呈黃綠色至棕色，它的流動性佳，帶有清新、香甜的花香氣味。白玉蘭花不等同於白玉蘭葉精油，需注

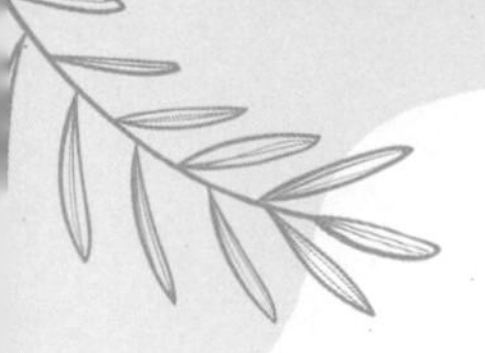
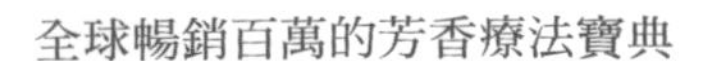

意分辨。

療癒屬性：止痛、抗憂鬱、抗菌消毒、抗痙攣、細胞防禦、安神、修復身體、鎮靜。

對應症狀：傷疤、傷口、肌肉痠痛、腹絞痛、腸痙攣、恐懼導致的焦慮、失眠、難以溝通表達、壓力導致的緊張、憂鬱。

適合搭配的精油：阿米香樹、安息香、佛手柑、康納加（大葉依蘭）、雪松、野洋甘菊（摩洛哥洋甘菊）、岩玫瑰、乳香、天竺葵、義大利永久花、茉莉、真正薰衣草、橘（桔）、甜馬鬱蘭、橙花、甜橙、苦橙葉、玫瑰、花梨木、依蘭。

使用禁忌：無。

❖ 70 橘（桔）

Mandarin（*Citrus reticulata*）（芸香科）

植物型態：橘子樹是一種小型的常綠喬木，葉片不大，開芬芳的白色花朵，果實為橘色。

萃取部位：果皮。

萃取方式：冷壓榨法。

精油資料：有人說，英文中橘子（mandarin，也有滿清官吏之意）這個字，是來自古代中國官員衣服上的顏色。風乾後的陳皮可以用來料理，也被中醫用來調理身體的氣。橘（桔）原生於中國和越南，後傳遍亞洲，直到 19 世紀才進入歐洲，尤其是義大利南部。橘（桔）精油是在果實完全成熟之前，透過冷壓榨法萃取。橘（桔）精油非常溫和細緻，很適合與其它精油並用，也適合較纖弱敏感的人群使用，例如兒童與康復中的患者。

主要產地：義大利、西班牙、阿根廷、埃及、巴西、中國、美國。

選購重點：橘（桔）精油呈黃綠色至金橘色，流動性佳，帶有香甜、輕盈的花香和柑橘果香。市面上的橘（桔）精油又分為三種不同階段萃取的成品：綠橘（綠桔）、黃橘（黃桔）和紅橘（紅桔），三者的香氣有細微的差別。橘（桔）精油和柑（tanderine）精油並不相同，療癒功效也不同，需注意分辨。

療癒屬性：抗菌消毒、抗痙攣、幫助消化、鎮靜、健胃、強身健體。

對應症狀：消化問題、神經性痙攣、腸痙攣、腸躁症、胃痛、便祕、橘皮組織、失眠、睡眠障礙、神經緊張、易怒、壓力、康復調理。

適合搭配的精油：沉香醇羅勒、西印度月桂、月桂、佛手柑、黑胡椒、康納加（大葉依蘭）、荳蔻、德國洋甘菊、野洋甘菊（摩洛哥洋甘菊）、羅馬洋甘菊、快樂鼠尾草、丁香花苞、芫荽籽、絲柏、甜茴香、乳香、天竺葵、薑、葡萄柚、茉莉、杜松漿果、醒目薰衣草、真正薰衣草、檸檬、萊姆、菩提（椴花）、甜馬鬱蘭、橙花、肉豆蔻、甜橙、廣藿香、苦橙葉、歐洲赤松、芳香羅文莎葉、沼澤茶樹、玫瑰原精、迷迭香、奧圖玫瑰、花梨木、檀香、綠薄荷、穗甘松、沉香醇百里香、纈草、依蘭。

使用禁忌：無。一般情況下可安全使用（GRAS 認證）。

❖ 71 松紅梅

Manuka（*Leptospermum scoparium*）

（桃金孃科）

植物型態：松紅梅是一種堅韌耐寒、生長快速的灌木，能長到 12 英尺高（大約 3.6 公尺）。葉片小而尖細，開白粉色的小花，中央有桃粉色的花心。

萃取部位：葉片與枝尖。

萃取方式：蒸氣蒸餾法。

精油資料：松紅梅原生於紐西蘭，作為一種功效多樣的精油，它的名聲已越來越為世人所知。松紅梅精油可以來自野生或人工栽培的植株。在野地裡，松紅梅經常和卡奴卡（kanuka）比鄰而生，因此，在萃取這兩種精油時，必須將兩種植材仔細區分開來。松紅梅在毛利人的傳統醫療系統中占有重要地位，植株的每一個部分都被妥善應用。也有人說，松紅梅是茶樹的前身；首批登陸澳洲的英國探險家詹姆士．庫克船長（Captain James Cook）曾這樣描述松紅梅：「……新鮮的葉片嘗起來有適當的苦味和香氣，乾燥之後，味道與香氣都轉而變淡。」

主要產地：紐西蘭、澳洲。

選購重點：松紅梅精油為清澈的淡黃色，流動性佳，帶有泥土般、微甜的香脂和樟腦氣味。

療癒屬性：止痛、抗細菌、抗真菌、抗感染、消炎、抗微生物、抗菌消毒、細胞防禦、祛痰、激勵免疫、解痙攣、協助外傷癒合。

對應症狀：支氣管感染、支氣管炎、上呼吸道黏膜炎、咳嗽、流行性感冒、皮膚感染、傷口、割傷、皮膚擦傷、挫傷、潰瘍、幽門桿菌、皮膚真菌感染、香港腳、寄生蟲感染、輪癬、蟎蟲、頭蝨、疥瘡。

適合搭配的精油：羅勒、佛手柑、雪松、德國洋甘菊、羅馬洋甘菊、絲柏、薄荷尤加利、澳洲尤加利、芳枸葉、真正薰衣草、穗花薰衣草、檸檬、熏陸香、綠花白千層、野馬鬱蘭、胡椒薄荷（歐薄荷）、歐洲赤松、迷迭香、雲杉、茶樹、沉香醇百里香。

使用禁忌：無。

❖ 72 甜馬鬱蘭

Majoram, Sweet（*Origanum majorana, Majorana hortensis*）（脣形科）

植物型態：甜馬鬱蘭是一種低矮、叢生的多年生草本植物，葉片微灰綠色，在枝條末端

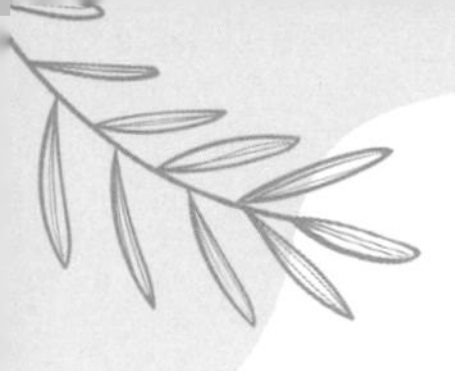
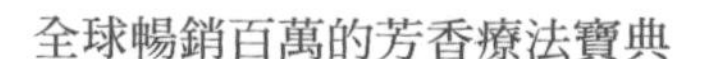

開細小的白色或紫色花朵。

萃取部位：新鮮的開花植株頂端、葉片和莖桿。

萃取方式：蒸氣蒸餾法。

精油資料：當甜馬鬱蘭開花，便可以採收下來萃取精油，將新鮮的植材直接送入蒸餾。甜馬鬱蘭的葉片與枝條，曾出現在可追溯至羅馬時代和古埃及的墓穴遺址當中。因此可以推測，從那時起，人們就懂得用甜馬鬱蘭來製作油霜、做靈性上的淨化儀式。古希臘人對甜馬鬱蘭也毫不陌生，甜馬鬱蘭從土耳其和塞浦路斯傳遍整個歐洲大陸，現在是義大利西西里島馬喬拉鎮（Marjora）的紋章圖樣。甜馬鬱蘭在整個歐洲史上扮演著重要的地位，甚至一度是歐洲地區最家喻戶曉的常見藥草。

主要產地：埃及、西班牙、法國、摩洛哥、突尼西亞、保加利亞、匈牙利、德國、葡萄牙。

選購重點：甜馬鬱蘭精油外觀清澈，呈微黃至淡黃色，流動性佳，帶有溫暖的青草、香料與草本氣味。

療癒屬性：止痛、抗細菌、抗菌消毒、抗痙攣、激勵循環、幫助消化、安神、鎮靜、血管舒張。

對應症狀：肌肉鬆弛、肌肉痙攣、肌肉疼痛、一般性痠痛、麻木無感、身體僵硬、腹部疼痛、經痛、月經不順、各種更年期症狀、挫傷、瘀傷、頭痛、腸胃不適、腹部痙攣、消化不良、腸痙攣、便祕、腸躁症、憩室病、失眠、壓力相關症狀、焦慮。

適合搭配的精油：沉香醇羅勒、佛手柑、黑胡椒、荳蔻、雪松、德國洋甘菊、羅馬洋甘菊、快樂鼠尾草、絲柏、乳香、天竺葵、葡萄柚、杜松漿果、醒目薰衣草、真正薰衣草、檸檬、萊姆、甜橙、胡椒薄荷（歐薄荷）、苦橙葉、歐洲赤松、芳香羅文莎葉、沼澤茶樹、迷迭香、花梨木、檀香、綠薄荷、穗甘松、沉香醇百里香、纈草、岩蘭草。

使用禁忌：無。一般情況下可安全使用（GRAS 認證）。

❖ 73 熏陸香

Mastic（*Pistacia lentiscus*）（漆樹科）

植物型態：熏陸香是一種耐寒的、像灌木般的喬木，株高能達 15 英尺（大約 4.5 公尺），結小小的紅色果實。

萃取部位：樹脂。

萃取方式：蒸氣蒸餾法。

精油資料：熏陸香雖然原生於地中海和近東地區，熏陸香精油卻是在希臘奇歐島加工處理和萃取，尤其集中在島上西南邊，被統稱為馬斯提喬利亞地區（Mediterranean）的七個小村莊。奇歐島上的熏陸香品種學名為 *Pistacia lentiscus var. chia*。當地人會在樹幹切開切痕，讓樹脂滴落地面。滲出的樹脂在乾燥後結成半透明的硬塊，當天氣變熱、氣溫升高，會再恢復到液狀。天然未經處理的熏陸香塊用途非常廣泛，千年來一直是醫藥、美容、製作香水、線香、為食物調味的材料。熏陸香也是史上最初記載的口香糖，它的名稱 mastic 或許便是來自西班牙文裡的「咀嚼」（masticar）。希臘人把熏陸香樹脂叫做 *mastiha*，並將它磨成粉，為甜味與鹹味料理調味。熏陸香的葉片與嫩枝也能萃取精油。

主要產地：希臘、摩洛哥。

選購重點：熏陸香精油呈透明至淡黃色，流動性佳，帶有青草、香脂與樹脂的氣味。

療癒屬性：止痛、消炎、抗微生物、抗菌消毒、抗痙攣、止咳、激勵循環、解充血、祛痰、緩解胸腔與呼吸道不適、血管收縮劑、協助外傷癒合。

對應症狀：支氣管疾病、咳嗽、感冒、關節炎、風濕、幽門桿菌、潰瘍、傷口、割傷與擦傷、痔瘡、下肢冰冷且麻木無感、口腔衛生。

適合搭配的精油：阿米香樹、歐白芷（籽）、祕魯香脂、月桂、安息香、佛手柑、黑胡椒、雪松、德國洋甘菊、羅馬洋甘菊、岩玫瑰、古巴香脂、絲柏、澳洲尤加利、乳香、白松香、天竺葵、芳樟、杜松漿果、多香果、希臘鼠尾草（三葉鼠尾草）、檀香、穗甘松。

使用禁忌：無。

❖ 74 山雞椒

May Chang（*Litsea cubeba*）（樟科）

植物型態：山雞椒是如灌木般的小樹，株高能達 35 英尺高（大約 10 公尺）。山雞椒鮮綠色的葉片形狀細長，毛茸茸的花朵為白色或淡黃色，有檸檬般的香氣，果實迷你，大小如胡椒一般。

萃取部位：成熟的漿果及葉片。

萃取方式：蒸氣蒸餾法。

精油資料：山雞椒原生於中國、台灣與印尼一帶的山區，但目前在世界其他地區也有商業栽培。未成熟的山雞椒果為青綠色，隨著逐漸成熟，會轉為紅色和深棕色。在亞洲地區，山雞椒果被添入辣醬；山雞椒花被用來為藥草茶調味，而枝條與根則是傳統中藥材。山雞椒精油是調製柑橘調香水常用的材料，也被用來提取檸檬醛作為商業使用。

主要產地：中國、台灣、印尼。

選購重點：山雞椒精油呈淡黃至黃色，流動性佳，帶著香甜的草本氣味，和濃郁的柑橘果香。

療癒屬性：驅除體內寄生蟲、抗憂鬱、抗真菌、抗感染、消炎、抗菌消毒、收斂劑、消脹氣、激勵循環、防蟲、鎮靜、激勵全身。

對應症狀：橘皮組織、胃痛、腹絞痛、消化

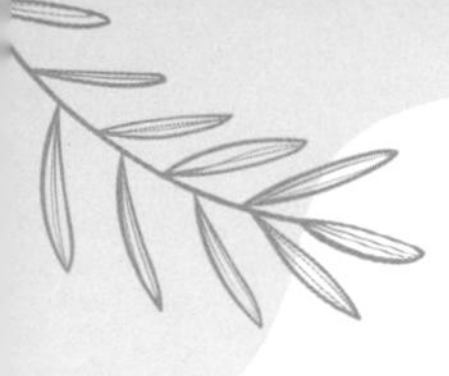

不良、肌肉痠痛、肌肉疼痛、肌腱炎、關節炎、風濕、問題性肌膚——面皰、粉刺、癤腫（紅色腫塊）、循環問題、神經緊張、焦慮、壓力。

適合搭配的精油：沉香醇羅勒、黑胡椒、康納加（大葉依蘭）、雪松、德國洋甘菊、野洋甘菊（摩洛哥洋甘菊）、芫荽籽、絲柏、澳洲尤加利、乳香、天竺葵、薑、甜馬鬱蘭、甜橙、玫瑰草、胡椒薄荷（歐薄荷）、苦橙葉、迷迭香、沉香醇百里香、岩蘭草、依蘭。

使用禁忌：極度敏感的肌膚可能感到刺激，建議通過皮膚測試再使用。懷孕期間不宜使用。

❖ 75 香蜂草

Melissa（*Melissa officinalis*）（唇形科）

植物型態：香蜂草是一種叢生的多年生草本植物，株高 3 英尺（大約 90 公分），葉片邊緣呈鋸齒狀，有檸檬香氣，開細小的白色花朵。

萃取部位：開花的頂端、葉片與莖。

萃取方式：蒸氣蒸餾法。

精油資料：香蜂草在英文中有各種俗名，包括檸檬香脂草（*lemon balm*）、檸檬香蜂草（*lemon melissa*）或甜香脂草（*sweet balm*）。除此之外，由於蜂農一度用香蜂草來吸引蜜蜂進入蜂箱，因此它也被稱做蜜蜂花（*bee balm*）。自中世紀以來，歐洲藥草學家就相當重視香蜂草的效用，不僅在許多古老藥典中都有記載其效用，香蜂草也是加爾慕羅回春水（Carmelite water）的關鍵成分。雖然只要搓揉葉片就能輕易聞到香氣，萃取香蜂草精油時，即便使用大量的植材，卻仍只能獲取非常少量的精油。這樣的事實，反映在精油的價格上。

主要產地：法國、匈牙利、德國、愛爾蘭、英國、南非。

選購重點：香蜂草精油呈淡黃至黃綠色，流動性佳，有幽微的花香、青草、草本與柑橘香氣。不過，香蜂草有時會被其他較便宜的柑橘類精油混摻。

療癒屬性：抗細菌、抗憂鬱、抗真菌、抗菌消毒、抗病毒、鎮靜、激勵循環、淨化、驅蟲、安神、助眠、解痙攣、健胃。

對應症狀：失眠、睡眠障礙、消化不良、噁心、真菌感染、念珠菌感染、皮膚病毒感染、疱疹、各種更年期症狀、排毒、神經緊張、壓力和焦慮相關的症狀、憂鬱。

適合搭配的精油：佛手柑、康納加（大葉依蘭）、康乃馨、羅馬洋甘菊、快樂鼠尾草、乳香、天竺葵、香桃木、橙花、甜橙、苦橙葉、玫瑰原精、奧圖玫瑰、花梨木、檀香、穗甘松、柑、晚香玉、纈草、香草、依蘭。

使用禁忌：正服用多種藥物者不宜使用。可能對極度敏感的肌膚造成刺激，建議通過皮

膚測試再使用。懷孕和哺乳期間避免使用。一般情況下可安全使用（GRAS 認證）。

❖ 76 銀合歡原精

Mimosa（*Acacia dealbata, A. decurrens*）（豆科含羞草亞科）

植物型態：銀合歡是一種高大、如灌木般生長茂盛的喬木，葉片呈兩回羽狀排列，開亮黃色、絨球狀的花朵，黑色種籽結於莢中。

萃取部位：花朵、葉片與嫩枝。

萃取方式：溶劑萃取法。

精油資料：銀合歡樹能長到 10 英尺（大約 3 公尺）以上，常久以來都是澳洲傳統原住民使用的藥材，當地人以瓦妥（*wattle*）這個名字稱呼它。法國和義大利南部氣候炎熱，野地裡的銀合歡生長繁茂，因此也被認為是當地報春的象徵。銀合歡樹皮有收斂的作用，因此被運用在皮革工業中。銀合歡原精濃郁的香氣來自花朵和葉片，原精被運用在香水和鬍後水中。銀合歡和金合歡（cassie）有近親關係。

主要產地：法國、印度、義大利、摩洛哥。

選購重點：銀合歡原精質地黏稠，呈金黃至綠棕色，氣味溫和、溫暖且香甜，帶有青草、花香和近似杏仁的香調。銀合歡原精非常黏稠，有時呈固體狀。

療癒屬性：抗菌消毒、收斂劑、鎮靜、潤膚。

對應症狀：神經緊張、神經相關症狀、壓力導致的疲憊倦怠、壓力、憂鬱、腸道感染、腹瀉、胃部不適。

適合搭配的精油：佛手柑、康乃馨、錫蘭肉桂葉、岩玫瑰、丁香花苞、天竺葵、薑、葡萄柚、芳樟、義大利永久花、茉莉、醒目薰衣草、真正薰衣草、檸檬、橘（桔）、山雞椒、肉豆蔻、甜橙、玫瑰草、苦橙葉、摩洛哥玫瑰、綠薄荷、晚香玉、香草、紫羅蘭葉、依蘭、日本柚子。

使用禁忌：懷孕及哺乳期間不宜使用。

❖ 77 沒藥

Myrrh（*Commiphora myrrha*）（橄欖科）

植物型態：沒藥是一種小而多刺的矮樹，高約 9 英尺（將近 3 公尺），葉片小而呈卵形，開白色的花朵。樹齡較高時，樹皮呈白色。

萃取部位：樹脂。

萃取方式：蒸氣蒸餾法。

精油資料：沒藥原生於非洲東北部，以及阿拉伯和紅海相連的地區。割開沒藥樹皮會流出淡黃色的液狀樹脂，一旦接觸到空氣，便凝結成堅硬易碎的紅棕色樹脂塊。這些樹脂塊經常被輸出到歐洲進行蒸餾。早在古埃及時代，人們就懂得運用沒藥來為屍體防腐，並作為治療和線香的材料。在古埃及墓地和陵墓遺址出土的陶罐中，都曾有沒藥樹脂的

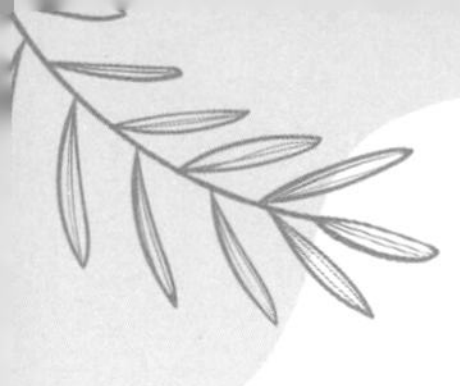

蹤跡。幾千年來，沒藥都是人們用來修復傷口的良藥。此外，沒藥也是基督誕生時，東方三賢士帶來的三樣禮物之一。千年以來，沒藥是人們進行靈性儀式時焚燃的香材，直到今日，仍是英國藥典（British Pharmacopoeia）中記錄在冊的藥材。

主要產地：索馬利亞（東非）、衣索比亞（東非）、蘇丹（北非）。

選購重點：沒藥精油質地黏稠，呈深綠黃色至琥珀棕色，氣味溫暖，有幽微的麝香，以及泥土和香脂氣味。另一種俗稱甜沒藥（*sweet myrrh*）的精油，通常是指紅沒藥（opoponax），在芳香療法中通常不使用這種精油。

療癒屬性：抗真菌、消炎、抗微生物、抗菌消毒、收斂劑、安撫呼吸道、消脹氣、促進傷口癒合、祛痰、緩解胸腔與呼吸道不適、協助外傷癒合。

對應症狀：咳嗽、上呼吸道黏膜炎、支氣管炎、支氣管充血、傷口、身體疼痛、潰瘍、濕疹、皮膚感染、輪癬、疥瘡、蚊蟲叮咬、寄生蟲叮咬、腸道不適、痰液過多、牙齦疾病、口腔潰瘍、指甲真菌感染。

適合搭配的精油：安息香、黑胡椒、白千層、荳蔻、雪松、德國洋甘菊、羅馬洋甘菊、欖香脂、乳香、天竺葵、薑、格陵蘭喇叭茶、高地牛膝草、醒目薰衣草、真正薰衣草、檸檬、熏陸香、山雞椒、香桃木、綠花白千層、薑黃。

使用禁忌：懷孕及哺乳期間不宜使用。

❖ 78 香桃木

Myrtle（*Myrtus communis*）**（桃金孃科）**

植物型態：香桃木是如常綠灌木般叢生的小樹，能長到 15 英尺（大約 4.5 公尺）高。葉片粗糙如革，帶著芬芳的氣味。樹上開白色花朵，雄蕊簇生，結藍黑色漿果。

萃取部位：葉片、嫩枝與花朵。

萃取方式：蒸氣蒸餾法。

精油資料：生長在法國科西嘉島的香桃木被稱為綠香桃木。由於香桃木氣味芬芳，因此是備受人們喜愛的花園植物。香桃木精油可以用來藥用治療、保養皮膚、調製香水、鬍後水，以及作為料理調味。此外，香桃木長久以來也是知名的催情劑，從羅馬時代到今日，在歐洲梨凡特至北歐一帶，都和婚禮、性能力、婚姻幸福有所關聯。

主要產地：法國、突尼西亞、摩洛哥、西班牙。

選購重點：香桃木精油呈淡黃色至琥珀金色，流動性佳，帶有清新、香甜的胡椒、草本、樟腦的氣味。

療癒屬性：抗細菌、抗上呼吸道黏膜炎、抗病毒、收斂、祛痰、緩解胸腔與呼吸道不適、幫助再生、修復身體、助眠、激勵全身、強身健體。

對應症狀：支氣管炎、鼻竇炎、喉嚨發炎、支氣管感染、咳嗽、感冒、膀胱炎、尿道感染、腿部沉重、失眠、總是無精打采、皮膚問題、牛皮癬、面皰、粉刺、癤腫（紅色腫塊）、寄生蟲感染、頭蝨、蟎蟲叮咬、情緒和身心疲憊。

適合搭配的精油：沉香醇羅勒（甜羅勒）、佛手柑、黑胡椒、羅馬洋甘菊、岩玫瑰、檸檬尤加利、澳洲尤加利、乳香、天竺葵、薑、高地牛膝草、義大利永久花、醒目薰衣草、真正薰衣草、檸檬、檸檬香茅、橘（桔）、綠花白千層、甜橙、苦橙葉、迷迭香、雲杉、沉香醇百里香。

使用禁忌：懷孕及哺乳期間不宜使用。正服用多種藥物者不宜使用。

❖ 79 水仙原精

Narcissus（*Narcissus poeticus*）（**石蒜科**）

植物型態：水仙是一種多年生球根草本植物，它的葉片細長，開白色花朵，花朵中央為紅色鑲邊的橘色瓣片。

萃取部位：花朵。

萃取方式：溶劑萃取法。

精油資料：500 公斤的水仙鮮花，只能萃出 300 公克的水仙原精；因此，水仙花的香氣是最昂貴的香材之一。水仙通常生長在疏水良好或多岩的野地。自古羅馬時期，水仙就一直是備受歡迎的香氣材料。narcissus 來自希臘文的 *narkao*，意思是「麻醉」。

主要產地：法國、荷蘭、埃及、摩洛哥。

選購重點：水仙原精質地濃稠，呈金棕色至深橘色，也可能是綠色。香氣濃郁，是溫暖而強烈的花香。

療癒屬性：抗痙攣、催眠、安神、鎮靜、助眠。

對應症狀：壓力、緊張、焦慮、失眠、肌肉痙攣、痠痛與疼痛、神經緊張、無法放鬆、心緒迷惘。

適合搭配的精油：佛手柑、黑胡椒、康納加（大葉依蘭）、荳蔻、康乃馨、錫蘭肉桂葉、岩玫瑰、丁香花苞、天竺葵、薑、芳樟、義大利永久花、茉莉、醒目薰衣草、真正薰衣草、檸檬、檸檬香茅、萊姆、橘（桔）、銀合歡、甜橙、苦橙葉、摩洛哥玫瑰、花梨木、綠薄荷、柑、晚香玉、香草、依蘭、日本柚子。

使用禁忌：可能使某些人頭痛。懷孕及哺乳期間不宜使用。

❖ 80 苦楝

Neem/ Margosa oil（*Azadirachta indica, Melia azadirachta*）（**楝科**）

植物型態：苦楝樹是一種 60 英尺高（大約 18 公尺）的常綠喬木，葉片細長，開芳香的白色花朵。

萃取部位：果實與種籽的漿汁。

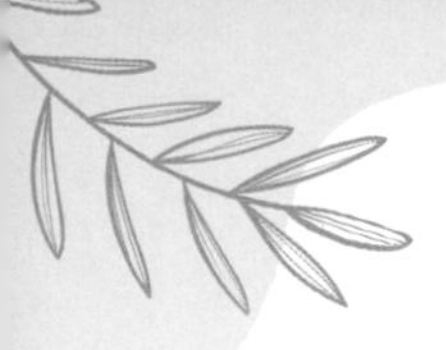
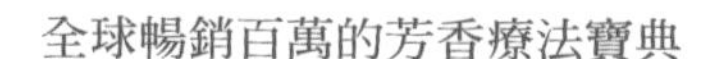

萃取方式：冷壓榨法。

精油資料：苦楝樹在印度是相當重要的經濟作物，當地人用苦楝來處理各種疑難雜症，從面皰到發燒，全部包辦。苦楝樹的各個部位都可以入藥，包括——樹皮、葉片、花朵和種籽。苦楝精油尤其被用來處理皮膚疾病，驅除頭蝨和寄生蟲；苦楝細枝可以做成牙籤；葉片壓在書頁當中，能防蟎蟲蛀蝕，放在穀物中可以驅趕昆蟲與害蟲。

主要產地：印度。

選購重點：苦楝精油質地黏稠，呈淡棕至深棕色，通常需要加熱才能成為可使用的液體。苦楝的氣味非常持久。

療癒屬性：止痛、驅除體內寄生蟲、抗細菌、抗真菌、消炎、抗病毒、殺蟲劑、除蟲劑、鎮靜。

對應症狀：牛皮癬、濕疹、寄生蟲造成的皮膚感染、輪癬、疥瘡、潰瘍、皮膚細菌感染、頭皮感染、頭皮屑、頭蝨、面皰、身體疼痛、粉刺、蚊蟲叮咬、昆蟲螫咬。

適合搭配的精油：苦楝適合搭配柑橘氣味強烈的精油，例如檸檬與佛手柑，或搭配有樟腦氣味的精油，例如迷迭香和甜樺。

使用禁忌：可能對敏感性肌膚造成刺激。懷孕及哺乳期間不宜使用。

❖ 81 橙花

Neroli（*Citrus aurantium*）（芸香科）

植物型態：橙樹是帶刺的常綠喬木，高度可介於 10 至 30 英尺（約 3 至 9 公尺）之間。葉片常綠，花朵雪白、質地如蠟，中心有呈簇的黃色雄蕊，果實是個頭小巧的橙子。

萃取部位：花朵。

萃取方式：蒸氣蒸餾法。

精油資料：橙花是苦橙樹開出的芬芳花朵，花朵分布在葉片之間，必須在清晨小心地以人工摘採。蒸餾 100 公斤的新鮮花朵，才能獲得 2.5 液體盎司（約 74 毫升）的橙花精油，在香水業是備受重視的珍貴香材。17 世紀義大利公主奈洛拉（Nerola）對橙花的香氣情有獨鍾，使得橙花成為家喻戶曉的香氣，neroli 的名稱也就此得來。橙花也有純淨和忠貞的意味，因此，傳統上人們會用橙花來裝飾新娘的頭髮。苦橙又稱為賽維亞橙（*Seville orange*），商業栽培主要用於製作果醬和萃取苦橙精油，運用於食品製造工業和香水業。從苦橙的嫩枝、葉片和未熟的果實萃取的精油，稱為苦橙葉精油。

主要產地：突尼西亞、摩洛哥、義大利、法國、埃及。

選購重點：橙花精油呈淡黃至金黃色，流動性佳，陳放過後，顏色會逐漸變深。帶有明亮、輕淡、甜美的花香。

療癒屬性：抗憂鬱、抗感染、抗微生物、抗

菌消毒、消脹氣、促進傷口癒合、激勵循環、細胞防禦、幫助再生、修復身體、鎮靜、解痙攣、強身健體。

對應症狀：失眠、康復調理、消化不良、腹部痙攣、腸痙攣、壓力相關情況、疤痕、肌膚再生、面皰、問題性肌膚、妊娠紋或肥胖紋、更年期的焦慮感、失眠、睡眠障礙、神經緊張、憂鬱、緊繃、情緒耗竭。

適合搭配的精油：佛手柑、黑胡椒、康納加（大葉依蘭）、荳蔻、羅馬洋甘菊、快樂鼠尾草、乳香、天竺葵、茉莉、真正薰衣草、檸檬、白玉蘭葉、橘（桔）、甜橙、苦橙葉、奧圖玫瑰、花梨木、檀香、柑、依蘭。

使用禁忌：無。一般情況下可安全使用（GRAS 認證）。

❖ 82 綠花白千層

Niaoli（*Melaleuca quinquenervia*）

（桃金孃科）

植物型態：綠花白千層樹高約 60 英尺（大約 18 公尺），白色的樹皮容易剝落，開毛茸茸、如「瓶刷子」般的白色花朵。

萃取部位：葉片與嫩枝。

萃取方式：蒸氣蒸餾法。

精油資料：由於白千層屬有太多近似的品種，綠花白千層有時也被稱做是「真正綠花白千層」，以免造成混淆。綠花白千層原生於大西洋西南部的新喀里多尼亞群島、澳洲和馬達加斯加島。蒸餾精油所用的嫩葉與細枝，通常從綠花白千層樹採集而來。然而，無論綠花白千層生長在哪裡，都會成為該地區原住民使用的藥材。不過，由於綠花白千層的根系發達且具侵犯性，有可能造成嚴重的環境問題，畢竟即便倒於地面，也能從樹樁再次萌生新芽。

主要產地：馬達加斯加島、塔斯馬尼亞島（位於澳洲）、澳洲、新喀里多尼亞（大洋洲）。

選購重點：綠花白千層精油呈透明至淡黃色，流動性佳，飄散強烈而清新的香脂、樟腦氣味。

療癒屬性：止痛、抗細菌、抗上呼吸道黏膜炎、抗真菌、抗菌消毒、抗病毒、安撫呼吸道、解充血、祛痰、緩解胸腔與呼吸道不適、強身健體、協助外傷癒合。

對應症狀：支氣管炎、呼吸道不適、流行性感冒、鼻塞、喉嚨痛、上呼吸道黏膜炎、咳嗽、感冒、子宮感染、風濕、肌肉損傷、疹子、粉刺、面皰、疱疹、傷口、割傷與擦傷；驅蟲。

適合搭配的精油：沉香醇羅勒、黑胡椒、白千層、雪松、德國洋甘菊、羅馬洋甘菊、絲柏、檸檬尤加利、澳洲尤加利、芳枸葉、乳香、天竺葵、薑、真正薰衣草、穗花薰衣草、檸檬、檸檬香茅、松紅梅、甜馬鬱蘭、沒藥、芳香羅文莎葉、桉油樟（羅文莎

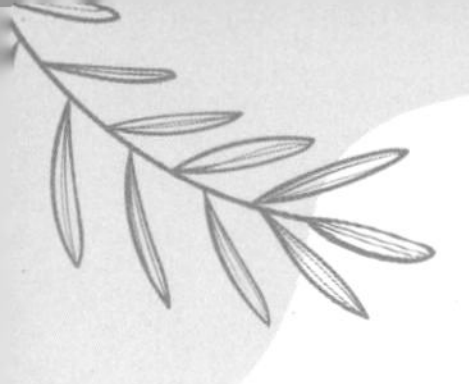
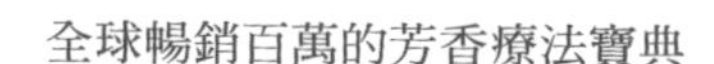

葉）、迷迭香、希臘鼠尾草（三葉鼠尾草）、茶樹。

使用禁忌：無。

❖ 83 肉豆蔻

Nutmeg（*Myristica fragrans*）

（肉豆蔻科）

植物型態：肉豆蔻是一種小型的常綠喬木，株高約 50 英尺（大約 15 公尺），開小巧的鐘形花朵，顏色乳白、質地如蠟，果實則飽滿壯碩。

萃取部位：核果／果實。

萃取方式：蒸氣蒸餾法。

精油資料：肉豆蔻原生於印尼的東印度群島，在當地已有悠長的使用歷史。過去，人們為了爭奪肉豆蔻的資源，甚至不惜引發戰爭——葡萄牙人試圖隱匿肉豆蔻的來源，而後被荷蘭人發現，最後由英國人將肉豆蔻引入加勒比海地區。直到現在，加勒比海地區成為肉豆蔻遍生的土地。肉豆蔻需達到 9 年樹齡，才會開始結出果核，樹齡達 20 歲，才能有豐沛的產量。當果實開裂，會露出內裡的核果（種籽）這就是所謂的肉豆蔻。核果外層是纖細如絲的紅色外皮，又叫做肉豆蔻皮（mace），這層種皮本身也可以用來萃取精油。現在，肉豆蔻被輸出至世界各地，從美國到亞洲，在各式料理中都扮演著重要的地位。

主要產地：印尼、格瑞那達（加勒比海）、斯里蘭卡。

選購重點：肉豆蔻精油呈透明至淡黃色，流動性佳，氣味溫暖香甜，有飽滿的香料氣息。

療癒屬性：止痛、抗感染、抗菌消毒、鎮靜、消脹氣、幫助消化、安神、解痙攣。

對應症狀：腸胃絞痛、噁心、胃部不適、風濕、關節炎、肌肉痠痛、肌肉疼痛、肌肉損傷、經痛、失眠、躁動不安、神經緊張、緊繃。

適合搭配的精油：沉香醇羅勒、西印度月桂、佛手柑、康納加（大葉依蘭）、荳蔻、康乃馨、快樂鼠尾草、芫荽籽、白松香、天竺葵、薑、葡萄柚、茉莉、醒目薰衣草、檸檬、檸檬香茅、萊姆、橘（桔）、甜馬鬱蘭、山雞椒、橙花、甜橙、苦橙葉、玫瑰原精、依蘭。

使用禁忌：懷孕及哺乳期間不宜使用。一般情況下可安全使用（GRAS 認證）。

❖ 84 甜橙

Orange, Sweet（*Citrus sinensis, C. aurantium var. sinensis*）（芸香科）

植物型態：甜橙樹約有 25 英尺高（大約 7.6 公尺），葉片深綠，開芬芳的白色花朵，亮橙色的果實大而圓。

萃取部位：果皮。

萃取方式：冷壓榨法、蒸氣蒸餾法。

精油資料：苦橙樹是從中國傳入西方國家，甜橙則原生於印度，而後由葡萄牙探險家傳入歐洲，而後又帶至南美。1549 年，南美天主教男修會——耶穌會（Jesuit）的教士在當地大量種植甜橙樹，直到今日，巴西成為甜橙精油最大的供應產地。甜橙精油富含維生素、礦物質和酶，廣泛被運用在食物、飲料和甜點界，當然，在香水業也未曾缺席。

主要產地：巴西、美國、義大利、西班牙、以色列、阿根廷。

選購重點：甜橙精油呈黃至橘色，流動性佳，是清新香甜的柑橘果香。甜橙精油來自 *Citrus sinensis*，苦橙精油則是以蒸氣蒸餾法，萃取自 *Citrus aurantium*。苦橙精油呈黃綠至黃橙色，比起甜橙，更有一股酸酸甜甜的木質、柑橘氣味。

療癒屬性：抗細菌、抗菌消毒、鎮定、利膽、淨化、利尿、鎮靜、激勵全身、健胃、強身健體。

對應症狀：神經性焦慮、便祕、腸痙攣、水分滯留、排毒、橘皮組織、失眠、憂鬱、焦慮和壓力相關症狀、緊張、康復調理。

適合搭配的精油：沉香醇羅勒、西印度月桂、月桂、佛手柑、黑胡椒、康納加（大葉依蘭）、荳蔻、德國洋甘菊、野洋甘菊（摩洛哥洋甘菊）、羅馬洋甘菊、快樂鼠尾草、丁香花苞、芫荽籽、絲柏、甜茴香、乳香、天竺葵、薑、葡萄柚、茉莉、杜松漿果、醒目薰衣草、真正薰衣草、檸檬、萊姆、菩提（椴花）、橘（桔）、甜馬鬱蘭、山雞椒、銀合歡、香桃木、橙花、肉豆蔻、廣藿香、苦橙葉、歐洲赤松、玫瑰原精、迷迭香、奧圖玫瑰、花梨木、檀香、綠薄荷、穗甘松、沉香醇百里香、纈草、岩蘭草、依蘭

使用禁忌：無。一般情況下可安全使用（GRAS 認證）。

❖ 85 野馬鬱蘭

Oregano（*Origanum vulgare*）（**脣形科**）

植物型態：野馬鬱蘭是一種多年生草本植物，葉片氣味芬芳，紅色的莖桿覆有毛髮，頂端開叢聚的粉紅色小花。

萃取部位：開花的全株藥草。

萃取方式：蒸氣蒸餾法。

精油資料：當野馬鬱蘭開始開花，採收工作便開始，而後需立刻對植材進行蒸餾。野馬鬱蘭原生於南歐與中歐地區，現在生長於世界各地。自從古羅馬醫師普林尼在西元一世紀的著作《自然史》（*Natural History*）中大大稱頌了野馬鬱蘭的益處，野馬鬱蘭便成了人們經常使用的藥草。野馬鬱蘭（又稱奧勒岡）也是地中海料理大量用到的香草，確實沒有哪個美味的披薩能少了這一味。除此

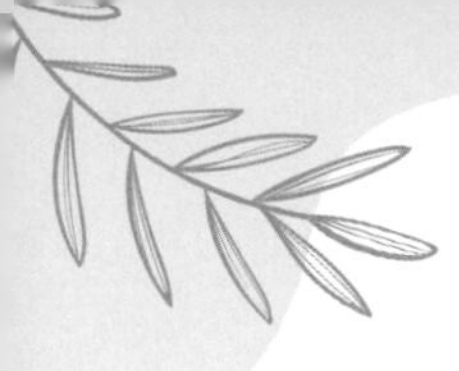
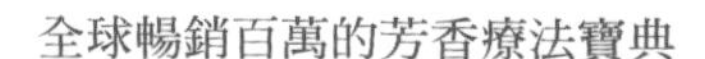

之外，就連蜜蜂也對野馬鬱蘭情有獨鍾。

主要產地：法國、摩洛哥、埃及、土耳其、義大利、西班牙。

選購重點：野馬鬱蘭精油呈無色至淡黃色或淡紅棕色，流動性佳，帶有強烈的草本氣味，甚至有些許像藥的味道。

療癒屬性：止痛、驅除體內寄生蟲、抗細菌、抗真菌、抗菌消毒、抗病毒、祛痰、促進局部血液循環、激勵全身。

對應症狀：病毒感染、細菌感染、呼吸道感染、肌肉疼痛。

適合搭配的精油：佛手柑、雪松、錫蘭肉桂葉、絲柏、薄荷尤加利、澳洲尤加利、芳枸葉、乳香、葡萄柚、芳樟、高地牛膝草、杜松漿果、真正薰衣草、穗花薰衣草、檸檬、檸檬香茅、萊姆、松紅梅、甜馬鬱蘭、山雞椒、香桃木、胡椒薄荷（歐薄荷）、芳香羅文莎葉、桉油樟（羅文莎葉）、迷迭香、茶樹、沉香醇百里香。

使用禁忌：可能刺激皮膚；建議通過皮膚測試再使用。懷孕及哺乳期間不宜使用。如正服用多種藥物，應避免使用。一般情況下可安全使用（GRAS 認證）。

❖ 86 希臘野馬鬱蘭

Oregano, Greek（*Origanum heracleoticum, O. vulgaris hirtum*）（唇形科）

植物型態：希臘野馬鬱蘭是耐寒的多年生草本植物，葉片有銀色的絨毛，葉背為紫色。

萃取部位：開花的頂端。

萃取方式：蒸氣蒸餾法。

精油資料：這裡列出的兩個植物學名，其實是同一種植物的不同學名，其中，人們更常使用的是 *hirtum* 而不是 *heracleoticum*。在希臘，這種藥草最知名的用法就是用來料理，因為它能帶來為料理增添濃郁、刺激的香氣，甚至是辛辣的口感。

主要產地：法國、希臘、土耳其。

選購重點：希臘野馬鬱蘭精油呈淡黃至深黃色、流動性佳，帶有胡椒、草本、青草、類似樟腦的氣味。

療癒屬性：止痛、驅除體內寄生蟲、抗細菌、抗真菌、抗感染、抗菌消毒、抗病毒、激勵免疫、激勵全身。

對應症狀：病毒感染、細菌感染、寄生蟲感染、呼吸道感染、腸胃感染、支氣管炎、上呼吸道黏膜炎、感冒、流行性感冒、風濕、肌肉疼痛、面皰、膿腫。

適合搭配的精油：佛手柑、雪松、絲柏、薄荷尤加利、澳洲尤加利、葡萄柚、芳樟、高地牛膝草、杜松漿果、真正薰衣草、穗花薰衣草、甜馬鬱蘭、山雞椒、香桃木、胡椒薄

荷（歐薄荷）、芳香羅文莎葉、迷迭香、茶樹、沉香醇百里香。

使用禁忌：極度敏感的肌膚可能感到刺激；建議通過皮膚測試再使用。懷孕和哺乳期間避免使用。一般情況下可安全使用（GRAS 認證）。

❖ 87 玫瑰草

Palmarosa（*Cymbopogon martinii*）

（禾本科）

植物型態：玫瑰草是密集叢生的草葉植物，葉片細長芬芳，開黃色的小花。

萃取部位：葉片。

萃取方式：蒸氣蒸餾法。

精油資料：玫瑰草長長的葉片必須在開花前採收完成，放置一週左右會得到最好的萃油效果。玫瑰草早先也叫做土耳其天竺葵（Turkish geranium）或東印度天竺葵（East Indian geranium），然而，比起天竺葵，玫瑰草更有一種檸檬般的玫瑰香氣。將玫瑰草精油和阿拉伯樹膠溶液混合搖晃，然後置於太陽底下，就能得到顏色更澄清、味道更像玫瑰的香氣，於是，透過這番處理得到的成品，經常被用來混摻或仿造玫瑰精油。玫瑰草原生於印度和尼泊爾，現在，當地仍從野地中採收野生的玫瑰草。在印度阿育吠陀療法中，玫瑰草又被稱為羅莎油（*Rosha oil*）。

主要產地：尼泊爾、印度、巴西、中美洲。

選購重點：玫瑰草精油可能是淡黃色，或綠色帶點微黃，流動性佳，帶著檸檬般的花香，和微弱的木質香調。同一個亞屬底下的 *var. sofia* 品種，萃取出來的是薑草精油，和玫瑰草精油不應相互混淆。

療癒屬性：抗細菌、抗真菌、抗感染、抗菌消毒、抗病毒、促進傷口癒合、細胞防禦、幫助消化、激勵免疫、防蟲、協助外傷癒合。

對應症狀：鼻竇炎、痰液過多、膀胱炎、尿道感染、腸胃不適、疤痕、傷口、面皰、粉刺、癤腫（紅色腫塊）、真菌感染、一般性疲勞、肌肉痠痛、肌肉過度操勞、壓力、易怒、躁動不安、蚊蟲叮咬或螫咬。

適合搭配的精油：佛手柑、白千層、雪松、德國洋甘菊、羅馬洋甘菊、錫蘭肉桂葉、香茅、快樂鼠尾草、芫荽籽、絲柏、澳洲尤加利、乳香、天竺葵、薑、葡萄柚、芳樟、義大利永久花、真正薰衣草、穗花薰衣草、檸檬、檸檬香茅、松紅梅、山雞椒、廣藿香、泰國蔘薑、玫瑰原精、迷迭香、柑、龍艾、茶樹、檀香、依蘭。

使用禁忌：懷孕期間不宜使用。一般情況下可安全使用（GRAS 認證）。

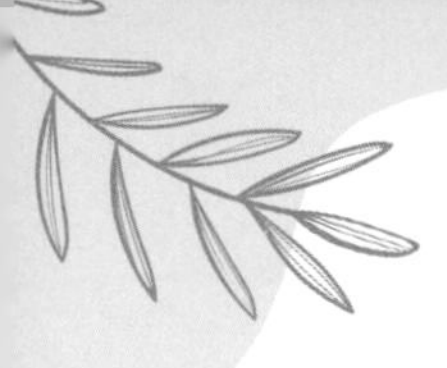

❖ 88 廣藿香

Patchouli（*Pogostemon cablin*）（唇形科）

植物型態：廣藿香是一種多年生常綠灌木，株高可達 3 英尺（大約 90 公分），葉片大而覆絨、香氣濃郁，頂端開紫色花朵。

萃取部位：嫩葉與嫩莖。

萃取方式：蒸氣蒸餾法。

精油資料：有些時候，廣藿香葉會在新鮮時進行蒸餾；其他時候，人們會將葉片堆放在陰涼處微微發酵，這麼一來，儲藏精油的細胞壁能預先受到破壞，蒸餾時也就更順利。19 世紀，當英國人從殖民地印度帶回珍貴的佩斯利（paisley）渦紋披肩，會將廣藿香葉放在披肩當中。這麼一來，就能輕易辨識出來自他處的仿製品，因為少了標誌性的廣藿香氣味。

主要產地：印度、印尼、馬來西亞、馬達加斯加島、中國。

選購重點：陳放後熟成的廣藿香精油——質地黏稠，呈深黃至紅棕色，帶有飽滿香甜的泥土、煙燻氣味；青澀的廣藿香精油——呈深黃色，流動性佳，氣味依然飽滿香甜，但較為清淡。

療癒屬性：抗憂鬱、抗真菌、抗感染、消炎、抗微生物、抗菌消毒、收斂劑、鎮靜、促進傷口癒合、細胞防禦、安神。

對應症狀：真菌感染、寄生蟲造成的皮膚感染、輪癬、疥瘡、蟎蟲、頭皮感染、問題性肌膚、身體疼痛、膿腫、割傷、皮膚擦傷、驅蟲、蚊蟲叮咬或螫咬、經前症候群、憂鬱、情緒起伏不定、易怒。

適合搭配的精油：阿米香樹、佛手柑、黑胡椒、康納加（大葉依蘭）、荳蔻、雪松、野洋甘菊、快樂鼠尾草、古巴香脂、乳香、天竺葵、薑、茉莉、檸檬、檸檬香茅、橘（桔）、沒藥、甜橙、玫瑰草、玫瑰原精、檀香、柑、依蘭。

使用禁忌：無。

❖ 89 胡椒薄荷（歐薄荷）

Peppermint（*Mentha piperita*）（唇形科）

植物型態：胡椒薄荷是一種多年生草本植物，株形低矮，葉片香氣濃郁，開迷你的粉紫色小花。

萃取部位：新鮮或半乾的全株植物。

萃取方式：蒸氣蒸餾法。

精油資料：薄荷屬的屬名 *Mentha* 是來自希臘神話裡水仙子門塔（Minthe）的名字。門塔和冥王哈迪斯（Hades）譜出戀曲，善妒的冥后波瑟芬妮（Persephone）於是將門塔變成平凡無奇、任人踐踏的小草。後來，哈迪斯將這植物變成人們會永遠欣賞、喜愛的香氣植物，也就是薄荷。美國於 1855 年開始廣泛栽種胡椒薄荷，至今成為全世界胡椒薄荷精油的最大產地，尤其是華盛頓州、奧勒岡州和愛達荷州。

主要產地：美國、印度、中國、英國、義大利、俄羅斯。

選購重點：胡椒薄荷精油呈透明至淡黃色，流動性佳，帶有清新的青草、薄荷氣味，以及幽微的胡椒香調。

療癒屬性：止痛、抗細菌、抗感染、消炎、抗菌消毒、抗痙攣、抗病毒、消脹氣、利膽、激勵循環、解充血、幫助消化、激勵全身、健胃、強身健體。

對應症狀：頭痛、偏頭痛、消化問題、噁心、腹絞痛、腸胃不適、脹氣、結腸炎、憩室炎、克隆氏症、腸躁症、鼻塞、鼻竇炎、肌肉痠痛、肌肉疼痛、肌肉損傷、肌肉痙攣、坐骨神經痛、扭傷、風濕、經痛、神經痛、面皰、粉刺、心理耗竭、緊張、身體耗竭、疲憊倦怠、淡漠。

適合搭配的精油：歐白芷（籽）、沉香醇羅勒、月桂、佛手柑、康納加（大葉依蘭）、德國洋甘菊、丁香花苞、絲柏、檸檬尤加利、澳洲尤加利、天竺葵、葡萄柚、芳樟、杜松漿果、真正薰衣草、穗花薰衣草、檸檬、檸檬香茅、萊姆、甜馬鬱蘭、香桃木、綠花白千層、甜橙、野馬鬱蘭、苦橙葉、歐洲赤松、芳香羅文莎葉、桉油樟（羅文莎葉）、迷迭香、黑雲杉、柑、龍艾、茶樹、沉香醇百里香、晚香玉、依蘭。

使用禁忌：懷孕及哺乳期間不宜使用。避免將未經稀釋的純精油，用於泡澡或淋浴。一般情況下可安全使用（GRAS 認證）。

❖ 90 苦橙葉

Petitgrain（*Citrus aurantium*）（芸香科）

植物型態：橙樹是帶刺的常綠喬木，高度可介於 10 至 30 英尺（約 3 至 9 公尺）之間。葉片常綠，花朵雪白、質地如蠟，中心有呈簇的黃色雄蕊，果實是個頭小巧的橙子。

萃取部位：葉片、嫩枝和小而未熟的綠色果實。

萃取方式：蒸氣蒸餾法。

精油資料：根據文獻紀錄，早在 1694 年，就有從苦橙樹取葉片，蒸餾苦橙葉精油的歷史。苦橙樹精油也是最初製作古龍水的材料之一。苦橙葉精油取自苦橙葉的葉片、嫩枝和迷你的未熟小果。也有一些苦橙葉精油，是取自苦橙與甜橙的雜交後的橙樹葉片——例如：巴拉圭的苦橙葉精油便是如此。雖然許多柑橘樹種也都可以萃出各自的葉片精油，例如橘葉、柑葉、檸檬葉、葡萄柚葉、萊姆葉和佛手柑葉等，但本書提及的苦橙葉精油效用，只來自苦橙樹葉片萃取的精油。

主要產地：西班牙、義大利、法國、埃及、巴西、巴拉圭。

選購重點：苦橙葉精油呈透明至淡黃色，流動性佳，帶有青草、木質和帶著柑橘香氣的花香。

療癒屬性：抗憂鬱、消炎、抗菌消毒、抗痙

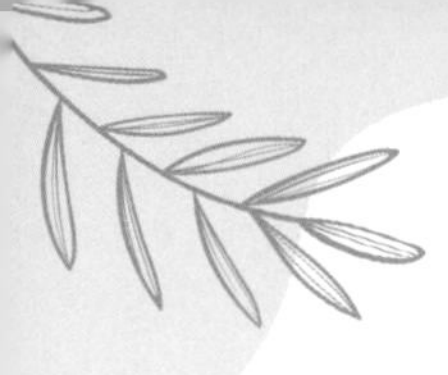

攣、鎮靜、促進傷口癒合、細胞防禦、安神、可作為鬆弛劑、強身健體。

對應症狀：壓力相關症狀、神經性痙攣、肌肉痙攣、一般性痠痛、高血壓、緊張性氣喘、失眠、憂鬱、體力虛弱、壓力、緊張、易怒。

適合搭配的精油：佛手柑、黑胡椒、康納加（大葉依蘭）、荳蔻、雪松、羅馬洋甘菊、快樂鼠尾草、芫荽籽、絲柏、乳香、天竺葵、薑、葡萄柚、茉莉、真正薰衣草、檸檬、菩提（椴花）、甜馬鬱蘭、銀合歡、香桃木、橙花、肉豆蔻、甜橙、廣藿香、玫瑰原精、迷迭香、奧圖玫瑰、花梨木、檀香、岩蘭草、依蘭。

使用禁忌：無。一般情況下可安全使用（GRAS 認證）。

❖ 91 多香果

Pimento berry（*Pimenta dioica*）

（桃金孃科）

植物型態：多香果樹是一種常綠喬木，能長到 40 英尺高（大約 12 公尺），全樹帶有香氣，包括芬芳的樹皮、嫩枝、厚實的葉片，以及芬芳的漿果與花朵。

萃取部位：果實（漿果）。

萃取方式：蒸氣蒸餾法。

精油資料：雖然芬芳的多香果葉也可以萃取精油，但本書提及的多香果精油是萃取自果實的精油。多香果尚未成熟時，採收的工人就會爬到樹上，折下枝條採摘。多香果樹不能以刀砍收，因為金屬會和樹中的單寧酸起反應，並可能導致樹木死亡。採收後的枝條，會透過敲打使漿果脫落，漿果在太陽下日曬十天，而後碾碎、進行蒸餾。多香果原生於加勒比海地區和中美洲，是人們熟知的牙買加辛香料多香粉（allspice），因為它的氣味就像所有常見辛香料的綜合版。

主要產地：牙買加、古巴、留尼旺島（法屬）、印度。

選購重點：多香果精油呈淡黃至深黃或淡棕色，流動性佳，帶有香甜、柔軟、溫暖的香料氣味，有如丁香的味道。多香果精油的英文產品名有時也寫做 allspice。

療癒屬性：止痛、抗真菌、抗感染、抗微生物、抗氧化、抗菌消毒、促進局部血液循環、激勵全身。

對應症狀：風濕、關節炎、酸痛與疼痛、肌肉痙攣、肌肉拉傷、麻木無感、四肢冰冷、支氣管感染、咳嗽、發冷、流行性感冒、消化問題、便祕、胃部不適、胃痛、發冷、緊張。

適合搭配的精油：安息香、黑胡椒、康納加（大葉依蘭）、荳蔻、康乃馨、野洋甘菊、香茅、甜茴香、白松香、天竺葵、檸檬、檸檬香茅、橘（桔）、山雞椒、肉豆蔻、甜橙、玫瑰原精、柑、依蘭。

使用禁忌：如正服用多種藥物，應避免使用。敏感性肌膚或容易出現過敏反應的肌膚，可能感到刺激，建議通過皮膚測試再使用。懷孕及哺乳期間不宜使用。

❖ 92 歐洲赤松

Pine（*Pinus sylvestris*）（**松科**）

植物型態：歐洲赤松是一種長壽樹種，樹高可達 130 英尺（約 40 公尺）。年輕的歐洲赤松樹幹為橘紅色，全年常綠的針葉為藍綠色，毬果雄雌同株。

萃取部位：針葉。

萃取方式：蒸氣蒸餾法。

精油資料：歐洲赤松也叫做蘇格蘭赤松（*Scots pine*）。歐洲赤松精油可以用來製作某些藥品，和男性的盥洗用品。平常人們食用的松果，就在赤松的毬果當中。歐洲赤松富含易燃的樹脂，從美國到歐洲、中國，世界各地人民都以松枝作為火把。目前，歐洲赤松被大量栽培，主要為獲取木材、纖維素（cellulose）、焦油（tar）、瀝青（pitch）、松節油（turpentine）與精油。

主要產地：蘇格蘭、奧地利、法國、美國、俄羅斯。

選購重點：歐洲赤松精油呈透明至淡黃色，流動性佳，有鮮明、爽利的松脂、香脂氣味，令人想起松樹林的味道。

療癒屬性：抗感染、抗微生物、抗菌消毒、安撫呼吸道、解充血、利尿、祛痰、緩解胸腔與呼吸道不適、強身健體。

對應症狀：風濕、肌肉疼痛、肌肉損傷、肌肉勞累、腿腳疲憊沉重、痛風、支氣管感染、鼻塞、體力虛弱、疲憊倦怠、心理和神經耗竭。

適合搭配的精油：佛手柑、白千層、荳蔻、雪松、德國洋甘菊、羅馬洋甘菊、古巴香脂、絲柏、澳洲尤加利、冷杉、杜松漿果、醒目薰衣草、真正薰衣草、穗花薰衣草、檸檬、甜馬鬱蘭、綠花白千層、胡椒薄荷（歐薄荷）、芳香羅文莎葉、迷迭香、雲杉、茶樹、沉香醇百里香。

使用禁忌：極度敏感的肌膚，或容易出現過敏反應的肌膚，可能感到刺激，建議通過皮膚測試再使用。呼吸問題患者最好避免使用。

❖ 93 泰國蔘薑

Plai（*Zingiber cassumunar, Z. montanum*）（**薑科**）

植物型態：泰國蔘薑是一種開花的塊根植物，根莖纖維長、塊頭粗壯，葉片大且油亮。

萃取部位：根莖。

萃取方式：蒸氣蒸餾法。

精油資料：*Plai* 這個字是泰國當地賦予這個植物的名稱。泰國蔘薑是泰國、寮國和柬埔

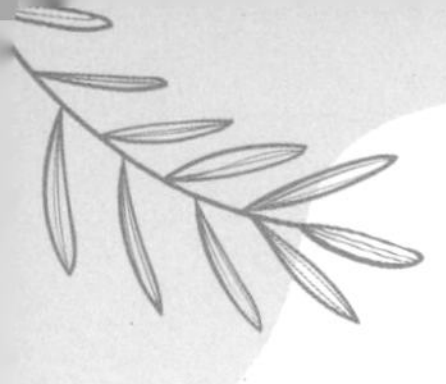

寨等東南亞地區，在地傳統醫學大量使用的藥材。泰國蔘薑和薑雖然效用特質不同，但在植物學上是同一家族成員，也和大高良薑有親緣關係。

主要產地：泰國、印度、印尼。

選購重點：泰國蔘薑精油呈淡黃色，流動性佳，帶有清新的草本、香料氣味，且有些微的綠香。

療癒屬性：止痛、抗細菌、消炎、止神經痛、抗痙攣、鎮靜、消脹氣、利尿、激勵全身、強身健體。

對應症狀：關節炎、關節疼痛、肌肉疼痛、肌肉損傷、韌帶損傷、肌肉痙攣、肌腱炎、腫脹、經痛、腹部痙攣、結腸炎、憩室病。

適合搭配的精油：沉香醇羅勒、佛手柑、黑胡椒、荳蔻、羅馬洋甘菊、快樂鼠尾草、欖香脂、澳洲尤加利、天竺葵、薑、高地牛膝草、義大利永久花、杜松漿果、真正薰衣草、甜馬鬱蘭、胡椒薄荷（歐薄荷）、多香果、希臘鼠尾草（三葉鼠尾草）、綠薄荷。

使用禁忌：無。

❖ 94 芳香羅文莎葉

Ravensara（*Ravensara aromatica*）

（樟科）

植物型態：芳香羅文莎葉是一種大型的開花常綠喬木，樹皮氣味芬芳，深色的枝條與油亮的葉片也都帶有香氣。

萃取部位：葉片。

萃取方式：蒸氣蒸餾法。

精油資料：芳香羅文莎葉原生於馬達加斯加島，如今在其他地區也有栽種。芳香羅文莎葉的種籽是一種被稱為馬達加斯加肉豆蔻（Madagascan nutmeg）的香料，可以運用在料理和醫療當中。芳香羅文莎葉的葉片深綠而平滑，蒸餾出來的精油一開始主要為臨床芳療師使用，現在在世界各地也都能夠取得。

主要產地：馬達加斯加島、澳洲。

選購重點：芳香羅文莎葉精油透明無色或帶些微黃，流動性佳，帶有清新、微微刺鼻的樟腦和木質氣味。

療癒屬性：抗細菌、抗感染、抗菌消毒、抗病毒、祛痰、激勵免疫、激勵全身。

對應症狀：感冒、流行性感冒、細菌感染、病毒感染、疱疹、帶狀疱疹、支氣管感染、支氣管炎、呼吸道感染、鼻炎、鼻竇炎、肌肉疼痛、肌肉勞累、慢性疲勞。

適合搭配的精油：佛手柑、黑胡椒、雪松、錫蘭肉桂葉、絲柏、薄荷尤加利、澳洲尤加利、芳枸葉、乳香、天竺葵、薑、葡萄柚、芳樟、高地牛膝草、杜松漿果、醒目薰衣草、真正薰衣草、檸檬、檸檬香茅、橘（桔）、松紅梅、香桃木、玫瑰草、桉油樟（羅文莎葉）、迷迭香、綠薄荷、柑、沉香醇百里香。

使用禁忌：懷孕及哺乳期間不宜使用。

❖ 95 桉油樟（羅文莎葉）

Ravintsara（*Cinnamomum camphora ct. cineole*）（樟科）

植物型態：桉油樟是一種闊葉常綠喬木，能長到 100 英尺（約 30 公尺）高。桉油樟的樹皮粗糙，葉片油亮而芬芳，花量豐沛而雪白，結黑色漿果。

萃取部位：葉片。

萃取方式：蒸氣蒸餾法。

精油資料：桉油樟的葉片圓大、油亮如革，一天之內必須採摘蒸餾完畢。桉油樟在 20 世紀中期從台灣傳入馬達加斯加島，現在能在當地雨林看到野生的品種，也有人工栽培的植株。即便桉油樟的植物學名為樟樹（*Cinnamomum camphora*），來自馬達加斯加島的品種樟腦成分卻非常少，取而代之的是大量的 1,8-桉油醇，比例約在 40%至 65%之間。桉油樟和芳樟也有同樣的植物學名，但成分截然不同。芳樟精油的 1,8-桉油醇含量非常低，主要成分為沉香醇。

主要產地：馬達加斯加島。

選購重點：桉油樟精油呈透明至淡黃色，流動性佳，帶有濃烈的草本氣味。另外，桉油樟的氣味雖然與莎羅白樟（saro）類似，兩者的功效特質卻不相同。

療癒屬性：驅除體內寄生蟲、抗細菌、抗上呼吸道黏膜炎、抗真菌、抗感染、抗菌消毒、抗病毒、祛痰、激勵免疫、化痰。

對應症狀：支氣管炎、支氣管充血、感冒、鼻竇炎、鼻炎、痰液過多、喉嚨發炎、呼吸道病毒感染、病毒感染、疱疹、帶狀疱疹、一般性疲勞。

適合搭配的精油：月桂、佛手柑、黑胡椒、荳蔻、雪松、絲柏、澳洲尤加利、芳枸葉、乳香、天竺葵、薑、芳樟、高地牛膝草、真正薰衣草、穗花薰衣草、檸檬、松紅梅、香桃木、綠花白千層、野馬鬱蘭、玫瑰草、芳香羅文莎葉、迷迭香、茶樹、沉香醇百里香。

使用禁忌：懷孕及哺乳期間不宜使用。

❖ 96 沼澤茶樹

Rosalina（*Melaleuca ericifolia*）（桃金孃科）

植物型態：沼澤茶樹可長到 10 至 25 英尺高（大約 3 至 7 公尺），樹皮灰白、薄如紙片，葉片短小如針，芬芳的米白色花朵就如瓶刷一般。

萃取部位：葉片。

萃取方式：蒸氣蒸餾法。

精油資料：沼澤茶樹原生於澳洲東南部和塔斯馬尼亞島西北邊，喜生長於近水區域，這也是它名稱的由來。沼澤茶樹可以長成高大的樹木，但為了栽培上的便利，通常以大型

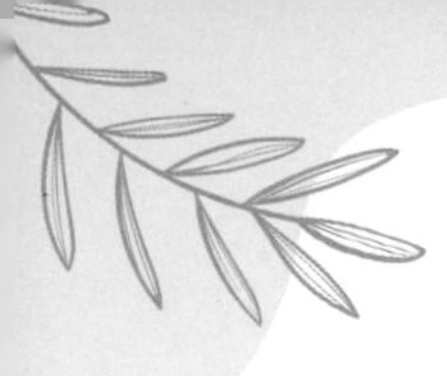

灌木的方式修剪栽培。沼澤茶樹的樹枝會從根部萌生，因此經常作為天然的藩籬來種植。沼澤茶樹和茶樹來自同一個植物家族，有時也被稱為薰衣草雜樹（lavender tea tree），因為它和茶樹有類似的效用和特質，但卻更像真正薰衣草能帶來安撫的效果，在氣味上也更宜人。當地原住民以沼澤茶樹的葉片與樹皮作為藥材。

主要產地：澳洲。

選購重點：沼澤茶樹精油呈透明至淡黃色，流動性佳，帶有柔軟的草本、木質調花香。

療癒屬性：止痛、抗細菌、抗感染、抗微生物、抗菌消毒、抗痙攣、抗病毒、鎮靜、祛痰、激勵免疫、安神、緩解胸腔與呼吸道不適。

對應症狀：呼吸道感染、鼻竇炎、竇性頭痛、咳嗽、感冒、躁動不安、神經緊張、易怒、面皰、粉刺、蚊蟲叮咬。

適合搭配的精油：沉香醇羅勒、安息香、黑胡椒、白千層、雪松、羅馬洋甘菊、欖香脂、芳枸葉、乳香、天竺葵、葡萄柚、醒目薰衣草、真正薰衣草、甜馬鬱蘭、迷迭香、穗甘松、沉香醇百里香、纈草、岩蘭草。

使用禁忌：無。

❖ 97 玫瑰原精

Rose / Rose de Mai

千葉玫瑰（*Rosa centifolia*）（薔薇科）

植物型態：千葉玫瑰是一種落葉灌木，莖幹有刺，能長到 6 英尺高（大約 1.8 公尺），粉紅色的花朵有無數花瓣，氣味芬芳。

萃取部位：新鮮的花朵。

萃取方式：蒸氣蒸餾法、溶劑萃取法。

精油資料：千葉玫瑰的拉丁學名 *centifolia*，指稱的是它多到數不盡的花瓣（*folia*），數量即便不到一百，也比其他玫瑰品種多得多。千葉玫瑰原精一開始會被萃為凝香體，而後得到原精。採摘的時節在四月至六月之間，但五月的其中幾天是最理想的採收期，也因此，千葉玫瑰又被稱為五月玫瑰（*May rose*）。花朵必須在清晨採摘，以保有最濃郁的香氣，大約要用到六噸的花朵，才能萃出 1 磅（約 450 克）的玫瑰原精。玫瑰品種當中，只有千葉玫瑰和大馬士革玫瑰，是為萃取玫瑰香氣而栽培的品種，其中，千葉玫瑰的香氣更濃烈、醉人，而大馬士革玫瑰則更細緻、優雅。

主要產地：摩洛哥、土耳其、法國、中國。

選購重點：千葉玫瑰原精呈橘紅色，濃稠度中等，以深邃、溫軟的蜂蜜香氣，混合著辛香料的氣味和強烈的玫瑰香氣。

療癒屬性：抗憂鬱、抗菌消毒、抗痙攣、收斂劑、鎮靜、促進傷口癒合、細胞防禦、催眠、安神、強身健體。

對應症狀：受孕困難、月經不順、子宮內膜異位症、經痛、腹絞痛、循環問題、憂鬱、焦慮、緊張、各種恐懼症、神經緊張、壓力相關症狀、疤痕。

適合搭配的精油：沉香醇羅勒、安息香、佛手柑、黑胡椒、荳蔻、康乃馨、羅馬洋甘菊、快樂鼠尾草、丁香花苞、芫荽籽、甜茴香、乳香、天竺葵、薑、茉莉、檸檬、菩提（椴花）、橘（桔）、山雞椒、橙花、甜橙、玫瑰草、廣藿香、花梨木、檀香、柑、依蘭。

使用禁忌：無。

❖ 98 迷迭香

Rosemary（*Rosmarinus officinalis*）

（脣形科）

植物型態：迷迭香是密集生長的灌木叢，枝條細瘦，尖細的綠葉如穗狀分布，葉背灰綠，開藍色花朵。

萃取部位：葉片、嫩枝與花朵。

萃取方式：蒸氣蒸餾法。

精油資料：迷迭香一直是人類史上常用到的植物，在所有古老草藥典籍中，都有它的使用記載。長久以來，人們都知道迷迭香有增進記憶力的功效。在歐洲，迷迭香被大量運用在婚禮和喪禮儀式；甚至被放在法庭上的被告席，預防俗稱「監獄傷寒」（jail fever）的傳染性斑疹傷寒擴散。

主要產地：法國、西班牙、摩洛哥、突尼西亞。

選購重點：迷迭香精油呈無色至淡黃色，或帶些微的綠色，流動性佳，有新鮮、如樟腦的青草、木質與草本氣味。

療癒屬性：止痛、抗微生物、抗菌消毒、抗痙攣、消脹氣、促進傷口癒合、解充血、淨化、利尿、激勵免疫、修復身體、解痙攣、健胃、激勵全身。

對應症狀：肌肉痠痛、肌肉疼痛、風濕、關節炎、肌肉無力、肌肉損傷、頭痛、偏頭痛、胃不適、腹部痙攣、各種呼吸道問題、鼻塞、水分滯留、腿腳沉重、水腫、橘皮組織、排毒、增強記憶力、體力虛弱、面皰、粉刺、癤腫（紅色腫塊）、膿腫、頭皮屑、掉髮。

適合搭配的精油：沉香醇羅勒、神聖羅勒、德國洋甘菊、羅馬洋甘菊、岩玫瑰、香茅、芫荽籽、絲柏、欖香脂、檸檬尤加利、澳洲尤加利、天竺葵、格陵蘭喇叭茶、高地牛膝草、義大利永久花、杜松漿果、醒目薰衣草、真正薰衣草、穗花薰衣草、檸檬、檸檬香茅、橘（桔）、甜馬鬱蘭、綠花白千層、胡椒薄荷（歐薄荷）、苦橙葉、芳香羅文莎葉、桉油樟（羅文莎葉）、莎羅白樟、綠薄荷、雲杉、柑、龍艾、沉香醇百里香、薑黃、依蘭。

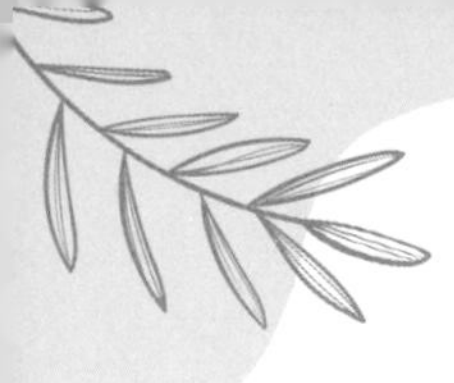

使用禁忌：懷孕期間不宜使用。一般情況下可安全使用（GRAS 認證）。

❖ 99 奧圖玫瑰

Rose Otto

保加利亞玫瑰（*Bulgarian Rose*）

土耳其玫瑰（*Turkish Rose*）

大馬士革玫瑰（*Rosa damascena*）（**薔薇科**）

植物型態：大馬士革玫瑰是一種帶刺的落葉灌木，莖桿能達 6 英尺（約 1.8 公尺）高，開芬芳的粉紅色花朵。

萃取部位：新鮮的花朵。

萃取方式：蒸氣蒸餾法。

精油資料：目前，市面上 80%的大馬士革玫瑰精油是來自保加利亞的卡贊勒克玫瑰谷（Kazanlak Valley）；這裡也是玫瑰栽培技術在 17 世紀首度被引進的地方。玫瑰的栽種知識可能是由波斯人傳入，畢竟，波斯西拉茲（Shiraz，也就是現在的伊朗地區）早在 1612 年，就已經開始蒸餾玫瑰。波斯學者阿維森納（Avicenna）在著作中提到，蒸餾玫瑰的活動可追溯至 11 世紀，當時人們很可能是為了萃取玫瑰花水，和其中極少量的玫瑰精油。價格高昂的玫瑰精油，就算用上幾百萬片玫瑰花瓣，也只能得到幾液體盎司的量。蒸餾時，必須在清晨徒手摘下鮮花，而後隨即進行蒸餾。玫瑰的採收期在五月和六月之間，每年這時玫瑰谷處處瀰漫著濃郁的玫瑰香氣；各家蒸餾廠日以繼夜地工作，確保在花瓣精油及時萃取出來。

主要產地：保加利亞、土耳其、伊朗。

選購重點：奧圖玫瑰精油呈無色至淡黃色，流動性佳，帶有柔軟、深邃，帶點檸檬香的玫瑰氣味，以及幽微的辛香調。溫度較低時精油容易結晶，回暖後還原為液體。

療癒屬性：抗憂鬱、抗感染、抗菌消毒、收斂劑、鎮靜、促進傷口癒合、激勵循環、細胞防禦、通經、潤膚、解痙攣、強身健體。

對應症狀：婦科問題、受孕困難、月經不規律、子宮內膜異位症、月經不調、經痛、腹絞痛、各種循環問題、面皰、皮膚缺水、疤痕、皮膚提前老化、憂鬱、焦慮、情緒性焦慮、神經緊張、壓力相關症狀。

適合搭配的精油：安息香、佛手柑、黑胡椒、康納加（大葉依蘭）、胡蘿蔔籽、羅馬洋甘菊、岩玫瑰、快樂鼠尾草、甜茴香、乳香、天竺葵、茉莉、真正薰衣草、檸檬、菩提（椴花）、白玉蘭花、橘（桔）、香蜂草、橙花、甜橙、檀香。

使用禁忌：無。一般情況下可安全使用（GRAS 認證）。

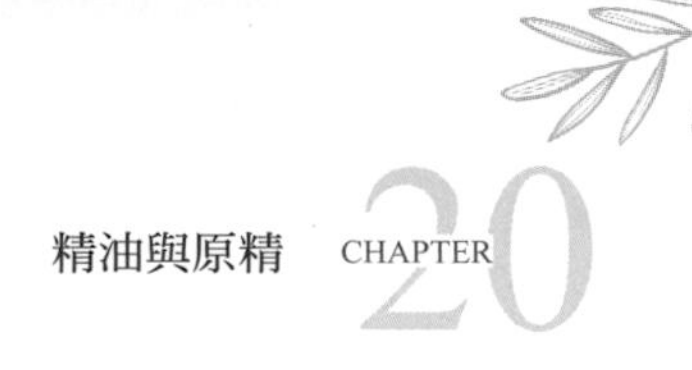

❖ 100 花梨木

Rosewood／Bois de Rose

（*Aniba rosaeodora*）（樟科）

植物型態：花梨木是一種常綠喬木，能長到 120 英尺高（大約 36 公尺），葉片排列如羽、質地厚實，開紅花，結紅色果實。

萃取部位：木屑與碎木塊。

萃取方式：蒸氣蒸餾法。

精油資料：花梨木是來自南美洲的雨林樹種，目前已瀕臨絕種，被列為保育類植物。只有確保符合環境永續條件的來源才能採收。花梨木是隸屬於樟科的樹種，曾經是家具和工具製造用的重要木材。花梨木精油來自切割後剩餘的木屑和碎塊。人們認為花梨木有類似玫瑰花水的味道，也因此，在英文中被稱為 rosewood（玫瑰木）。花梨木精油經常被用在香水和美妝產業。

主要產地：巴西、中美洲、祕魯。

選購重點：花梨木精油呈透明至淡黃色，流動性佳，帶有溫暖、香甜的花香與木質香氣，以及微微的辛香氣味。

療癒屬性：止痛、驅除體內寄生蟲、抗真菌、抗微生物、抗菌消毒、抗病毒、鎮靜、細胞防禦、防蟲、解痙攣、激勵全身、強身健體。

對應症狀：支氣管感染、扁桃腺炎、咳嗽、壓力、頭痛、康復調理、面皰、濕疹、牛皮癬、疤痕、蚊蟲叮咬或螫咬、神經緊張、憂鬱、焦慮、壓力相關症狀；強身健體。

適合搭配的精油：佛手柑、康納加（大葉依蘭）、荳蔻、雪松、羅馬洋甘菊、快樂鼠尾草、乳香、白松香、天竺葵、芳樟、義大利永久花、茉莉、醒目薰衣草、真正薰衣草、檸檬、菩提（椴花）、白玉蘭葉、甜馬鬱蘭、香桃木、水仙、橙花、肉豆蔻、甜橙、苦橙葉、玫瑰原精、奧圖玫瑰、檀香、晚香玉、依蘭、日本柚子。

使用禁忌：無使用禁忌。一般情況下可安全使用（GRAS 認證）。

❖ 101 鼠尾草

Sage（*Salvia officinalis*）（唇形科）

植物型態：鼠尾草是一種多年生草本植物，細小的葉片呈銀灰色，莖桿筆直，頂端開穗狀的紫色花朵。

萃取部位：葉片與花朵。

萃取方式：蒸氣蒸餾法。

精油資料：鼠尾草又是另一個歷史悠久的藥草。*salvia* 這個字，在拉丁文中是「鮮活」、「拯救」或「身體健康」的意思。從古羅馬時期以來，歐洲文化普遍將鼠尾草視為庭園中的重要植物，種植於周圍，就能隨手摘取、借助它的治療效果。*officinalis* 指的是修道院中的工坊（*officina*），那裡也是所有藥草的存放地。所有史上知名的草藥典籍都大大推崇鼠尾草多樣的功效，其中也包

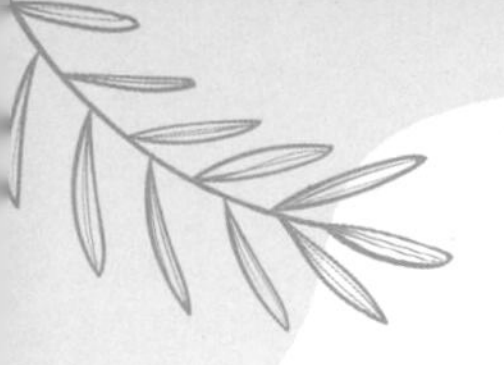

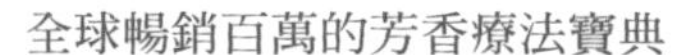

括幫助女性受孕。現在，鼠尾草葉最常見的用法，就是用於料理中。

主要產地：西班牙、法國、義大利、克羅埃西亞、阿爾巴尼亞、中國。

選購重點：鼠尾草精油呈透明至淡黃色，流動性佳，帶有濃烈的草本、樟腦氣味。

療癒屬性：抗細菌、消炎、抗菌消毒、抗痙攣、抗病毒、收斂劑、利膽、促進傷口癒合、幫助消化、利尿、通經、祛痰、化痰、健胃、強身健體。

對應症狀：關節炎、風濕、四肢冰冷、麻木無感、支氣管炎、上呼吸道黏膜炎、鼻竇炎、流行性感冒、肌肉痠痛、肌肉疼痛、肌肉損傷、肌腱炎、關節疼痛、月經不調、經痛、各種更年期症狀、熱潮紅、排汗過盛、靜脈瘀堵、雙腿疲憊沉重。

適合搭配的精油：沉香醇羅勒、佛手柑、德國洋甘菊、羅馬洋甘菊、快樂鼠尾草、絲柏、天竺葵、真正薰衣草、檸檬、檸檬香茅、甜馬鬱蘭、香桃木、綠花白千層、甜橙、芳香羅文莎葉、玫瑰原精、沉香醇百里香。

使用禁忌：使用須謹慎，務必妥善稀釋，且不可長期使用。癲癇和高血壓患者不可使用。懷孕和哺乳期間避免使用。正服用多種藥物者，最好避免使用。一般情況下可安全使用（GRAS 認證）。

❖ 102 希臘鼠尾草（三葉鼠尾草）

Sage, Greek（*Salvia fruticose, S. triloba*）

（脣形科）

植物型態：希臘鼠尾草是一種叢生的多年生草本植物，能長到 3 英尺高（大約 90 公分），莖葉有細毛，開粉紫色的花朵。

萃取部位：葉片及開花的頂端。

萃取方式：蒸氣蒸餾法。

精油資料：精油萃取時，需挑選較嫩的葉片進行蒸餾。希臘鼠尾草生長在地中海一帶乾旱、多岩的坡地上，包括希臘的克里特島。希臘鼠尾草在古希臘時代具有神聖的意義，是用來獻給宙斯的植物。

主要產地：希臘、土耳其。

選購重點：希臘鼠尾草精油呈透明至淡黃色，流動性佳，帶有溫暖、清新的草本香氣，和微微的樹脂氣味。

療癒屬性：消炎、抗微生物、抗菌消毒、抗痙攣、收斂劑、幫助消化、鎮靜、健胃、強身健體。

對應症狀：肌肉痠痛、肌肉疼痛、肌肉損傷、關節疼痛、頭痛、胃痛、喉嚨痛、經痛、神經緊張、心理倦怠、情緒耗竭、記憶力衰退、面皰、粉刺。

適合搭配的精油：沉香醇羅勒、佛手柑、德國洋甘菊、羅馬洋甘菊、岩玫瑰、快樂鼠尾草、絲柏、檸檬尤加利、天竺葵、醒目薰衣草、真正薰衣草、檸檬、檸檬香茅、甜馬鬱

蘭、山雞椒、香桃木、綠花白千層、甜橙、玫瑰原精、迷迭香、穗甘松、沉香醇百里香、纈草、岩蘭草

使用禁忌：使用須謹慎，務必妥善稀釋，且不可長期使用。懷孕及哺乳期間不宜使用。一般情況下可安全使用（GRAS 認證）。

❖ 103 檀香

Sandalwood（*Santalum album*）

（檀香科）

植物型態：檀香是一種小樹，株高可達 30 英尺（約 9 公尺），樹皮可能是紅色、棕色或黑色，葉片呈長形，開小紅花，結小小的黑色果實。

萃取部位：心材或根的碎片。

萃取方式：蒸氣蒸餾法。

精油資料：檀香也叫做東印度檀香（East Indian sandalwood）或白檀（white sandalwood），因為心材有時呈白色。檀香樹長到 30 至 40 年後，會在雨季以連根拔起的方式採收。印度邁索爾省（Mysore Province）是檀香的傳統生長地區，採收和製造的量都由印度政府嚴格管控，以確保檀香能夠永續生長。檀香樹是一種寄生的樹種，在青嫩的生長期，會從寄生的宿主根部汲取水分和養分，但這樣的寄生關係，並不會對宿主帶來危害。檀香被人們用來製作線香、調製香水，也是人們用了千年的藥材。檀香可存活百歲，產量豐富時，檀香木也被用來建造幽香的廟宇、製作神像雕刻。

主要產地：印度、印尼。

選購重點：檀香顏色淡黃，質地稍微有點黏稠，陳放後轉為深黃色，帶有柔軟、飽滿、香甜、溫暖的木質氣味。

療癒屬性：抗憂鬱、消炎、抗菌消毒、抗痙攣、收斂劑、鎮靜、促進傷口癒合、利尿、潤膚、安神、緩解胸腔與呼吸道不適、修復身體、強身健體。

對應症狀：咳嗽、喉嚨痛、腿腳沉重、腫脹、尿道感染、膀胱炎、陰道感染、疤痕、失眠、焦慮、神經緊張、神經耗竭、憂鬱。

適合搭配的精油：安息香、康納加（大葉依蘭）、荳蔻、羅馬洋甘菊、快樂鼠尾草、芫荽籽、乳香、天竺葵、白草果根、茉莉、杜松漿果、真正薰衣草、檸檬、菩提（椴花）、橘（桔）、橙花、甜橙、玫瑰草、廣藿香、苦橙葉、玫瑰原精、奧圖玫瑰、花梨木、穗甘松、晚香玉、纈草、依蘭。

使用禁忌：無。

❖ 104 太平洋檀香

Sandalwood, Pacific（*Santalum austrocaledonicum*）**（檀香科）**

植物型態：太平洋檀香是一種小型寄生樹，樹皮呈深灰色，木材顏色較淡。

萃取部位：心材或根的碎片。

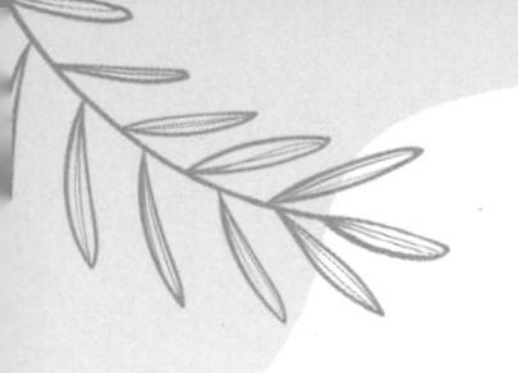

萃取方式：蒸氣蒸餾法。

精油資料：太平洋檀香又叫做新喀里多尼亞檀香（New Caledonian sandalwood），生長在大洋洲的新喀里多尼亞群島、萬那杜（Vanuatu）群島，一直到南太平洋澳洲東北部一帶。由於太平洋檀香至少需要 20 年才算長成，保育和復育的動作需要嚴格執行，才能確保不會瀕臨危險。檀香屬底下還有其他氣味接近的植物，例如澳洲檀香（*Santalum spicatum* 或 *Fusanus spicatus*）就是一種。有些檀香精油，事實上是取同為檀香屬的植物來萃取精油，例如東非檀香（*Osyris tenuifolia*），或者也可能來自完全不同家族的植物，例如來自芸香科的阿米香樹（也叫做西印度檀香）（*Amyris balsamifera*）。以上所有檀香都不算是真正的檀香，也不能取代印度白檀的療癒效用。

主要產地：新喀里多尼亞、萬那杜。

選購重點：太平洋檀香顏色淡黃，稍微有點黏稠，帶有柔軟、香甜的木質、香脂氣味，和些微的辛香香氣。

療癒屬性：抗菌消毒、抗痙攣、鎮靜、潤膚、祛痰。

對應症狀：失眠、壓力、子宮收縮、憂鬱、神經性焦慮。

適合搭配的精油：安息香、黑胡椒、康納加（大葉依蘭）、荳蔻、羅馬洋甘菊、芫荽籽、絲柏、乳香、天竺葵、白草果根、茉莉、杜松漿果、真正薰衣草、檸檬、橘（桔）、橙花、肉豆蔻、甜橙、玫瑰草、苦橙葉、玫瑰原精、莎羅白樟、穗甘松、柑、纈草、依蘭。

使用禁忌：無。

❖ 105 莎羅白樟

Saro / Mandravasarotra

（*Cinnamosma fragrans*）（白樟科）

植物型態：莎羅白樟是一種常綠喬木，能長到 20 英尺高（大約 6 公尺），葉片呈長卵形，表面油亮、氣味芬芳，在枝條上直接萌生花包，開黃色的小花，花後結出帶種籽的果實。

萃取部位：葉片。

萃取方式：蒸氣蒸餾法。

精油資料：莎羅白樟樹的生長地集中於馬達加斯加島西側，也是當地傳統醫學使用的藥材之一。莎羅白樟有許多保健效果，從當地人賦予的稱呼就能略見一二，例如「祛病樹」（tree that keeps illness away）或「克難樹」（overcomes all diffculties）。除了對應特定情況使用之外，莎羅白樟還可以用來滋補全身，或當作解毒劑使用。

主要產地：馬達加斯加島。

選購重點：莎羅白樟精油呈透明至淡黃色，流動性佳，帶有溫暖的青草氣味，混合著藥香與微微的檸檬調花香。

療癒屬性：止痛、抗真菌、抗感染、抗微生物、抗寄生蟲、抗菌消毒、抗痙攣、抗病毒、祛痰、激勵免疫、化痰、修復身體。

對應症狀：支氣管炎、上呼吸道黏膜炎、咳嗽、感冒、流行性感冒、鼻竇炎、肌肉疼痛、肌肉損傷、橘皮組織、傷口、膿腫、身體耗竭。

適合搭配的精油：錫蘭肉桂葉、丁香花苞、絲柏、檸檬尤加利、澳洲尤加利、芳枸葉、乳香、天竺葵、薑、葡萄柚、杜松漿果、醒目薰衣草、檸檬香茅、萊姆、香桃木、廣藿香、沉香醇百里香、薑黃。

使用禁忌：懷孕期間避免使用。

❖ 106 夏季香薄荷

Savory, Summer（*Satureja hortensis*）

（唇形科）

植物型態：夏季香薄荷是一種耐寒的一年生草本植物，株高約 1 英尺（約 30 公分），中央的主莖可分出十多個細枝，枝條上有細長的葉片，在枝葉連結處開粉白色的小花，結棕色果實。

萃取部位：葉片及開花的頂端。

萃取方式：蒸氣蒸餾法。

精油資料：據說，*savory* 這個字是來自拉丁文中的 *satyrus*，意思是「薩特」，是神話中半人半獸、以色慾著稱的淫逸之神。換句話說，香薄荷（savory）就是催情劑的意思。不過，並不是因為這樣，地中海植物香薄荷才成為羅馬時期以來，藥典中記載的重要藥草；事實上，香薄荷是一種效用多元廣泛的藥草，也被用於料理和香水業中。

主要產地：匈牙利、西班牙、法國、美國。

選購重點：夏季香薄荷精油呈淡黃色至淡橘色，混合著清新、香料、藥香和草本的氣味，不過，夏季香薄荷並不等同於冬季香薄荷（winter savory，*Satureja montana*），宜注意分辨。

療癒屬性：驅除體內寄生蟲、抗真菌、抗感染、抗微生物、收斂劑、消脹氣。

對應症狀：支氣管感染、上呼吸道黏膜炎、支氣管炎、流行性感冒、呼吸道病毒感染、肌肉痠痛、肌肉疼痛、真菌感染、蚊蟲叮咬。

適合搭配的精油：沉香醇羅勒、神聖羅勒、佛手柑、胡蘿蔔籽、德國洋甘菊、澳洲尤加利、芳樟、醒目薰衣草、真正薰衣草、檸檬、綠花白千層、野馬鬱蘭、玫瑰草、綠薄荷、沉香醇百里香、薑黃、纈草、西洋蓍草。

使用禁忌：有可能造成皮膚刺激；建議通過皮膚測試再使用。懷孕及哺乳期間不宜使用。正服用多種藥物者不宜使用。一般情況下可安全使用（GRAS 認證）。

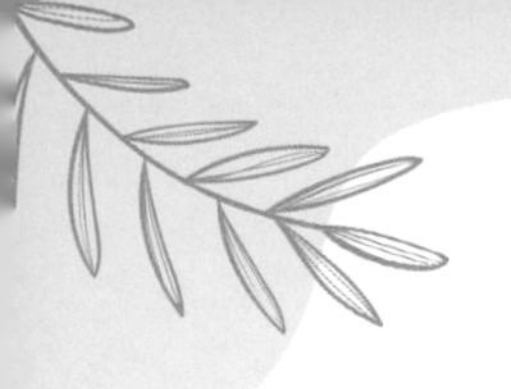

❖ 107 冬季香薄荷

Savory, Winter（*Satureja montana*）（脣形科）

植物型態：冬季香薄荷是一種多年生草本植物，株高可達 3 英尺（大約 90 公分），枝條垂直生長，葉片小而細長，開密集的白紫色穗花。

萃取部位：開花的全株藥草。

萃取方式：蒸氣蒸餾法。

精油資料：冬季香薄荷也叫做山區香薄荷（*mountain savory*），喜生長在山區和丘陵地帶，尤其是多岩的土壤，甚至是長在石頭縫間。冬季香薄荷是地中海地區常見的料理用香草。

主要產地：阿爾巴尼亞、克羅埃西亞、土耳其、西班牙、摩洛哥、俄羅斯。

選購重點：冬季香薄荷呈淡黃色，流動性佳，有濃烈的草本、藥香氣味。

療癒屬性：驅除體內寄生蟲、抗細菌、抗真菌、抗感染、抗寄生蟲、抗病毒、激勵免疫、強身健體。

對應症狀：病毒感染、呼吸道感染、支氣管炎、風濕、骨骼疼痛、肌肉疼痛、消化問題、傷口、膿腫。

適合搭配的精油：沉香醇羅勒、佛手柑、德國洋甘菊、羅馬洋甘菊、薄荷尤加利、澳洲尤加利、芳樟、醒目薰衣草、真正薰衣草、檸檬、綠花白千層、野馬鬱蘭、玫瑰草、胡椒薄荷（歐薄荷）、希臘鼠尾草（三葉鼠尾草）、綠薄荷、沉香醇百里香、薑黃、纈草、西洋蓍草。

使用禁忌：可能造成皮膚刺激；建議通過皮膚測試再使用。懷孕及哺乳期間不宜使用。正服用多種藥物者不宜使用。一般情況下可安全使用（GRAS 認證）。

❖ 108 綠薄荷

Spearmint（*Mentha spicata*）（脣形科）

植物型態：綠薄荷是一種生長快速的草本植物，葉片芬芳，開一簇簇的白色、粉色或紫色小花。

萃取部位：葉片。

萃取方式：蒸氣蒸餾法。

精油資料：綠薄荷在蒸餾精油之前，必須先放置部分乾燥。植株能從地下莖形成根出條（sucker），因此能不斷長出新枝、擴展生長區域。綠薄荷原生於歐洲，目前大量生長於美國，萃取出來的精油，在當地大量用於調味工業，尤其是糖果、口香糖、牙膏與口腔衛生產品。

主要產地：美國、中國、匈牙利、西班牙、俄羅斯、印度。

選購重點：綠薄荷精由呈無色至淡黃色，流動性佳，帶有柔軟、香甜、草本的薄荷氣味。

療癒屬性：抗菌消毒、鎮靜、解充血、幫助消化、安神、修復身體、解痙攣、激勵全身、健胃。

對應症狀：腹絞痛、胃弱、噁心、脹氣、消化不適、胃痛、神經痛、腰部疼痛、肌肉痠痛、神經性偏頭痛、神經疲憊。

適合搭配的精油：歐白芷（籽）、佛手柑、黑胡椒、康納加（大葉依蘭）、荳蔻、羅馬洋甘菊、絲柏、檸檬尤加利、薄荷尤加利、澳洲尤加利、乳香、天竺葵、真正薰衣草、檸檬、橘（桔）、甜馬鬱蘭、綠花白千層、肉豆蔻、甜橙、苦橙葉、歐洲赤松、桉油樟（羅文莎葉）、迷迭香、柑、茶樹、沉香醇百里香、晚香玉、依蘭。

使用禁忌：無。一般情況下可安全使用（GRAS 認證）。

❖ 109 穗甘松

Spikenard（*Nardostachys jatamansi*）

（敗醬草科）

植物型態：穗甘松是一種 2 英尺高（大約 60 公分）的開花植物，枝條頂端有三岔莖，開叢聚的粉紫色鐘形花朵。

萃取部位：根部。

萃取方式：蒸氣蒸餾法。

精油資料：有些精油具有悠久的歷史，穗甘松就是其中一種。穗甘松是聖經中提及的植物，在古代經常以 *nard* 來稱呼。穗甘松精油萃取自這多年生草本植物的根部，和纈草有親屬關係，以鎮靜功效著稱。現在，穗甘松是印度阿育吠陀療法中常用的藥油，精油氣味非常濃烈，和其他精油調配使用時，只需要少許幾滴就足夠。

主要產地：印度、尼泊爾。

選購重點：穗甘松精油呈深黃色至濃郁的琥珀綠色，流動性佳，帶有深邃的泥土氣味，有根的味道，也像麝香，帶點香料的氣味。

療癒屬性：止痛、抗細菌、抗感染、消炎、抗菌消毒、鎮定、淨化、安神、幫助再生、修復身體、鎮靜、助眠、解痙攣。

對應症狀：失眠、月經不順、肌肉痙攣、肌肉收縮、神經痛、坐骨神經痛、身體瘀滯、排毒、老化肌、身體緊繃、壓力相關症狀、焦慮、神經緊張；安撫不適、具安撫效果。

適合搭配的精油：佛手柑、康納加（大葉依蘭）、雪松、德國洋甘菊、羅馬洋甘菊、芫荽籽、絲柏、乳香、白松香、天竺葵、義大利永久花、茉莉、杜松漿果、真正薰衣草、檸檬、檸檬香茅、菩提（椴花）、橘（桔）、甜馬鬱蘭、銀合歡、橙花、玫瑰草、廣藿香、苦橙葉、玫瑰原精、奧圖玫瑰、柑、纈草、岩蘭草、依蘭。

使用禁忌：無。

❖ 110 挪威雲杉

Spruce（*Picea abies*）**（松科）**

植物型態：挪威雲杉是一種常綠松杉樹，樹

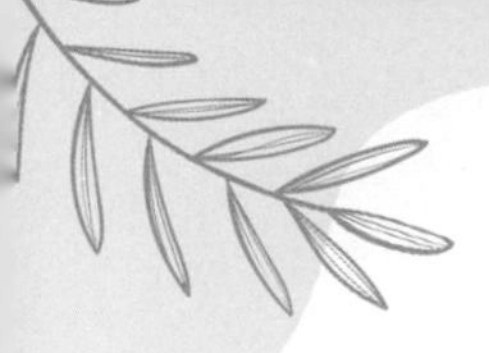
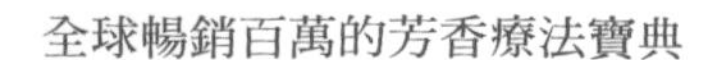

高可達 180 英尺（大約 55 公尺），有深綠色的針葉，和雌性與雄性的毬果。

萃取部位：嫩枝與針葉。

萃取方式：蒸氣蒸餾法。

精油資料：挪威雲杉原生於俄羅斯、北歐斯堪地那維亞和阿爾卑斯山地區，樹齡可超過百歲。挪威雲杉生長快速，大量被用來作為造紙材料。挪威雲杉樹通常在聖誕節時出現在世人面前，尤其當公共空間需要大型樹木作為裝飾的時候。

主要產地：美國、加拿大。

選購重點：挪威雲杉精油呈透明至淡黃色，流動性佳，帶有清新的青草與松杉香氣。

療癒屬性：抗細菌、抗真菌、消炎、抗痙攣、止咳、祛痰、強身健體。

對應症狀：支氣管炎、呼吸問題、身體疲勞、心理耗竭、風濕、一般性痠痛和疼痛、面皰、焦慮、壓力。

適合搭配的精油：月桂、樟樹、雪松、德國洋甘菊、絲柏、乳香、天竺葵、醒目薰衣草、真正薰衣草、穗花薰衣草、檸檬、松紅梅、綠花白千層、甜橙、胡椒薄荷（歐薄荷）、歐洲赤松、桉油樟（羅文莎葉）、迷迭香、希臘鼠尾草（三葉鼠尾草）、綠薄荷、茶樹、沉香醇百里香、岩蘭草、西洋蓍草。

使用禁忌：敏感性肌膚可能感到刺激；建議通過皮膚測試再使用。懷孕期間不宜使用。

❖ 111 黑雲杉

Spruce, Black（*Picea mariana*）（**松科**）

植物型態：黑雲杉是一種生長緩慢的常綠松杉樹，樹高可達 60 英尺（約 18 公尺），針葉為藍綠色，結小型的紫色毬果。

萃取部位：嫩枝與針葉。

萃取方式：蒸氣蒸餾法。

精油資料：黑雲杉的原生地遍布整個加拿大地區，枝條能滲出一種可食的樹脂，這種樹脂——雲杉脂，就是 1800 年代早期，在美國最初問世的口香糖原料。美國殖民者透過加拿大原住民「第一民族」認識了黑雲杉，也因此知道，黑雲杉的樹脂可以用來修復傷口。此外，第一民族也用針葉來製作雲杉啤酒（可含酒精或不含酒精），用以在吃不到水果的漫長冬日，緩解壞血病的症狀。

主要產地：加拿大。

選購重點：黑雲杉精油呈無色，帶點微黃，流動性佳，有香甜、清新的木質、樹脂、果香與綠香氣息。

療癒屬性：驅除體內寄生蟲、止痛、抗細菌、抗真菌、消炎、抗痙攣、利尿、祛痰、防蟲、緩解胸腔與呼吸道不適。

對應症狀：支氣管感染、上呼吸道黏膜炎、鼻塞、關節炎、風濕、痛風、肌肉過度操勞、關節僵硬、肌肉扭傷、肌腱炎、橘皮組織。

適合搭配的精油：月桂、樟樹、雪松、德國洋甘菊、絲柏、天竺葵、醒目薰衣草、真正薰衣草、穗花薰衣草、檸檬、綠花白千層、甜橙、胡椒薄荷（歐薄荷）、歐洲赤松、桉油樟（羅文莎葉）、迷迭香、綠薄荷、茶樹、沉香醇百里香、西洋蓍草。

使用禁忌：可能對極度敏感的肌膚造成刺激，建議通過皮膚測試再使用。懷孕期間不宜使用。

❖ 112 萬壽菊

Tagetes（*Tagetes minuta, T. glandulifera*）（菊科）

植物型態：萬壽菊是一種生長快速的一年生植物，株高可達 2 英尺（大約 60 公分），根據品種的不同，可能開黃色或橘色花朵。

萃取部位：花朵。

萃取方式：蒸氣蒸餾法。

精油資料：萬壽菊屬有超過 50 種植物。萬壽菊原生於南美洲，現在在世界各地均有栽種，是一種裝飾性的開花植物，有時也被稱為非洲金盞菊（African marigold）或墨西哥金盞菊（Mexican marigold）。墨西哥薩滿會使用這種植物來增進靈視力。在養雞飼料中添加萬壽菊萃取物，能讓蛋黃顏色更鮮黃，除此之外，養殖漁業也用萬壽菊來改善鱒魚、鮭魚和蝦類的顏色。多種萬壽菊植物蒸餾出來的精油，在香水業、食品業和飲料業都有長久的歷史。

主要產地：埃及、法國、巴西、阿根廷。

選購重點：萬壽菊精油呈黃至菊色，流動性佳，帶有果香、青草，和些微的花朵香氣。不過，請別把萬壽菊和金盞花（calendula，*Calendula officinalis*）搞混了，金盞花有時也叫做真正金盞花（*true marigold*）。

療癒屬性：抗真菌、抗微生物、抗寄生蟲、抗菌消毒、防蟲。

對應症狀：香港腳、雞眼、硬繭、拇趾滑液囊炎、寄生蟲感染、抗藥性真菌感染。

適合搭配的精油：安息香、佛手柑、德國洋甘菊、羅馬洋甘菊、香茅、快樂鼠尾草、天竺葵、葡萄柚、醒目薰衣草、真正薰衣草、檸檬、山雞椒、柑。

使用禁忌：具有光敏性，使用後須避免陽光直射。有可能對敏感性肌膚造成刺激；建議通過皮膚測試再使用。懷孕期間請勿使用。

❖ 113 柑

Tangerine（*Citrus reticulata, C. nobilis*）（芸香科）

植物型態：柑樹是一種低矮的常綠喬木，葉片深綠，乳白色的花朵氣味芬芳，橘色的果實個頭嬌小。

萃取部位：果皮。

萃取方式：冷壓榨法。

精油資料：柑在果實完全成熟之前，就被採收下來，如此一來，在壓榨的過程中，果皮

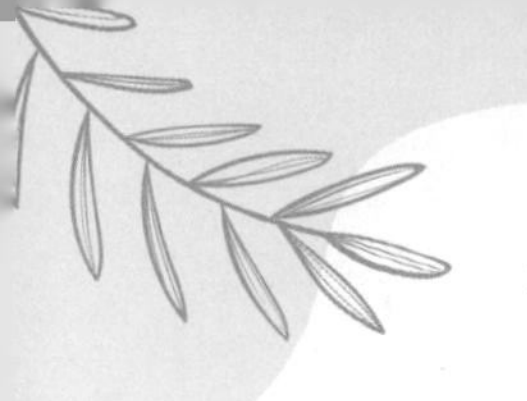

與果肉才不會分離。跟橘子比起來，柑的果實更大、顏色也更深。雖然柑和橘（桔）的氣味很接近，也可能容易混淆，但兩種精油的療癒特質仍然稍有不同。柑原生於中國，和橘（桔）是近親關係。柑在英文中叫做 tangerine，名稱來自大量種植柑樹的摩洛哥海港小鎮坦吉爾（Tangiers）。

主要產地：中國、美國、墨西哥、西班牙、日本、阿根廷、巴西。

選購重點：柑精油呈深橘黃色至橘色，流動性佳，帶有清新的柑橘果香，就和柑的水果氣味一樣。

療癒屬性：抗菌消毒、抗痙攣、細胞防禦、淨化、幫助消化、鎮靜、健胃、強身健體。

對應症狀：壓力導致失眠、神經耗竭、輕微的肌肉痙攣、橘皮組織、消化問題、排毒、脹氣、便祕、身體瘀滯、總是無精打采、易怒、低落消沉、過度焦慮。

適合搭配的精油：沉香醇羅勒、佛手柑、黑胡椒、康納加（大葉依蘭）、藏茴香、荳蔻、胡蘿蔔籽、德國洋甘菊、野洋甘菊（摩洛哥洋甘菊）、羅馬洋甘菊、快樂鼠尾草、丁香花苞、甜茴香、乳香、天竺葵、義大利永久花、茉莉、杜松漿果、菩提（椴花）、甜馬鬱蘭、銀合歡、橙花、廣藿香、苦橙葉、玫瑰原精、迷迭香、檀香、依蘭。

使用禁忌：無。一般情況下可安全使用（GRAS 認證）。

❖ 114 龍艾

Tarragon（*Artemisia dracunculus*）

（菊科）

植物型態：龍艾是一種多年生草本植物，株高能達 3 英尺（約 0.9 公尺）。植株中央有主莖，延伸出枝條，和顏色亮而綠、形狀細長的葉片。根據龍艾品種的不同，有可能長出細小簇生的黃綠色花朵。

萃取部位：葉片與莖。

萃取方式：蒸氣蒸餾法。

精油資料：龍艾最為人熟知的用途，是在料理時作為調味用的香草。龍艾精油也被運用在香水業，以及為清潔劑增添香氣。如果想種植法國龍艾，要知道從種籽種起是不可能的，因此多半是以根系分株的方式來繁殖。購買龍艾精油時，務必記得確認植物學名，因為有某些來自菊科蒿屬的植物和精油，並不適合使用。請確認你購買的龍艾精油是來自上述的植物學名，注意避開俄羅斯龍艾（Russian tarragon，*Artemisia dracunculoides*），因為兩者的植物學名相當類似。

主要產地：法國、匈牙利、俄羅斯、德國。

選購重點：龍艾精油呈透明至淡黃色，流動性佳，有可能帶有些許的綠香調，混著清新的草本香氣，以及微微的泥土、茴香氣味。

療癒屬性：消炎、抗痙攣、消脹氣、健胃、強身健體。

對應症狀：胃弱、脹氣、消化不良、腸痙攣、腸胃問題、便祕、噁心、抽筋、肌肉痙攣、風濕、腹部壅塞腫脹。

適合搭配的精油：沉香醇羅勒、黑胡椒、藏茴香、豆蔻、芫荽籽、絲柏、芳樟、杜松漿果、醒目薰衣草、檸檬、橘（桔）、甜馬鬱蘭、綠花白千層、迷迭香、茶樹、岩蘭草。

使用禁忌：如正服用多種藥物，應避免使用。不可長期使用。可能對極度敏感的肌膚造成刺激，建議通過皮膚測試再使用。懷孕及哺乳期間不宜使用。一般情況下可安全使用（GRAS 認證）。

❖ 115 茶樹

Tea Tree（*Melaleuca alternifolia*）

（桃金孃科）

植物型態：茶樹是一種叢生的喬木，枝條細長，樹上滿是細枝和小窄葉，花朵潔白，就像棉花球一樣。

萃取部位：枝葉。

萃取方式：蒸氣蒸餾法。

精油資料：茶樹原生於澳洲，現在在世界各地都有商業栽種。澳洲原住民以茶樹作為草藥已有千年的歷史，時間早不可考。澳洲政府科學家潘福德博士（Dr. A.R. Penfold），在 1923 年針對茶樹的療癒功效，發表了一份研究結果，這是茶樹在科學界的初次亮相。而後，茶樹精油的價值極受重視，以至於在 1940 年代，伐木工和精油相關從業人員，在第二次世界大戰期間可以免除徵召，直到茶樹精油的產量，足以讓每一位軍人的急救箱裡都人手一瓶。

主要產地：澳洲、塔斯馬尼亞島（位於澳洲）、肯亞。

選購重點：茶樹精油呈無色至淡黃色、流動性佳，帶著濃烈的藥香，和些微的香料與樟腦氣味。

療癒屬性：驅除體內寄生蟲、抗細菌、抗真菌、抗菌消毒、抗病毒、解充血、激勵免疫、協助外傷癒合。

對應症狀：皮膚細菌感染、寄生蟲造成的皮膚感染、呼吸道感染、鼻竇炎、鼻炎、喉嚨發炎、支氣管炎、傷口、潰瘍、粉刺、面皰、膿腫、頭蝨、體蝨、真菌感染、香港腳、病毒疣、疣。

適合搭配的精油：佛手柑、黑胡椒、德國洋甘菊、羅馬洋甘菊、欖香脂、檸檬尤加利、澳洲尤加利、芳枸葉、天竺葵、芳樟、醒目薰衣草、真正薰衣草、穗花薰衣草、檸檬、松紅梅、甜橙、玫瑰草、胡椒薄荷（歐薄荷）、芳香羅文莎葉、迷迭香、柑。

使用禁忌：有可能造成肌膚刺激，建議通過皮膚測試再使用。

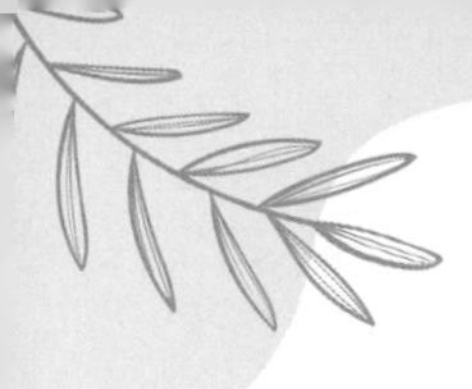
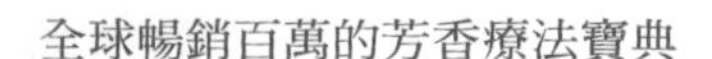

❖ 116 沉香醇百里香

Thyme Linalol（*Thymus vulgaris ct. linalool*）（脣形科）

植物型態：百里香是一種叢生的多年生常綠矮灌木，枝條長在木質化的莖桿上，株高可達 1 英尺（約 30 公分）高，深綠色的葉片相當小巧，呈卵形，開白色至紫色的花朵。

萃取部位：開花的頂端。

萃取方式：蒸氣蒸餾法。

精油資料：百里香原生於歐洲南部，是當地家喻戶曉的料理香草。古希臘和羅馬人也相當看重它的藥用價值。8 世紀早期統合西歐諸國為法蘭克王國（kingdom of Francia）的查理曼大帝，就曾向各莊園宣布詔令，規定每個庭院裡，都必須種植百里香。那無疑是因為，查理曼大帝深知百里香有卓越的療癒效果，而現今的大量的科學研究也證實了這一點。芳香療法中使用的百里香精油有好幾種，它們全是來自同一個植物——*Thymus vulgaris*，只是根據成分化學類屬的比例，來做區分。例如，含有較高牻牛兒醇或側柏醇成分的百里香精油，就稱為牻牛兒醇百里香或側柏醇百里香。本書使用的百里香精油，都是沉香醇百里香。

主要產地：法國、摩洛哥、土耳其、西班牙。

選購重點：沉香醇百里香精油呈無色至淡黃色，流動性佳，帶有溫軟、香甜的草本氣味。

療癒屬性：止痛、抗細菌、抗真菌、抗感染、防腐劑、抗菌消毒、抗痙攣、抗病毒、祛痰、激勵免疫、緩解胸腔與呼吸道不適、修復身體、激勵全身、強身健體、驅蟲劑。

對應症狀：流行性感冒、咳嗽、感冒、支氣管炎、鼻竇炎、鼻炎、喉嚨發炎、喉嚨痛、支氣管胸腔感染、痰液積聚、皮膚病毒感染、皮膚細菌感染、循環問題、四肢冰冷、麻木無感、肌肉疼痛、肌肉無力、肌腱炎、關節炎、風濕、體力虛弱、慢性疲勞、面皰、病毒疣、疣、疲累、無法專注。

適合搭配的精油：沉香醇羅勒、神聖羅勒、佛手柑、黑胡椒、雪松、德國洋甘菊、羅馬洋甘菊、快樂鼠尾草、絲柏、欖香脂、檸檬尤加利、澳洲尤加利、芳枸葉、天竺葵、薑、葡萄柚、芳樟、醒目薰衣草、真正薰衣草、檸檬、松紅梅、甜馬鬱蘭、熏陸香、綠花白千層、甜橙、野馬鬱蘭、玫瑰草、胡椒薄荷（歐薄荷）、泰國蔘薑、芳香羅文莎葉、桉油樟（羅文莎葉）、沼澤茶樹、迷迭香、花梨木、綠薄荷、柑。

使用禁忌：無。一般情況下可安全使用（GRAS 認證）。

❖ 117 晚香玉原精

Tuberose（*Polianthes tuberosa*）（龍舌蘭科）

植物型態：晚香玉是一種多年生球根植物，莖桿長而直，頂端開氣味濃郁芬芳的乳白色星形花朵。

萃取部位：花朵。

萃取方式：二氧化碳萃取法和溶劑萃取法、脂吸法。

精油資料：晚香玉是一種在夜晚開花的植物，由飛蛾進行傳粉。雖然英文名稱叫做 tuberose，卻和玫瑰一點關係也沒有，名稱主要來自那塊狀的根（tuberous root）。晚香玉原生於墨西哥和中美洲，而後在夏威夷大受歡迎。夏威夷人用芬芳的花朵製作花圈，妝點自己；印度人則同樣以晚香玉製作花環獻給眾神。據說晚香玉是在 16 世紀，由一位修士傳入法國，當時，修士將晚香玉種在修道院的庭園中。晚香玉的氣味濃郁而芬芳，於是逐漸在南法香水小鎮格拉斯，發展成法國香水工業的中流砥柱。

主要產地：印度、法國、埃及、馬達加斯加島、摩洛哥。

選購重點：晚香玉原精質地黏稠，呈深黃色至琥珀金色，帶有奶油般深邃且強烈的花香，以及非常微弱的香料與薄荷氣味。

療癒屬性：抗憂鬱、抗微生物、鎮靜、消脹氣、催眠、可作為鬆弛劑、痙攣、激勵全身。

對應症狀：肌肉痙攣、壓力相關症狀、身體緊繃、失眠、神經緊張、躁動不安、易怒、焦慮、憂鬱。

適合搭配的精油：阿米香樹、祕魯香脂、安息香、佛手柑、黑胡椒、康納加（大葉依蘭）、岩玫瑰、丁香花苞、芫荽籽、乳香、白松香、天竺葵、薑、葡萄柚、茉莉、真正薰衣草、檸檬、菩提（椴花）、橘（桔）、銀合歡、水仙、甜橙、廣藿香、胡椒薄荷（歐薄荷）、苦橙葉、玫瑰原精、奧圖玫瑰、檀香、綠薄荷、柑、香草、依蘭。

使用禁忌：敏感性肌膚可能感到刺激，建議通過皮膚測試再使用。懷孕及哺乳期間不宜使用。一般情況下可安全使用（GRAS 認證）。

❖ 118 薑黃

Tumeric（*Curcuma longa*）（薑科）

植物型態：薑黃是一種高大的多年生草本植物，有長而寬的葉片，黃至白色的花朵，以及一簇簇的亮橘色根莖。

萃取部位：根莖。

萃取方式：蒸氣蒸餾法。

精油資料：薑黃是因古代阿拉伯商隊而傳入西方世界的香料之一，從新鮮的根莖蒸餾萃取成精油。作為香料使用時，可以使用新鮮的薑黃，也可以在滾煮後曬乾或烤乾，而後磨成粉使用。薑黃是印度阿育吠陀療法和傳統中醫使用的藥材，就像作為香料一樣，有非常廣泛的應用。

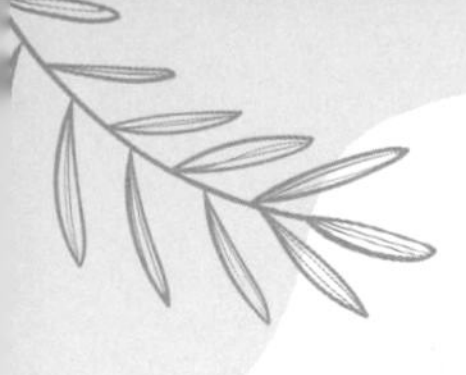
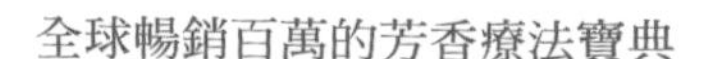

主要產地：印度、印尼。

選購重點：薑黃精油呈黃色至深橘色，流動性佳，帶著清新的泥土、根部氣味，以及辛香料溫暖的香氣。

療癒屬性：止痛、消炎、抗微生物、抗痙攣、利膽、幫助消化、修復身體、激勵全身、健胃、強身健體。

對應症狀：腸胃不適、消化不良、胃弱、胃絞痛、腸痙攣、一般性痠痛和疼痛、風濕、類風濕性關節炎。

適合搭配的精油：神聖羅勒、黑胡椒、白千層、藏茴香、荳蔻、胡蘿蔔籽、德國洋甘菊、錫蘭肉桂葉、丁香花苞、古巴香脂、芫荽籽、印蒿、天竺葵、薑、格陵蘭喇叭茶、檸檬、檸檬香茅、橘（桔）、肉豆蔻、甜橙、玫瑰原精、檀香、莎羅白樟、柑、依蘭。

使用禁忌：不可長期使用。敏感性肌膚可能感到刺激，建議通過皮膚測試再使用。懷孕期間不宜使用。 正服用多種藥物者不宜使用。一般情況下可安全使用（GRAS 認證）。

❖ 119 纈草

Valerian（*Valeriana officinalis*）

（敗醬草科）

植物型態：纈草是一種高大的藥草，能長到 5 英尺（約 1.5 公尺）高，葉片深綠，莖桿細長，頂端花頭由許多白粉色的小花組成。

萃取部位：根部。

萃取方式：蒸氣蒸餾法。

精油資料：纈草根系粗壯，連根拔起的時候，看起來就像一綑綑的繩子一樣。人們一度將纈草視為是一種神奇的藥草，這或許是因為它強大的催眠效果。世界各地有許多不同的纈草品種，每一種纈草都或多或少有鎮靜安神的效果。纈草也被運用於順勢療法和草藥療法當中。

主要產地：法國、克羅埃西亞、匈牙利、中國、印度。

選購重點：纈草精油呈淡黃至深黃色，流動性佳，帶有溫暖、如麝香、泥土和香脂的氣味。

療癒屬性：抗微生物、抗痙攣、鎮靜、淨化、利尿、催眠、安神、助眠、健胃。

對應症狀：腸胃感染、失眠、神經緊張、壓力、緊繃、神經性頭痛、壓力造成的偏頭痛、肌肉痙攣、抽筋或絞痛、躁動不安、無法放鬆、不寧腿、顫抖症、粉刺、面皰、問題性肌膚。

適合搭配的精油：阿米香樹、沉香醇羅勒、佛手柑、康納加（大葉依蘭）、雪松、德國洋甘菊、羅馬洋甘菊、快樂鼠尾草、芫荽籽、天竺葵、白草果根、蛇麻草、芳樟、茉莉、杜松漿果、真正薰衣草、菩提（椴花）、白玉蘭花、白玉蘭葉、橘（桔）、甜橙、苦橙葉、玫瑰原精、檀香、穗甘松、柑、岩蘭草、依蘭。

使用禁忌：如正在使用鎮靜劑或服用抗憂鬱類藥物，應避免使用。懷孕和哺乳期間不宜使用。

❖ 120 香草原精

Vanilla（*Vanilla plantifolia*）（**蘭科**）

植物型態：香草是一種攀緣性藤蔓植物，可以長到 80 英尺（約 24 公尺）長，但通常會被大量修剪。花朵如蘭花一樣，凋謝後生出果莢，也就是長約 6 至 7 英吋（約 15 至 17 公分）的香草莢。

萃取部位：豆莢。

萃取方式：溶劑萃取法和二氧化碳萃取法。

精油資料：如今家喻戶曉的香草，一開始只生長在墨西哥東部的一小塊地方，由當地的托托納克部落人民（Totonaco）看管，並且由一種特別小的蜜蜂——馬雅黃蜂（melipona bee）進行傳粉。後來，阿茲提克人入侵，而後又在 1520 年，被埃爾南．科爾特斯（Hernán Cortés）領軍的西班牙遠征隊佔領。阿茲提克首領蒙特蘇馬二世（Moctezuma）為科爾特斯獻上一杯香草可可作為招待，科爾特斯卻仍毀滅了整個阿茲提克帝國，豪取當地的黃金。每個歐洲人都想要科爾特斯帶回的香草，但少了那小小的馬雅黃蜂，帶回來的植株沒有一棵能順利結果。就這樣過了幾百年，人們才終於發現，在花開的那一天，以人工方式徒手授粉方能結果。而後龐大的香草工業便就此誕生。現在，品質最佳的香草依然來自墨西哥，此外也包括馬達加斯加島和鄰近的島嶼。未完全成熟的青綠色果莢必須先經過發酵處理，才會飄散出熟悉的香草氣味，並成為柔軟的黑色香草莢。這也是現在我們認知的天然香草。

主要產地：留尼旺島（法屬）、科摩羅群島（位於非洲）、馬達加斯加島、墨西哥、大溪地、印度。

選購重點：香草原精呈深棕色，質地非常黏稠，帶有溫暖、飽滿、香甜的香脂與香草氣味。一旦將原精稀釋，就會飄散出經典的香草氣息。

療癒屬性：抗憂鬱、安撫呼吸道、鎮靜、激勵全身。

對應症狀：壓力相關問題、神經性焦慮、神經緊張、失眠且躁動不安、四肢不明原因疼痛、神經性胃痛、噁心、無法放鬆。

適合搭配的精油：阿米香樹、祕魯香脂、西印度月桂、安息香、康納加（大葉依蘭）、荳蔻、雪松、野洋甘菊（摩洛哥洋甘菊）、羅馬洋甘菊、錫蘭肉桂葉、丁香花苞、乳香、天竺葵、薑、野薑花、白草果根、茉莉、檸檬、萊姆、菩提（椴花）、白玉蘭葉、橘（桔）、銀合歡、水仙、橙花、肉豆

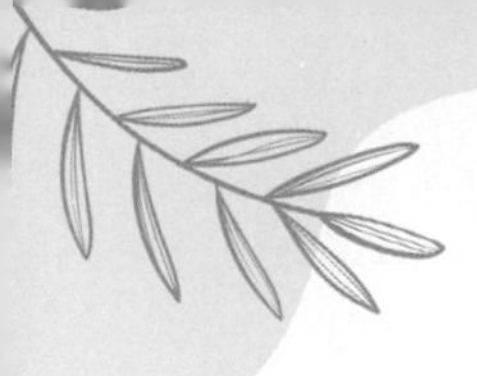
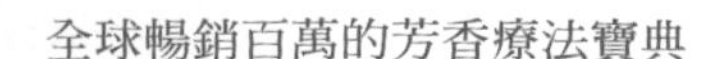

蔻、甜橙、玫瑰原精、奧圖玫瑰、花梨木、檀香、柑、依蘭。

使用禁忌：極度敏感的肌膚可能感到刺激，建議通過皮膚測試再使用。一般情況下可安全使用（GRAS 認證）。

❖ 121 岩蘭草

Vetiver（*Vetiveria zizanoides*）（禾本科）

植物型態：岩蘭草是一種多年生草葉植物，葉片細而堅韌，能長到 5 英尺高（大約 1.5 公尺），芬芳的根系可長到超過 8 英尺（約 2.4 公尺）的長度。

萃取部位：根部。

萃取方式：蒸氣蒸餾法。

精油資料：岩蘭草根的採收每一年半進行一次。首先，將岩蘭草葉片切短，直到貼近地面——這些草葉可以接著被用來編織成腳踏墊、門簾和扇子，具有驅蟲效果。接著岩蘭草的根系從土裡被拔出，清洗、曬乾後就可以進入蒸餾程序。岩蘭草的根系細密而龐大，植物本身相當堅韌，因此可幫助防止土壤流失。根部的小碎塊可以放在衣櫃當中，達到驅蟲效果。岩蘭草的氣味非常強烈，和其他精油混用很容易就會蓋過整體氣味。

主要產地：留尼旺島（法屬）、科摩羅群島（位於非洲）、馬達加斯加島、印尼、海地、印度、斯里蘭卡、巴拉圭。

選購重點：岩蘭草精油質地黏稠，外觀呈金棕色至琥珀棕，氣味深邃，有泥土、青草和根的香氣。

療癒屬性：抗微生物、抗菌消毒、抗痙攣、淨化、安神、修復身體、鎮靜、強身健體。

對應症狀：壓力相關問題、神經緊張、壓力導致月經不順、肌肉痙攣、肌肉疼痛、經痛、經前症候群、躁動不安、工作狂、身體耗竭、易怒、憂鬱。

適合搭配的精油：阿米香樹、佛手柑、黑胡椒、荳蔻、香茅、快樂鼠尾草、芫荽籽、檸檬尤加利、天竺葵、薑、葡萄柚、芳樟、醒目薰衣草、真正薰衣草、檸檬香茅、橘（桔）、山雞椒、甜橙、胡椒薄荷（歐薄荷）、苦橙葉、檀香、穗甘松、柑、纈草、日本柚子。

使用禁忌：無。

❖ 122 紫羅蘭葉原精

Violet Leaf（*Viola odorata*）（菫菜科）

植物型態：紫羅蘭是一種小型的多年生植物，深綠色的葉片呈心形，開深紫色的小花。

萃取部位：葉片。

萃取方式：溶劑萃取法和二氧化碳萃取法。

精油資料：古歐洲藥草典籍中曾經記載紫羅蘭葉的使用方式，它的用途廣泛，包括口臭、泌尿道感染、痠痛和疼痛、皮膚疹和瘀傷，都能使用。當時，人們透過浸泡油與塗

敷的方式使用紫羅蘭葉。紫羅蘭口含錠曾經是普遍常見的歐洲糖果，用來改善口臭；而裹了糖的紫羅蘭花，則直到今日仍是蛋糕甜點的裝飾品。紫羅蘭糖漿曾經是歐洲家家戶戶使用的咳嗽糖漿，但現在，紫羅蘭糖漿更是一種錦上添花的調味，用來為雞尾酒增添一股花香氣息。

主要產地：埃及、法國、義大利、希臘。

選購重點：紫羅蘭葉原精為深綠色，質地較黏稠，帶有青草、土地、苔蘚和花香的氣味。

療癒屬性：止痛、抗菌消毒、收斂劑、細胞防禦、利尿、潤膚、助眠、激勵全身。

對應症狀：風濕、水分滯留、水腫、橘皮組織、壓力導致的青春痘、提前老化的肌膚、瘀傷、皮膚疼痛、神經耗竭；可用於美容護膚與香水業。

適合搭配的精油：安息香、佛手柑、雪松、德國洋甘菊、快樂鼠尾草、丁香花苞、白松香、天竺葵、芳樟、茉莉、檸檬、菩提（椴花）、橘（桔）、山雞椒、香蜂草、銀合歡、香桃木、橙花、甜橙、苦橙葉、玫瑰原精、奧圖玫瑰、花梨木、穗甘松。

使用禁忌：無。

❖ 123 西洋蓍草

Yarrow（*Achillea millefolium*）（菊科）

植物型態：西洋蓍草是常見的多年生草地植物，株高可超過 2 英尺（大約 60 公分），葉片細緻如羽，莖桿直立，頂端有細小的白色或粉色花朵。

萃取部位：葉片及開花的頂端。

萃取方式：蒸氣蒸餾法。

精油資料：蓍草屬的名稱 *Achillea*，是來自希臘神話的戰爭英雄阿基里斯（Achilles），當他因戰鬥而負傷，女神阿芙羅迪忒（Aphrodite）就是用西洋蓍草為他治療。然而，這可不只是神話中的情節。現實生活裡，在第一次世界大戰的時候，受傷的軍士確實也會在傷口上敷上西洋蓍草，來達到止血和防止感染的效果。直到現在，草藥學家提到西洋蓍草時，仍會用「兵傷草」（soldier's wound wort）、「止血草」（staunchwort）和「鼻血草」（nosebleed plant）等名稱來稱呼它。由於西洋蓍草含有天藍煙（azulene）成分，能達到消炎效果。因此，西洋蓍草也被添加在治療皮膚問題的藥品當中，精油外觀也是極具辨識性的藍色。西洋蓍草的莖桿細長、堅韌如木，風乾後可作為中國易經卜卦使用的工具，直到現在，這傳統的卜卦方式依然歷久不衰。

主要產地：匈牙利、保加利亞、德國、法國、中國。

選購重點：西洋蓍草精油呈深藍色、流動性佳，帶有混合著草葉與水果的香氣。

療癒屬性：消炎、抗菌消毒、抗痙攣、收斂

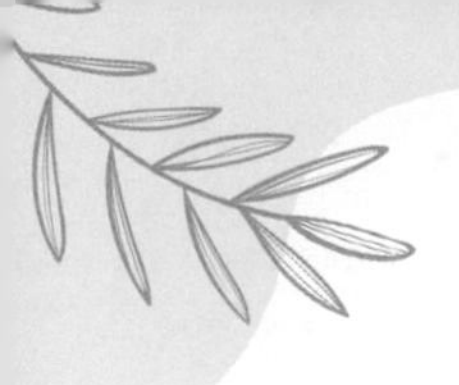

劑、消脹氣、促進傷口癒合、激勵循環、祛痰、修復身體。

對應症狀：風濕、關節炎、肌肉發炎、肌肉損傷、抽筋、經痛、疤痕、面皰。

適合搭配的精油：雪松、德國洋甘菊、羅馬洋甘菊、絲柏、天竺葵、芳樟、杜松漿果、真正薰衣草、甜馬鬱蘭、綠花白千層、甜橙、玫瑰草、迷迭香、花梨木、茶樹。

使用禁忌：如正服用多種藥物，建議避免使用。有可能造成皮膚刺激。極度敏感的肌膚，建議通過皮膚測試再使用。

❖ 124 依蘭

Ylang Ylang（*Cananga odorata*）

（番荔枝科）

植物型態：依蘭樹高約 60 英尺（約 18 公尺），枝條下垂，樹上掛著一簇簇金黃色、如星狀的碩大花朵。

萃取部位：花朵。

萃取方式：蒸氣蒸餾法。

精油資料：人工栽培的依蘭樹通常會砍修到 6 英尺（約 1.8 公尺）左右，以便能輕易摘取到花朵。依蘭花的摘取工作終年無休，每一朵花都由工人親手摘下。依蘭花成熟時，底部會出現微紅色，只有成熟的花朵才能被採收。工人在清晨摘下鮮花，而後立即進行蒸餾。依蘭原生於東南亞地區，現在在其他熱帶或亞熱帶地區均有種植，尤其是馬達加斯加的貝島（Nosy Bé）、非洲的科摩羅群島、馬達加斯加島北部，以及法屬留尼旺島。這幾座非洲東岸的島嶼，被東方來的航海家稱為是「香水群島」。依蘭精油素有催情的美名，長久以來都是某些昂貴香水的材料之一。有些依蘭花會透過分餾的方式萃取，因此得到不同成分濃度的精油；也因此，依蘭精油又可分為多種等級，包括：特級依蘭、一級依蘭、二級依蘭與三級依蘭。特級依蘭是蒸餾兩小時獲得的成品，而三級依蘭是蒸餾 20 小時後留下的成品。特級依蘭的香氣最為濃郁，氣味強度依序隨著等級下降，三級最低。另外，還有一種完全依蘭精油，是只蒸餾一次得到的成品，蒸餾時間大約 10 小時。亞洲地區通常還會用康納加（大葉依蘭）蒸餾精油，康納加和依蘭雖然同屬，卻是不同品種的植物；康納加氣味和依蘭相似，花香味卻不那麼濃郁，但有時會標示為依蘭精油出售。

主要產地：貝島（馬達加斯加）、留尼旺島（法屬）、科摩羅群島（位於非洲）、馬達加斯加島、印尼。

選購重點：依蘭精油呈淡黃至深黃色，流動性佳，帶有飽滿、香甜、柔軟的花香。

療癒屬性：抗憂鬱、可作為消炎劑、抗菌消毒、抗痙攣、激勵循環、降血壓、安神、鎮靜、強身健體。

對應症狀：高血壓、各種循環問題、抽筋、

經痛、腸痙攣、失眠、神經緊張、壓力、身體耗竭、慢性疲勞、憂鬱。

適合搭配的精油：阿米香樹、羅勒、西印度月桂、月桂、安息香、佛手柑、黑胡椒、康納加（大葉依蘭）、錫蘭肉桂葉、丁香花苞、芫荽籽、檸檬尤加利、乳香、白松香、薑、白草果根、葡萄柚、芳樟、茉莉、真正薰衣草、檸檬、菩提（椴花）、白玉蘭花、白玉蘭葉、橘（桔）、山雞椒、橙花、甜橙、玫瑰草、廣藿香、苦橙葉、摩洛哥玫瑰、奧圖玫瑰、花梨木、檀香、穗甘松、柑、晚香玉、岩蘭草、日本柚子。

使用禁忌：有可能造成皮膚刺激。極度敏感的肌膚，建議通過皮膚測試再使用。一般情況下可安全使用（GRAS 認證）。

❖ 125 日本柚子

Yuzu（*Citrus junos*）（芸香科）

植物型態：日本柚子樹是一種帶刺的小型常綠喬木。葉片深綠油亮，開乳白色花朵，果實碩大、表皮粗糙，可能是綠色或黃色。

萃取部位：果皮。

萃取方式：冷壓榨法。

精油資料：日本柚子樹在 1,000 年前引入日本，目前在當地有大量廣泛的種植。日本柚子樹非常耐寒，因此可以生長在其他柑橘樹無法存活的寒冷地帶。在日本與韓國，日本柚子的果皮、果汁和果肉都可以用來調味，尤其是加在醋、湯品、海鮮料理、醬料、醃菜、沙拉、蛋糕、糖果，以及酒精性或非酒精性飲料中。日本人還會將日本柚子鮮果放入泡澡水中，尤其在冬至時節，透過這樣的方式來避免感染、強身健體。日本柚子的不同部位都可以用來幫助美容，種籽、果皮和精油都各有其用途。

主要產地：日本、韓國。

選購重點：日本柚子精油呈黃綠色至深黃綠色，流動性佳，帶有溫暖、香甜、微微的青草香，以及標誌性的柚子香氣。

療癒屬性：止痛、抗細菌、抗感染、抗菌消毒、鎮定、利尿、安神、鎮靜、激勵全身、強身健體。

對應症狀：神經性胃絞痛、橘皮組織、神經痛、流行性感冒、感冒、康復調理、壓力導致的肌膚狀況、失去活力的肌膚、神經緊張、神經耗竭、慢性疲勞；一般性的強身健體。

適合搭配的精油：沉香醇羅勒、西印度月桂、黑胡椒、康納加（大葉依蘭）、快樂鼠尾草、丁香花苞、乳香、天竺葵、薑、白草果根、葡萄柚、茉莉、真正薰衣草、白玉蘭葉、山雞椒、甜橙、玫瑰草、廣藿香、苦橙葉、玫瑰原精、岩蘭草、依蘭。

使用禁忌：有可能造成皮膚刺激。極度敏感的肌膚，建議通過皮膚測試再使用。

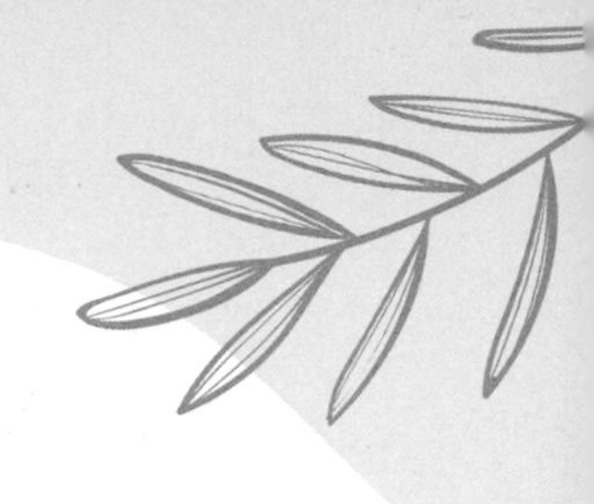

CHAPTER 21

安全使用指南

精油是一種天然產品，在謹慎挑選、小心使用的情況下，可以安全無虞。但精油效用十分強大，值得我們以尊敬的心妥善對待。所有精油使用者都必須清楚以下的精油注意事項，所以，請花點時間閱讀最後這一個短短的章節。

使用精油時，請務必遵守以下基本守則：

・純精油和調製的精油產品，都應存放在有蓋的深色瓶子或鋁製容器中。

・確保瓶蓋或容器的蓋子時時蓋緊，以免潑濺出來。

・將精油存放在陰涼處，避免接受到光照和高溫。

・精油需存放在兒童和寵物不會觸及的地方。

・使用稀釋或未稀釋的精油前後，都需要仔細洗過雙手。

・避免觸碰到眼睛——如果精油不慎誤入眼中，請以最快的速度清洗眼睛，並尋求醫療協助。

・不可在眼部、鼻腔、耳道和生殖部位使用精油。

・如不小心誤食純精油，請立即喝下牛奶或其他含有脂肪的物質，並連絡當地醫療院所尋求建議。

・絕對不將未經稀釋的純精油大量塗在身體上，除非有專業芳療師從旁指導。

・體質敏感，或容易對芳香物質起過敏反應的人，在使用精油之前，應先進行皮膚測試。

皮膚刺激

有些精油當中的成分，可能使容易皮膚過敏的人，或本身對芳香物質容易過敏的人感到刺激。如果你是敏感性肌膚，在使用任何精油之前，都需要先經過皮膚測試。取少量的基底油稀釋精油，塗在手肘內側部位，用 24 小時的時間觀察肌膚是否起反應。請盡可能購買有機的精油和基底油。

常用精油當中，有可能對敏感族群造成

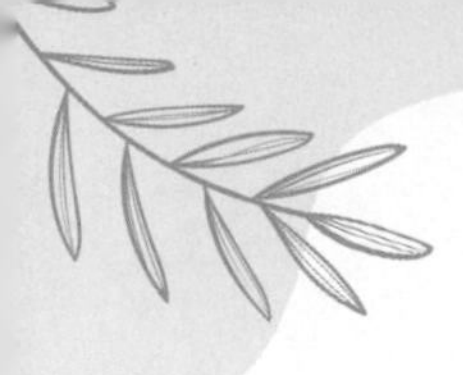

皮膚刺激的有：羅勒、神聖羅勒、月桂、甜樺、樟樹、丁香花苞、檸檬馬鞭草、香蜂草、紅沒藥、苦橙（並非甜橙，宜注意分辨）、野馬鬱蘭、祕魯香脂、多香果葉、萬壽菊、茶樹、百里香和冬青。不過，任何一種精油或芳香物質都有可能造成皮膚刺激，這和每一個人的個別情況、當下使用的精油、精油的來源植材是否在生長過程中使用除蟲劑、精油的萃取方式、精油存放時間等因素有關。

過敏反應

當我們為他人用精油和基底油調製產品時——尤其，有可能是你不認識的人——首先，請先了解對方是否對任何東西過敏。芳香療法通常不使用花生油（花生或落花生油），就是因為這有可能使對花生過敏的人，身體出現不良的反應。不過，仍然有人對其他堅果、小麥……或各式各樣的東西過敏。所以，在選擇調製的基底油或精油時，請將過敏也列入考量。

光敏性

光敏性（photosensitivity）指的是皮膚對紫外線或陽光，產生更劇烈的反應。藥物也可能具有光敏性，例如抗生素。精油當中，成分若含有一定比例的呋喃香豆素（furocoumarin），例如佛手柑內酯，就可能在塗擦於皮膚並直接暴露在日光底下時，產生光敏反應。佛手柑精油含有的呋喃香豆素最高，也因此，某些佛手柑精油會經過特殊處理，去除其中的香豆素成分。這樣的佛手柑精油叫做去光敏性佛手柑（furocoumarin free，簡稱 FCF，意思是去除了呋喃香豆素）。其他具有光敏性的精油還包括：葡萄柚、歐白芷根和萬壽菊（一種金黃色的菊科植物）。然而，測試不同的檸檬馬鞭草精油，會出現不同的光敏性結果，這意味著，每一罐精油也都有它獨特的特質，需要列入考量。一般來說，柑橘類精油普遍具有光敏性，但其中的呋喃香豆素含量卻可能有所差別，例如橘（桔）就幾乎不含任何呋喃香豆素。

如果使用了含有致光敏性精油的按摩油或噴霧，在接觸到陽光或照射紫外線之前，必須將使用過精油的部位遮蓋起來。請注意，精油致光敏的效果可能長達 12 小時。避免在白天塗擦的面部按摩油中，添加有可能帶來光敏性的精油。

易燃性

大部分的精油都是易燃物品。因此，精油必須存放在遠離火源或任何熱源所在的地方。包括太陽照射的光台，或是任何可能被太陽直射的地方。將精油存放在清涼、陰暗的地方，避開高溫與光線，這樣的保存方式，也能讓精油更穩定不變質。蠟燭加熱的擴香台之所以分成上下層，也是為了讓蠟燭的明火不直接接觸到香氛物質（無論是天然精油或合成香精）。插電擴香的水氧機則是使用水和精油，當中應有安全防護設計，避免讓電子零件接觸到水。

植物性雌激素（phytoestrogens）

少數幾種精油被認為有植物性雌激素（類雌激素）的作用，這意味著，這樣的精油使用在身體上會使身體產生類似雌激素的反應。常見精油中，具有類雌激素作用的是：甜茴香、鼠尾草與快樂鼠尾草。這三種精油的來源植物，都是歷史悠久的婦科藥草，而這三種精油，也成功地解決過許多女性的婦科困擾。雖然很少聽聞個案因使用這些精油而出現不良反應，但至少在更確定的資訊出現之前，使用這三種精油，仍然應留心注意，尤其是對雌激素敏感的人們。

懷孕和哺乳

除非有專業芳療師指導，懷孕期間，精油的用量越少越好。尤其在前三個月，最好避免使用任何精油。懷孕或哺乳期間的婦女，可以使用的精油並不多。請參考本套書上冊第 8 章「女性保健的天然之選」（第 316 至 320 頁），當中在「懷孕」的段落，羅列了這個時期適合使用的精油。

避免使用的精油

除了用於芳香療法之外，精油也廣泛地運用在工業、農業與各種商業用途中。因此，當我們在購買精油時，需要多花點心思去分辨，以確保買到的精油，是適合居家使用者使用的精油。

雖然了解精油的植物拉丁學名很有幫助，但這並不保證一定萬無一失。例如，柑和橘（桔）的植物學名都是 *Citrus reticulata*，在使用上的效用卻有些許不同。同樣是來自苦橙樹（*Citrus aurantium*）的三種精油，適用的情況也完全不同：橙花來自花朵，苦橙葉來自葉片與嫩枝，苦橙則來自果實。在芳香療法中，很少用到苦橙，大家經常使用的反而是甜橙。甜橙的拉丁學名是 *Citrus sinensis*，但卻經常被寫成 *Citrus aurantium var. sinensis*（var.是變種的意思）。一個好的供應商，應該在產品上清楚標示出萃取的來源是甜橙或苦橙；不過，在購買精油時，仍應將所有資訊備齊在手（包括俗名與植物學名），也別認為聽起來名字

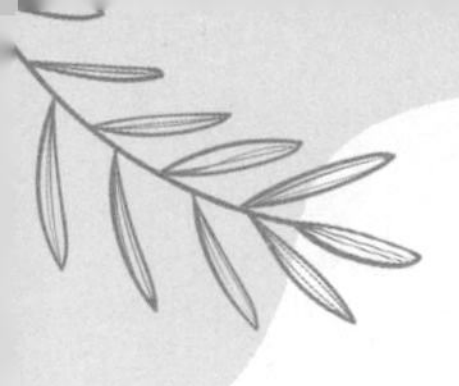

差不多，就是真的差不多。購買時，英文俗名和拉丁學名一樣需要仔細辨認。舉例來說，甜茴香和苦茴香有同樣的植物學名——*Foeniculum vulgare*，但芳香療法中只使用甜茴香，不使用苦茴香。當我們以治療為目的使用精油時，精準地確認是很重要的。

以下這些精油當中，或許有聽來耳熟的名稱，將它們列在這裡，是因為那並不是適合居家初學者使用的精油；其他列出的精油，是在許多法規（包括化妝品相關法規）中，被列為「最好避免」使用的精油。

應避免使用的危險精油

波爾多葉（Boldo leaf）（*Peumus boldus*）
圓葉布枯（Buchu）（*Agathosma betulina*）
刺檜（Cade）（*Juniperus oxycedrus*）
菖蒲（Calamus）（*Acorus calamus*）
樟樹（黃樟／褐樟）（Camphor, yellow/brown）（*Cinnamomum camphora*）
中國肉桂（Cassia）（*Cinnamomum cassia*）
錫蘭肉桂（樹皮）（Cinnamon bark）（*Cinnamomum zeylanicum, C. verum*）
雲木香（Costus）（*Saussurea lappa*）
巴豆樹／苦香樹（Croton）（*Croton tiglium*）
土木香（Elecampane）（*Inula helenium*）
苦茴香（Fennel, bitter）（*Foeniculum vulgare*）
無花果葉（Fig leaf）（*Ficus carica*）
山葵／辣根（Horseradish）（*Cochlearia armoracia, Armoracia rusticina*）
淚柏／候恩松（Huon pine）（*Dacrydium franklinii*）
毛果芸香葉（Jaborandi leaf）（*Pilocarpus jaborandi*）
薰衣鼠尾草（Lavender sage）（*Salvia lavandulifolia*）
艾草（Mugwort）／南木蒿（*Artemisia vulgaris, A. arborescens*）
芥末（Mustard）（*Brassica nigra*、*B. negra*）
橡樹苔（Oakmoss）（*Evernia prunastri*）
胡薄荷（Pennyroyal）（*Mentha pulegium*）
矮松（Pine、dwarf 或 Pumilio）（*Pinus mugo*）
芸香（Rue）（*Ruta montana*）
黃樟（Sassafras）／巴西黃樟（*Sassafras albidum / Ocotea cymbarum*）
叉子圓柏（Savin）（*Juniperus sabina*）
青蒿（Southernwood）（*Artemisia abrotanum*）
艾菊（Tansy）（*Tanacetum vulgare*）
側柏（Thuja）／北美喬柏（*Thuja occidentalis khell / Thuja plicata*）
土芥（Wormseed）（*Chenopodium ambrosioides*）
苦艾（Wormwood）（*Artemisia absinthium*）

附錄一：精油成分的化學類屬

精油化學，從來就不是一門簡單的學問。每一種精油都含有多樣的天然植物化學成分，某些精油的成分甚至高達幾百種。以真正薰衣草（*Lavandula angustifolia*）為例，用來萃取精油的薰衣草生長在什麼地區，海拔高度、土壤狀態如何，生長和採收時是什麼樣的氣候，蒸餾的具體方法差異（例如：蒸餾的溫度），都會影響最終精油所含的化學成分。縱然有這些變因，真正薰衣草一般都會含有以下主要成分：沉香醇、乙酸沉香酯、乙酸薰衣草酯、β-丁香油烴和萜品烯-4-醇。又如尤加利，這個名稱對於了解其中的植物化學成分，其實一點意義也沒有，因為尤加利的品種太多了，因此各種尤加利精油所含的成分內容，也有巨大的差異。舉例來說，藍膠尤加利（*Eucalyptus globulus*）可能含有 60%至 90%的 1,8-桉油醇，但薄荷尤加利（*Eucalyptus dives*）的 1,8-桉油醇含量，卻不到 2%。

氣相層析法（gas chromatography and mass spectrometry，GC/MS）是目前分析精油成分的主流方式。機器運作幾小時後，比例較小的成分元素也能被分析出來，因此能從分析結果中，看到精油完整而複雜的成分組成。根據分析儀器的新舊程度和處理性能，能測出的成分多寡將有所不同；拉長檢測時間，也能分析出更多的成分元素。不過，大部分的精油製造商和供應商，並不關心這些比例較少的微量元素，因為他們只需要證明，精油中的主要成分落在正確比例之內就可以了。有時，這些微量元素的比例不到整體的 0.01%，此外，也可能包含無法辨識的成分。對於志向遠大的年輕化學家來說，這些微量元素會是認識新興植物化學成分的極佳機會，也能幫助我們對植物的世界有更完整的了解。

精油不僅可從化學成分，也可以從比重、折光率和旋光性來區分。同分異構的成分（isomer）可能是標示為（+）的右旋，也可能是標示為（-）的左旋；對掌（chiral）的成分則可能有不對稱的碳原子，構成鏡相異構物（enantiomer）——也就是有兩個以上的光學異構物（optical isomers）。例如，左旋的藏茴香酮聞起來是薄荷的氣味，右旋的藏茴香酮則是藏茴香的味道；兩種藏茴香酮的結構都是一樣的，只是彼此如鏡像一樣排列。精油中的植物化學分子呈右旋或左旋，帶來的結果將截然不同。如果透過添加不同旋光性的成分，取代其中的天然成分，以這樣的方式仿造的精油，是可以被檢測出來的。如果精油中添加了合成的化學物質，這些物質將沒有天然成分的振動，分子右旋和左旋的比例將呈現出平淡的 50：50。

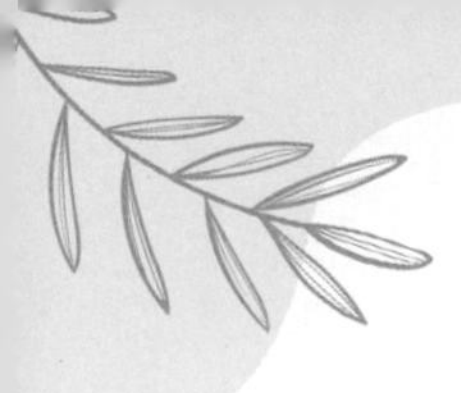

精油的成分可以分成幾個主要類別，包括：醇類、醛類、香豆素、酯類、醚類、酮類、單萜烯、氧化物和酚類。在醇類這個類別底下，又有好幾種不同的植物化學分子，包括沉香醇、香茅醇和牻牛兒醇；而丁香酚、百里香酚和香荊芥酚則是屬於酚類。這些精油主要成分的療癒作用，目前人們已大致能夠掌握，包括主要大類，和其中的重要分子，都有各自擅長的療癒效用。舉例來說，酚類都有抗微生物的作用，而醇類當中的香茅醇，則有鎮定的特質。香茅精油中的香茅醇還能發揮驅蟲的效果。

每一種精油都是由眾多植物化學成分所構成，因此，我們不能說，精油的某種療癒效果，一定是來自所佔比例最大的那一種或兩三種成分。精油是所有成分共同和諧加乘的結果，並不是其中幾種化學分子的功勞。想想，蛋糕是用麵粉、糖、水、蛋，加上一些些（或許只有一滴）的香草精調味，製作出來的成果。所有材料都為這份美味貢獻了自己的一份力量，但料理台上這一個個單一材料，沒有一樣看起來是蛋糕的樣子，也沒有一樣吃起來是蛋糕的味道。

然而，認識精油中的主要化學成分和各自的療癒效果，仍是一件很有趣的事。比方說，當我們想找一款精油來幫助消炎的時候，化學家會選擇含有某種酯類或倍半萜烯類的精油。如果一間實驗室想研究鎮靜類精油，看看其中是否有什麼成分能有助於製造出新的專利商品，那麼他們可能會選擇大量含有某種醛類或香豆素的精油。瞄準精油當中的單一成分只是其中一部分，但這回事本身就已經夠複雜了！由於精油本身含有大量豐富的成分，因此，精油的療癒用途和適用情境也非常廣泛，絕對不只是主要成分的作用就能一以概之。

以下是常見的精油成分類屬，每一個類別底下都還有許多不同的植物化學分子。舉例來說，醛類當中，除了香茅醛、檸檬醛和香草醛之外，還有許許多多不同的成員。

表 23：精油的植物化學成分

植物化學成分 化學類屬	療癒特性
醛類	抗細菌、抗病毒、抗真菌、激勵免疫、消炎、安撫、放鬆、鎮靜、滋補神經、提振活力。
香豆素	安撫、鎮靜、降血壓、抗痙攣；在紫外線照射下可能導致光敏反應。
酯類	抗真菌、止痛、抗痙攣、消炎、鎮靜、安撫、放鬆、降血壓、平衡、滋補全身。
醚類	抗感染、抗痙攣、鎮靜、止痛、平衡。
酮類	抗細菌、抗病毒、抗真菌、抗寄生蟲、協助傷口癒合、化痰、祛痰、解充血、激勵免疫、止痛。
內酯類	具安撫效果、放鬆、退熱、化痰、祛痰、抗寄生蟲、激勵免疫。
單萜烯類	抗細菌、抗病毒、抗菌消毒、止痛、解充血（呼吸系統）、祛痰、滋補全身、激勵免疫。
單萜醇類	抗細菌、抗真菌、抗菌消毒、激勵免疫、強身健體、激勵全身、平衡。
氧化物類	抗真菌、解充血（呼吸系統）、祛痰、止痛、抗痙攣。
酚類	抗細菌、抗病毒、抗真菌、抗寄生蟲、止痛、抗痙攣、激勵免疫、滋補全身、激勵全身；可能造成皮膚與黏膜刺激。
倍半萜烯類	抗細菌、抗菌消毒、具安撫效果、消炎、激勵全身、降血壓、疏通淋巴、抗過敏。
倍半萜醇類	抗感染、消炎、滋補血管、滋補免疫系統、激勵全身、平衡。

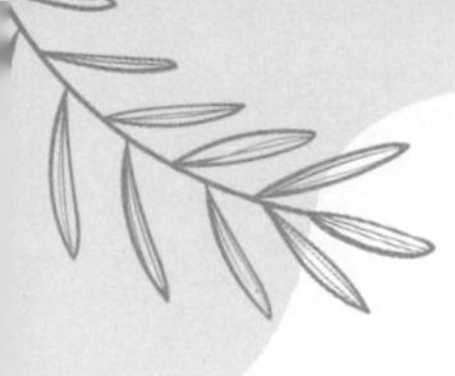

附錄二：精油療癒屬性——名詞解釋

止痛（analgesic）：降低痛感。

驅除體內寄生蟲（anthelmintic）：驅除腸道內的寄生蟲。

抗細菌（antibacterial）：防止細菌增長。

抗上呼吸道黏膜炎（anticatarrhal）：有效對抗上呼吸道黏膜炎。

抗凝血劑（anticoagulant）：減少血液凝固。

抗憂鬱（antidepressant）：消除憂鬱感。

抗真菌（antifungal）：防止真菌增長。

抗感染（anti-infectious）：預防感染。

消炎（anti-inflammatory）：緩解發炎症狀。

抗微生物（antimicrobial）：防止微生物增長。

抗氧化（antioxidant）：抑制氧化效應。

消炎劑（antiphlogistic）：改善發炎和發燒的情況。

防腐劑（antiputrescent）：防止腐化。

抗風濕（antirheumatic）：緩解風濕相關症狀。

抗硬化（antisclerotic）：防止細胞和組織硬化。

減少皮膚出油（antiseborrheic）：緩解多餘皮脂分泌。

抗菌消毒（antiseptic）：消滅微生物、抑制微生物生成。

抗痙攣（antispasmodic）：防止或舒緩痙攣、抽搐或緊縮的狀態。

止汗劑（antisudorific）：防止出汗。

抗毒素（antitoxic）：能夠中和毒素。

止咳（antitussive）：緩解咳嗽。

抗蛇毒（antivenomous）：可以用來消除蛇毒症狀。

抗病毒（antiviral）：防止病毒增生。

催情劑（aphrodisiac）：增強性慾。

收斂劑（astringent）：促進組織收縮或緊實。

安撫呼吸道（balsamic）：舒緩喉嚨痛與咳嗽。

鎮定（calmative）：帶來鎮靜、安撫的效果。

消脹氣（carminative）：緩解脹氣、安撫腹部疼痛與腹脹。

利膽（cholagogue）：促進膽汁從膽囊和膽管排出。

促進傷口癒合（cicatrizing）：促進疤痕組織新生，達到療癒傷口的效果。

激勵循環（circulatory）：促進血液和淋巴流動。

細胞防禦（cytophylactic）：促進細胞周轉（cell turnover），達到療癒的效果。

解充血（decongestant）：降低阻塞，例如黏液聚集的情況。

除臭（deodorant）：遮蓋或去除不雅氣味。

淨化（depurative）：清理、淨化排毒。

促進發汗（diaphoretic）：促進汗液排出。

幫助消化（digestive）：幫助消化食物。

消毒殺菌（disinfectant）：防止細菌擴

散。

利尿（diuretic）：幫助身體排出多餘水分。

通經（emmenagogue）：促進排經，或調整經期。

潤膚（emollient）：舒緩或軟化肌膚。

祛痰（expectorant）：幫助身體排出黏液。

退熱（febrifuge）：達到退熱、解熱（退燒）的作用。

催乳（galactagogue）：促進乳汁分泌。

止血劑（hemostatic）：阻止血流。

利肝（hepatic）：作用於肝臟。

提高血壓（hypertensive）：使血壓升高。

催眠（hypnotic）：帶來鎮靜的效果。

降血壓（hypotensive）：使血壓降低。

激勵免疫（immunostimulant）：激勵免疫系統功能。

通便（laxative）：促進腸道排便。

化痰（mucolytic）：化解痰液。

安神（nervine）：作用於神經；緩解神經問題。

緩解胸腔與呼吸道不適（pectoral）：對胸腔與呼吸系統的疾病及問題待來改善。

幫助再生（regenerative）：可以幫助新生。

修復身體（restorative）：強化、活化身體系統。

促進局部血液循環（rubefacient）：一種反刺激作用，會使皮膚發紅。

鎮靜（sedative）：鬆弛心理和生理活動。

助眠（soporific）：幫助（或可能幫助）入睡。

解痙攣（spasmolytic）：舒緩肌肉痙攣。

激勵全身（stimulant）：增強全身整體功能。

健胃（stomachic）：增強胃功能；滋補胃部、幫助消化。

發汗（sudorifc）：促進排汗。

生熱（thermogenic）：激勵身體發熱。

強身健體（tonic）：振奮、修復身體，為身體功能注入活力。

血管舒張（vasodilatory）：促進血管擴張。

驅蟲劑（vermifuge）：驅除腸道寄生蟲。

協助外傷癒合（vulnerary）：透過外敷，修復傷口和身體疼痛。

致謝 Acknowledgements

這本書的寫作過程，是一趟深刻的個人旅程，途中若是少了某些特別的人的加油打氣，或許我將永遠無法完成。

我想首先對茱莉亞．史東豪斯（Julia Stonehouse）致上誠摯的謝意。謝謝她給予本書無價的協助和信心，也謝謝她一直信任我的工作和精油的療癒力量。

接著，我想感謝新世界圖書（New World Library）的總編輯喬琪亞．休斯（Georgia Hughes）給予我極大的耐心和理解，以及責任編輯克莉斯汀．卡許曼（Kristen Cashman）對這本書的投入和盡責。

謝謝我的家人讓我有動力且有珍貴的時間來寫作。

謝謝那雙看不見的手，指引我完成所有一切。

國家圖書館出版品預行編目(CIP)資料

全球暢銷百萬的芳香療法寶典（下）：英國 IFA 協會前主席 Valerie Ann Worwood 傳授 800 多種天然精油臨床配方（25 週年最新版）／瓦勒莉・安・沃伍德（Valerie Ann Worwood）著；鄭百雅譯. -- 初版. -- 新北市：大樹林出版社, 2021.05
冊；　公分.--（自然生活；49）
25 周年最新版
譯自：The complete book of essential oils and aromatherapy, 25th anniversary edition.

ISBN 978-986-06007-4-2（下冊：精裝）

1.芳香療法　2.香精油
418.995　　110005448

自然生活 49

全球暢銷百萬的芳香療法寶典（下）

：英國 IFA 協會前主席 Valerie Ann Worwood 傳授 800 多種天然精油臨床配方（25 週年最新版）

作　　者／瓦勒莉・安・沃伍德（Valerie Ann Worwood）
譯　　者／鄭百雅
總 編 輯／彭文富
執行編輯／黃懿慧
內文排版／菩薩蠻
封面設計／林雅錚
校　　對／李麗雯、邱月亭

出 版 者／大樹林出版社
營業地址／23357 新北市中和區中山路2段530號樓之1
通訊地址／23586 新北市中和區中正路872號6樓之2
電　　話／(02) 2222-7270　　傳　　真／(02) 2222-1270
E-mail／notime.chung@msa.hinet.net
Facebook／www.facebook.com/bigtreebook

發 行 人／彭文富
劃撥帳號／18746459　　戶　　名／大樹林出版社
總 經 銷／知遠文化事業有限公司
地　　址／新北市深坑區北深路 3 段 155 巷 25 號 5 樓
電　　話／02-2664-8800　　傳　　真／02-2664-8801
初　　版／2021年05月

The Complete Book of Essential Oils and Aromatherapy (25 Anniversary Edition) by VALERIE ANN WORWOOD.
First printing of the revised edition in the USA November 2016 by New World Library.

定價／980元　港幣／327元　　ISBN / 978-986-06007-4-2

線上回函

掃描 Qrcode，填妥線上回函完整資料，即可獲得贈品——「參考書目」原文電子檔，並成為大樹林芳療會員，掌握最新書訊與限時優惠。

注意事項：

★活動日期：即日起～2021 年 08 月 27 日。

★作業時間：收到回函資料後，編輯部會於每月 30 日統一用 Email 寄出贈品，若遇假日則提前至工作日。（請務必填寫 email）

追蹤大樹林臉書

共讀免費好文，以及贈書活動。

加入官方 LINE 群組

享限時快閃的預購優惠，以及課程資訊。

譯者簡介

鄭百雅

專職翻譯，也是芳療師、能量工作者與身體工作者，關心社會文化、個人成長、自然療法與身心靈療癒。接觸芳香療法十年有餘，曾於肯園修習瑞士 Usha Veda 自然療法學院第一、二階芳香療法專業認證課程，現為 Alpha Chi 能量風水顧問、Insha 療癒師，提供身心療癒、能量風水、靈性諮詢與芳香療法服務，並帶領相關課程。譯有《英國 IFA 芳香療法聖經》、《成功調製芳香治療處方》、《破解精油》、《靈覺醒》等十餘本書。